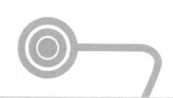

体检报告
轻松读

武剑 郭建丽 主编

U0292602

清华大学出版社
北京

图书在版编目（CIP）数据

体检报告轻松读 / 武剑，郭建丽主编 . —北京：清华大学出版社，2021.1（2025.4 重印）
ISBN 978-7-302-56841-4

Ⅰ.①体… Ⅱ.①武…②郭… Ⅲ.①体格检查—基本知识 Ⅳ.① R194.3

中国版本图书馆 CIP 数据核字（2020）第 225272 号

责任编辑：孙 宇
封面设计：钟 达
责任校对：李建庄
责任印制：杨 艳

出版发行：清华大学出版社
　　　　　网　　　址：https://www.tup.com.cn，https://www.wqxuetang.com
　　　　　地　　　址：北京清华大学学研大厦 A 座　　邮　　编：100084
　　　　　社 总 机：010-83470000　　　　　　　　邮　　购：010-62786544
　　　　　投稿与读者服务：010-62776969，c-service@tup.tsinghua.edu.cn
　　　　　质量反馈：010-62772015，zhiliang@tup.tsinghua.edu.cn
印 装 者：大厂回族自治县彩虹印刷有限公司
经　　销：全国新华书店
开　　本：165mm×235mm　　　印　张：28　　字　数：500 千字
版　　次：2021 年 2 月第 1 版　　　印　次：2025 年 4 月第 10 次印刷
定　　价：68.00 元

产品编号：090430-02

编　委　会

前　言

　　《"健康中国 2030"规划纲要》指出，要实施慢性病综合防控战略，加强国家慢性病综合防控示范区建设，强化慢性病筛查和早期发现，针对高发地区重点癌症开展早诊早治工作，推动癌症、脑卒中、冠心病等慢性病的机会性筛查。为响应国家政策，清华大学提出了"健康促进行动计划"。该计划旨在以健康管理和健康教育为突破口，引导师生健康饮食、科学锻炼、定期体检、戒烟限酒，促进全校师生健康生活方式的不断养成和预防疾病能力的不断提升，使"师生参与、人人尽力、预防为主、共享健康"的"健康清华"文化氛围日益浓厚，从健康观念、健康认识、健康文化、健康运动等方面引导健康行为，使健康成为大学文化的重要内容，有力地助推学校事业的发展。

　　我校围绕"健康清华"开展的体检制度和健康体检套餐已落地实施。一份体检报告在手，如何获得有效信息？防与治的时间点如何把握？按照我校领导的部署，清华大学校医院的相关专家根据多年来为师生服务的经验，编写了这本《体检报告轻松读》，以"学术＋科普"的方式对我校的体检套餐给予解读，相当于身边多了一位家庭医生的协助。

　　本书共分十章。第一章至第四章是关于体检基础数据的解读，包括检验、放射、超声及心电图等医技科室的检查结果展示及解读；第五章至第十章主要是专科检查数据的解读，涵盖了内科、外科、妇科、耳鼻喉科、眼科及口腔专业体检问题的分析和建议。我校体检套餐的制定参考了各大医院和体检机构的项目设置，并做了部分调整。本书围绕常见体检项目，针对不同的体检问题，力图深入浅出、简单明确地给出意见和建议，不仅可供校内师生阅读，也适合广大公众及专业体检机构使用。

在编写过程中，本书得到学校各部门的大力支持，在此深表感谢。由于时间较紧，水平有限，不足之处请予以指正。

编　者
2020 年 9 月

目　录

健康体检须知

为了顺利地完成体检，保证体检的质量和准确性，请大家仔细阅读，并做好体检的相关准备。

一、体检前须知

体检前，我们在饮食、起居、着装方面都要有所准备，特定人群有一些特殊的要求。

（一）饮食如何准备

请于检查前三天保持正常饮食。不正常的饮食会造成假阳性结果。尽量避免食用深色蔬菜、动物血制品、动物内脏、海产品以及高糖、高蛋白、高脂肪的食品等。

检查前一天饮食宜清淡，不要过饥或过饱，否则会影响检查结果的真实性。

检查前一天勿饮酒，否则检测时会对您的血压、肝功能带来很大影响。

体检当日请空腹（抽血、B超要求空腹8~10小时）前来。抽血、B超检查结束后方可进食。

体检前三天应注意的饮食如下。

（1）含碘高的食品

体检前两周不要过多食用海产品，如藻类、海带、海鱼、海蜇皮等，由于这些海产品含碘量高，可能会影响甲状腺功能的检测结果。

（2）含嘌呤高的食物

考虑到食物对血尿酸检测的影响，体检前少吃嘌呤含量高的食物，比如动物内脏、海鲜类、豆制品等食品。

（3）含糖高的食品

体检前尽量不吃或不饮用各种甜食、饮料等，这会对血糖、尿糖的检测结果产生一定的影响。

（4）高蛋白质的食品

如鸡蛋、肉类等，在体检前要避免过量进食，否则可能会影响对肾脏功能的检测结果。

（5）高脂肪的食品

体检前如果食用高脂肪的食物，如肥肉类、油炸油煎类、烧烤类、动物内脏等，血脂的检测结果会上升。

（二）起居方面如何准备

（1）体检前一天注意休息，保证充足的睡眠，避免熬夜。睡眠不好可导致血压升高。

（2）体检前一天避免剧烈运动和情绪激动，避免晨练，否则会造成低血糖或者肝功能、尿常规数值不准确。

（3）做好个人卫生，清洁口腔、外阴等。

（三）着装方面如何准备

（1）请穿着方便穿脱的鞋子，尽量不要穿系带的鞋、长筒靴等。

（2）请勿佩戴隐形眼镜。

（3）女士尽量穿宽松衣裤，请勿穿连衣裙、连体衣和连裤袜。

（4）请勿穿带有金属纽扣或金属饰物的内衣，以免影响 X 线检查的结果。

（5）尽量不涂口红、指甲油，因为这些装饰会掩盖真实的身体状况。

（6）体检当天请勿携带贵重物品，如贵重首饰等。

（四）女性如何准备

（1）备孕或可能怀孕者，请预先告知医护人员，避免 X 线及宫颈涂片检查。

（2）受检者月经期间，请勿留取尿、粪便标本。勿做宫颈涂片检查、胃肠镜等检查，同时请告知医护人员，待月经彻底干净一周后再来补做上述检查。

（3）受检前三日请不要阴道用药及冲洗，避免性生活。

（4）乳腺如果填充了假体，在做乳腺 B 超时请告知医生。

（五）慢性病患者用药问题

做采血、B 超检查时需要空腹，但慢性病服药患者可稍有不同。切忌贸然停药，否则会出现血压上升、心肌缺血等症状。所以，高血压、冠心病、癫痫患者可按时服药(少量饮水不影响体检结果)；糖尿病患者，请随身携带常规药物，空腹抽血、腹部 B 超检查后请及时服药吃早餐。服用维生素 C、减肥药及对肝肾功能有影响的药物的体检者，须停用此类药物，因为这些药可能会使化验出的血糖、尿糖值偏低，肝肾功能则会提示异常。

（六）特殊人群如何准备

（1）高龄老人、患有认知障碍或行动不便者，需由家属或照护者陪同体检。

（2）未满 18 周岁者禁做 X 线骨密度检测。

小贴士：体检前一点水都不能喝吗？

（1）体检之前不能饮水，说的是不能"大量"饮水。少量饮水尤其是为了服药，是没有问题的。那么，少量是指多少呢？是什么样的水都能喝吗？请一定要记住，只能喝白开水，不要超过 200mL。而且，切记一定不能喝饮料，尤其是含糖的饮料，空腹喝含糖饮料会使血糖骤然升高。

（2）体检前"缺水"，可能会导致血液浓缩，出现血红蛋白增高等相关检验指标的异常，所以可以少量饮水。

二、体检过程注意事项

（1）请按指引单逐项进行检查，尽量不要漏项，避免随意舍弃体检项目。

（2）空腹项目先进行，然后进食早餐，早餐后继续完成其他检查项目。采血时间不宜太晚，因为空腹时间超过 12 小时，会影响血糖等测量值的结果，不能反映正常情况下的水平。

（3）患有慢性病的体检者请主动向医生说明病史。

（4）测量血压前需保持安静状态，休息 5 ~ 10 分钟后测量。

（5）女性体检者应注意，若无性生活史，则宫颈液基薄层细胞学检查（TCT 检查）和宫颈刮片不建议做。

做妇科 B 超时，有性生活史的女士请选择阴式 B 超，无性生活史的女士请选择经腹部的 B 超，需要饮水 1000mL 左右，膀胱充盈后方能进行检查。

由于月经期，当日不能检查妇科项目的女士，一周后来医院完成检查。

（6）做碳 [13] 呼气试验时要注意，检查前须空腹，禁食、禁水 4 小时以上；检查中也应禁食、禁水、禁吸烟。为避免影响检测结果，应保证一个月内未使用广谱抗生素、两周内未服用抑酸药及胃动力药。幽门螺杆菌感染者，经药物治疗后，停药时间须在一个月以上，方可再次检测。

（7）做颅脑多普勒检查前要注意，检查前一晚须洗净头发，去脂，勿用发蜡、发胶；检查当日需正常饮食，请勿空腹检查，否则影响结果；检查时女性若留有长发，须把长发盘起；检查时保持安静、闭目养神。

（8）抽血时请放松心情，不要紧张，抽血后按压5分钟左右，再进行其他项目的检查。由于每个人的凝血功能不同，特别是服用阿司匹林等抗凝药物的人，不容易止血，所以需要按压更长的时间。

（9）体检当天如有发热或身体不适者，请到医院相关科室就诊，待身体状况正常以后方可参加体检。

（10）体检中发现血压、心电图有危急情况者，请听从主检医生的安排，及时急诊就医。

三、体检后注意事项

1. 体检完毕交回指引单

所有项目完成后，请将指引单交回体检中心前台，以便总检医生根据检查内容，全面分析体检情况，从而给出疾病诊断、指导建议及健康状况评估。

2. 当日做完体检项目，且不漏项

尽可能在体检当日上午做完所有的体检项目。若当日未能完成者，请告知大夫，尽快择日补做完成。

3. 一周后应尽快领取体检报告。

4. 认真阅读体检报告

受检者拿到体检报告后，请认真阅读体检报告，认真对待体检结论和建议。如果出现疾病征兆，按照主检医生的建议，需要进一步检查的，务必及时检查，以明确诊断，及时治疗，切勿延误检查和治疗；如果出现亚健康状态，根据医生的建议，尽可能改善生活方式，以减少危险因素，尽快恢复到健康状态；如果健康状况良好，请继续保持良好的生活习惯。

5. 有疑问及时咨询

如对体检报告有疑问或看不明白，请电话或者现场咨询体检中心的专家。当某些体检项目提示有异常时，请不要恐慌，也不要置之不理，应及时咨询医生，让医生帮助分析、解读。如若确实有问题，请及时进一步检查、治疗。

做到了这些，就达到了本次体检的目的。

第一章　检验医学

第一节　健康体检检验项目简介

为了了解潜在的身体健康状况，便于对疾病早期发现、早期干预，一般根据年龄、性别、工作状况、目前健康状况及家族遗传等因素选择相应的体检检验项目。

常规体检检验项目
简介及影响因素

一、常规健康体检检验项目

常规健康体检项目是适用于各年龄段成年人的健康状况筛查。

（一）尿常规

留取随时尿，通过检查尿糖、蛋白、胆红素、亚硝酸盐、pH、比重及尿有形成分，了解泌尿系统炎症，结石，肝、肾功能状况，糖尿病，肿瘤等。

（二）粪便检查

1.粪便常规（以下简称便常规）

了解是否存在胃肠道感染。

2.粪便潜血

了解是否存在消化道炎症、溃疡及肿瘤。

（三）血液检查

1.血常规（全血）

通过检查红细胞、白细胞、血小板及其参数，反映贫血、感染及血液系统疾病的情况。

2.临床生化检查（血清）

反映肝、肾功能，脂代谢，糖代谢等情况。

（1）肝功能：谷丙转氨酶（ALT）、谷草转氨酶（AST）、碱性磷酸酶（ALP）、谷氨酰转肽酶（γ–GT）。

（2）肾功能：尿素（UREA）、肌酐（CREA）、尿酸（UA）。

（3）血脂代谢：总胆固醇（TC）、甘油三酯（TG）、高密度脂蛋白（HDL-C）、低密度脂蛋白（LDL-C）。

（4）血糖：空腹血糖（Glu）。

3.临床免疫学检查（血清）

包括常见的肿瘤相关标志物及甲状腺功能检查。

（1）肿瘤标志物：甲胎蛋白（AFP）、癌胚抗原（CEA）（肝癌、肠癌等）。

（2）甲状腺功能：血清游离三碘甲腺原氨酸（FT3）、血清游离四碘甲腺原氨酸（FT4）、促甲状腺激素（TSH）（甲亢、甲减等）。

二、其他健康体检检验项目

根据年龄、性别及疾病的易感性、受检者行业工作特点等，部分项目可选择作为常规体检项目的补充，以扩大疾病筛查范围。

（一）粪便检查内容

（1）粪便幽门螺杆菌抗原检测：了解是否存在幽门螺杆菌感染。

（2）粪便寄生虫检测：阿米巴痢疾检查，一般用于餐饮行业人员的健康检测。

（3）粪便霍乱弧菌培养及鉴定：霍乱检查，一般用于餐饮行业人员的健康检测。

（4）粪便普通细菌培养：痢疾及伤寒杆菌检查，一般用于餐饮行业人员的健康检测。

（二）尿液检查内容

尿微量白蛋白：识别早期肾病、高血压、糖尿病等并发症。

（三）妇科宫颈癌前病变及宫颈癌筛查（65岁以下女性检查）

1.人乳头瘤病毒（HPV）检查

2.宫颈液基薄层细胞学（TCT）检查

（四）血液检查

1.临床生化检查（血清）

（1）心血管疾病标志物：同型半胱氨酸（Hcy）、超敏 C 反应蛋白（hs-CRP）、小而密低密度脂蛋白（sdLDL）、肌酸激酶（CK）、肌酸激酶同工酶（CK-MB）（心脑血管危险因素预测）。

（2）肾功能：胱抑素 C（Cys-C）、血清 β_2 微球蛋白（β_2-MG）。

（3）无机元素：钙（Ca）、磷（P）（甲状旁腺功能、肾功能）。

（4）胆红素代谢：总胆红素（TBil）、直接胆红素（DBil）（肝胆功能）。

（5）蛋白代谢：总蛋白（TP）、白蛋白（Alb）（肝功能及营养状态）。

2. 临床免疫学检查（血清）

（1）肿瘤标志物：CA-125（卵巢）、CA-199（胃肠、胰腺）、ProGRP（小细胞肺癌）、CA-153（乳腺）、CA-724（胃及消化道）、NSE（小细胞肺癌）、CYFRA21-1（非小细胞肺癌）、SCC（鳞癌）、Fet（铁蛋白）。

（2）甲状腺功能：甲状腺球蛋白抗体（TGAb）、甲状腺微粒体抗体（TMAb）、桥本甲状腺炎等。

（3）维生素 B_{12}、叶酸。

（4）风湿组合：hs-CRP、补体 C1q、抗溶血性链球菌素 (ASO)、类风湿因子（RF）、抗环瓜氨酸肽抗体（抗 CCP）。

（5）感染性疾病指标：①血清幽门螺杆菌抗体（HP），了解是否存在幽门螺杆菌感染；②乙型肝炎五项（HBsAg、HBsAb、HBeAg、HBeAb、HBcAb），了解是否存在乙肝感染及感染状态；③丙型肝炎抗体（抗 -HCV）、艾滋病检测（HIVcombin）、梅毒螺旋体抗体（抗 -TP）；④甲型肝炎病毒抗体（抗 -HAV）、戊型肝炎病毒抗体（抗 -HEV）。

（6）激素组合：男性（FSH、E2、T、PRL、LH），女性（PP，FSH、E2、T、PRL、LH）。

（7）骨代谢标志物：25 羟基维生素 D、甲状旁腺素（PTH）、骨钙素。

3. 出凝血功能及血栓性疾病检查

血浆 PT、APTT、TT、FIB、D-Dimer 检查，反映出凝血系统功能及血栓状态。

4. 红细胞沉降率（ESR）检查

ESR 又叫血沉，是非特异检测项目，反映炎症、肿瘤、风湿性疾病等。

第二节　尿液检测的临床意义解读

尿液是通过肾脏的肾小球滤过形成原尿，原尿流经肾小管时将人体有用的成分，如所有的葡萄糖、大部分的水和部分钠、钾、钙等无机盐重吸收回到血液。剩下的水、无机盐及代谢废物等形成尿液排出体外。尿液的组成和性状可反映机体的代谢状况，且受机体各系统功能状况的影响，因此，尿液变化不仅反映泌尿系统疾病，而且对其他系统疾病的诊断、治疗及预后具有重要意义。

一、尿常规

【项目介绍】

尿常规检查主要用于泌尿系统感染、结石、肿瘤、糖尿病等疾病的筛查以及肝功能、肾功能的检查，是临床最常用的检测项目之一。

【尿液常规标本采集方法】

尿常规检查可留取随时中段尿（前段尿不接，接取中段尿，移开容器，后段尿不接），留尿前清洗外阴，女性应避开月经期（月经期前后3~5天），不要混入分泌物及其他物质。使用清洁、干燥的一次性尿杯，留取 20~40mL（半杯）尿，倒入一次性尿管中，至上刻度线（约 12mL）。盖好盖子、拧紧。核对试管上贴好的条码、个人信息及检测项目是否正确。送入检测实验室指定放置处，直立插入试管架上，如图 1-2-1 所示。标本需要 2 小时之内送检。

【标本留取影响因素】

（1）尿液标本必须新鲜，按要求及时送检，因尿中某些化学物质及有形成分不稳定，排出后易发生物理、化学变化，导致尿化学成分及有形物质的改变，长时间放置会引起细菌繁殖或细胞溶解。

（2）应避免污染，避免阴道分泌物、精液、粪便及烟灰等污染，避免化学物质（如表面活性剂、消毒剂、唾液）混入。

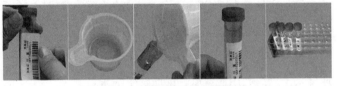

| 条码竖着贴在试管上（不要贴成环形） | 清洁外阴后，留取中段尿于尿杯中（半杯） | 倒入试管中（螺旋口刻度线上） | 盖上盖，插在样本架上 |

图 1-2-1　尿常规检测标本留取流程

（3）可被检验标本着色的药物干扰测定结果，如服利福平后尿呈橙红色；服维生素 B_2、小檗碱（黄连素）后尿呈黄色；服苯琥珀后尿呈橘红色；服氨苯蝶啶后使尿呈绿蓝色，并有蓝色荧光。

（一）尿干化学检验

尿干化学检查部分采用自动化仪器通过模条法检测尿葡萄糖、尿酮体、尿蛋白质、尿胆红素、尿胆原、尿红细胞、尿白细胞、尿亚硝酸盐、尿酸碱度、尿浊度、尿比重、尿颜色等 12 个项目。对红细胞及白细胞检测仅作为初筛，需结合尿沉渣检测及显微镜镜检。

1. 尿葡萄糖（U-GLU）

【项目简介】

正常人尿内可有微量葡萄糖，一般检测不到。当血糖浓度超过肾小管重吸收的阈值，或肾小管损伤，重吸收阈值下降时，尿中可检测出葡萄糖，则尿糖呈阳性。尿葡萄糖用于检测生理性或病理性糖尿病，监测糖尿病患者，孕妇的尿糖及指导临床用药。

【尿常规结果解读】

尿常规检查是尿液检查的基本项目，包括干化学检查和沉渣检查两部分。

【尿葡萄糖检测异常结果解读】

当尿中葡萄糖 >50 mg/dL，定性检测呈弱阳性（±）反应，>100 mg/dL 呈阳性（+）反应，>250 mg/dL 呈阳性（++）反应，>500 mg/dL 呈阳性（+++）反应，>2000 mg/dL 呈阳性（++++）反应。

尿糖检测阳性见于：

（1）血糖增高引起的尿糖阳性：①因胰岛素绝对或相对不足，使血糖浓度超过肾糖阈值，而从尿中排出所致；②生长激素、甲状腺素、肾上腺素、皮质醇、胰高血糖素水平增高而引起的尿糖阳性。

（2）血糖正常性的尿糖阳性：由于肾小管对葡萄糖的重吸收功能减退，肾糖阈值降低而引起的尿糖阳性。

（3）暂时性尿糖阳性：如大量进食甜点或输入大量葡萄糖溶液时发生的尿糖阳性；部分中、晚期孕妇发生的妊娠性尿糖阳性；使用糖皮质激素、茶碱、咖啡因等发生的药物性尿糖阳性等。

【尿酮体检测异常结果解读】

当尿中乙酰乙酸 >10mg/dL，定性检测呈阳性（+）反应，>30mg/dL 呈阳性（++）反应，>80mg/dL 呈阳性（+++）反应。

尿酮体检测阳性见于：

（1）糖尿病酮症酸中毒，由于糖利用减少，分解脂肪产生酮体增加而引起。对未控制或治疗不当时糖尿病患者出现酸中毒或昏迷时的尿酮体检测有重要价值。

（2）用于糖尿病酮症酸中毒的早期诊断（尿酮体阳性），且能与低血糖、心脑血管疾病、乳酸中毒或高血糖高渗性糖尿病昏迷相区别（尿酮体阴性）。

（3）感染性疾病（肺炎、伤寒、败血症、结核等发热期）、严重呕吐、腹泻、长期饥饿、禁食、全身麻醉后；妇女孕期因妊娠反应呕吐、进食少，脂肪降解代谢明显增多，发生酮症而致酮尿。

【尿蛋白质检测异常结果解读】

当尿中蛋白 >15 mg/dL，定性检测呈弱阳性（±）反应，>30 mg/dL 呈阳性（+）反应，>100 mg/dL 呈阳性（++）反应，>300 mg/dL 呈阳性（+++）反应，>1000 mg/dL 呈阳性（++++）反应。

尿蛋白质检测阳性见于：

（1）生理性蛋白尿，无器质性病变，尿内暂时出现少量蛋白质，常由剧烈运动、受寒、精神紧张、长时间站立、高蛋白饮食引起，生理性蛋白尿一般不超过阳性（+）。

（2）病理性蛋白尿，多见于肾脏的各种疾病：

①肾小球蛋白尿：因肾小球毛细血管炎症，通透性增高，导致蛋白质滤过增加，血浆蛋白中主要是白蛋白进入肾小球，超过肾小管对蛋白质的重吸收能力。肾小球性蛋白尿主要见于肾小球肾炎。

②肾小管性蛋白尿：因炎症、中毒导致肾小管损害，但肾小球滤过膜正常，肾小球滤过的小分子蛋白不能被重吸收而产生的蛋白尿，以 β_2 微球蛋白等小分子蛋白为主，常见于肾

【方法及参考范围】

葡萄糖氧化酶法（GOD）；阴性。

【尿葡萄糖检测影响因素】

（1）服用抗生素：异烟肼、链霉素、大量青霉素、阿司匹林等药物可使尿葡萄糖呈假阳性。

（2）次氯酸等氧化性物质可使尿糖呈假阳性。

（3）pH 4 以下的酸性尿可能呈假阳性。

（4）大量维生素 C 可使尿糖测定呈假阴性。

（5）高浓度酮体尿可引起尿糖假阴性。

2. 尿酮体（KET）

【项目简介】

酮体是脂肪代谢的中间产物（包括丙酮、乙酰乙酸和 β- 羟丁酸），正常人酮体含量极少，常规方法检测不出。尿酮体检测的是乙酰乙酸。在饥饿及各种原因引起的糖代谢障碍、脂肪分解增加及糖尿病酮症酸中毒时产生酮体的速度大于组织利用的速度，继而发生酮尿。

该项目用于监测糖尿病酮症酸中毒的情况；用于治疗其他酮症（如妊娠，呕吐等）；监测氯仿或乙醚麻醉中毒以及服用双胍类降糖药的情况。

【方法及参考范围】

亚硝基铁氰化钠法；阴性。

【尿酮体检测影响因素】

（1）需要注意的是：糖尿病酮症酸中毒伴有肾功能严重损伤时，肾糖阈值增高，尿酮体可能检测不出。

（2）尿酮体的丙酮和乙酰乙酸都具有挥发性，乙酰乙酸更易受热分解成丙酮；尿液被细菌污染后，酮体消失。因此，尿液必须新鲜，及时送检，以免因酮体的挥发或分解，出现假阴性结果或偏低结果。

3. 尿蛋白质（U-PRO）

【项目简介】

正常肾小球滤膜有微小孔隙，能够阻止血液中较多小分子量的蛋白质，滤入尿液，肾小球滤液中仅含有少量的小分子蛋白质主要成分是白蛋白，肌红蛋白等，因此尿中蛋白含量甚微，一般检测不到。当肾脏发生各种疾病时，

肾小球或肾小管功能障碍，尿中蛋白含量增高，尿蛋白检测呈阳性。尿蛋白检测用于筛查肾脏相关疾病，用于各种功能性、体位性和病理性蛋白尿检测，指导临床诊断及治疗。

【方法及参考范围】

pH 指示剂的蛋白质误差法；阴性。

【尿蛋白质检测影响因素】

（1）尿液的 pH 影响：当 pH ≥ 9.0 时，可使尿蛋白呈假阳性；当 pH < 3 时，可使尿蛋白呈假阴性。

（2）尿液中的干扰物：当尿中青霉素浓度大于 4 万 U/mL 时，可使尿蛋白呈假阴性；当尿液中混入分泌物，尤其是女性阴道分泌物，可时引起假阳性。

（3）尿液存放的时间过长及存在一些污染也可以影响尿蛋白检测结果的准确性。

4. 尿胆红素（U-BIL）

【项目简介】

尿胆红素是红细胞破坏后的代谢产物，正常人血液中直接胆红素含量很低，滤过率极低，如果血液中直接胆红素含量增加，通过肾小球滤过使尿中含量增加，导致胆红素尿，尿液呈深黄色。胆红素尿见于肝胆系统疾病的患者，可用于黄疸患者的鉴别诊断，用于常接触对肝脏有毒的化学药品的工作人员的健康普查。

【方法及参考范围】

重氮偶合法；阴性。

【尿胆红素检测影响因素】

（1）标本必须新鲜，以免胆红素在阳光照射下成为胆绿素。

（2）当尿液中含高浓度维生素 C 和亚硝酸盐时，会抑制偶氮反应，使尿胆红素呈假阴性；当患者接受大剂量氯丙嗪治疗或尿中含有盐酸苯偶氮吡啶的代谢产物时，可呈假阴性。

5. 尿胆原（URO）

【项目简介】

结合胆红素在肠道细菌的作用下，代谢为胆素原。大部分胆素原随粪便排出，经粪便排出的胆素原称为"粪胆

盂肾炎、间质性肾炎、肾小管损害等。

③混合性蛋白尿：见于肾小球、肾小管同时受损时所出现的蛋白尿，尿中大、中、小分子蛋白同时出现，多见于慢性肾病，如慢性肾炎、慢性肾盂肾炎、肾病综合征、系统性红斑狼疮等。

④溢出性蛋白尿：肾小球滤过及肾小管重吸收均正常，由于血液中存在多量异常小分子蛋白，如免疫球蛋白轻链、肌红蛋白、血红蛋白等，经肾小球滤出后，超过肾小管的重吸收能力而产生的蛋白尿，如多发性骨髓瘤，阵发性睡眠性血红蛋白尿等。

【尿胆红素检测异常结果解读】

当尿中胆红素 >0.5 mg/dL，定性检测呈阳性（+）反应，>1 mg/dL 呈阳性（++）反应，>2mg/dL 呈阳性（+++）反应。

阳性：见于梗阻性黄疸，如胆道蛔虫、胆石症、胆道肿物、胰头癌等；肝细胞黄疸，如肝癌、肝硬化、肝细胞坏死、急慢性肝炎。

【尿胆原检测异常结果解读】

当尿中尿胆原 >2 mg/dL，定性检测呈阳性（+）反应，>4 mg/dL 呈阳性（++）反应，>8mg/dL 呈阳性（+++）反应。

阳性：见于溶血性黄疸及肝细胞性黄疸。

素原"。少量胆素原经肠黏膜吸收入血液，经尿液排出，经尿液排出的胆素原称为"尿胆素原"，又称尿胆原。

用于筛选早期可疑肝胆系统疾病的患者；用于黄疸患者的鉴别诊断；用于常接触对肝脏有毒的化学药品的工作人员的健康普查。

【方法及参考范围】

重氮偶合法；阴性。

【尿胆原检测影响因素】

（1）标本必须新鲜，标本放置时间过长可使尿胆原氧化成尿胆素，引起假阴性。

（2）尿液中胆色素原、吲哚、胆红素等，可使尿胆原检查结果出现假阳性。

（3）吩噻嗪类药物可产生颜色，干扰实验，导致假阳性。

（4）运动、饮酒后或者疲劳、便秘都能引起假阳性结果。

（5）正常人尿胆原的排出量每天波动很大。

6. 尿红细胞（潜血）（BLD）

【项目简介】

检测尿中红细胞及红细胞破碎后释放的血红蛋白。此项目主要用于健康检查、肾脏等泌尿系统疾病患者的检测和治疗，以及血管内溶血疾患的监测。

【方法及参考范围】

过氧化物酶法；阴性。

检测阳性结果包括完整的红细胞或红细胞溶解后释放的血红蛋白，检测结果需结合尿流式红细胞及显微镜沉渣镜检。

【尿红细胞检测影响因素】

（1）尿液中含有对热不稳定酶、肌红蛋白或菌尿，可引起干化学法测定尿红细胞的假阳性。检测红细胞时出现假阳性的原因主要是热不稳定过氧化物酶的干扰。

（2）女性经血混入可导致假阳性。

7. 尿白细胞（LEU）

【项目简介】

正常人尿液中含有少量白细胞，当肾脏疾病及泌尿系

【尿红细胞检测异常结果解读】

当尿中血红蛋白 >0.03mg/dL，定性检测呈弱阳性（±）反应，>0.06 mg/dL 呈阳性（+）反应，>0.15 mg/dL 呈阳性（++）反应，>0.75 mg/dL 呈阳性（+++）反应。

阳性：干化学法检测尿红细胞阳性，可能是由完整的红细胞及红细胞破碎后释放的血红蛋白引起。见于肾炎、泌尿系感染、结石、肿瘤及出血性疾病。另有少数（约 5%）不明原因的潜血结果阳性，应定期复查。当患者有心肌或其他肌肉损伤时，血液中的肌红蛋白浓度升高，可导致尿液检测时潜血阳性。

【尿白细胞检测异常结果解读】

当尿中白细胞 >25 个 /μL，定性检测呈阳性（+）反应，>75 个 /μL 呈阳性（++）反应，>500 个 /μL 呈阳性（+++）反应。

增多：见于泌尿系统炎症，如细菌感染的肾盂肾炎、尿道炎、前列腺炎、结核、结石症，以及膀胱癌、尿道癌等恶性肿瘤等患者。

统感染时尿中可出现不同程度的白细胞增高。

【方法及参考范围】

白细胞酯酶活性测定法；阴性。

因白细胞酯酶是嗜中性粒细胞所特有的，故干化学法检测的白细胞仅代表嗜中性粒细胞。检测结果需结合尿流式白细胞及显微镜沉渣镜检。

【尿白细胞检测影响因素】

（1）尿色素（如胆红素、呋喃色素）可使测定反应增强，可呈假阳性。

（2）甲醛污染尿液可产生假阳性。

（3）尿蛋白 >500mg/dL 或尿糖 >2000mg/dL，或使用大剂量庆大霉素、四环素、头孢菌素类或大量草酸（如饮浓茶）可使反应减弱呈假阴性。

（4）女性需排除阴道分泌物的混入。

8. 尿亚硝酸盐（NIT）

【项目简介】

当泌尿系统存在革兰氏阴性杆菌感染时，可将尿中蛋白质代谢产物硝酸盐还原为亚硝酸盐，因此测定尿液中是否存在亚硝酸盐，可以了解是否存在革兰氏阴性杆菌引起的泌尿系统感染。

【方法及参考范围】

重氮法；阴性。

【尿亚硝酸盐检测影响因素】

（1）感染细菌是否含有硝酸盐还原酶，食物中是否含有适量的硝酸盐，这两个因素是检出尿亚硝酸盐的重要条件。如果感染菌不含硝酸盐还原酶，则尿亚硝酸盐为阴性，但也不能否定菌尿，如某些革兰氏阳性菌不存在硝酸盐还原酶，所以其感染时尿亚硝酸盐为阴性，但也不能排除感染。

（2）尿液在膀胱停留间隔 4 小时以上，使细菌有充分的作用时间，是检出尿亚硝酸盐的保证。

（3）药物的影响：使用利尿剂可使尿中硝酸盐的含量降低，使试验结果呈假阴性。

（4）尿液放置时间过长，标本被污染，细菌繁殖，尿亚硝酸盐检测可能出现假阳性。

【尿亚硝酸盐检测异常结果解读】

当尿中亚硝酸盐 >0.1mg/dL，定性检测呈阳性（+）反应。

尿亚硝酸盐阳性：常见于大肠杆菌、变形杆菌、产气杆菌、铜绿假单胞菌等革兰氏阴性杆菌引起的泌尿系统感染，因上述细菌中含有亚硝酸盐还原酶，可将硝酸盐还原为亚硝酸盐。见于有症状或无症状的泌尿系统尿路感染、膀胱炎、菌尿症。

另外，尿亚硝酸盐阴性并不代表没有泌尿系统感染，某些不具备硝酸盐还原能力的细菌如不动杆菌、革兰氏阳性球菌等引起的感染，尿亚硝酸盐检测阴性。

【尿酸碱度检测异常结果解读】

（1）正常人尿液pH一般在5.0~8.0之间波动，受饮食影响可成中性或弱碱性。

（2）酸性尿：在代谢性酸中毒、痛风、糖尿病、糖尿病酮症酸中毒、肾结石、Ⅳ型肾小管酸中毒、白血病和坏血病及应用酸性药物时可呈酸性尿。

（3）碱性尿：膀胱炎、代谢性碱中毒、原发性醛固酮增多症、肾小管酸中毒、泌尿系变形杆菌感染时、应用碱性药物可呈碱性尿。

【尿浊度检测异常结果解读】

混浊：

（1）各类盐类结晶析出：如非晶体尿酸盐、非晶体磷酸盐等因放置时间的原因而析出，泌尿系统结石及其他系统疾病引起的结晶。

（2）有大量上皮细胞出现时：泌尿系统疾病或女性白带混入。

（3）白细胞大量增多引起的脓尿：见于泌尿系统感染。

（4）细菌大量增多引起的菌尿：见于泌尿系统感染；从尿袋中取出、粪便混入等不合格样本。

（5）乳糜尿：尿液中出现淋巴液和大量脂肪颗粒所致，含量越多乳状越明显，多因肾周淋巴管阻塞、破裂、淋巴液进入尿液所致。

【尿比重异常结果解读】

（1）病理性增高常见于急性肾小球肾炎、心功能不全、心力衰竭、高热、脱水、糖尿病、糖尿病酮症、妊娠中毒等。

（2）病理性减低常见于慢性肾功能不全、尿毒症、尿崩症、肝肾综合征、神经性多尿、慢性肾小球肾炎、肾盂肾炎、肾衰竭等。

（5）抗坏血酸和尿液比重升高可能导致假阴性结果。

9. 尿酸碱度（pH）

【项目简介】

了解体内酸碱平衡情况，正常尿液一般为弱酸性（pH 6左右），有时也可呈中性或弱碱性。观察尿pH变化，可以预防肾结石的形成和复发。尿液的酸碱改变受饮食、疾病、药物等多方面因素的影响，食肉多者尿液偏酸性，食素多者尿液偏碱性。

【方法及参考范围】

pH指示剂法；pH 5.0~8.0。

【尿酸碱度检测影响因素】

（1）检测时尿标本必须新鲜，放置过久细菌分解尿液成分，可导致pH改变，使尿液的酸性减弱。

（2）当肾脏分泌的尿液含有过多的碳酸氢盐时，如果尿液放置时间过久，尿液中的二氧化碳会自然扩散到空气中，使尿pH增高。

10. 尿浊度（U-TURE）

【项目简介】

一般尿液清澈透明，新鲜尿液放置后会发生混浊，是由盐类沉淀析出所致。在病理状况下如细菌感染引起的脓尿、菌尿，丝虫疾病引起的乳糜尿，泌尿系统结石引起的盐类结晶、血尿等，都会引起尿液浊度发生变化。

【方法及参考范围】

散射光测定法；清澈透明。

【尿浊度检测影响因素】

（1）留取容器不清洁，尿液放置时间过长，细菌生长，结晶析出。

（2）女性经血及白带混入，粪便混入等。

11. 尿比重（U-S.G）

【项目简介】

尿比重取决于尿中溶解物质的浓度，与固体总量成正比。正常人尿比重可因饮食和饮水、出汗和排尿等情况的不同而有较大波动。病理情况下因尿中含有较多蛋白质、葡萄糖、酮体和各种细胞而增加。用于监测肾脏的浓缩功能。

【方法及参考范围】

反射型折射率测定法；1.003~1.030（一般在 1.010~1.025）。

【尿比重影响因素】

尿液标本必须新鲜，不能含有强碱、强酸等物质（如奎宁、嘧啶等药物），这些物质的存在都会直接影响试剂带测定尿比重。

12. 尿颜色（U-COLOR）

【项目简介】

正常尿液呈黄色或淡黄色，因饮水量等生理原因，尿液黄色会发生深浅的变化。尿液颜色受食物成分、尿色素、药物等影响可有较大变化。

【方法及参考范围】

用透过光检测色调；黄色或浅黄色。

【尿颜色影响因素】

食物或药物中色素对尿液颜色产生影响。

（二）尿沉渣镜检（SED）

尿沉渣是指尿液中的有形成分，包括：红细胞、白细胞、上皮细胞、小圆上皮细胞、细菌、酵母菌、管型、粘液丝、结晶等。在正常情况下一般不存在，在病理情况下会出现在尿液中。目前尿沉渣多采用自动化仪器结合显微镜检测，自动化尿沉渣检测方法包括激光流式细胞检测技术及相差成像技术。

1. 红细胞（LS-RBC）

【项目简介】

尿激光流式检测报告红细胞定量的结果（个/μL）和红细胞的形态学信息。用于肾脏等泌尿系统疾病的诊断及治疗。

【方法及参考范围】

激光流式细胞计数原理；0~25/μL。

【尿红细胞检测影响因素】

肾小球机械性损伤伴肾小管内 pH 改变、肾小管内不同渗透压作用、环境变化（低 pH 或低渗）可导致红细胞破坏溶解，影响检测结果。

【尿颜色异常结果解读】

（1）淡黄色至无色：见于大量饮水、尿崩症、糖尿病等。

（2）橙色至黄褐色：为胆红素尿，见于肝细胞性黄疸、阻塞性黄疸或服用大黄、核黄素、呋喃唑酮（痢特灵）等药物引起；进食较多胡萝卜时也可见。

（3）棕褐色或浓茶色：

①血红蛋白尿：常见于溶血性贫血、蚕豆病、阵发性睡眠性血红蛋白尿、血型不合的输血，恶性疟疾等。

②肌红蛋白尿：肌肉损伤，横纹肌溶解等。

（4）红色或洗肉水样：为血尿，见于急性肾小球肾炎、肾结核、肾肿瘤、肾结石、膀胱结石、膀胱肿瘤、肾损伤，泌尿系统感染等。

（5）乳白色：见于乳糜尿（如丝虫病）、脂肪尿；或由肾盂肾炎、膀胱炎引起的脓性尿。

【尿红细胞检测异常结果解读】

（1）红细胞增加，常见于肾小球肾炎、泌尿系统结石、结核或恶性肿瘤。

（2）正常人特别是青少年在剧烈运动、急行军、冷水浴、久站或重体力劳动后可出现暂时性血尿，这种一过性血尿属于生理性变化范围。女性患者还应注意经血污染问题，应通过动态观察加以区别。

（3）泌尿系统疾病：泌尿系统各部位的炎症、肿瘤、结核、结石、创伤、肾移植排异、先天畸形等均可引起不同程度的血尿，如急、慢性肾小球肾炎，肾盂肾炎，泌尿系统感染，肾结石，肾结核等都是引起血尿的常见原因。

（4）全身系统疾病：主要见于各种原因引起的出血性疾病，如特发性血小板减少性紫癜、血友病、弥散性血管内凝血（DIC）、再生障碍性贫血和白血病合并有血小板减少；某些免疫系统疾病如系统性红斑狼疮也可发生血尿。

（5）泌尿系统附近器官的疾病：如前列腺炎、精囊炎、盆腔炎等患者尿中偶见红细胞。

酵母菌感染时会影响红细胞计数，需结合显微镜镜检结果。

2. 红细胞相关参数

【项目简介】

基于流式细胞计数原理，除检测尿中红细胞的数量外，还可以检测红细胞相关参数，包括：完整红细胞绝对值、完整红细胞百分比、红细胞组成信息、红细胞平均体积。在肾脏疾病时由于肾小球机械性损伤、伴肾小管内 pH 改变、肾小管内不同渗透压等作用使尿液中红细胞形态发生改变，分析尿中红细胞形态的变化有助于诊断红细胞的来源。

（1）完整红细胞绝对值

在红细胞计数异常情况下，完整红细胞绝对值是指尿中完整红细胞的数量。

【方法及单位】

激光流式细胞计数原理；个 /μL。

（2）完整红细胞百分比

在红细胞计数异常情况下，完整红细胞百分比是指完整红细胞占尿中全部红细胞的比例。如果尿中红细胞以完整红细胞为主，说明是由于炎症、结石等非肾病因素引起的。如果完整红细胞比例较低，则说明尿中红细胞可能来源于肾脏疾病。

【方法及单位】

激光流式细胞计数原理；%。

（3）红细胞信息（RBC-INFO）

报告提示信息如下。

"均一性红细胞"：提示红细胞形态、体积、大小一致；说明尿中红细胞形态完整、未受损，可能来自于泌尿系统炎症、结石、出血、肿瘤等非肾小球性血尿。

"非均一性红细胞"：提示红细胞形态体积大小不一致；提示有受损破碎的红细胞，可能来自于肾小球性血尿，见于急慢性肾小球肾炎等肾脏疾病。

"混合性红细胞"：说明尿中既有完整红细胞也有破损红细胞，提示可能有泌尿系统感染、结石、肿瘤；急、慢性肾小球肾炎及各种肾脏疾病。

【红细胞相关参数异常结果解读】

（1）当 70% 的红细胞平均体积 ≥ 100 Ch，提示"均一性红细胞"的信息，提示红细胞未受损，可能来自于泌尿系统炎症、结石、出血、肿瘤等非肾小球性血尿。

（2）当 70% 的红细胞平均体积 ≤ 70Ch，提示"非均一红细胞"的信息，提示红细胞受损，提示可能来自于肾小球性血尿的可能，见于急、慢性肾小球肾炎等肾病。

（3）当 70% 的红细胞平均体积在 70~100Ch 之间，提示"混合性红细胞"的信息，在上述两者之间的提示肾小球或非肾小球性血尿均可能。

"未提示"：如果红细胞为 25 个 /μL 以下仪器检测显示"未提示"的信息。

（4）70% 的红细胞平均体积

【方法及单位】

激光流式细胞计数原理；Ch（以 70% 的红细胞平均体积为代表）

3. 白细胞（LS-WBC）

【项目简介】

尿激光流式检测报告白细胞定量的结果。用于泌尿系统疾病诊断、疗效观察和预后判断；协助诊断其他系统疾病；监测各种肾毒性药物的作用；辅助诊断和防治职业病无症状人群的健康普查。

【方法及参考范围】

激光流式细胞计数原理；0~30/μL。

【尿白细胞检测影响因素】

尿液放置时间过长、细菌滋生、环境变化（pH 变化或低渗）等引起的白细胞溶解，导致白细胞测定减少。

4. 上皮细胞（LS-EC）

【项目简介】

正常状态下，随着新陈代谢会有少量上皮细胞脱落于尿液中，主要是尿道表层鳞状上皮细胞。当泌尿系统感染或各种肾炎、肿瘤时，膀胱上皮、肾小管上皮、尿道底层上皮会脱落于尿液中。通过观察尿中上皮细胞的情况，可以了解泌尿系统及肾脏病变情况。尿激光流式检测报告上皮细胞定量的结果，需要结合显微镜镜检确定上皮细胞的类型。

【方法及参考范围】

激光流式细胞计数原理；0~21.4/μL。

【尿上皮细胞检测影响因素】

尿液放置时间、细菌滋生、环境变化（pH 改变或低渗）等可引起细胞溶解。

5. 小圆上皮细胞（U-SRC）

【项目简介】

尿沉渣中检测报告的小圆上皮细胞可能含有肾小管上

【尿白细胞检测异常结果解读】

（1）有泌尿系统炎症时均可见到尿中白细胞增多，尤其在细菌感染时，如急、慢性肾盂肾炎，膀胱炎，尿道炎，前列腺炎，肾结核，肾移植后发生排异反应等。

（2）女性有阴道炎或宫颈炎、附件炎时可因分泌物进入尿中，而见白细胞增多，常伴大量扁平上皮细胞。

【尿上皮细胞检测异常结果解读】

鳞状上皮细胞是分布在女性尿道和男性尿道末端极薄的细胞，正常女性尿中可成片出现，一般无临床意义。泌尿生殖系炎症时会伴随大量白细胞出现在尿中。

【尿小圆上皮细胞检测异常结果解读】

（1）尿沉渣检测出小圆上皮可能包括膀胱移行上皮细胞及肾小管上

（2）移行上皮细胞来自于肾盂、输尿管、膀胱和尿道近膀胱段，正常人可见少量。大量出现并伴有较多白细胞提示泌尿系统炎症，肾盂、输尿管或膀胱颈部炎症。

非炎症时出现大量成堆的移行上皮细胞应考虑泌尿系统肿瘤的可能。

（3）肾小管上皮细胞大量出现时提示急性肾炎、肾小管损伤、慢性肾炎、肾实质性损害、肾病综合征、泌尿系统感染以及肾移植时出现的排斥反应，并且随着病情的加重，其数量显著增多。

【尿细菌检测异常结果解读】

尿内细菌数量增加，提示泌尿系统有感染。伴随尿内白细胞数量的增加是诊断尿路感染的主要依据。必要时进行尿液细菌培养，进一步微生物鉴定。

【尿类酵母检测异常结果解读】

阳性：

（1）因患者免疫力低下引起的尿路感染，常由于体内菌群失衡引起。

（2）女性真菌性阴道炎的分泌物混入，其症状是瘙痒、灼痛及分泌物增多等。

【管型检测异常结果解读】

（1）透明管型为无色透明、内部均匀的圆柱形体，可偶见于正常人清晨浓缩尿中；当有轻度或暂时性肾功能改变时，尿内可有少量透明管型，数量增加见于急性肾小球肾炎、急性肾盂肾炎、心功能不全等，发热、剧烈运动、麻醉后也可增多。

（2）尿液内病理管型，如颗粒管型、白细胞管型、上皮细胞管型、红细胞管型等。

①上皮细胞管型：管型基质中含有多量肾小管上皮，此种管型提示肾小管病变，为肾小管上皮细胞脱落的证据，见于急性肾小球肾炎、间质性肾炎、肾病综合征、高热、子痫、金属中毒及慢性肾炎的晚期。

皮细胞、移行上皮细胞、扁平上皮细胞的中层与深层，需结合显微镜镜检判断上皮类型，以确定来源。

【方法及参考范围】

激光流式细胞计数原理；阴性。

【尿小圆上皮细胞检测影响因素】

尿液放置时间、细菌滋生、环境变化（pH变化或低渗）等可引起细胞溶解。

6. 细菌（U-BACT）

【项目简介】

正常尿液无菌，由于尿道口的污染正常人尿液中可能会混有少量细菌。当泌尿系统感染时会出现大量细菌。尿沉渣检测报告就是细菌定量的结果。

【方法及参考范围】

激光流式细胞计数原理；0~1200/μL。

【尿细菌检测影响因素】

尿液放置时间过长细菌大量生长；女性分泌物混入等。

7. 类酵母（U-YLC）

【项目简介】

类酵母菌是真菌或真菌的一种，正常尿液中无。在免疫功能低下，长期使用广谱抗生素、免疫抑制剂、抗癌药物，器官移植及患有重症消耗性疾病患者的尿中会出现。

【方法及参考范围】

激光流式细胞计数原理；阴性。

【尿类酵母检测影响因素】

（1）标本留取过程污染。

（2）尿中红细胞出现时容易引起酵母菌检测假阳性，需显微镜镜检综合判断。

8. 管型（U-CAST）

【项目简介】

管型是蛋白质在肾小管集合管凝固而形成的蛋白聚体。形成管型的必要条件包括：尿中有少量的白蛋白和肾小管上皮细胞产生的糖蛋白；肾小管有使尿液浓缩和酸化的能力，浓缩可以提高蛋白的含量及盐的浓度，酸化可使蛋白沉淀；要有可交替使用的肾单位。正常人双肾共用

200万个肾单位交替工作和休息。管型的形成需要具备尿液在肾单位的下部有足够的停滞时间，以便蛋白质浓缩、沉析并凝聚成管型。管型种类包括：透明管型、细胞管型（红细胞管型、白细胞管型、上皮细胞管型）、颗粒管型、脂肪管型、蜡样管型、肾衰管型。正常人偶见透明管型，尿中出现管型提示肾脏相关疾病，主要用于肾病的诊断、治疗及预后观察。

【方法及参考范围】

激光流式细胞计数原理；0~1.3/μL。

【管型检测影响因素】

环境变化（pH变化或低渗）随放置时间有形成分破坏或溶解。

9. 粘液丝（MUCUS）

【项目简介】

由尿路分泌或阴道分泌引起，在正常尿中可出现，尤其在女性尿中，可引起尿液分析仪干化学检测蛋白等结果假阳性。当粘液丝大量出现时表示尿道受炎症反应刺激，需结合其他检测结果综合判断。

【方法及参考范围】

激光流式细胞计数原理；阴性。

10. 结晶（X'TAL）

【项目简介】

正常尿液中盐类结晶形成取决于尿中盐类物质的饱和度及尿液的pH、温度、胶体物质(黏液蛋白)的浓度等因素，代谢紊乱或缺乏抑制晶体沉淀的物质也会产生盐类结晶。尿中常见的结晶如尿酸盐结晶、草酸钙结晶、磷酸盐结晶等，一般无临床意义。若在新鲜尿液中经常出现并伴有较多红细胞，则应怀疑结石的可能。尿中出现磺胺类药物结晶对临床用药有参考价值。在急性肝坏死患者的尿中可出现亮氨酸结晶和酪氨酸结晶。

【方法及参考范围】

激光流式细胞计数原理；<10/μL。

【尿结晶检测影响因素】

药物、尿液放置时间、结晶析出。

②红细胞管型：肾小球滤出的红细胞充满在管型中，是由于泌尿系统出血所致，通常红细胞多已破坏，见于急性肾小球肾炎、慢性肾炎急性发作型、血型不合输血引起的溶血反应。

③白细胞管型：管型内包含来自肾小管管腔间质的白细胞，一般认为这是肾脏中有中性粒细胞渗出和间质性炎症。常见于急性肾盂肾炎、间质性肾炎、肾病综合征、急性肾小球肾炎。

④颗粒管型：是由肾实质性病变导致的变性细胞的分解产物，或血红蛋白及其他物质聚集于糖蛋白管型基质而形成。见于急性肾小球肾炎后期、慢性肾炎或药物中毒引起的肾小管损伤。

⑤脂肪管型：管型基质内含有大量脂肪滴，为肾上皮细胞脂肪变性的产物。见于肾病综合征、慢性肾炎急性发作型、中毒性肾病。

⑥蜡样管型：常与肾小管炎症相关，提示局部肾单位阻塞及少尿、无尿，管型长期滞留于肾小管中演变而来。见于慢性肾功能衰竭、肾淀粉样变，偶见于肾移植的急性和慢性排斥反应。

⑦肾衰管型：由于损坏的肾小管上皮细胞碎裂后，在明显扩大的集合管内凝集而成。见于急性肾功能不全患者，在多尿的早期，此管型可大量出现，随肾功能的改善，肾衰管型可逐渐减少或消失。在慢性肾功能不全时出现此管型提示预后不良。

【粘液丝检测异常结果解读】

增多时提示炎症刺激；大量出现时可干扰细胞及尿蛋白检测，需注意鉴别。

【尿结晶检测异常结果解读】

（1）酸性尿中的结晶：常见与疾病无关的结晶有尿酸盐、草酸钙结晶等；与疾病相关的异常结晶有亮氨酸、酪氨酸、胆红素及胆固醇结晶等。当尿中出现尿酸盐、草酸钙结晶并伴有红细胞时提示膀胱或肾结石的可能。非晶体尿酸盐一般无临床意义。

（2）碱性尿中的结晶：三价磷酸盐结晶；磷酸钙结晶，在膀胱滞留、下肢麻痹、慢性膀胱炎、前列腺肥大及慢性肾盂肾炎的尿中可大量出现；尿酸铵结晶，常见于腐败分解的尿中，无临床意义；非晶型磷酸盐结晶无临床意义。

（3）药物结晶：服用磺胺类药物可在泌尿道内形成结晶，在新鲜尿中出现大量结晶且伴有红细胞时，有发生泌尿道结石或导致尿闭的可能，应及时停药并多饮水。

【尿电导率检测异常结果解读】

反映肾浓缩和稀释功能，临床意义与尿比重相似，但尿比重与电导率相关性较差。

（1）病理性增高，反映尿中离子、颗粒或细胞物质增多，常见于急性肾小球肾炎、心功能不全、高热、脱水、糖尿病等。

（2）病理性减低，说明尿中离子成分少，肾小管浓缩功能低，反映肾脏回吸收原尿功能变差，常见于慢性肾功能不全、尿崩症等。

（3）尿钙、尿钠电解质成分较多时，电导率增加，可以通过电导率来监测预防结石的发生。

（4）异常增高与红细胞有相关性，应排除结石的可能。

（5）高浓度葡萄糖、蛋白质对渗透压和比重有影响，对电导率没有影响。

（6）年龄增加，电导率下降。另外电导率数值与饮水量有很大相关性。

11. 电导率（COND）

【项目简介】

电导率表示液体中离子传导电流的能力，与渗透压有较好的相关性。渗透压能精确反映肾脏的浓缩和稀释功能，通过电导率推算渗透压，有助于正确估计肾脏的浓缩和稀释功能。

【方法及单位】

电极法；mS/cm。

【尿电导率检测影响因素】

（1）导电性取决于离子的多少，因此导电率很大程度上受离子含量的影响。

（2）受饮水量及温度的影响。

（3）极端渗透压情况下，细胞大小和形态会发生变化，引起分类结果不准确。

【尿常规检测结果的综合分析及指导建议】

（1）尿常规检测结果分析注意事项：

①干化学法与流式法均检测潜血与红细胞、白细胞，但干化学法受多种因素影响，因此只作为初筛，检测结果应以尿沉渣检测及显微镜镜检结果为准。

②异常情况下尿中有形成分（管型、结晶、类酵母等）应以镜检结果为准。

③尿液受多种因素影响，日间差异较大，一次检测结果不能明确诊断时，需经多次检测确定。

④避免标本留取过程中的污染对检测结果影响。

（2）尿常规检测临床应用

①泌尿系统炎症、结石、肿瘤、结核和肾移植时均可引起尿液的变化，因此尿常规检查是泌尿系统疾病诊断和疗效观察的首选项目。

②对其他系统疾病的诊断，如糖尿病、急性胰腺炎、慢性肝炎和阻塞性黄疸的鉴别等。

（3）尿常规项目异常的临床表现及指导建议

泌尿系统感染临床表现会出现尿痛、尿急、血尿等症状；肾结石或输尿管结石出现腰腹部绞痛，建议到内科或泌尿外科就诊；肿瘤可出现无痛性血尿等症状。尿蛋白阳性需排除生理性影响，结合肾功能检测诊断是否存在肾脏疾病，建议肾内科就诊。尿糖阳性需结合血糖情况确定是否患有糖尿病或肾糖阈降低引起的尿糖阳性，建议内分泌科就诊。胆红素阳性需结合肝功能等检测确认是否存在肝胆系统疾病，建议肝病科就诊。

二、尿微量白蛋白

【项目简介】

尿微量白蛋白是指尿白蛋白含量为 30~300mg/gCr。尿微量白蛋白增加提示早期肾损害，有助于肾小球疾患的早期诊断；糖尿病、高血压患者如早期发现尿微量白蛋白增高，应及时进行早期治疗干预，此时肾损害可逆转，延缓疾病进展；尿微量白蛋白也是糖尿病肾病及高血压肾病早期诊断首选项目。

标本留取方式与尿常规相同。

【方法及参考范围】

免疫比浊法；0~30mg/gCr。

【尿微量白蛋白检测影响因素】

尿液应离心后取上清检测，排除其他干扰。

【尿微量白蛋白检测结果分析及指导建议】

尿微量白蛋白可以反映糖尿病肾病、高血压肾病，当尿微量白蛋白检测结果为 30~200mg/gCr 时，病程为可逆的，及时发现并采取适当的干预措施，可以逆转或延缓病情进展。所以尿微量白蛋白检测有重要意义，如出现异常需到内科及时就医。

【尿微量白蛋白检测异常结果解读】

增高：

（1）见于早期肾损害，糖尿病肾病、高血压肾病、狼疮性肾病。若进行早期治疗，肾损害可逆转，延缓疾病进展。

（2）尿白蛋白增加还可见于妊娠毒血症、充血性心力衰竭、肾小球肾炎、尿路异常或感染、风湿病、多发性骨髓瘤等病症。

（3）心力衰竭、肥胖、高脂血症、吸烟、饮酒、剧烈运动者可出现微量白蛋白尿。

（4）当尿中白蛋白大于 300mg/gCr 时，即为蛋白尿，此时尿常规检测尿蛋白呈阳性。

第三节　粪便检测的临床意义解读

粪便是消化器官排泄的废物，其主要成分为食物残渣、消化道分泌物、黏膜脱落物、无机盐、肠道细菌和水分等。当消化系统有病变时，可影响粪便的颜色、性状及组成，从而间接判断消化系统（胃、肠、胰腺、肝胆系统）有无炎症、出血、寄生虫感染、肿瘤等疾病。健康体检常见的检测项目包括：粪便常规及便潜血检查，可以反映消化系统炎症及肿瘤；便幽门螺杆菌检测，可以反映是否存在幽门螺杆菌感染，用于萎缩性胃炎、胃溃疡、胃癌等的辅助诊断。

【粪便标本采集方法】

用干燥、清洁、无吸水性容器直接接取新鲜自然排出的粪便，表面无异常时分别在粪便外表及内层6个位点挑取粪便；如有脓血黏液等异常成分，挑取异常部位粪便，留取粪便标本约2~3g（约一平勺，切勿超量）。标本不得混有尿液及其他污水，也不可用纸包裹。放入送检容器内（体检中心提供），保证样本包装外部清洁，无污染。核对容器上贴好的条码个人信息及检测项目是否正确。送入检测实验室指定放置处。

便常规、便潜血、便幽门螺杆菌抗原检测，可留取一份标本，粪便留取流程如图1-3-1所示。

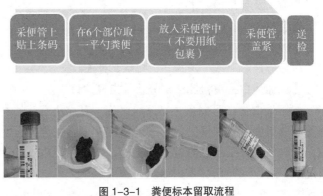

图1-3-1　粪便标本留取流程

【粪便标本采集注意事项】

（1）粪便标本必须新鲜，标本留取后需在1小时内送检，否则可因pH及消化酶等影响，而使粪便中细胞成分破坏分解。

（2）避免污染，用杯子直接接取粪便，切勿留取便盆或马桶中的粪便标本，粪便标本中也不可混入植物、泥土、污水等异物。

（3）不应从卫生纸或衣裤等物品上留取标本，不能用棉签有棉絮的一端挑取标本（吸收性物质会引起细胞变形，影响检验结果）。

（4）牙龈出血及痔疮出血会对检测结果产生影响。

一、一般常规体检项目

1.粪便常规

【项目简介】

食物经过胃肠道消化吸收后，与食物残渣、消化道分泌物、肠黏膜脱落物、无机盐、肠道细菌和水分等组成粪便排出体外。粪便的性状能够反映胃肠道功能的状况。粪便常规检测包括粪便外观及显微镜沉渣检测，主要用于消化系统疾病的检查。

【方法及参考范围】

肉眼观察及显微镜法；正常粪便/软便。

镜检；红细胞（RBC）：0/HPF，白细胞（WBC）：偶见0~1/HPF。

【粪便常规检测影响因素】

（1）粪便标本的容器必须密封。粪便标本留取应选择其中脓血黏液等病理成分,若无病理成分,可多部位取材。采取标本后，应在1小时内送检，否则可因pH及消化酶等影响，使粪便中细胞成分破坏分解。

（2）纸包裹便，标本会因纸吸收水分引起细胞变形及破坏影响检测结果。

（3）许多药物对大便的色泽会产生影响。为了最大限度地避免和清除药物干扰检测，检验取样应尽量避开血药高峰期。

2.便潜血

【项目简介】

健康人每日胃肠道生理性失血量为0.6mL，当出血量>2mL时为病理性出血，患者可能无临床症状，红细胞在消化道内被分解破坏，释放出血红蛋白，肉眼和显微镜下不易被发现，采用单克隆胶体金免疫层析法检测便中的血红蛋白含量为便潜血（OB）试验。常用于消化道出血性疾病检查及临床应用药物的监测，该方法不受饮食的限制，不受动物血或铁剂等药物的干扰，能够准确检测出无症状

【粪便常规检测异常结果解读】

（1）异常情况便外观如下。

①稀便：急慢性胃肠炎；

②米泔水样便：常见于霍乱；

③黏液便：常见于肠炎、痢疾；

④脓血便：常见于痢疾、结直肠癌；

⑤水样便：见于消化不良、急性胃肠炎；

⑥黑便或柏油便：常见于上消化道出血；

⑦灰白色便：常见于胆囊梗阻、胆道结石、胆道肿瘤等；

⑧绿色稀便：见于婴幼儿腹泻；

⑨鲜血便：下消化道出血、痔疮；

⑩果酱样便：急性溶组织阿米巴痢疾。

（2）镜检见白细胞，2~15/HPF见于肠炎，>15/HPF并伴有红细胞时见于细菌性痢疾。

（3）镜检见红细胞，常见于肠炎、痢疾、肿瘤等肠道疾病，肠道、肛门出血。

（4）淀粉颗粒、脂肪球、肌纤维、结缔组织提示消化不良或胰腺功能不全。出现大量食物残渣时提示消化不良。

（5）大量真菌出现提示菌群失调。

（6）蛔虫、蛲虫、绦虫等寄生虫感染时可找到其虫卵或成虫、节片。

少量持续的出血。

【方法及参考范围】

单克隆胶体金免疫层析法；阴性。

【便潜血检测影响因素】

（1）正常人便潜血阳性，可能由于某些药物刺激胃肠道造成的隐性出血，如阿司匹林。

（2）粪便形成过程中，少量消化道出血可能与粪便混合不均匀，而且消化道出血可能呈间断性，因此需连续检测3次。

（3）月经期、痔疮以及肛裂或口腔、鼻出血等因素可造成假阳性结果。

（4）出现柏油样便时血红蛋白浓度 >2000μg/mL，可能会出现免疫学前带现象导致假阴性结果，此时需要将粪便稀释 50~100 倍再进行检测。

（5）若血红蛋白在消化道内存留时间过长，可能被胃酸或肠内细菌分解的酶降解破坏致免疫原性减弱，导致假阴性反应。需要增加检测样本浓度。

【粪便常规及潜血检测结果的综合分析及指导建议】

（1）当粪便常规检测白细胞 >15/ 高倍视野时，同时伴有不等量红细胞可诊断为细菌性痢疾；当白细胞在 2~15 个 / 高倍视野时，可能为胃肠道炎症，建议肠道门诊就诊。

（2）粪便常规检测发现淀粉颗粒、脂肪球、肌纤维、结缔组织、大量食物残渣等时提示消化不良。

（3）粪便常规检测发现大量真菌时提示肠道菌群失调，需消化内科及时就诊。

（4）粪便常规及便潜血检查可以反映消化系统炎症、溃疡、息肉和肿瘤。

（5）痔疮、肛裂或牙龈出血等因素可造成潜血结果阳性，需连续送检三次，排除一过性干扰，判断是否存在持续消化道出血，需消化内科及时就诊，进一步行胃肠镜等检查。

（6）便潜血不能对胃肠道出血性病变做结论性诊断，只能作为筛查和辅助诊断用，需进一步行内镜检查。

【便潜血检测异常结果解读】

当便潜血 >0.2μg/mL 时定性检测呈阳性反应。

阳性：见于消化道炎症、溃疡、肿瘤、结肠息肉及各种出血性疾病。

3. 粪便幽门螺杆菌抗原（Hp-SA）

【项目简介】

幽门螺杆菌（Hp）存在于人体胃幽门部的黏膜组织，80% 的胃溃疡和 95% 的十二指肠溃疡是由幽门螺杆菌感染引起的，是目前所知能够在胃中唯一生存并致病的细菌。世界上有近半数人受幽门螺杆菌感染，感染首先引起慢性胃炎导致胃溃疡和胃萎缩，严重者发展为胃癌。据统计初次感染幽门螺杆菌年龄较早的人群，萎缩性胃炎及胃癌发病率高。慢性胃炎和消化道溃疡的普遍症状为：食后上腹部饱胀、不适或疼痛，常伴有其他不良症状如嗳气、腹胀、反酸或食欲减退，有些患者还可出现反复发作性剧烈腹痛、上消化道少量出血等。因此及早发现幽门螺杆菌感染可以及时有效地利用抗生素消灭幽门螺杆菌，对预防和控制胃癌有重大意义。

通过粪便幽门螺杆菌抗原检测了解是否存在幽门螺杆菌的感染。

【粪便幽门螺杆菌抗原检测标本采集方法】

同粪便常规及便潜血，可使用同一粪便标本进行检测。

【方法及参考范围】

胶体金法；阴性。

【粪便幽门螺杆菌抗原检测影响因素】

阴性结果时应考虑排菌量过少或与间断性排菌有关。需连续三次检测。

【粪便幽门螺杆菌抗原检测结果的综合分析及指导建议】

（1）粪便幽门螺杆菌抗原检测可以反映是否存在幽门螺杆菌感染，可作为萎缩性胃炎、胃溃疡、胃癌等的辅助诊断。

（2）阴性结果不排除幽门螺杆菌感染，需连续三次检测。

（3）检测结果阳性，建议消化内科就诊。采用联合抗生素治疗方法。

（4）必要时结合胃镜检查。

【粪便幽门螺杆菌抗原检测异常结果解读】

胃黏膜一般 1~3 天脱落一次，定植于胃黏膜表面的幽门螺杆菌则随脱落的黏膜一起排到粪便当中。若治疗成功，则幽门螺杆菌抗原难以测出；若治疗不成功，则在数日后细菌含量升高，粪便中检测到幽门螺杆菌抗原。该检测对疾病的诊断及疗效观察、随访评价均具有重要意义。

二、特殊从业人员体检项目

1. 粪寄生虫镜检（阿米巴原虫感染检测）

【项目简介】

正常粪便无寄生虫，当感染了钩虫、蛔虫、蛲虫、绦虫、华支睾吸虫、原虫（阿米巴）时可在粪便中通过显微镜检测到虫卵或滋养体，根据不同虫卵不同的形态特征，判断寄生虫感染的类型，采取相应的治疗措施。如今随着人们生活条件的改善，寄生虫感染已经很少见。

溶组织阿米巴原虫感染（也叫阿米巴痢疾），是餐饮从业人员上岗从业条件的筛查项目，属国家传染病防治法规定的乙类传染病管理。该寄生虫经口感染，主要寄生在结肠内，引起阿米巴痢疾或阿米巴结肠炎，一定条件下可感染肝、肺、脑、泌尿生殖系统及其他部位形成溃疡或脓肿。阿米巴感染的传染源主要是已感染的慢性患者、恢复期患者及健康带虫者，食入或间接食入带有阿米巴包囊的物体可感染。

【方法及参考范围】

肉眼观察及显微镜法；未见虫卵（未见阿米巴原虫包囊及滋养体）。

【粪寄生虫镜检影响因素】

（1）花粉与蛔虫卵形态相似，容易混淆。

（2）华支睾吸虫、鞭虫卵易与灵芝孢子粉相混淆，需注意区别。

（3）检测阿米巴滋养体时需及时送检并保温。

2. 粪便普通细菌培养鉴定及药敏（痢疾、伤寒病病原菌筛查）

【项目简介】

用于肠道细菌感染（如痢疾、伤寒等）的诊断、抗生素的选择和使用以及餐饮行业健康体检。痢疾、伤寒病属国家传染病防治法规定的乙类传染病管理。痢疾及伤寒经消化道传播，患者粪便排出人体后可污染手、食物和水源，经口腔进入人体。约10~200个痢疾志贺菌即可使人致病。健康人因接触患者或带菌者及其生活用具被感染。

【粪寄生虫镜检异常结果解读】

（1）发现虫卵并根据相关临床症状判断相应寄生虫感染，采取相应驱虫措施。

（2）溶组织阿米巴感染潜伏期可1~2周，甚至长达数月。患者可能与阿米巴包囊共栖生存。当机体营养不良、感染、肠道功能紊乱、肠黏膜损伤时，机体抵抗力低下，在细菌协同作用下，可促进阿米巴增殖，损害肠黏膜。

（3）急性非典型性阿米巴病，起病缓慢，无明显全身症状，腹部有不适感，可排稀便。缺乏典型的痢疾样粪便，显微镜镜检可发现滋养体。

（4）急性典型性阿米巴病，起病较缓，腹痛，腹泻，排泄每天10余次，大便中带血及黏液，呈暗红色或紫红色、果酱样便外观，有腥臭味，显微镜镜检可见黏液中成团的红细胞、较少的白细胞及活动的滋养体。

【标本留取要求】

（1）标本采集原则：腹泻患者应在急性期采集，最好在使用抗生素前或停用后3~5天采集。

（2）应采集新鲜有脓血黏液部位的粪便，约指头大小，半小时内送检。

粪便细菌培养标本留取流程如图1-3-2所示。

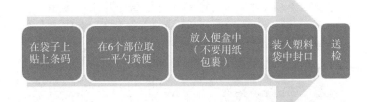

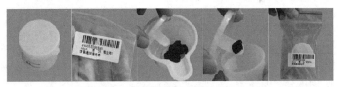

图1-3-2 粪便细菌培养标本留取流程

【方法及参考范围】

普通细菌培养法；无致病菌生长（未培养出痢疾及伤寒沙门菌）。

【影响因素】

样本放置过久，细菌死亡，培养基中不能生长。

3. 粪便霍乱弧菌培养及鉴定

【项目简介】

人类是霍乱弧菌的唯一易感者，主要通过污染的水源或饮食经口而被感染。霍乱弧菌对酸敏感，但如能通过胃酸到达小肠，由于菌毛作用，则可在肠黏膜表面吸附并迅速繁殖，经过很短的潜伏期后便急性发病。弧菌不侵入上皮细胞和肠腺，但在其繁殖过程中产生的霍乱肠毒素，可作用于小肠黏膜，引起肠液过度分泌，患者出现上吐下泻、米泔水样便、水电解质紊乱等一系列症状。霍乱和副霍乱的实验室诊断对疾病的确诊、采取紧急防治措施控制和消灭本菌具有特殊的重要意义。霍乱属国家传染病防治法规

【粪便细菌培养的异常结果解读】

正常粪便中约2/3是细菌，属于肠道正常菌群，主要是大肠埃希菌、肠球菌等。由于食入污染食物等因素导致其他致病菌生长，患者出现腹泻、呕吐等全身症状，严重者可能导致死亡。引起肠道感染的致病菌主要是志贺菌属引起的痢疾，以及伤寒杆菌、副伤寒杆菌引起的伤寒、副伤寒，由霍乱弧菌感染引起的霍乱。粪便细菌培养检测出志贺菌属细菌（包括福氏痢疾杆菌、志贺痢疾杆菌、宋内志贺杆菌、鲍氏志贺杆菌），是临床确诊痢疾的重要依据。培养、鉴定出相应的伤寒、霍乱等病原体是伤寒、霍乱等相关疾病的诊断依据。通过药敏试验为临床合理用药提供重要参考。

定的甲类传染病，一经发现感染，须立即上报。

【标本要求】

新鲜粪便标本于无菌容器内或取肛拭子（不能排便者）直接置于碱性蛋白胨水中，及时送检。

【方法及参考范围】

碱性蛋白胨水增菌，庆大霉素琼脂培养。

霍乱弧菌培养程序：将粪便接种在庆大霉素琼脂培养基中孵育 24 小时，同时接种在碱性蛋白胨水中增菌 6~8 小时后，再转种庆大霉素琼脂培养基中孵育 24 小时，观察结果。

【报告方式】

霍乱弧菌培养阴性。

结合菌落特点，可疑霍乱弧菌培养阳性，需进行 O1、O139 血清群鉴定，如发生凝集反应，同时盐水凝集反应阴性，初步判断为可疑霍乱弧菌感染，应属甲类传染病管理范畴，应立即上报防疫部门。

【影响因素】

样本放置过久，细菌死亡，培养不能生长。

第四节 临床血液样本采集及检测影响因素

临床血液学、临床生化学、临床免疫学检查，出凝血功能及血栓性疾病检测均需采集静脉血，检测样本分为全血、血清、血浆等。血常规、糖化血红蛋白、血沉检测使用全血；生化、免疫检测使用血清；凝血功能检测使用血浆。全血和血浆样本根据不同检测项目，采用不同的抗凝剂。

【血液样本采集方法及患者准备】

（1）血液样本采集时间。

早晨时的体力、情绪等因素对检验结果的影响较小，是大部分标本采集的最佳时间；采集血液样本要求空腹 8~12 小时，理想的时间是早晨 7 点 ~ 10 点，最后一次食物和液体摄入最好在前一天下午 6 点 ~ 7 点。但也不可空

【粪便霍乱弧菌培养的异常结果解读】

霍乱是由霍乱弧菌引起的急性肠道传染病，是中国法定管理的甲类传染病。它可以引起流行、暴发和大流行。临床特征为剧烈腹泻、呕吐、大量米泔水样便、患者水电解质紊乱和周围循环衰竭，严重休克者可并发急性肾功能衰竭，甚至死亡。霍乱流行迅速且在流行期间发病率及死亡率均高，危害极大。随着人民生活水平的提高及卫生条件的改善，霍乱弧菌引起的传染病已经得到有效的控制，但也常出现散发病例。因此早期迅速和正确的诊断，对治疗和预防本病的蔓延有重大意义。霍乱弧菌的培养和鉴定除用于临床霍乱弧菌感染的诊断外，也用于餐饮服务人员的健康体检。霍乱在我国主要发生在夏秋季，高峰期在 7~8 月。

腹时间过长。

（2）采血前避免情绪激动、寒冷、高热及剧烈运动。

（3）如有可能，最好停服干扰检测的药物。

（4）目前静脉采血采用真空采血法。

真空采血法是最好的静脉血采集技术，采用真空负压的方法，避免了血液外溢引起的污染，并有利于标本的转运和保存。标准真空采血管采用国际通用的管盖和标签颜色，显示采血管内添加剂的种类和检测用途，可根据需要选择相应的试管。标本采集量需达到指定刻度。

（5）采血管的使用：

①全血细胞分析使用 EDTA-3K 抗凝管（紫帽）。

②糖化血红蛋白使用 EDTA-3K 抗凝管（紫帽）。

③生化检测项目使用无抗凝剂乳胶分离管（红帽）。

④免疫检测项目使用无抗凝剂乳胶分离管（黄帽）。

⑤凝血功能检测使用 3.2% 枸橼酸钠抗凝管（蓝帽）。

⑥血沉检测使用 3.8% 枸橼酸钠抗凝管（黑帽）

（6）静脉采血注意事项

①如静脉血管不明显，采血不顺利，止血带压迫时间过长，容易引起淤血、静脉扩张，可能影响某些指标的检查结果。

②采血不顺利时，易导致标本溶血或出现小凝块，可能影响检验结果。

③体检时血常规与生化、免疫检测同时抽血。

④避免在输液或输注脂肪乳过程中采血，如必须采血则避免输液同侧采集。

⑤每个检测条码对应一管血，检验项目与采血管类型相对应。

⑥取血后，应伸直胳膊不要弯曲，在抽血部位按压 3~5 分钟进行止血。切勿揉搓，以免血液渗入皮下造成瘀斑及血肿。因个人的凝血功能差异，有人需要按压稍长时间方可止血。

⑦抽血后出现晕针现象，应平卧，饮少量糖水，待症状缓解后再进行体检。

⑧若局部出现淤血，应在 24 小时后用温热毛巾湿敷，

可促进淤血吸收。

【血液学检测影响因素】

（1）标本采集前要求被检验者处于安静状态，情绪高度紧张会使血糖、血红蛋白和红、白细胞增高。

（2）固定生物影响因素。

①性别因素：性别间的差异，如体重、体表面积和肌肉量不同会有差异。如 γ-GT、TG、UA、Crea、CK、AST、ALP、Fe、Urea、CHO 在男性中所测得的结果比在女性中所测得的结果偏高。

②年龄因素：随年龄的增高，Ca、TP 和 ALB 水平下降，而 GLU、Urea、TC 的浓度和 LDH 活性增高。

③遗传和种族：遗传和种族因素也是造成检测结果有差异的原因。

（3）可变生物影响因素。

①饮食：餐后采血会出现脂血而致血清、血浆混浊，可引起血中 Glu 和 TBIL 的增加，ALT 和 K^+ 明显升高，UA、TP、Ca、TC 轻到中度增高。摄入过多脂肪可导致 TG 水平增高。高蛋白饮食可使 Urea、UA 升高。

②餐后立即抽血，可造成高钾低磷，混浊的血清可使 TBIL、LDH、TP 增高，有可能造成 UA、Urea 降低。

③空腹超过 24 小时，可能会造成 BIL 明显增加而 GLU、ALB 下降。

④酒精影响：饮酒几分钟后可使 AST 轻度升高，3 小时后达到最高，一段时间后 γ-GT 轻度增高。长期饮酒者可显示持续性的 γ-GT 水平升高。即使是少量饮酒后，在一些个体中也可以检测到 TG 持续几个小时或几天的大量增高。

⑤劳累、寒冷、情绪激动等刺激可使白细胞增高。

⑥运动影响：经过几小时的运动，尤其是对未经过训练的人，细胞极易损伤，且易导致肌肉组织中的酶如 AST、LDH、CK 的浓度升高。剧烈运动后，CK、LDH、AST、ALT、GLU、CREA、Urea、UA、WBC、K^+、BIL、HDL 会升高。运动员的 LDH、Urea、HDL 等较高。

⑦体重影响：肥胖人士除了 GLU、TC、UA 普遍偏高外，肥胖男性还会有 Crea、TP、AST 偏高及磷偏低的现象，而肥胖女性则有钙偏低的情况。

⑧精神紧张：紧张可使儿茶酚胺和 17- 羟皮质类固醇的产生增加，皮质醇、肾素、醛固酮和生长激素的水平升高。TSH 和 PRL 水平也可能增加。

⑨长期卧床：肾脏排泄钠、钙、氯、磷酸盐和氨增加，ALP 水平升高。

⑩电离辐射：电离辐射治疗，由于肿瘤组织的溶解，常可导致 PLT 和 WBC 的下降，UA 升高。

⑪日光照射：WBC、PLT、ESR 偏高，BIL 偏低。

⑫妊娠影响：使 ALP、TC、TG、TF、WBC、P、E2、E3、PRL、AFP、AMY 检测结果偏高，使 Urea、Na^+、Fe、Mg、TP、ALB、CHE、HGB、HCT、RBC 检测结果偏低。

⑬溶血影响：长时间过度加压可使血管内溶血，用注射器采血时用力过大等导致血管外溶血，标本用力振荡会导致溶血，溶血使 LDH、HBDH、BIL、AST、CK、CKMB、AST、Mg、ACP、K 偏高。红细胞膜完整性被破坏，严重影响检验结果的项目主要有：LDH、K^+、HGB、ACP，同时也有 Fe、ALT 的改变。

⑭口服避孕药（OC）：服用 OC 后，血清中的酶在一定周期、一定范围内升高，然后降低。甲状腺素结合球蛋白可升高 44%。

⑮生物节律：个体的生理节律是 24 小时内有规律的反复出现的特定现象，某些人在 24 小时内会有不规则的血液成分变化，需要鉴别两者的差异。时区改变时，常常出现生物节律的改变，如穿越经线，机体需要 6~8 小时去适应新的时区。

（4）采血部位、姿势和止血带的使用

①采血时要避开水肿、破损部位，防止组织损伤、外源性凝血因子进入针管。如果采血过慢或不顺利，可能激活凝血系统，使凝血因子活性增高，血小板假性减低。输液患者应在输液装置的对侧手臂采血，可避免血液被稀释。

绝不能在输液装置的同侧采血。

②姿势的影响结果：由于姿势不同造成静脉承受压力不同，如站立姿势会使 TP、ALB、Ca、HCT、ALT、Fe、TC 偏高。

③止血带压迫时间不宜超过 1 分钟。压迫时间过长，产生静脉淤血，pH 降低，低氧效应迫使钾离开细胞，引起血清钾水平假性升高。受检者反复握拳，以显示静脉血管，前臂肌肉收缩，有助于钾释放，可引起钾增高 1~2mmol/L，也可引起纤溶活性增强、血小板释放及某些凝血因子活性增强。应用止血带达到 2 分钟时，可引起血中胆固醇水平增加 5%；如果止血带滞留 5 分钟，可增加 10%~15%。

（5）时间影响因素

① WBC 测定值下午高于上午，有些人可相差 1 倍左右。

② TG、P、Urea、HCT 测定值下午高于上午。

③昼夜节律、季节、海拔高度对许多试验结果都存在一定影响。

（6）药物因素

①抗生素：青霉素类和磺胺类药物能增高血液中 UA 浓度，磺胺类抑制肠内细菌繁殖，使尿胆红素不能还原为尿胆原，无法得出尿胆原的正确检测结果。

②镇痛消炎药物：阿司匹林、氨基比林等会使尿中胆红素检测值升高；吗啡、哌替啶和吲哚美辛、布洛芬等可导致检验中淀粉酶和脂肪酶含量明显升高。用药后 4 小时内影响最大，24 小时后消失。

③抗癌药物：绝大多数抗癌药物对人体造血系统有抑制和毒害作用，可导致血液中 RBC、WBC、PLT 和 HGB 数量的减少（少数药物可使血细胞异常增多）、肝功能改变、TG 升高。其中甲氨蝶呤抑制骨髓，且损害肾功能；硫唑嘌呤损害肝功能，出现黄疸；阿糖胞苷使 ALT、AST 异常升高。

④激素类药物：雌激素类药物能影响人体中血脂的含量，使葡萄糖耐量试验减低，并可引起血小板和红细胞量的减少；盐皮质激素易导致水、钠潴留和低钾血症；肾上

腺素可减少钙、磷的吸收，且排出量增加，故血钙、血磷偏低，另外可明显升高血糖值。

⑤利尿药物：临床上常用的为氢氯噻嗪、呋塞米、三氯噻嗪和依他尼酸等。典型的临床反应为低血钾、低血容量和低血氯，长期应用后可见高氮质血症和高尿酸血症。

⑥抗糖尿病药：胰岛素使用后可出现低血糖症。其他抗糖尿病药（如氯磺丙脲等）可损害肝功能，使 ALT、AST 升高，出现黄疸、血细胞减少等。

⑦抗癫痫药：如苯妥英钠因抑制叶酸的吸收，常见巨细胞性贫血。因轻度抑制骨髓，故使血细胞（尤其是白细胞和血小板）减少，偶有再生障碍性贫血的报道。卡马西平可致粒细胞、血小板减少，长期应用损害肝功能。

第五节 血液学检测的临床意义解读

【项目介绍】

血液是由细胞成分（包括红细胞、白细胞、血小板）和非细胞成分（血浆）组成，血液不断在血管内流动，输送氧气并运输二氧化碳，直接或间接地与全身各个组织器官相联系，参与机体各项生理活动。临床血液学检查一般使用全血对血液中成分进行检测，本文主要介绍血常规检查和红细胞沉降率（ESR）。

一、血常规检查

【项目介绍】

血液常规检查主要是检测血液内的细胞成分包括红细胞、白细胞、血小板及其相关参数。全自动血细胞计数仪测定可提供 24 项相关检测参数，血液常规检查是最常用的检验项目，用于血液系统疾病（各种类型贫血、白血病）、感染性疾病、肿瘤等疾病的诊断及疗效观察。

样本采集：静脉采集 EDTAK3（紫帽管）抗凝全血。

1. 红细胞（RBC）和血红蛋白（Hb）

【项目简介】

红细胞是血液中数量最多的一种细胞。直径 6~

【红细胞和血红蛋白检测异常结果解读】

增多：

（1）生理性增加：新生儿、高原居住者。

（2）病理性增加：真性红细胞增多症、代偿性红细胞增多症（如先天性心脏病、慢性肺脏疾病、脱水）。

减少：

（1）生理性减少：婴幼儿及生长发育期的青少年，由于生长发育迅速，造血原料相对不足；妊娠中后期的孕妇，血容量快速增长，引起血液相对稀释；老年人造血功能逐渐减退，使红细胞和血红蛋白逐渐减少。

（2）病理性减少：各种贫血、白血病、产后、手术后、大量失血。

【HCT检测异常结果解读】

（1）增高：大面积烧伤、脱水、各种原因引起的红细胞与血红蛋白增多（如真性红细胞增多症或肺心病）等。

（2）降低：各类贫血时随红细胞数的减少而有不同程度的降低。

【MCV检测异常结果解读】

（1）增大：见于缺乏叶酸、维生素 B_{12} 所引起的营养性巨幼细胞性贫血、恶性贫血等。

（2）减小：见于慢性失血性贫血、缺铁性贫血、遗传性球形红细胞增多症、慢性感染、中毒等。

$9\mu m$，成双凹圆盘形，内含血红蛋白，起着输送氧气，运出二氧化碳的功能，对维持机体生理活动起着重要作用。红细胞的平均寿命为120天，在各种生理或病理情况下，会引起红细胞数量和血红蛋白含量的减少或增多。通过血液常规检验，可以协助诊断各种贫血和红细胞增多症。

【方法及参考范围】

电阻抗法（红细胞检测）、比色法（血红蛋白检测）；红细胞计数和血红蛋白。

男性 $(4.3\sim5.8)\times10^{12}$/L、130~175g/L

女性 $(3.5\sim5.5)\times10^{12}$/L、115~150 g/L

【红细胞和血红蛋白检测影响因素】

样本剧烈振荡等导致的溶血会使红细胞假性减低；红细胞冷凝集可使红细胞计数假性减低；严重的黄疸或高脂血症使血红蛋白结果假性增高。

2. 红细胞比积（HCT）

【项目简介】

红细胞比积（HCT）又称红细胞比容，曾称红细胞压积，是指红细胞容积占全部血液容积的百分比。红细胞比积主要与血液中红细胞的数量和大小有关，是血液中红细胞浓度的指标。用于诊断各种贫血和红细胞增多症。

【方法及参考范围】

血细胞分析仪（电阻抗法）；男 40%~50%，

女 35%~45%。

【HCT检测影响因素】

红细胞冷凝集可使HCT假性增高。

3. 平均红细胞体积（MCV）

【项目简介】

平均红细胞体积指血液中每个红细胞的平均体积，以fL为单位，对各种类型贫血性疾病的鉴别诊断有非常重要的参考价值。

【方法及参考范围】

血细胞分析仪计算法（电阻抗法）；82~100fL。

【MCV 检测影响因素】

红细胞冷凝集可使 MCV 假性增高。

4. 平均红细胞血红蛋白含量（MCH）

【项目简介】

平均红细胞血红蛋白含量是指每个红细胞内所含血红蛋白的平均量，以 pg 为单位，用于判断贫血类型及轻重程度，并对贫血的鉴别诊断有一定意义。

【方法及参考范围】

血细胞分析仪计算法（电阻抗法）；27~34pg。

【MCH 检测影响因素】

红细胞冷凝集可使 MCH 结果假性增高。

【MCH 检测异常结果解读】

（1）增多：见于叶酸、维生素 B_{12} 缺乏引起的营养性巨幼细胞性贫血、恶性贫血等。

（2）减少：见于慢性失血性贫血、缺铁性贫血、遗传性球形红细胞增多症、慢性感染、中毒等，如慢性炎症、尿毒症等。

5. 平均红细胞血红蛋白浓度（MCHC）

【项目简介】

平均红细胞血红蛋白浓度是指每升血液中含有的血红蛋白浓度，用于判断贫血类型和轻重程度，并对贫血的鉴别诊断有一定意义。

【方法及参考范围】

血细胞分析仪计算法（电阻抗法）；316~354g/L。

【MCHC 检测影响因素】

（1）红细胞冷凝集可使 MCHC 结果假性增高。

（2）乳糜血可使 MCHC 结果假性增高。

【MCHC 检测异常结果解读】

（1）增高：一般无临床意义。

（2）降低：见于慢性失血性贫血、缺铁性贫血。

6. 红细胞体积分布宽度（RDW-CV）

【项目简介】

表示红细胞体积大小的分布情况，用于贫血的诊断和疗效观察。

【方法及参考范围】

血细胞分析仪计算法（电阻抗法）；11%~15%。

【RDW-CV 检测影响因素】

红细胞冷凝集等影响 RBC、MCV 结果时，均可影响 RDW-CV 结果。

【RDW-CV 检测异常结果解读】

红细胞体积大小不等时 RDW-CV 增加，结合 MCV，可用于贫血的形态学分类，早期缺铁性贫血 RDW 增大。

7. 白细胞（WBC）

【项目简介】

白细胞是人体重要的免疫细胞，具有很强的吞噬能力，是抵御病原微生物入侵的重要防卫系统，白细胞能通过变

【白细胞检测异常结果解读】

增高：

（1）生理性增高：上午低、午后高、平静时低、剧烈运动后高，一天中最低与最高结果可相差 1 倍。高温、严寒、饱餐、疼痛、经期、情绪

激动或极度恐惧均可升高。妊娠后期及分娩期增高（分娩后 2~5 天恢复正常）。

（2）病理性增高：见于急性或慢性感染、急性溶血、急性中毒、尿毒症、严重烧伤、传染性单核细胞增多症、传染性淋巴细胞增多症、急性出血、广泛的组织损伤、手术创伤后、肿瘤、骨髓增生性疾病、白血病、金属或药物中毒等。

降低：

长期接触放射线，应用某些药物（磺胺药、氯霉素、苯妥英钠以及抗肿瘤药等），接触有害化学物质（如苯、铅、汞等），某些感染（如伤寒杆菌感染、病毒感染等），血液系统疾病［如骨髓增生异常综合征（MDS）、再生障碍性贫血、粒细胞减少等］，自身免疫病，黑热病，疟疾，非白血性白血病等。

【NEUT% 和 NEUT 检测异常结果解读】

增高：

（1）生理性增高：一般下午较早晨高；饱食或情绪激动、剧烈运动、高温或严寒，新生儿、妊娠 5 个月以上及分娩阵痛人群等均可引起升高。

（2）病理性增多：见于细菌感染引起的急性炎症、脓肿、化脓性脑膜炎、肺炎、阑尾炎、中耳炎、扁桃体炎、肾盂肾炎、输尿管炎、胆囊炎、输卵管炎、盆腔炎等。

（3）急性或慢性粒细胞白血病、骨髓增生异常综合征、恶性肿瘤、自身免疫性溶血性贫血。急性出血、手术后、烧伤、严重创伤、尿毒症、酸中毒、某些寄生虫病、组织局部缺血或坏死等。

（4）急性中毒：安眠药、农药、汞中毒、铅中毒等。

（5）使用肾上腺皮质激素、肾上腺素等。

降低：

见于伤寒、副伤寒、疟疾、流感、化学药物中毒、放射性损伤、抗癌药物化疗、极重度感染、再生障碍性贫

形而穿过毛细血管壁，集中到病原体入侵部位，将病原体包围、吞噬。在不同病理情况下，会引起各类白细胞数量和质量的改变。白细胞检测就是测定血液中各类白细胞的总数及分类。人体中正常成熟的白细胞可以分为五类：中性粒细胞、嗜酸性粒细胞、嗜碱性粒细胞、淋巴细胞和单核细胞。临床上，检查白细胞总数、白细胞分类计数及其形态学改变，可用于感染性疾病的辅助诊断和鉴别诊断、血液系统疾病鉴别诊断和治疗评价、抗代谢和肿瘤治疗中细胞毒性药物应用监测。

【方法及参考范围】

激光流式细胞计数法；（3.5~9.5）×10^9/L（成人）。

【白细胞检测影响因素】

冷球蛋白增高可使白细胞计数结果假性增高，红细胞冷凝集也可影响白细胞检测结果。

8. 中性粒细胞百分数（NEUT%）、中性粒细胞绝对值（NEUT）

【项目简介】

中性粒细胞在五种白细胞中比例最高，是具有分叶状或杆状核的一种白细胞，中性粒细胞具有趋化作用、吞噬作用、杀菌作用和激活补体功能，在血液的非特异性反应中起着十分重要的作用。

【方法及参考范围】

激光流式细胞计数法；中性粒细胞百分数 40%~75%，中性粒细胞绝对值 （1.8~6.3）×10^9/L。

9. 淋巴细胞百分比（LYM%）、淋巴细胞绝对值（LYM）

【项目简介】

淋巴细胞是体积最小的白细胞，属于免疫细胞，可以合成和释放淋巴因子，参与细胞免疫和体液免疫，是机体免疫应答功能的重要细胞成分，是免疫功能的主要执行者，可对抗外界感染及监控体内细胞变异。该两项检测用于各类感染性疾病、血液系统等疾病的辅助诊断和鉴别诊断。

【方法及参考范围】

激光流式细胞计数法；淋巴细胞百分比 20%~50%，淋巴细胞绝对值 （1.1~3.2）×10^9/L。

10. 单核细胞百分比（MONO%）、单核细胞绝对值（MONO）

【项目简介】

单核细胞是血液中最大的细胞，也是体积最大的白细胞，是机体防御系统的一个重要组成部分，也是抵御细胞内致病菌和寄生虫的主要防卫系统，具有识别和杀伤肿瘤细胞的能力，当机体发生炎症或其他疾病时可引起单核细胞总数及百分比的变化，有助于感染、血液系统等疾病的辅助诊断。

【方法及参考范围】

激光流式细胞计数法；单核细胞百分比　3%~10%，单核细胞绝对值　（0.1~0.6）× 10^9/L。

11. 嗜酸性粒细胞百分比（EO%）、嗜酸性粒细胞绝对值（EO）

【项目简介】

嗜酸性粒细胞在瑞氏染色时因细胞质内颗粒易与嗜酸性染料结合而得名。嗜酸性粒细胞具有杀伤细菌、寄生虫功能，也是免疫反应和过敏反应过程中极为重要的细胞，对过敏性疾病、药物过敏反应、寄生虫感染、胶原病、骨髓增殖性疾病、慢性粒细胞白血病等疾病的诊断有意义。

【方法及参考范围】

激光流式细胞计数法；0.4%~8%　（0.02~0.52）× 10^9/L。

12. 嗜碱性粒细胞百分比（BASO%）、嗜碱性粒细胞绝对值（BASO）

【项目简介】

嗜碱性粒细胞是五种白细胞中比例最少的细胞。瑞氏染色时因细胞质内颗粒易与嗜碱性染料结合而得名。嗜碱性细胞表面有 IgE 的 Fc 受体，当与 IgE 结合后可被致敏，当受相应抗原攻击时可引起颗粒释放反应。嗜碱性颗粒中含有丰富的组胺、肝素，组胺可以改变毛细血管通透性，肝素可以抗血凝和使血脂分散，它们反应快且作用时间短，故又称为快反应物质。颗粒中还含有缓慢作用物质，可以改变血管的通透性，使平滑肌收缩，特别是使支气管和细支气管平滑肌收缩，引起哮喘。嗜碱性粒细胞参与特殊的免疫反应，即第 1 型变态反应。

血、粒细胞缺乏症、自身免疫性疾病（如系统性红斑狼疮）等。

【LYM%和LYM检测异常结果解读】

增高：

（1）生理性增高：6 岁前儿童伴随免疫功能成熟，淋巴细胞百分比偏高。

（2）病理性增高：见于病毒感染性疾病（如百日咳、麻疹、腮腺炎、传染性肝炎），恶性肿瘤（如急、慢性淋巴细胞白血病及恶性淋巴瘤等），也可见于慢性炎症、急性传染病的恢复期、器官移植后的排斥反应等。

降低：

见于患者长期接触放射线、应用肾上腺皮质激素、抗淋巴细胞球蛋白治疗等以及先天性免疫缺陷、传染病急性期等。

【MONO% 和 MONO 检测异常结果解读】

增高：

病理性增高：某些感染（如伤寒、结核、疟疾、黑热病等），亚急性感染性心内膜炎，活动性肺结核，某些血液病（如单核细胞白血病、淋巴瘤、霍奇金病等），急性传染病或急性感染恢复期。

【EO%和EO检测异常结果解读】

增高：

（1）见于过敏性疾病：食物过敏、药物过敏、花粉过敏、过敏性哮喘。

（2）过敏性皮肤病：湿疹、天疱疮、银屑病、剥脱性皮炎。

（3）寄生虫感染：各类寄生虫感染。

（4）某些恶性肿瘤：慢性粒细胞白血病、嗜酸性粒细胞白血病、多发性骨髓瘤、淋巴瘤、肺癌等。

降低：

（1）多数患急性传染病（如伤寒、副伤寒）时，嗜酸性粒细胞减少，但猩红热发作时增高。

（2）应用肾上腺皮质激素后可使嗜酸性粒细胞检测值降低。

【BASO% 和 BASO 检测异常结果解读】

增高：

（1）慢性粒细胞白血病常有嗜碱性粒细胞增多，可达 10% 或更多。

（2）嗜碱性粒细胞白血病，为罕见的白血病类型，嗜碱性粒细胞可异常增多。

（3）某些转移癌、骨髓纤维化、过敏反应。

降低：无临床意义。

【血小板检测异常结果解读】

增多：

（1）骨髓增殖性疾病，如原发性血小板增多症、慢性粒细胞白血病、真性红细胞增多症。

（2）反应性增多，如急性失血、急性溶血、排斥反应、某些肿瘤的早期。

减少：

（1）生成减少：再生障碍性贫血、急性白血病和放射病等。

（2）破坏亢进：如原发性血小板减少性紫癜（ITP）、系统性红斑狼疮（SLE）、药物过敏性血小板减少性紫癜、感染性血小板减少症、输血后血小板减少症、脾功能亢进、代谢病等。

（3）消耗过多：如 DIC、血栓性血小板减少性紫癜（TTP）、溶血性尿毒综合征、体外循环性血小板减少、产科大出血并发症等。

（4）先天性血小板减少症。

（5）其他原因如肝病性血小板减少症。

【MPV 检测异常结果解读】

增大：

（1）MPV 增大可作为骨髓造血功能的较早期指标，而且 MPV 增大常伴随血小板升高。

（2）也见于血小板破坏增多，但骨髓代偿功能良好者。

减小：

见于骨髓造血功能不良，血小板生成减少者。MPV 随血小板数量同时下降，可提示骨髓造血功能低下。

【方法及参考范围】

激光流式细胞计数法；0~1%　（0~0.06）× 10^9/L。

13. 血小板数（PLT）

【项目简介】

血小板是血液中的一种无核细胞，也是血细胞中最小的一种，是从骨髓成熟的巨核细胞胞浆解脱下来的小块胞质，血小板数量和质量与止血和凝血功能密切相关。血小板具有黏附、聚集、分泌、促凝等功能。在止血和凝血过程中发挥重要作用。临床上主要用于出血血栓性疾病评价，弥散性血管内凝血（DIC）病情判断及手术前了解患者出凝血功能状态，避免术中出血等。

【方法及参考范围】

激光流式细胞计数法；125~350 × 10^9/L。

【血小板检测影响因素】

（1）红细胞冷凝集可使血小板计数结果假性减低。

（2）血小板聚集可使血小板计数结果假性减低。

（3）冷球蛋白增高可使血小板计数结果假性增高。

14. 血小板平均体积（MPV）

【项目简介】

血小板平均体积是指血小板体积的平均值，与血小板数量呈线性负相关，分析 MPV 应结合血小板数量的变化才有意义，临床常用于鉴别血小板减少的原因。

【方法及参考范围】

激光流式细胞计数法；9~13fL。

【MPV 检测影响因素】

血小板聚集可使血小板计数减低，影响血小板相关参数。

15. 血小板压积（PCT）

【项目简介】

血小板压积又称血小板比容，是指抗凝全血经离心沉淀后，下沉的血小板在全血中所占容积的百分比，仪器中是由血小板计数和血小板平均体积换算得来。

【方法及参考范围】

激光流式细胞计数法；0.17%~0.35%。

【PCT 检测影响因素】

血小板聚集可使血小板计数减低，影响血小板相关参数。

16. 血小板体积分布宽度（PDW）

【项目简介】

血小板体积分布宽度（PDW）是反映血液内血小板体积大小是否均一的参数，以测得的血小板体积大小的变异系数表示。PDW 在正常范围内说明血小板体积均一性好。

【方法及参考范围】

激光流式细胞计数法；9%~17%。

【PDW 检测影响因素】

血小板聚集可使血小板计数减低，影响血小板相关参数。

17. 大血小板比率（P-LCR）

【项目简介】

大血小板比率是指大血小板占总的血小板的百分比，对判断骨髓造血功能有一定的临床意义。一般新生的血小板体积偏大，衰老的体积偏小，大血小板止血功能优于小血小板。

【方法及参考范围】

激光流式细胞计数法；13%~43%。

【P-LCR 检测影响因素】

血小板聚集可使血小板计数减低，影响血小板相关参数。

【血常规检测结果的综合分析及指导建议】

（1）关于血常规检测结果的分析需要注意的几点：

①血常规是临床最常用、最基本的检测项目，主要参数是红细胞（血红蛋白）、白细胞、血小板，其他项目均为辅助参数。其中红细胞参数在红细胞及血红蛋白减少的情况下对贫血类型的鉴别有意义。白细胞参数及五种类型白细胞的计数对感染病原体的类型的鉴别有重要意义。

②血常规中白细胞结果受日间变化、运动、寒冷、情绪、刺激等影响较大。

③静脉血与末梢血检测结果差异较大，静脉血白细胞

【PCT 检测异常结果解读】

（1）增高：见于骨髓纤维化、慢性粒细胞性白血病、脾切除术后。

（2）降低：见于再生障碍性贫血、血小板减少症、化疗后。

【PDW 检测异常结果解读】

（1）增加：表明血小板体积大小不均。见于骨髓血小板生成障碍或生成过速，如先天性血小板异常综合征、急性白血病、巨幼细胞性贫血、恶性贫血、慢性粒细胞白血病等。

（2）减少：无临床意义。

【P-LCR 检测异常结果解读】

（1）增高：可见于原发性血小板增多症、巨核细胞白血病、出血性疾病恢复期。

（2）降低：若和血小板计数同时减少，可能与出血相关。

低于末梢血，静脉血血小板高于末梢血。

（2）血常规项目异常的临床表现及指导建议：

①血红蛋白低于正常参考下限，可诊断为贫血，按照血红蛋白降低的程度分为轻度、中度、重度贫血。贫血的类型包括缺铁性贫血（小细胞低色素性贫血），巨幼细胞性贫血（大细胞性贫血），溶血性贫血（先天性细胞膜、血红蛋白、酶缺陷，机械性损伤，血型不合输血等），失血性贫血。

②血红蛋白明显增高，生理性增高见于高原生活、缺氧环境；病理性增高见于脱水、肺心病、肺气肿、真性红细胞增多症（血液病的一种）。

③多数炎症情况下，会出现白细胞及嗜中性粒细胞的明显增高，是确定是否炎症感染的指标。

④白细胞增高如出现嗜中性粒细胞幼稚细胞可能为重度感染，如伴有血小板或血红蛋白的降低可能为血液病，需血液科进行骨髓细胞学检查。

⑤白细胞降低多见于病毒感染、理化损伤、药物应用。如服用阿司匹林、抗生素等可引起白细胞明显降低，停药一段时间后即可恢复。

⑥血小板减少多见于自身免疫性血小板减少性紫癜、系统性红斑狼疮、药物过敏等，需血液科进一步检查明确诊断。

⑦血小板增多常见于骨髓增殖性疾病，需血液科就医诊断及治疗。

二、红细胞沉降率

【项目简介】

血液中的红细胞因细胞膜表面的唾液酸具有负电荷，使细胞之间互相排斥，故红细胞之间彼此分散悬浮而下沉缓慢。如血浆或红细胞本身发生某些病理变化，可使红细胞之间排斥力降低，红细胞沉降加快。因此 ESR 可以反映某些病理状态。但 ESR 是个非特异性检查指标，如出现异常需进行其他相关检测。临床上主要用于感染、风湿、肿瘤及血液系统疾病的辅助诊断。

样本采集：静脉采集枸橼酸钠（黑帽管）抗凝全血。

【方法及参考范围】

魏氏法（以红细胞在第 1 小时沉降的距离作为判断标准）；男性　0~15mm/h，女性　0~20mm/h。

【ESR 检测影响因素】

标本采集后应及时检测，放置时间过长可引起假性增高。

第六节　生化检验项目的临床意义解读

临床生物化学检查是运用物理、化学、生物学技术和方法对人体血清或血浆进行检测，以了解人体的肝功能、肾功能、糖代谢、脂代谢、心脑血管疾病、离子代谢等状况，为疾病的诊断和预防提供有效的信息。

样本采集：糖化血红蛋白项目静脉采集 EDTA–K3（紫帽管）抗凝全血。

其他生检验测项目静脉采集非抗凝血（红帽管）。

一、肝功能检查

肝脏是人体的重要器官，其主要功能包括代谢功能、排泄功能、解毒功能、凝血和纤溶因子的生成。肝脏是蛋白质和各种酶合成的器官，又是消化液和解毒物质排泄的器官。通过肝功能检查可以了解肝脏有无损伤及损伤程度。肝功能检查包括酶学检查、胆红素代谢检查、蛋白质代谢检查。肝脏有较强的再生和代偿能力，有时检查结果正常也不能排除疾病的存在，应结合其他临床检查综合判断。体检常用肝脏功能检查包括：ALT、AST、ALP、γ–GT、ChE、TBiL、DBiL、TBA、TP、ALb、A/G、PA。

（一）酶学检查

【项目介绍】

肝功能酶学检查是肝病实验室检查最重要的内容。肝脏是人体含酶最丰富的脏器，在肝脏有实质性损伤时，有些酶从受损伤的肝细胞中大量释放入血，另有一些酶在肝细胞病变时生成减少或病理性生成亢进，因此血清酶学活

【ESR 检测异常结果解读】

增高：

（1）生理性：幼儿、女性生理期、妊娠三个月至产后一个月。

（2）病理性：

①各种急性炎症、活动性结核、慢性肾炎、肝硬化。

②结缔组织病、红斑狼疮、风湿热活动期。

③恶性肿瘤、多发性骨髓瘤。

④高球蛋白血症、高胆固醇血症。

⑤严重组织损伤、贫血、重金属中毒等。

注：缩略词解释将在下文中逐一体现。

性的变化能反映肝脏的病理和功能状态。

1. 丙氨酸氨基转移酶（ALT）

【项目简介】

丙氨酸氨基转移酶（ALT）主要存在于肝脏，也广泛存在于心脏、肾脏、骨骼肌、胰腺、脾脏、肺等组织中，主要存在于细胞质内，是临床诊断肝脏功能常用检查项目。

【方法及参考范围】

速率法；女性 7~40IU/L，男性 9~50IU/L。

【ALT检测影响因素】

（1）脂血、溶血、黄疸均会干扰检测结果。

（2）某些药物会干扰检测结果。

2. 天门冬氨酸氨基转移酶（AST）

【项目简介】

天门冬氨酸氨基转移酶（AST）主要分布在心肌，其次是肝脏、骨骼肌和肾脏等组织中。正常时血清中的AST含量较低，细胞受损时，细胞膜通透性增加，胞浆内的AST释放入血，其血清浓度升高，临床一般常作为肝脏功能、心肌梗死和心肌炎的辅助检查。

【方法及参考范围】

速率法；女性 13~35IU/L，男性 15~40IU/L。

【AST检测影响因素】

（1）脂血、溶血、黄疸均会干扰检测结果。

（2）某些药物会干扰检测结果。

3. 碱性磷酸酶（ALP）

【项目简介】

血清中碱性磷酸酶主要来自肝脏和骨骼，生长期儿童主要来自于成骨细胞和生长中的骨软骨细胞，少量来自肝脏。碱性磷酸酶经肝胆系统进行排泄，当碱性磷酸酶产生过多或排泄受阻时，均可使碱性磷酸酶升高，临床上可作为肝胆疾病和骨骼肌疾病的辅助指标。ALP为肝胆阻塞性或占位性病变、成骨性疾病提供非常有价值的信息，可作为肝胆肿瘤标志物。

【方法及参考范围】

酶比色法；0.00~160.00IU/L。

【ALT检测异常结果解读】

增高：

（1）肝胆疾病：ALT值>60IU/L时，提示可能存在肝细胞损伤。当ALT>300IU/L时提示极度的肝细胞损伤。见于急慢性病毒性肝炎、肝硬化活动期、肝坏死、肝癌、脂肪肝、胆囊炎、胆石症、胆道梗阻、药物性肝炎。

（2）心血管疾病：心肌梗死、心肌炎、心力衰竭。

（3）骨骼肌疾病、多发性肌炎、肌营养不良、肺梗死、肾梗死、休克及传染性单核细胞增多症。

（4）一些药物也可引起升高。如氯丙嗪、异烟肼、奎宁、甲巯咪唑、降脂药物（他汀类）等。

（5）中毒，如有机磷、铅中毒等。

（6）过度疲劳、剧烈运动、肥胖等可引起轻度增高。

降低：无意义。

【AST检测异常结果解读】

增高：

（1）急性病毒性肝炎可显著增高。

（2）慢性病毒性肝炎时，轻度增高，ALT/AST>1。若AST升高较ALT显著，ALT/AST<1提示慢性肝炎进入活动期。

（3）药物性肝炎、脂肪肝、肝癌等轻度升高，酒精性肝病显著增高，ALT/AST<1。

（4）急性心肌梗死AST明显增高，6~8小时开始升高，18~24小时达峰值，3~6天恢复正常。

（5）心肌炎、多发性肌炎、肾炎及肺炎等可引起增高。

（6）肝硬化及胆汁淤积时可轻度升高。

【ALP 检测影响因素】

（1）脂血、溶血、黄疸均会干扰检测结果。

（2）长时间放置可影响结果。

（3）某些药物会干扰检测结果，可能影响结果的可靠性。

4. γ-谷氨酰转移酶（γ-GT）

【项目简介】

血清 γ-谷氨酰转移酶分布于肝肾胰腺等器官，在肝脏中主要分布于肝毛细胆管系统，部分经胆汁排泄。在检测此类疾病时，γ-GT 活性通常是唯一升高的检测指标，也是已知的最敏感的指标之一。γ-GT 可用于监测肝胆占位性或阻塞性疾病，是酒精中毒筛查的敏感指标。

【方法及参考范围】

酶比色法；5.00~50.00IU/L。

【γ-GT 检测影响因素】

（1）脂血、溶血、黄疸均会干扰检测结果。

（2）某些药物会干扰检测结果。

5. 胆碱酯酶（ChE）

【项目简介】

人体胆碱酯酶有两种，一种是丁酰胆碱水解酶，见于红细胞、中枢神经系统灰质内，支配肌细胞的交感神经节的运动神经终板，存在于肺和脾内，不存在于血浆中。另一种是乙酰胆碱酰基水解酶，存在于肝脏、胰腺、心脏、血清和脑白质中，临床常规检测的血清胆碱酯酶是指乙酰胆碱酰基水解酶，简称 ChE。血清胆碱酯酶是衡量肝功能受损的指标，用于评估肝脏的储备功能和慢性肝病的预后。用于术前筛查胆碱酯酶变异体的存在，从而避免因琥珀胆碱类肌肉松弛药的缓慢消失而引发的持续窒息。有机磷农药对胆碱酯酶有强烈的抑制作用，胆碱酯酶降低是有机磷中毒的指标。

【方法及参考范围】

酶比色法；5000.00~12000.00U/L。

【ChE 检测影响因素】

（1）脂血、溶血、黄疸均会干扰检测结果。

【ALP 检测异常结果解读】

增高：

（1）见于阻塞性黄疸、急性或慢性黄疸型肝炎、胆石症、胆道炎、肝内外梗阻、原发性胆汁性肝硬化、肝癌等。

（2）骨骼系统的疾病，例如成骨细胞瘤、佝偻病、骨软化症、骨折恢复期和恶性肿瘤也可导致碱性磷酸酶的升高。

（3）生理性增高，如妊娠期间（第四个月开始增高）、儿童生理性骨骼发育期。

【γ-GT 检测异常结果解读】

增高：

（1）胆道阻塞性疾病，如胆石症、胆道炎、肝外梗阻、原发性胆汁性肝硬化均可显著增高。

（2）急性肝炎、慢性活动性肝炎、肝硬化轻中度增高。

（3）在原发性和转移性肝癌时其活力显著升高，特别在诊断恶性肿瘤患者有无肝转移和肝癌术后有无复发时，有重要意义。

（4）急慢性酒精性肝病、药物性肝炎可明显增高，是酒精中毒的明显指标。

（5）脂肪肝、胰腺炎、胰腺瘤、前列腺肿瘤可轻度增高。

【ChE 检测异常结果解读】

增高：

（1）遗传性高胆碱酯酶血症。

（2）肾脏疾病、严重肥胖、甲状腺功能亢进、糖尿病、冠心病、脂肪肝等都可引起 ChE 增高。

（3）老年性痴呆患者 ChE 活性升高。

降低：

（1）见于有机磷中毒，可判断中毒程度、疗效及预后。轻度中毒时 ChE 活性约为正常值下限的 50% 左右，中度中毒时为 30% 左右，重度中毒为 20% 以下。

（2）重症肝炎 ChE 降低程度与严重程度呈正比。慢性肝炎、肝硬化、肝癌时 ChE 持续降低提示预后不良。

肝功能不全时 ChE 明显降低。

（3）遗传性胆碱酯酶异常病：体内存在非典型胆碱酯酶变异体导致血清 ChE 下降。

（4）营养不良时血清 ChE 降低。

（5）药物引起的 ChE 下降，见于生物碱新斯的明和毒扁豆碱。

【TBiL 和 DBiL 异常结果解读】

增高：

（1）溶血性黄疸，溶血性疾病红细胞破坏过多引起胆红素增多，以间接胆红素增加为主，如新生儿黄疸、输血血型不合、恶性疟疾等。

（2）梗阻性黄疸，肝细胞对胆红素转运障碍、结合缺陷、排泄障碍及胆道阻塞均可引起胆红素增高，以直接胆红素增加为主。如胆汁淤积性肝硬化、胆结石、胆道寄生虫、肝癌、胰头癌、胆管癌等。

（3）肝细胞性黄疸，见于急性黄疸性肝炎、慢性活动性肝炎、肝硬化、肝坏死、酒精性肝炎、药物或化学品肝损害、肝脓肿、脂肪肝、传染性单核细胞增多症等。

（4）先天性黄疸，属于遗传性异常。

（2）生物碱新斯的明和毒扁豆碱等药物可能会干扰检测结果。

（二）胆红素和胆汁酸代谢检查

胆红素是人胆汁中主要的色素，与血清白蛋白构成复合物转运到肝脏。在肝内，胆红素与葡萄糖醛酸结合后溶解度增加，然后通过胆管转运并经消化道排出。在一些疾病或其他情况下，由于发生溶血，胆红素的生成速度超过了肝脏的代谢速度，导致循环中未结合（间接）胆红素增加。肝功能不全和其他几种胆红素结合机制受损的疾病同样会引起循环中未结合胆红素水平升高。胆管阻塞或肝细胞结构受损会导致循环中结合胆红素（直接胆红素）和未结合胆红素（间接胆红素）水平升高。胆汁酸是胆汁的主要成分，由肝细胞利用胆固醇为原料合成，血清总胆汁酸浓度可反应肝胆系统功能障碍。

1. 总胆红素和直接胆红素（TBiL、DBiL）

【项目简介】

血清总胆红素（TBiL）包括结合胆红素（直接胆红素 DBiL）和未结合胆红素（间接胆红素 IBiL）。正常人血清中 80% 以上为间接胆红素，为脂溶性，不能通过肾脏排泄，对人体有一定毒性。直接胆红素是经过肝脏转化，为水溶性，可通过肾小球滤过，随尿液排出，当胆红素生成过多或者肝脏摄取、结合、转运能力下降或胆红素代谢障碍时，均可引起血中胆红素浓度升高，临床表现为黄疸。

【方法及参考范围】

重氮法；TBiL　0.00~23.00μmol/L，

　　　　　DBiL　0.00~8.00μmol/L。

【TBiL 和 DBiL 影响因素】

（1）溶血、脂血会干扰检测结果。为避免溶血应尽快分离血清。

（2）过度空腹可使结果增高。

（3）标本暴露于日光或紫外线下可使结果下降。

2. 胆汁酸（TBA）

【项目简介】

胆汁酸是胆汁的主要成分，由肝细胞利用胆固醇为原料合成。初级胆汁酸随胆汁进入肠道，协助脂类物质消化吸收。进入肠道的胆汁酸在细菌的作用下，转变为次级胆汁酸被肠道重吸收，经门静脉回到肝脏，肝细胞将其摄取再利用，与新合成的胆汁酸一起随胆汁进入肠道，形成胆汁酸的肠肝循环。当肝细胞损伤或胆道梗阻时都会引起胆汁酸的代谢障碍，血清总胆汁酸浓度会升高。

【方法及参考范围】

酶循环法；0.00~20.00μmol/L。

【TBA检测影响因素】

（1）溶血、脂血会干扰检测结果，为避免溶血应尽快分离血清。

（2）过度空腹可使结果增高。

（3）标本暴露于日光或紫外线下可使结果下降。

（三）蛋白质代谢检查

蛋白质是组成人体一切细胞和组织的重要成分，是生命活动的主要承载者，没有蛋白质就没有生命活动的存在。肝脏是合成蛋白质的重要器官，可合成白蛋白、糖蛋白、脂蛋白、凝血因子及各种转运蛋白，白蛋白以外的其他蛋白成分统称为球蛋白。当肝细胞损伤时血清中蛋白质的含量将会减少，因此测定血清蛋白对肝脏疾病有重要诊断价值。蛋白质测定包括总蛋白、白蛋白，用于肝脏功能、营养状态和失水程度评价。

1. 总蛋白（TP）

【项目简介】

血清总蛋白包括白蛋白及球蛋白。白蛋白是蛋白质的主要成分。当肝功能损伤时，蛋白合成能力降低，血清总蛋白及白蛋白降低。同时蛋白质检查可以反映肝脏功能及营养状况等。

【方法及参考范围】

双缩脲（biuret）法；65~85g/L。

【TBA检测异常结果解读】

增高：

（1）见于肝细胞损害，在肝硬化时总胆汁酸明显高于其他指标。急性肝炎、慢性活动性肝炎、酒精性肝炎、中毒性肝炎时也可增高。

（2）胆道梗阻。胆石症、胆道肿瘤等肝内外胆道梗阻，胆汁酸排泄受阻。

（3）门脉分流术后，胆汁酸直接进入体循环，血胆汁酸增高。

【TP检测异常结果解读】

增高：

（1）血清水分减少，总蛋白浓度相对增高。急性失水（如呕吐、腹泻、高热等）时，血清总蛋白浓度有时可达到100~150g/L。休克、毛细血管通透性的变化、血浆发生浓缩。慢性肾上腺皮质功能减退患者，钠丢失继发性水分丢失，血浆出现浓缩现象。

（2）血清蛋白质合成增加。大多发生在多发性骨髓瘤患者，此时主要由于球蛋白的增加，其量可超过50g/L，总蛋白则可超过100g/L。

降低：

（1）血清中水分增加，血浆被稀释，如水肿、静脉输液、妊娠后期。

（2）营养不良和消耗增加。长期食物中蛋白质含量不足或慢性肠道疾病所引起的吸收不良，原料不足，严重结核病、甲状腺功能亢进和恶性肿瘤等，均可造成血清总蛋白浓度降低。

（3）合成障碍，主要是肝功能障碍、慢性感染。

（4）蛋白质丢失。严重烫伤，大量血浆渗出，或大量出血时；肾病综合征时，尿中长期蛋白质的丢失；溃疡性结肠炎可从粪便中长期丢失一定量的蛋白质，这些均可使血清蛋白质浓度降低。

【ALB 检测异常结果解读】

增高：

（1）血液浓缩。如各种原因的失水。

（2）水分不足。晨间空腹取血时禁食禁水，常有水分不足，一般情况可增加 4%~5%。

（3）先天性免疫球蛋白缺乏症。白蛋白代偿性增多。

降低：

（1）血液稀释。如妊娠、静脉快速输液、心力衰竭。

（2）营养不良。如蛋白质食物缺乏、摄入热量不足、长期饥饿、厌食、感染、吸收不良综合征、消化道术后、慢性疾病、昏迷或其他摄食障碍性疾病，通常伴有体重减低。

（3）合成减少。如慢性肝炎、肝硬化、重症肝炎、慢性酒精中毒或先天性无白蛋白血症。

（4）丢失增多。如失血、灼伤、慢性肾炎、肾病综合征、溃疡性结肠炎、浆膜腔积液、严重渗出性皮肤病、长期血液或腹膜透析。

（5）消耗增加。慢性消耗性疾病（如结核病、恶性肿瘤、白血病、心衰、结缔组织病）、长期卧床、持续高热、获得性免疫缺陷综合征（AIDS）等。

（6）分解亢进。如创伤、急性感染和炎症性疾病、未控制的糖尿病、甲状腺功能亢进。

【A/G 检测异常结果解读】

血清总蛋白减去白蛋白后即得球蛋白数值，一些炎症、免疫系统疾病可引起球蛋白增高，而先天性免疫功能缺陷、肾上腺皮质功能亢进可引起球蛋白降低。

（1）球蛋白增高：见于多发性骨髓瘤、原发性巨球蛋白血症、肝硬化、结缔组织病、血吸虫病、疟疾、慢性感染、黑热病、慢性肾炎。

（2）球蛋白降低：低 γ-球蛋白血症或先天性无 γ-球蛋白血症、肾上腺皮质功能亢进、使用免疫抑制剂等。

（3）A/G 增高主要是由于球蛋白减少，而由于白蛋白增多的情况很

【TP 检测影响因素】

多种药物影响如肾上腺素、肾上腺皮质类固醇、蛋白合成激素、甲状腺激素、黄体酮可使血清总蛋白增高；雌激素、口服避孕药、利福平、吡嗪酰胺、三甲双酮等可使血清总蛋白减低。

2. 白蛋白（ALB）

【项目简介】

白蛋白是血清蛋白的主要成分，由肝脏合成。白蛋白是机体的营养物质，具有维持机体血容量和血液胶体渗透压的功能。又作为转运各种维持生命必须物质的载体如激素、离子、微量元素，也是转运各种有害物质的载体如胆红素、毒素、药物。当白蛋白重度减少时可出现腹水。主要用于肝脏功能、营养状态、肾病和其他原因的低蛋白血症评价。

【方法及参考范围】

溴甲酚绿法（BCG）；40~55g/L。

3. 血清白蛋白与球蛋白比值（A/G）

【项目简介】

血清总蛋白包括白蛋白和球蛋白，球蛋白是指除白蛋白以外的各类蛋白质。正常情况下血清蛋白主要为白蛋白，球蛋白的含量很少。当某些肝脏疾病时，球蛋白合成亢进，出现白蛋白、球蛋白比例发生变化。据此判断肝脏对蛋白质代谢的状况。

【方法及参考范围】

A/G 1.2~2.4。

4. 血清前白蛋白（PA）

【项目简介】

血清前白蛋白是在肝脏合成的蛋白质，属于糖蛋白，分子量比白蛋白小，电泳速度比白蛋白快，在电泳中条带位于白蛋白前方，因此称为前白蛋白。主要包括视黄醇结合蛋白和甲状腺结合蛋白，具有重要的生物活性，在甲状腺素和维生素 A 的转运中起重要作用。前白蛋白半衰期短，肝脏疾病时血清前白蛋白的变化较血清白蛋白的变化更为敏感，可以快速反应肝功能损伤。

【方法及参考范围】

免疫比浊法；22~40mg/dL。

【肝功能检查结果的综合分析及指导建议】

（1）关于肝功能检测结果的分析需要注意的几点：

①体检前一天避免高脂饮食，否则会产生乳糜血干扰检测结果。

②体检前三天避免饮酒，否则会使 γ-GT 检测结果增高。

③过度劳累导致 ALT、AST 结果偏高。

④青少年 ALP 呈生理性增高。

（2）肝功能检测结果的指导建议

①肝功能检测结果轻度异常，有可能由肥胖、脂肪肝、劳累等引起。

② ALT、AST 检测结果明显增高可能由病毒性肝炎引起，常见的为甲型肝炎、乙型肝炎、戊型肝炎等，临床表现为黄疸、乏力、食欲不振等。其中甲型肝炎和戊型肝炎是通过粪－口传播；乙型肝炎、丙型肝炎是通过血液传播。需结合肝炎病毒学检测确定感染类型，建议传染科就诊。

③ ALP、γ-GT 增高一般与胆结石、胆囊炎有关，也见于肝胆肿瘤，需结合影像学检查进一步确诊。γ-GT 增高与酒精中毒性肝炎密切相关。

④总胆红素、直接胆红素及胆汁酸增高，与胆囊炎、胆结石、肝炎、肝硬化、肝癌等疾病相关。需结合其他检查，内科及时就诊。

⑤总蛋白、白蛋白及前白蛋白，反映肝脏功能及营养状况，如出现明显降低应结合肝功能状况，及时内科就诊。

⑥血清 ChE 降低的临床意义更大，常见于有机磷中毒。如果胆碱酯酶浓度降低到 2500U/L 以下时，乙酰胆碱在体内蓄积，可导致血管扩张、心率减慢、窒息，若此时使用某些麻醉药物，会加剧这种作用。

二、肾功能检查

肾脏是排泄水分、代谢产物和废物，以维持体内水、电解质和酸碱平衡的器官。此外，肾脏还制造一些重要的

少见。

（4）A/G 降低见于慢性肝病、多发性骨髓瘤、原发性巨球蛋白血症、肝硬化、结缔组织病、血吸虫病、疟疾、慢性感染、黑热病、慢性肾炎。

【PA 检测异常结果解读】

增高：见于霍奇金病。

降低：

（1）作为急性时相负反应蛋白，在感染、创伤、肿瘤、肾炎、肾病综合征中下降，是反映肝功能和机体营养的敏感指标。

（2）作为早期肝功能损伤指标，急性肝炎患者血清前白蛋白降低，早于其他血清蛋白的改变，当病情好转时，血清前白蛋白含量逐渐回升。

（3）前白蛋白降低是营养不良诊断和检测指标。

（4）可见于长期慢性感染和晚期恶性肿瘤。

生理活性物质,如肾素和红细胞生成素等,它们对血压、内分泌和造血等重要功能均有调节作用。由于肾脏有多方面的功能,有强大的储备力,且受个体差异性影响,即使最敏感的检查方法也难以查出早期和轻微的肾实质损害。因此肾功能检查的目的是了解肾脏是否有较广泛的损害,以便制订治疗方案;定期复查肾功能,观察其动态变化,对估计预后有一定意义。肾功能常见体检检测项目包括:血清肌酐(Crea)、血清尿素(Urea)、尿酸(UA)、胱抑素C(Cys-C)、β_2微球蛋白(β_2-MG)。

1. 血清肌酐(Crea)

【项目简介】

肌酐在肌肉代谢中由肌酸生成,其浓度相当稳定。在肾功能正常时,肌酐大部分由肾小球滤过排出。肌酐测定用于肾功能评价,急性和慢性肾病的诊断和治疗监测,是临床反映肾小球滤过率的较好指标,也可作为肌肉量的评价指标。

【方法及参考范围】

酶比色法;41.00~111.00μmol/L。

【Crea 检测影响因素】

(1)酮症酸中毒产生的酮体包括乙酰乙酸,乙酰乙酸可在肌酐检测中产生交叉反应,使得肌酐检测结果假性升高,易误疑为急性肾衰。

(2)受年龄、性别、体重、肌肉量影响。

(3)标本溶血会干扰检测结果。

2. 血清尿素(Urea)

【项目简介】

尿素是蛋白质氮代谢的主要终末产物。尿素在肝脏中通过尿素循环,由氨基酸脱氨基后所形成的氨合成。绝大多数的尿素通过肾脏排泄,少量也可通过汗液排泄或通过肠道中细菌的作用而降解,肾功能筛查试验可检测血液中尿素水平。Urea主要用于肾功能评价,也用于蛋白质代谢和营养学评价。

【方法及参考范围】

速率法(紫外显色尿素酶法);

【Crea 检测异常结果解读】

增高:

(1)见于肾小球滤过率降低或肾血流量减少,如急性肾小球肾炎、慢性肾炎失代偿期、急性肾功能不全、慢性肾功能不全、充血性心力衰竭、休克等原因的失水。

(2)肌肉量增大,如肢端肥大症、巨人症、运动员、同化激素治疗等。

降低:

尿崩症、妊娠、肌肉萎缩、肌营养不良、蛋白质热能营养不良、恶液质、皮肌炎、甲亢、长期卧床、活动减少和肝功能障碍等。

【Urea 检测异常结果解读】

生理性升高:

高蛋白的饮食可致血清尿素增高。男性比女性高0.7~1.07mmol/L,随年龄的增加有增高的倾向,成人日间生理变动平均为1.35mmol/L。

病理性升高:

(1)肾前性:最重要的是失水致血液浓缩,引起肾血流量减少,肾小球滤过率减低而使尿素潴留。如脱水、水肿、腹水、循环功能不全等。

(2)肾性:急性肾小球肾炎、肾功衰竭、慢性肾盂肾炎都可使血尿素增加。

(3)肾后性:如前列腺肿大、尿路结石、膀胱肿瘤致尿道受压等都可使血尿素增加。

(4)体内蛋白分解过剩,如急性传染病、上消化道出血、大面积烧伤、大手术后及甲状腺功能亢进。

降低:

见于严重的肝脏疾病、急性肾小管坏死、尿崩症以及妊娠、低蛋白膳食、蛋白质营养不良、渗透性利尿等。

男性 3.10~8.0mmol/L，女性 2.6~7.5mmol/L。

【Urea 检测影响因素】

（1）男性高于女性，而且随年龄的增加有上升趋势。

（2）标本溶血对结果有干扰。

（3）血氨浓度增高的患者，可使尿素增高。

3. 血清尿酸（UA）

【项目简介】

尿酸是嘌呤在人体内代谢的终末产物。外因是食物中核酸分解产生嘌呤，内因是体内组织核酸分解生成嘌呤核苷，嘌呤核苷和嘌呤又经过水解脱氨及氧化作用形成尿酸，尿酸除一小部分由肝脏分解破坏外，大部分经肾小球滤过后，几乎百分之百被肾小管重吸收，因此尿酸清除率极低，如肾小球滤过功能受损，尿酸更容易潴留在血液中。正常肾脏排出肌酐和尿素较尿酸更容易，所以肾脏病变早期时，血中尿酸首先增加，因而更有助于早期诊断。尿酸检测应用于多种肾病和代谢障碍性疾病的诊断和治疗、关节炎鉴别和肾功能评价，包括肾衰、痛风、白血病、银屑病、饥饿或其他消耗性疾病以及接受细胞毒性药物治疗的患者。

【方法及参考范围】

酶比色法；男性 208~428μmol/L，
　　　　　女性 155~357μmol/L。

【UA 检测影响因素】

药物治疗影响：乙酰唑胺、布美他尼、氢氯噻嗪、环孢霉素、乙胺丁醇、呋塞米、甲氧氟胺、烟酸酯、吡嗪酰胺可使结果偏高。

4. 血清胱抑素 C（Cys-C）

【项目简介】

胱抑素 C 是一种低分子量蛋白质，由 122 个氨基酸组成，分子量为 13KD。它是半胱氨酸蛋白酶抑制剂的一种，广泛存在于人的体液中，其中脑脊液中浓度最高，尿中最低。由于分子量小，它几乎可以完全由肾小球滤过，然后由肾小管吸收、降解，因此血清或血浆中的胱抑素 C 的浓度直接反映了肾小球的滤过率，是早期肾损伤的灵敏指标。胱抑素 C 含量稳定，不受肌肉、年龄、性别、饮食和炎症

【UA 检测异常结果解读】

增高：

（1）尿酸对痛风诊断最有帮助，痛风患者血清中尿酸增高，但有时也会出现正常尿酸值。饮食中嘌呤摄入增加、内源性嘌呤代谢增加、肾脏尿酸排泄降低可导致高尿酸血症。

（2）可见于低氧血症、灼伤、肾功能不全、肾结石、糖尿病肾病、中毒性肝炎（氯仿及铅中毒）、呼吸性酸中毒、酮症酸中毒、尿路梗阻等。

（3）在核酸代谢增加时，如白血病、多发性骨髓瘤、真性红细胞增多症等血清尿酸值亦常见增高。

（4）在肾功能减退时，常伴有血清尿酸值增高。

（5）可见于自发的或家族性高尿酸血症。

（6）饮食中富含核酸食物，如豆制品、海鲜、啤酒等可使尿酸增高。

降低：

生成减少如黄嘌呤尿症、肝病、严重贫血；排泄增多如肾小管重吸收障碍、酒精中毒、药物促进排泄等。

【Cys-C 检测异常结果解读】

增高：

（1）肾脏损害，如慢性肾炎、肾盂肾炎、肾结核、糖尿病肾病、高血压肾病。

（2）在肾移植发生排斥反应时，胱抑素 C 升高早于肌酐和肌酐清除率。

（3）在冠状动脉手术中可出现增高，相对于其他物质，胱抑素 C 是检测术后肾损伤最敏感且唯一的检测指标。

（4）胱抑素 C 对甲状腺功能的变化非常敏感，在甲状腺功能亢进患者中增高。

（5）健康成年人血清胱抑素 C 随着年龄的增加其平均水平呈上升趋势，因此胱抑素 C 用于评估老年人肾功能比肌酐更有意义。

（6）血清胱抑素 C 是反映急性心力衰竭预后的一个敏感指标。血清胱抑素 C 越高，死亡率越高。

降低：

甲状腺功能减退患者胱抑素 C 降低。

【β₂-MG 检测异常结果解读】

增高：

（1）急性肾小管损伤或坏死，慢性间质性肾炎等情况，可见 β₂ 微球蛋白显著升高。肾小球病、肾小管病、肾衰竭和肾淀粉样变性可增高。

（2）当体内有炎症（肝炎、类风湿关节炎）、多发性骨髓瘤、淋巴瘤或恶性肿瘤时显著增高。

（3）自身免疫性疾病，如系统性红斑狼疮、溶血性贫血时可增高。

等的影响，与其他检测指标相比，胱抑素 C 能更加准确和直接的检测肾小球滤过率，更好的监测肾病进程，指导临床用药。现临床推荐血清胱抑素 C 作为肾小球滤过功能的首选指标。

【方法及参考范围】

免疫比浊法；0.59~1.03mg/L。

【Cys-C 检测影响因素】

严重溶血、乳糜血、黄疸血会导致结果升高。

5. 血清 β₂ 微球蛋白（β₂-MG）

【项目简介】

β₂ 微球蛋白是体内有核细胞特别是淋巴细胞膜上组织相容性抗原（HLA）的轻链蛋白组分，随着 HLA 不断更新而降解后进入血液。β₂ 微球蛋白在电泳时出现在 β₂ 区带而得名。正常情况下 β₂ 微球蛋白生成量较恒定，由于分子量小，可以从肾小球自由滤过，99.9% 在近端肾小管吸收，仅有微量从尿中排出，是近端肾小管重吸收功能的诊断指标。由于肿瘤细胞分裂和增殖快，β₂ 微球蛋白生成速度超过肾小管重吸收的阈值，肿瘤患者血液和尿液中 β₂ 微球蛋白增多。因此 β₂ 微球蛋白也作为肿瘤标志物。

【方法及参考范围】

免疫比浊法；0.8~2.2mg/L（68~186nmol/L）。

【肾功能检查结果的综合分析及指导建议】

（1）由于肾脏具有强大的储备功能，难以查出早期和轻微的肾实质损害。因此肾功能检查的目的是了解肾脏是否存在较广泛的损害。肾功能检测的项目 Crea 是反映肾功能的较可靠指标，由于 Urea 受饮食等肾前性因素影响较大，所以单项 Urea 增高不能明确诊断为肾功能异常，需结合 Crea 的指标，两者都增高时对诊断肾脏疾病更有意义。但 Crea 也受肌肉、年龄、性别的影响，因此需综合判断，建议肾内科就诊。

（2）UA 对痛风的诊断具有重要价值，如明显增高建议外科或风湿免疫科就诊。

（3）Cys-C 是最敏感的检测肾功能的方法，可以更好地反映肾病进程，若增高需肾内科就诊。但老年人因代谢缓慢，可出现轻度增高。

（4）$β_2$-MG 除反映肾小管功能外，在肿瘤相关疾病时也可增高，增高时需结合肾功能，肿瘤相关检测情况综合分析。

三、糖尿病检查

食物中的淀粉和糖在肠道消化成为葡萄糖，经肠道吸收进入血液，然后供给全身的组织细胞，再经氧化分解产生生命活动所需要的能量，而多余的葡萄糖以糖原的形式储存在肝脏或转变为脂肪，作为能量储备。人体内血糖浓度受胰岛素和肝脏的调节，任何环节发生障碍均可以发生糖尿病。糖尿病是由多种原因引起的以慢性血糖升高为特征的代谢性疾病，是由胰岛素的分泌及作用缺陷引起。糖类、脂肪、蛋白质长期代谢紊乱，可引起多系统损害，包括眼、肾、心脏、血管、神经等组织器官的慢性进行性病变及功能减退，病情危重时可发生急性代谢紊乱、糖尿病酮症酸中毒、高血糖高渗状态等。糖尿病分为Ⅰ型糖尿病和Ⅱ型糖尿病，Ⅰ型糖尿病是由于胰岛素绝对缺乏引起的糖尿病，与自身免疫有关，体内存在自身抗体。Ⅰ型糖尿病多在 30 岁以前发病，发病急，多饮、多食、多尿和体重减少的"三多一少"症状较为明显。Ⅱ型糖尿病是由于胰岛素抵抗和胰岛素分泌不足引起的糖尿病。胰岛素对血糖的调控主要表现在两个方面：①促进骨骼肌、心肌及脂肪组织摄取葡萄糖；②抑制肝糖原分解及糖异生，如胰岛素不能有效地促进周围组织摄取葡萄糖，或不能抑制肝脏葡萄糖输出，称为胰岛素抵抗或胰岛素敏感性下降。Ⅱ型糖尿病多发生在 40 岁以上的成年人，起病缓慢，病情较轻，症状不典型。糖尿病诊断一般包括空腹葡萄糖、糖化血红蛋白、餐后葡萄糖、糖耐量、胰岛素及 C 肽等。常规体检一般检测空腹血糖及糖化血红蛋白。

【糖尿病诊断标准】

以下 4 条满足其中 1 条即可诊断为糖尿病，

（1）伴有糖尿病症状，随机血糖 >11.1mmol/L。

（2）伴有糖尿病症状，不同时间多次检测空腹血糖

>7.0mmol/L。

（3）葡萄糖耐量试验 2 小时血糖 >11.1mmol/L，无糖尿病症状者需改日再测。

（4）糖化血红蛋白（HbA1c）>6.5%。

1. 葡萄糖（GLU）测定

【项目简介】

葡萄糖是外周血中最主要的碳水化合物。葡萄糖的氧化反应是体内细胞最重要的能量来源。由于肝脏及胰岛素的调节，正常人血糖浓度较为稳定，血糖浓度在多种激素的调控下波动范围较小，当调节因素发生障碍时，就会出现血糖增高或减低。血液葡萄糖检测用于糖尿病诊断及治疗监测，以及昏迷的鉴别诊断。

正常人进餐后 0.5~1 小时血糖升至峰值，2~3 小时恢复至餐前水平，Ⅱ型糖尿病患者峰值延迟，糖利用能力下降，致餐后血糖水平持续增高，因此餐后 2 小时血糖，作为糖尿病的诊断标准敏感性更高。餐后血糖升高也是发生心血管并发症的独立危险因素。

样本采集：静脉采集非抗凝血（红帽管）。

【方法及参考范围】

己糖激酶法；空腹血糖　3.9~6.10mmol/L，

餐后 2 小时血糖　3.9~7.8mmol/L。

【血清葡萄糖检测影响因素】

（1）血细胞中的糖酵解会使葡萄糖浓度降低，因此标本采集后需尽快分离血浆或血清。

（2）溶血严重的样本，红细胞中释放较多的有机磷酯和一些酶，影响反应体系，从而影响结果。

【血清葡萄糖检测结果的分析及指导建议】

（1）空腹血糖浓度在 6.1~7.0mmol/L，需要临床就诊，结合餐后血糖检测，餐后 2 小时血糖作为糖尿病的诊断标准敏感性更高。如餐后 2 小时血糖 <7.8mmol/L 称为空腹血糖受损，说明患者有发展为糖尿病的风险，需通过饮食和体育锻炼控制血糖浓度。

（2）空腹血糖浓度在 <7.0mmol/L，餐后 2 小时血糖 7.8~11.1mmol/L 说明患者糖耐量受损，见于糖尿病前期、

【血清葡萄糖检测异常结果解读】

增高：

生理性

餐后 1~2 小时、饱食、高糖饮食、注射葡萄糖后、剧烈运动、情绪紧张肾上腺素分泌增多或注射肾上腺激素后血糖可以增高。

病理性

（1）见于Ⅰ型及Ⅱ型糖尿病患者（详见糖尿病诊断标准）。

（2）升高血糖的激素分泌增加以及其他内分泌疾病，如嗜铬细胞瘤、肾上腺皮质功能亢进、肢端肥大症、甲状腺功能亢进。

（3）应激性血糖增高：颅内压增高、颅脑外伤、颅内出血、脑膜炎、麻醉、窒息、肺炎、急性传染病、心梗、刺激血糖中枢、由脱水引起的血糖浓缩等。

降低：

成人血葡萄糖低于 2.8 mmol/L 称为低血糖，接受药物治疗的糖尿病

甲状腺功能亢进、肢端肥大、肥胖症及皮质醇增多症，此类患者应长期随诊，约 1/3 患者可恢复正常，1/3 仍为糖耐量受损，1/3 最终可能转为糖尿病。

（3）伴有糖尿病症状，不同时间多次检测空腹血糖 >7.0mmol/L，可以初步诊断糖尿病。

（4）结合患者临床症状，检测两次以上餐后 2 小时血糖水平均 >11.1mmol/L，可诊断为糖尿病。

（5）空腹血糖正常，餐后出现低血糖，见于自主神经失调、迷走神经兴奋所致的特发性低血糖。此类患者建议少食多餐，食用高蛋白、高脂肪、低糖高纤维的食物。

（6）空腹血糖明显减低（<2.8mmol/L），可出现低血糖昏迷，服糖后可及时缓解症状，此类情况多发生在使用胰岛素治疗糖尿病患者，应注意随身携带糖类食物，防止意外发生并及时就医。

（7）餐后血糖标本留取方法：患者正常饮食，从吃第一口食物开始计时，至 2 小时开始抽血，前后不能超过 5 分钟。

2. 糖化血红蛋白（GHb）测定

【项目简介】

糖化血红蛋白是血红蛋白与血清糖类经非酶促结合而成的，由于糖化过程非常缓慢，一旦形成不再解离，故对糖尿病患者的诊断和监测有意义。糖化血红蛋白包括 HbA1a、HbA1b、HbA1c，其中 HbA1c 是 GHb 的主要成分，故 HbA1c 能确切反映葡萄糖的水平。HbA1c 生成后与红细胞共寿命，反映测试前红细胞半衰期 60 天的血糖平均水平，故增高提示过去 6~8 周血糖持续在较高水平。糖化血红蛋白与血糖的浓度呈正相关，有报告指出 HbA1c 每增加 1% 相当于平均血糖水平增高 1.1~1.7mmol/L。用于糖尿病的监测，I 型糖尿病一般间隔 1~2 个月，II 型糖尿病间隔 4~6 个月测定一次。糖化血红蛋白是国际上评价长期血糖控制的金标准。

样本采集：静脉采集 EDTA-K3（紫帽管）抗凝全血。

【方法及参考范围】

高效液相色谱（HPLC）法；HbA1c（%）4.0%~6.0%。

患者低于 3.9 mmol/L 属于低血糖范畴。

生理性

见于饥饿和剧烈运动。

病理性

（1）胰岛 β 细胞瘤，胰岛素分泌过多；治疗胰岛素用量过多；降糖药用量过大。

（2）垂体前叶功能亢进，肾上腺皮质功能减退，甲状腺功能减退。

（3）自身免疫综合征。

（4）肝糖原储备不足，重型肝炎、肝硬化及肝癌。

（5）长期营养不良、恶病质。

【糖化血红蛋白检测异常结果解读】

（1）糖化血红蛋白含量能反映体内近6~8周血液葡萄糖平均水平，升高见于糖尿病及其他高血糖患者，用于糖尿病诊断及疗效监测，HbA1c不能反映瞬间血糖水平及波动情况。

（2）若糖化血红蛋白＞9%说明患者持续存在高血糖，会发生糖尿病肾病、动脉硬化、白内障等并发症，同时也是心肌梗死、脑卒中死亡的一个高危因素，糖化血红蛋白每升高1%，则发生冠心病风险增加15%，发生脑卒中风险增加17%。

（3）糖尿病高血糖时，糖化血红蛋白升高；应激性高血糖时，糖化血红蛋白正常。

【胰岛素异常结果解读】

胰岛素分泌有显著的日间、生理学波动，其浓度变化范围在2.6~100μU/mL之间。

降低：

（1）Ⅰ型糖尿病和Ⅱ型糖尿病晚期，可见血清胰岛素降低。

（2）餐后反应性低血糖，空腹及糖负荷均可正常、减低或增高，但高峰延迟于血糖高峰之后。

增高：

（1）胰岛β细胞瘤、肢端肥大、库欣综合征、甲状腺功能减退等。

（2）应激状态，如急性外伤、烧伤时可升高。

（3）INS分泌增高，空腹及糖负荷后均高于正常，可见于肥胖症、Ⅱ型糖尿病早期或轻症病例、空腹低血糖、胰岛素抵抗、胰岛素

【糖化血红蛋白检测影响因素】

（1）参考值随年龄的增大有一定的增加。

（2）高脂血症标本可使结果偏高。

（3）对于患有贫血或血红蛋白疾病的患者，糖化血红蛋白检测结果需谨慎分析。

【糖化血红蛋白检测结果的综合分析及指导建议】

（1）糖化血红蛋白是临床上评估血糖控制水平的金标准。

（2）糖化血红蛋白的浓度取决于血糖的浓度以及血液中血红蛋白的含量，可以结合血糖水平辅助诊断糖尿病。

（3）糖化血红蛋白是血糖控制水平的监测指标，可以反映患者6~8周的血糖水平情况，结果稳定干扰因素少。

（4）贫血患者因血红蛋白含量低，导致糖化血红蛋白检测结果异常，与真实血糖水平不符。

（5）血红蛋白结构异常，可使高效液相层析法检测糖化血红蛋白结果异常，与血糖结果不符，需结合血糖水平综合判断。

（6）对于糖尿病患者，糖化血红蛋白作为血糖控制监测指标，在治疗初期一般每三个月检测一次，疗效稳定后一般每半年检测一次。

3. 胰岛素（INS）

【项目简介】

胰岛素是一种小分子蛋白质激素，由胰岛β细胞分泌，是机体内唯一能降低血糖的激素。胰岛素在调节糖代谢，控制血糖水平的同时，还能促进糖原、脂肪、蛋白质合成，是重要的内分泌激素。胰岛素测定能反映胰岛β细胞的功能是否正常，用于糖尿病的病理生理和胰岛β细胞的功能评价、Ⅰ型糖尿病与Ⅱ型糖尿病的鉴别诊断、空腹低血糖和某些高胰岛素血症的病因学评价。胰岛素释放试验用于了解胰腺分泌胰岛素功能的状况，常与口服糖耐量试验同时进行。

样本采集：静脉采集非抗凝血（红帽管）。

【方法及参考范围】

化学发光微粒子免疫检测法；空腹 2.6~24.9μU/mL，

胰岛素释放正常反应：空腹 2.6~24.9μU/mL。

1 小时左右达到空腹的 5~10 倍，2 小时开始下降，3 小时降至空腹时水平。

4. C-肽（C-P）

【项目简介】

C-肽是和胰岛素一起由胰岛 β 细胞以分子方式释放的多肽，分泌一个胰岛素分子，必然同时释放一个 C-肽分子，因此其测定的意义与胰岛素相同。但 C-肽没有生物活性，不能产生生理效应，半衰期比胰岛素长 2~3 倍，且不受外源性胰岛素的影响，因此血中 C-肽浓度可更好地反映胰岛 β 细胞的功能。临床 C-肽检测用于胰岛素治疗的糖尿病患者胰岛 β 细胞功能评价，胰岛 β 细胞瘤和异位胰岛素瘤低血糖的诊断以及胰腺移植和胰腺切除术的疗效评估和检测。

样本采集：静脉采集非抗凝血（红帽管）。

【方法及参考范围】

化学发光微粒子免疫检测法；空腹 0.81~3.85ng/mL。

C-肽释放实验：

（1）空腹 0.81~3.85ng/mL。

（2）1 小时左右达到空腹的 5~10 倍。

（3）2 小时开始下降。

（4）3 小时降至空腹时水平。

5. 葡萄糖耐量试验

【项目简介】

葡萄糖耐量试验是一种葡萄糖负荷试验，用以了解胰岛 β 细胞功能和机体对血糖的调节能力。正常人在口服一定量葡萄糖后血糖浓度可一过性升高，但在 2 小时内血糖浓度恢复正常。在口服一定量葡萄糖后，不同时间检测血糖水平的变化，称为葡萄糖耐量试验。其方法是早晨空腹检测血糖水平后，口服 75g 无水葡萄糖后，0.5 小时、1 小时、2 小时、3 小时分别再检测血糖浓度，观察血糖浓度变化，通过血糖浓度的变化了解患者的胰岛功能，是诊断糖尿病的确诊试验。

自身免疫综合征以及皮质醇增多症等。

胰岛素释放试验：在空腹、服糖后 1 小时、2 小时、3 小时检测胰岛素，常用于糖尿病分型诊断，正常人在口服葡萄糖后胰岛素分泌增加，其高峰与血糖高峰一致。I 型糖尿病患者胰岛素不增加或增加甚微，II 型糖尿病患者可呈现与正常人相似的反应，但胰岛素分泌缓慢，高峰后移，可延迟至 2 小时至 3 小时出现，呈延迟曲线，胰岛 β 细胞瘤，胰岛素分泌增加。

【C-肽异常结果解读】

增高：

空腹增高见于胰岛 β 细胞瘤、异位胰岛素瘤、胰岛素自身免疫综合征、胰岛素抗体、肥胖、皮质醇增多症、甲状腺功能亢进、肢端肥大、肾功能衰竭、皮质类固醇的使用。

降低：

糖尿病患者胰岛素和 C-肽均降低，但 C-肽不受外源性胰岛素的影响。当外源性胰岛素使用过量，并引起低血糖时，血清胰岛素升高，但 C-肽仍降低，可真实反应胰岛功能，用于鉴别低血糖原因。

C-肽释放试验同胰岛素释放试验。

【葡萄糖耐量试验异常结果解读】

（1）空腹血糖浓度在 6.1~7.0 mmol/L，餐后 2 小时血糖 <7.8 mmol/L 称为空腹血糖受损，说明患者有发展为糖尿病的风险，需通过饮食和体育锻炼控制血糖浓度。

（2）空腹血糖浓度在 <7.0 mmol/L，餐后 2 小时血糖 7.8~11.1 mmol/L 说明患者糖耐量受损，见于糖尿病前期、甲状腺功能亢进、肢端肥大、肥胖症及皮质醇增多症，此类患者应长期随诊，约 1/3 患者可恢复正常，1/3 仍为糖耐量受损，1/3 最终可能转为糖尿病。

（3）空腹血糖减低，口服葡萄糖后血糖上升不明显，不出现血糖高峰，曲线低平常见于：胰岛素β细胞瘤、甲状腺功能减退、垂体前叶功能减退、肾上腺皮质功能减退，也可能由于胃排空延迟，小肠吸收不良引起。

（4）服糖后血糖水平急剧升高提前出现峰值（一般峰值可在1小时之内出现）且血糖水平 >11.1 mmol/L，2小时血糖又低于空腹水平，见于胃切除患者，胃肠道迅速吸收葡萄糖，或严重的肝损害患者，肝脏不能迅速摄取和处理葡萄糖而使血糖急剧升高，引起反应性胰岛素分泌增多，同时进一步使肝外组织利用葡萄糖加快，使2小时血糖水平明显降低。

（5）空腹血糖正常，峰值时间及峰值均正常，但患者2~3小时后出现低血糖。见于自主神经失调、迷走神经兴奋所致的特发性低血糖。此类患者建议少食多餐，食用高蛋白、高脂肪、低糖高纤维的食物。

（6）空腹血糖低于正常，峰值提前 > 11.1 mmol/L，2小时血糖仍处于高水平，且尿糖阳性，常见于晚期肝硬化、广泛性肝坏死、严重的病毒性肝炎、重度脂肪肝、肝癌等。

【方法及参考范围】

己糖激酶法；

（1）空腹：3.9~6.10mmol/L。

（2）1小时：7.8~9.4mmol/L；峰值 <11.1mmol/L。

（3）2小时：3.9~7.8mmol/L。

（4）3小时：3.9~6.10mmol/L。

口服葡萄糖耐量试验检测方法：

（1）试验前三天，每日糖类摄入量不少于150g，以维持正常生理活动。

（2）实验前停用可能对结果影响的药物，胰岛素、肾上腺皮质激素、避孕药、利尿药或苯妥英钠（3~7 天）。

（3）受试者空腹 8~12 小时后，早晨 8 点之前空腹抽血检测葡萄糖，然后将75g 无水葡萄糖溶于 300mL 水中口服。从服糖第一口开始计时，5 分钟内服完。

（4）根据医嘱要求，分别于服糖后 0.5 小时、1 小时、2 小时、3 小时分别再次抽血检测血糖或胰岛素、C- 肽的浓度。

（5）受试过程中勿食其他食物及饮料、不吸烟、不进行剧烈运动。

【影响因素】

（1）血细胞中的糖酵解会使葡萄糖浓度降低，因此标本采集后需尽快分离血浆或血清。

（2）溶血严重的标本，红细胞中释放较多的有机磷酯和一些酶，影响反应体系，从而影响结果。

四、脂代谢及心脑血管疾病危险因素检测

血脂和同型半胱氨酸是评估动脉粥样硬化等心脑血管疾病危险因素的主要检测指标。血脂是指血清中的胆固醇、甘油三酯、少量磷脂、糖脂、类固醇的总称，是机体细胞重要组成成分和基础代谢的必须物质。血脂在体内必须与载脂蛋白结合成脂蛋白的形式才能在血液循环中转运。血脂和脂蛋白测定是早期发现高脂血症，协助诊断动脉粥样硬化，评价冠心病、脑梗死等疾病风险，监测药物治疗疗效的重要指标。血脂测定包括总胆固醇（TC）、甘油三酯

（TG）、高密度脂蛋白胆固醇（HDL）、低密度脂蛋白胆固醇（LDL）、载脂蛋白和脂蛋白等。心脑血管疾病是严重危及人类健康的疾病，是人群主要疾病和死亡因素之一，同型半胱氨酸（Hcy）是心脑血管疾病的独立危险因素。健康体检常规检测指标主要有：TC、TG、HDL、LDL。以及 Hcy、CK、CK-MB、hs-CRP、Lp-a、sdLDL-C 可以作为心脑血管疾病的补充检测项目。

1. 胆固醇（TC）

【项目简介】

血清总胆固醇是各种脂蛋白所含胆固醇的总和。很多组织可合成胆固醇，尤其是在肝脏或肠壁。体内约有 3/4 的胆固醇是新合成的，有 1/4 来源于饮食。胆固醇测定主要用于动脉粥样硬化患病风险的筛查，胆固醇水平升高的疾病以及脂类和脂蛋白代谢异常疾病的诊断和治疗。

【方法及参考范围】

酶比色法；

（1）2.84~5.18mmol/L 为正常范围。

（2）5.18~6.2mmol/L 属边缘升高。

（3）>6.2mmol/L 为高胆固醇血症。

【TC 检测影响因素】

抗坏血酸与甲基多巴血中浓度高于治疗水平时，导致胆固醇结果偏低。

2. 甘油三酯（TG）

【项目简介】

甘油三酯是三分子脂肪酸与一分子甘油结合而成，是人体的脂肪组成成分，能量的储存形式。甘油三酯部分在肝脏中合成，部分通过食物摄取。肝脏、脂肪组织及小肠是合成甘油三酯的重要场所，以肝脏合成的能力最强。高脂肪、高碳水化合物饮食可使体内甘油三酯升高。甘油三酯是冠心病、脑血管疾病的重要危险因素。控制甘油三酯是减少心脑血管疾病发生的重要措施。

【方法及参考范围】

酶比色法；

（1）0.40~1.70mmol/L 为正常范围。

【TC 检测异常结果解读】

增高：

（1）高胆固醇血症是导致冠心病、心肌梗死和动脉粥样硬化的危险因素之一。包括原发性和继发性高胆固醇血症。原发性见于家族性高胆固醇血症（低密度脂蛋白受体缺陷）、家族性 APO-B 缺陷症、多源性高脂血症、混合性高脂蛋白血症。

（2）继发性增高见于肾病综合征、甲状腺功能减低、糖尿病、妊娠等。

（3）胆总管阻塞，如胆道结石，肝、胆、胰的肿瘤等，由于胆总管阻塞胆固醇随胆汁排出障碍而升高。

（4）高胆固醇饮食，高饱和脂肪酸摄入。

（5）长期吸烟、饮酒、精神紧张和血液浓缩。

（6）应用某些药物：糖皮质激素、环孢素、口服避孕药。

降低：

（1）家族性低脂蛋白血症、甲状腺功能亢进。

（2）慢性消耗性疾病如严重肝病、恶性肿瘤、严重贫血等。

（3）严重营养不良，胆固醇摄入减少。

【TG 检测异常结果解读】

增高：

（1）甘油三酯直接参与胆固醇及胆固醇酯的合成，增高可见于动脉粥样硬化性心血管疾病的高风险人群。

（2）家族性高脂血症、家族性混合型高脂蛋白症等。

（3）高血压、动脉粥样硬化。

（4）当甘油三酯重度升高时，常可伴发急性胰腺炎。

（5）脂肪肝、糖尿病、甲状腺功能减低、肾病综合征、胆管阻塞。

（6）肥胖、高脂、高热量、高糖饮食及酗酒等。

（7）口服避孕药。

降低：

（1）严重肝病、吸收不良。

（2）肾上腺皮质功能减退、甲状腺功能亢进。

（3）低β脂蛋白血症或无β脂蛋白血症。

【HDL 检测异常结果解读】

增高：

运动及长期体力劳动可使高密度脂蛋白升高。

降低：

（1）高密度脂蛋白胆固醇降低可作为动脉粥样硬化和冠心病的危险因子。在冠心病、脑血管疾病、高甘油三酯血症时减少。

（2）肝功能损害、慢性肝炎、肝硬化等因合成减少而降低。

（3）糖尿病肾病、肾病综合征、慢性肾衰竭。

（4）应用雄激素、吸烟。

【LDL 检测异常结果解读】

增高：

（1）LDL 增高是动脉粥样硬化发生发展的主要脂类危险因素，见于遗传性高脂蛋白血症、脂肪肝、冠心病、心肌梗死、脑卒中。

（2）可用于早期识别动脉粥样硬化的危险性及对使用降脂药物的监

（2）1.7~2.26mmol/L 为边缘升高。

（3）>2.26mmol/L 为升高。

【TG 检测影响因素】

（1）抗坏血酸和羟苯硫酸钙使甘油三酯降低。

（2）检测前 3 日内高脂饮食可影响检测结果。在少数情况下，丙种球蛋白病，特别是 IgM（Waldenström 氏巨蛋白血症）类，可能影响结果的可靠性。

3. 高密度脂蛋白胆固醇（HDL）

【项目简介】

高密度脂蛋白主要在肝脏合成，负责将外周组织中的胆固醇逆向转运入肝脏。然后，胆固醇转化为胆汁酸，通过胆道分泌进入肠道。从而防止动脉粥样硬化的形成。血清中高密度脂蛋白胆固醇的浓度与动脉粥样硬化的发病风险呈负相关，因此高密度脂蛋白胆固醇被认为是一种抗动脉粥样硬化的血脂，是冠心病的保护因素之一。一般情况下，绝经前的女性高于男性。长期适量运动可使高密度脂蛋白胆固醇升高。在评估心血管疾病的危险因子中 HDL-C 降低的临床意义比胆固醇和甘油三酯高。

【方法及参考范围】

均相酶比色法；男性 1.16~1.42mmol/L，女性 1.29~1.55mmol/L。

【HDL 检测影响因素】

（1）年龄和性别：儿童时期男女 HDL-C 水平相同；青春期男性开始下降。

（2）饮酒与吸烟：饮酒使 HDL-C 轻度升高，吸烟使 HDL-C 降低。

（3）饮食：高糖及素食饮食 HDL-C 降低。

（4）运动：长期足量的运动使 HDL-C 升高。体力劳动可使 HDL-C 升高。

4. 低密度脂蛋白胆固醇（LDL）

【项目简介】

低密度脂蛋白（LDL）在导致动脉粥样硬化和影响其发展进程上起着重要作用，会使血脂沉积在血管壁上，形成粥样硬化，造成血管逐渐被堵塞，导致冠心病的发生，

LDL 是动脉粥样硬化的独立危险因素。在与冠状动脉粥样硬化有关的所有指标中，LDL-C 是最为有用的临床预测指标。

【方法及参考范围】

均相酶比色法；

（1）0.00~3.36mmol/L。

（2）<2.6mmol/L 为控制理想水平。

（3）3.36~4.1mmol/L 为边缘升高。

（4）>4.1mmol/L 为升高。

心脑血管疾病危险因素包括：

低、中危人群：年龄（男 >45 岁，女 >50 岁）、吸烟、低 HDL、肥胖和心血管病家族史。

高危人群：冠心病、糖尿病、高血压合并 3 个低、中危险因素、缺血性卒中、慢性肾病。

极高危人群：急性冠脉综合征、冠心病合并糖尿病、缺血性卒中合并糖尿病。

动脉粥样硬化心血管疾病危险人群的降脂治疗，LDL 控制目标为：

（1）低、中危人群：LDL 应控制在 <3.4mmol/L。

（2）高危人群：LDL 应控制在 <2.6mmol/L。

（3）极高危人群：LDL 应控制在 <1.8mmol/L。

5. 同型半胱氨酸（Hcy）

【项目简介】

同型半胱氨酸（Hcy）是蛋氨酸代谢产生的一种含硫氨基酸，80% 的 Hcy 在血中通过二硫键与蛋白质结合，只有很少一部分游离同型半胱氨酸参加循环。Hcy 在维生素 B_6、B_{12}、叶酸和酶的作用下，参与机体转硫基、转甲基的过程，当机体代谢出现障碍时，Hcy 在体内积聚。高浓度的 Hcy 会对血管内皮细胞造成损伤和功能异常，使血管内膜增厚、斑块形成、管腔狭窄甚至阻塞，最终导致心脏血流受阻，动脉粥样硬化及冠心病的发生。因此 Hcy 与心脑血管疾病密切相关，是心脑血管疾病发病的一个重要独立危险因素。

测，为高血脂症治疗的决策指标。

（3）肾病综合征、慢性肾功能衰竭、糖尿病、慢性肝病、阻塞性黄疸、应用糖皮质激素及雄激素。

降低：

（1）营养不良、低脂饮食、慢性贫血，创伤和严重肝病。

（2）甲亢、肝硬化。

（3）低 β 脂蛋白血症。

【Hcy 检测异常结果解读】

增高：

（1）心脑血管疾病，有研究认为 Hcy 是动脉粥样硬化和心脑血管疾病发生的独立危险因子。研究发现 Hcy 每升高 5μmol/L，冠心病的危险性增加 1.6 倍，脑血管疾病的危险性增加 1.8 倍，外周血管疾病的危险性增加 6.8 倍。

（2）H 型高血压：原发性高血压伴 Hcy 升高称为 H 型高血压，研究表明 H 型高血压发生脑卒中的风险比单纯高血压患者高 5 倍。

（3）遗传因素：基因缺陷或者突变导致 Hcy 代谢缺乏所必须的酶。

（4）叶酸、B_6、B_{12} 等 B 族维生素营养缺乏会引起 Hcy 在体内堆积，致使中度或轻度的 Hcy 升高，也会增加心脏病的危险。

（5）肾脏疾病：血液中的

Hcy70% 经肾脏排泄，慢性肾衰患者 Hcy 可达正常成人的 2~4 倍，发生心脑血管栓塞疾病的概率明显增加。

（6）老年痴呆：Hcy 水平升高对大脑有损伤，是引起老年痴呆的因素之一。

（7）生活方式：喝酒、抽烟、高脂饮食、精神压力均可使 Hcy 升高。改变生活方式，补充叶酸、B$_6$、B$_{12}$ 等可以降低 Hcy 水平。

【CK 检测异常结果解读】

增高：

（1）骨骼肌病变和损伤，如创伤、骨骼肌损伤、手术、进行性肌萎缩、肌炎、破伤风、惊厥、癫痫发作等。

（2）心肌损伤，如心肌梗死、急性心肌炎、心包炎等。

（3）其他疾病，如脑及神经性疾病、内分泌疾病、肺炎、急性溶血性疾病等。

（4）肌肉组织损伤：剧烈体育运动或体力活动之后。

（5）巨分子 CK（免疫球蛋白与肌酸激酶结合物 Ig-CK）可引起不明原因的 CK 明显增高。

降低：

甲状腺功能亢进、类风湿性关节炎、SLE、干燥综合征、化疗、高胆红素血症。

【方法及参考范围】

免疫比浊法；

Hcy 正常参考范围与年龄相关：

（1）成人： ≤ 15μmol/L。

（2）老年人（ ≥ 60 岁）：15~20μmol/L。

【Hcy 检测影响因素】

（1）红细胞中的 Hcy 释放到血液中会使 Hcy 结果升高，因此要注意及时分离血浆或血清。

（2）S- 腺苷同型半胱氨酸（SAH）会引起严重的干扰。但正常人体血液中含 SAH 量极低，一般不会造成干扰。

（3）使用下列药物治疗的患者，会引起 Hcy 检测水平偏高：氨甲蝶呤，卡马西平，苯妥英钠，一氧化二氮，6- 氮尿嘧啶苷。

6. 肌酸激酶（CK）

【项目简介】

肌酸激酶主要存在于心脏、肌肉以及脑组织的细胞质和线粒体中，是一种与细胞能量运转，肌肉收缩、三磷酸腺苷（ATP）再生有直接关系的重要激酶，是一种二聚体形式存在的酶，由 M 和 B 两个亚单位组成，组合成 CK-MB、CK-MM、CK-BB 三种同工酶，CK-MM 主要存在于骨骼肌与心肌，CK-BB 主要存在脑、胃肠和泌尿生殖系统，CK-MB 主要存在于心肌。正常人血清中 CK 主要为 CK-MM，CK-MB 小于 5%，CK-BB 微量，不易测出。当心肌细胞缺血、缺氧时，血液中的 CK 和 CK-MB 均可增高。肌酸激酶用于诊断和监测心肌梗死和损伤，心肌梗死发生 4 小时后就能检测到肌酸激酶升高。在心肌损伤 12~24 小时后达到峰值，在 3~4 天后下降到正常范围。

【方法及参考范围】

速率法；女 40.00~200.00IU/L，男 50.00~310.00IU/L。

【CK 检测影响因素】

溶血可使检测结果增高。

7. 肌酸激酶同工酶（CK-MB）

【项目简介】

肌酸激酶同工酶（CK-MB）：肌酸激酶有三种同工

酶的形式，是由两种类型单体亚单位组成的二聚体。这三种同工酶由 M（来源于骨骼肌）单体和 B（来源于大脑）单体组合而成。

许多器官都含有 CK，但同工酶在各个器官中的分布有所不同。骨骼肌富含 MM 同工酶，而大脑、胃部、肠道、膀胱和肺部主要含有 BB 同工酶。大量的 MB 同工酶存在于心肌组织中。因此，在许多疾病中总血清 CK 活性会升高。特异性的缺乏使其诊断价值受到限制。不同器官的 CK 同工酶有显著的不同，血清中出现的 CK-MB 主要来源于心肌组织，这使 CK-MB 成为急性心肌梗死诊断中最有价值的酶之一。CK-MB 同工酶测定对心肌疾病及心肌梗死的诊断具有重要意义。

【方法及参考范围】

（1）免疫紫外分光光度法（UV 法）（检测 CK-MB 活性）；0.00~24.00IU/L

（2）酶联免疫荧光法（检测 CK-MB 质量法）；0~5.11mg/L

【CK-MB 检测影响因素】

免疫抑制法检测 CK-MB 时，易受到巨 CK 和 CK-BB 异常增高影响，使检测结果出现 CK-MB 活性增高甚至大于总 CK。该方法检测原理是假定在肌肉损伤后仅有 CK-MM、CK-MB 被释放入血，检测试剂含有抗 CK-M 抗体，该抗体能抑制所有 CK-M 的活性，剩下的是无 CK-M 活性，相当于 CK-M 和 CK-B 活性，样本中得到的 CK-MB 活性应该乘以 2，巨 CK 不含 M 亚单位，不发生免疫抑制，在典型的巨 CK 血症的病例中，测定后活性乘以 2 会产生意外的结果，即巨 CK 部分如同 CK-MB 而被错误的显现，以致测得的 CK-MB 活性超过样本中的总活性。

酶联免疫荧光法检测 CK-MB 质量，可以避免巨 CK 带来的影响。

8. 超敏 C 反应蛋白（hs-CRP）

【项目简介】

超敏 C 反应蛋白测定（hs-CRP），C 反应蛋白是炎症反应中的典型急性时相反应蛋白。hs-CRP 是最为敏感

【CK-MB 检测异常结果解读】

CK-MB 在急性心肌梗死（AMI）发病后 3~6 小时开始升高，12~24 小时达峰值，48~72 小时降至正常。对于 AMI 的早期诊断其敏感性高于总 CK。还可以估计梗死范围大小和再梗死概率。同时 CK-MB 升高还见于其他心肌损伤（心绞痛、心脏手术、安装起搏器、冠状动脉造影等）骨胳肌损伤等。

【hs-CRP 检测异常结果解读】

增高：

（1）作为急性时相反应的一个极灵敏的指标，CRP 浓度在急性心肌梗死、创伤、感染、炎症、外科手术、肿瘤浸润时迅速显著地升高。

（2）hs-CRP>3mg/L 可能存在心血管疾病发生的高度风险。

（3）并发感染鉴别：hs-CRP是非特异性指标，当 hs-CRP>10 mg/L 时，可能是炎症、感染、组织损伤等问题。

（4）评价疾病活动和疗效：hs-CRP 浓度持续居高不下，通常是严重的预后标志，一般表示存在感染控制不良。

【Lp-a 检测异常结果解读】

增高：

（1）见于遗传性、家族性高胆固醇血症、动脉粥样硬化、缺血性心脑血管疾病、心梗、脑梗等。

（2）各种急性时相反应，在急性创伤和急性炎症时可以升高。

（3）肾病、尿毒症、糖尿病肾病、妊娠、服用生长激素。

【sdLDL 检测异常结果解读】

增高：

（1）sdLDL 因易被氧化修饰，抗氧化剂含量低，清除缓慢，易粘附等特点而致动脉粥样硬化。

（2）动脉粥样硬化发生发展的主要是脂类危险因素，见于遗传性高脂蛋白血症、脂肪肝、冠心病、心肌梗死、脑卒中。

的急性时相反应标志，在细菌感染、炎症、组织损伤过程中 hs-CRP 浓度快速升高。hs-CRP 升高常早于发热等临床症状出现。研究认为，hs-CRP 也是动脉粥样硬化、冠心病危险性评价指标。健康人体内 hs-CRP 水平 <5mg/L，因此筛查时，使用高度敏感的方法能检测出 <1mg/L 的 CRP 即为 hs-CRP。

【方法及参考范围】

免疫比浊测定法；

用于心血管疾病危险性预测：hs-CRP<1.0mg/L 为低度危险性；1.0~3.0mg/L 为中度危险性；>3mg/L 为高度危险性。

用于细菌感染等炎症：hs-CRP>5.01mg/L。

【hs-CRP 检测影响因素】

（1）对于接受单克隆鼠抗体治疗或出于诊断目的注入单克隆鼠抗体的患者样本可能出现错误结果。

（2）用作诊断用途时应始终结合患者病历、临床检查和其他检测结果评估结果。

9. 脂蛋白（a）（Lp-a）

【项目简介】

脂蛋白（a）是肝脏合成的一种特殊的脂蛋白，富含胆固醇，与动脉粥样硬化有关。脂蛋白（a）不受饮食、运动及降胆固醇药物的影响，与高密度脂蛋白胆固醇和低密度脂蛋白胆固醇无明显相关，被认为是动脉粥样硬化的独立危险因子。脂蛋白（a）与遗传因素密切相关，在同一个体是相当恒定的，但个体之间差异较大。

【方法及参考范围】

乳胶增强免疫比浊法；0~75nmol/L

10. 小而密低密度脂蛋白（sdLDL）

【项目简介】

低密度脂蛋白胆固醇水平升高是导致动脉粥样硬化的独立危险因素，而小而密低密度脂蛋白胆固醇（sdLDL）作为低密度脂蛋白胆固醇的主要成分，相对于大而轻低密度脂蛋白而言，其对血管壁有更高的侵入性、与低密度脂蛋白受体有更低的亲和性，更长的血浆半衰期及对氧化应激的低耐受性，导致 sdLDL 更容易导致动脉粥样硬化，是重要的颈动脉狭窄的独立危险因素。

【方法及参考范围】

过氧化物酶法；

20~44 岁　男性：0.25~1.39mmol/L。

20~54 岁　女性：0.24~1.11mmol/L。

45~79 岁　男性：0.26~1.36mmol/L。

55~79 岁　女性：0.26~1.36mmol/L。

【脂代谢及心脑血管疾病危险因素检测的综合分析及指导建议】

（1）饮食对血脂项目检测结果影响较大，检测前 72 小时避免高脂饮食。

（2）甘油三酯存在应激性改变，可能出现一过性增高，需重复检测确定是否为高脂血症。

（3）LDL 是最重要的心脑血管疾病危险因素检测指标。对于存在不同危险因素的人群，要以不同水平的控制指标，作为药物治疗目标。

（4）检查发现血脂中 TG、TC、LDL 任一项目边缘增高，需控制饮食，若 TC>6.2mmol/L，TG>2.26mmol/L，LDL>4.1mmol/L 需心血管内科就诊，进行药物治疗。

（5）HDL 检测结果增高，不是心血管危险因素，无需就医。HDL 结果降低需结合其他血脂指标升高状况，心血管内科就医。

（6）Hcy 是发生心脑血管疾病的独立危险因素，参考范围与年龄相关，如明显增高，需心血管内科就诊，结合影像学判断是否存在心脑血管病变。

（7）CK、CK-MB 是反映心肌梗死的指标，如出现增高需内科急诊就诊。

（8）hs-CRP 除反映感染、创伤、肿瘤外，也可以作为心血管疾病的危险性预测指标。如增高需结合其他检测综合分析，内科就诊。

（9）Lp-a 与遗传因素密切相关，反映家族性高脂血症，是动脉粥样硬化的独立危险因子，但目前尚无有效药物控制。

（3）可用于早期识别动脉粥样硬化的危险性及对使用降脂药物的监测，是高血脂症治疗的决策指标。

（4）肾病综合征、慢性肾功能衰竭、糖尿病、慢性肝病、阻塞性黄疸、应用糖皮质激素及雄激素。

（10）sdLDL 是 LDL 的主要成分，是导致颈动脉狭窄的重要因素，如出现增高应及时内科就诊。

11. 乳酸脱氢酶（LDH）

【项目简介】

乳酸脱氢酶（LDH）广泛分布于各组织，特别是在心、肝、肌肉和肾中。对组织损伤的诊断和恶性肿瘤的筛查有其重要意义。

【方法及参考范围】

速率法；120.00~250.00IU/L。

【影响因素】

（1）溶血可使结果升高。

（2）新生儿 LDH 含量最高，约为成人的两倍，随年龄增长逐渐降低，至 14 岁时趋于稳定。

12. 肌钙蛋白 I（TNI）

【项目简介】

肌钙蛋白是与心肌收缩功能有关的蛋白，心肌肌钙蛋白包括 TNT 和 TNI，肌钙蛋白具有高度的组织特异性，心肌坏死使肌钙蛋白释放进入血液，因此是心肌梗死诊断的特异指标。其特异性和灵敏性明显优于常用的心肌酶检测指标。

【方法及参考范围】

酶联免疫荧光法；0~0.11ng/mL。

【影响因素】

标本溶血可影响结果。

13. 肌红蛋白（Mb）

【项目简介】

肌红蛋白（Mb）是一种氧和血红蛋白，与氧有很高的亲和力，是肌肉中氧的贮存库。肌肉活动时具有快速供氧的能力。主要分布于心肌和骨骼肌组织，在正常人血液含量很低，由肾脏排泄，当心肌和骨骼肌损伤时血中肌红蛋白增高，测定肌红蛋白对急性心肌梗死（AMI）和某些骨骼肌损害的诊断有重要意义。

【方法及参考范围】

酶联免疫荧光法；10~46ng/mL。

【LDH 异常结果解读】

增高：

见于心肌梗死，与 CK 相比，心梗时虽活性增高出现较迟，阳性率降低，但持续时间较长，故仍可用于监测。也可见于急慢性肝炎、肝癌、手术、创伤、肌营养不良、皮肌炎、多肌炎、贫血、白血病、甲状腺功能减退、胰腺炎、尿毒症、过量体育运动等。

【TNI 异常结果解读】

增高：

（1）肌钙蛋白 I 是急性心肌梗死（AMI）的特异性诊断指标。肌钙蛋白为心肌所独有，急性心肌梗死时，在胸痛发生后 3~6 小时开始升高，12~24 小时达高峰，5~7 天维持高浓度水平，7~10 天内恢复正常水平。其灵敏度高，特异性强，是 AMI 诊断的确定性生化指标。需要根据患者发病时间及临床表现连续监测，以获得诊断依据。

（2）在不稳定心绞痛、急性心肌炎时也可出现增高。

（3）由某些药物或脓毒血症引起的心肌损伤可出现增高。

【Mb 异常结果解读】

增高：

（1）急性心肌梗死时，肌红蛋白（Mb）是早期最灵敏的诊断指标，在症状出现约 2~3 小时后，血中 Mb 可超出正常上限，6~12 小时达到峰值，18~30 小时后恢复到正常水平。Mb 持续不降或反而升高，或下降后又升高说明梗死区域继续扩大，心肌坏死加重或有新的梗死发生。

（2）Mb 阴性有助于除外心肌梗死。急性胸痛发作 6~10 小时，Mb

【影响因素】

标本溶血可影响结果。

14. 肌酸激酶 –MB 同工酶质量法（CK–MBmass）

详见脂代谢及心脑血管疾病危险因素检测 CK–MB。

15. N 端 –B 型钠尿肽前体（NT–ProBNP）

【项目简介】

B 型钠尿肽（BNP）是心肌细胞合成和分泌的一种神经内分泌激素，其重要功能是利尿排钠，对抗肾上腺素、肾素、血管紧张素引起的血管收缩及血压升高，是心力衰竭的诊断标志物。所测 BNP 数值来自于 ProBNP，当心室扩张、心肌压力增高，心肌受机械牵张拉伸时，ProBNP 被裂解为两个多肽片段，一个是有生物活性的 BNP，一个是无活性的 N 端 –B 型钠尿肽前体，两种多肽同时释放入血，NT–ProBNP 浓度比 BNP 高，半衰期为 60~120 分钟，BNP 半衰期为 20 分钟。因此 NT–ProBNP 在体外的稳定性好，临床应用更广泛。

【方法及参考范围】

酶联免疫荧光法；0~125pg/mL。

【影响因素】

标本溶血可影响结果。

五、离子和电解质检查

与健康体检相关的离子包括钙、磷检测，其与神经系统的生理功能和机体的物质代谢相关。血液电解质是维持机体代谢及酸碱平衡的重要指标，与多种疾病的发展有关，特别是与心血管系统、神经系统的生理功能和机体的物质代谢重要相关，在疾病过程中，往往变化迅速，需密切观察。

（一）血清离子检查

1. 血清总钙（Ca）

【项目简介】

钙离子是人体中含量最多的金属阳离子。大多数存在于骨骼及牙齿中，血液中的钙不到总钙的 1%，以离子钙和蛋白结合钙的形式存在。血钙水平与人体许多重要功能有关，在调节钙、磷代谢，维持血钙正常浓度中起重要作用，

正常可排除急性心肌梗死。

（3）急性骨骼肌损伤、心力衰竭、急性或慢性肾衰竭及某些肌病时也可升高。

【NT–ProBNP 异常结果解读】

（1）NT–ProBNP 是心力衰竭诊断的标志物。用于心力衰竭的分级和诊断，NT–ProBNP 水平与心衰严重程度成正比。

（2）若 NT–ProBNP 不升高基本可以排除心力衰竭的诊断。

（3）可用于心源性呼吸困难与肺源性呼吸困难的鉴别诊断。前者 NT–ProBNP 升高，后者不升高。

（4）可用于监测心肌梗死后心功能的状态及判断预后。

（5）可用于心力衰竭的疗效监测，病情评估。

（6）可用于心脏手术患者的术前和术后的风险评估。

【血清 Ca 检测异常结果解读】

增高：

甲状旁腺功能亢进、恶性疾病晚期、急性骨萎缩和骨折后期、结节病、维生素 D 过多症、大量应用维生素 D 治疗、多发性骨髓瘤等。

降低：

（1）甲状旁腺功能减退；钙摄

入不足或吸收不良，由于长期低钙饮食、肠道吸收障碍等。

（2）维生素 D 缺乏症、儿童佝偻病、手足抽搐症、佝偻病及软骨病。

（3）急慢性肾功能不全、尿毒症、肾病综合征、肾小管酸中毒、肾小管对 Ca 重吸收降低。

（4）低蛋白血症、慢性呼吸性碱中毒、急性胰腺炎、消化性溃疡、胆石症、败血症等。

（5）血钙降低也可见于一些精神症状，如疲乏、淡漠、嗜睡、沮丧、厌食等。

【血清无机磷检测异常结果解读】

增高：可由原发或继发甲状旁腺功能减退、甲状腺功能亢进、维生素 D 过量、门脉性肝硬化、急性肝坏死、肾功能不全、尿毒症、糖尿病酮症酸中毒、骨转移癌、骨髓瘤及骨折愈合期等引起。

降低：可由甲状旁腺功能亢进、佝偻病、软骨病、长期腹泻及吸收不良、酒精中毒、急性痛风、动脉造影、输血等引起。

降低神经肌肉的兴奋性，参与肌肉收缩并且是凝血过程中的重要物质。用于抽搐症、急性胰腺炎、甲状旁腺疾病、骨骼疾病、肿瘤性高钙血症、慢性肝肾功能不全、多尿症的诊断、鉴别诊断和治疗评价。

【方法及参考范围】

邻甲酚酞络合酮法；2.11~2.52mmol/L。

【血清 Ca 检测影响因素】

药物：普通剂量的治疗药物浓度未发现干扰，但是含有锶盐的药物可能会导致钙的测量结果显著上升。

如果不及时分离血清，长期与血块接触可能会导致钙值降低。

患者的血清加入 EDTA（高钙血症的治疗）后不宜分析，因为 EDTA 会与钙螯合，使之无法与邻甲酚酞络合酮反应。储存或冷冻后，钙与纤维蛋白（例如肝素血浆）、血脂或变性蛋白会联合沉淀。

在极少数 γ-球蛋白病，尤其是 IgM 型病例中，可产生不准确的结果。

2. 血清无机磷测定（P）

【项目简介】

磷是机体重要组成部分。其中 87% 以磷酸盐的形式存在于骨骼中，其余以磷脂和核苷酸的形式存在于软组织及细胞内。体内许多重要的物质如某些蛋白质、脂类化合物、核酸、辅酶等都含有磷。血液中存在少量磷酸盐称为无机磷，是调节人体酸碱平衡的重要缓冲体系之一。主要用于钙磷代谢、甲状旁腺功能、骨病、肾功能不全的评价。

【方法及参考范围】

钼酸盐紫外线法；0.85~1.51mmol/L。

【血清无机磷检测影响因素】

（1）溶血时红细胞破坏释放无机磷酸盐对磷的测定存在明显的阳性干扰。

（2）含磷脂类的生物制剂，由于具有酸化作用可能会影响无机磷的检测。

（二）血清电解质检查

1. 血清钾测定（K）

【项目简介】

人体内的钾离子是维持细胞生理活动的主要阳离子，钾离子是细胞内液的重要电解质。钾在维持心肌和神经肌肉正常的应激性、维持酸碱平衡等方面有重要作用。用于休克、酸中毒、强心苷、利尿剂治疗的钾代谢评价和心脏保护性监测、周期性麻痹鉴别诊断和低钾血症疾病等的发现。

【方法及参考范围】

间接离子选择电极法；3.5~5.3mmol/L。

【影响因素】

（1）溶血或延迟分离血清均会使血钾浓度增高。溶血样品或样品放置时间过长，血细胞中的钾离子向血清中扩散，致使血清钾增高，因此必须及时分离血清，方可避免。

（2）电极选择性减弱。

（3）样品中的脂质和蛋白质的溶剂置换效应（电解质排斥效应），造成结果降低。

2. 血清钠测定（Na）

【项目简介】

钠是细胞外液的主要阳离子，是人体重要电解质，约44%分布在细胞外，9%分布在细胞内，其余分布在骨骼中，主要功能是维持体液的正常渗透压及酸碱平衡，并具有维持肌肉神经的应激作用，钠的平衡主要通过肾脏的调节。血清钠检测用于判定失水程度，以及电解质、血浆渗透压、酸碱失衡诊断和肾上腺皮质功能的评价。

【方法及参考范围】

间接离子选择电极法；137~147mmol/L。

【影响因素】

样品中的脂质和蛋白质的溶剂置换效应（电解质排斥效应），造成结果降低。

3. 血清氯化物测定（Cl）

【项目简介】

血清氯是血浆、胃、小肠及大肠分泌液中最丰富的细

【血清钾异常结果解读】

增高：

（1）输入过多：如钾溶液输入过快或量过大，特别是肾功能不全、尿量减少时，又输入钾溶液，尤其容易引起高血钾症。

（2）排泄障碍：如少尿或无尿，如急性肾功能衰竭。

（3）细胞内钾向细胞外转移：如大面积烧伤、溶血性贫血、创伤、大剂量化疗、血液透析、严重脱水，组织细胞大量破坏，细胞内钾大量释放入血。

（4）代谢性酸中毒时，血浆 H^+ 自细胞内转移，细胞内的 K^+ 转移到细胞外。与此同时，肾小管上皮细胞泌 H^+ 增加，泌 K^+ 减少，使钾潴留于体内。

（5）某些降压药物可引起血钾增高。

降低：

（1）钾摄入不足：长期低钾饮食、慢性消耗性疾病，使钾来源减少，而排钾不变。

（2）钾排出增多：长期使用排钾利尿剂，原发性、继发性醛固酮增多症、库欣综合征、严重呕吐、腹泻、胃肠减压和肠瘘等消化液丢失造成低钾；应用大剂量肾上腺皮质类固醇或促肾上腺皮质激素，促使肾脏排钾，长期应用可引起低血钾；大量注射青霉素钠盐时肾小管大量失钾。血浆稀释也可造成低血钾。

（3）细胞外钾进入细胞内：如静脉输入过多葡萄糖，尤其是加用胰岛素时，为促进葡萄糖进入细胞合成糖原，钾也进入细胞内，很易造成低血钾。代谢性碱中毒或输入过多的碱性药物，形成急性碱血症，H^+ 从细胞内移出到细胞外以中和碱性。

（4）家族性周期性麻痹发作期，钾大量进入细胞内，血清钾明显减低。

（5）碱中毒时，可使钾大量进入细胞内，血清钾明显减低。

（6）胰岛素治疗糖尿病，将葡萄糖合成糖原细胞外钾离子移入细胞内，引起血钾降低。

【血清钠异常结果解读】

增高：

（1）摄入过多，输入过多含钠盐的溶液、进食钠盐过量。

（2）肾上腺皮质功能亢进：如库欣综合征、原发性醛固酮增多症、垂体瘤，由于激素的排钾保钠作用，使肾小管对钠的重吸收增加，出现高血钠。

（3）严重脱水：包括烧伤、大量出汗、长期腹泻呕吐等，中枢性尿崩症时抗利尿激素（ADH）分泌量减少，尿量增多，如供水不足，血钠增高。

减低：

（1）摄入不足，长期低钠饮食，营养不良。

（2）丢失过多：常见于幽门梗阻、呕吐、腹泻，胃肠道、胆道、胰腺手术后造瘘、引流等都可丢失大量消化液而发生缺钠。

（3）尿钠排出增多：见于严重肾盂肾炎、肾小管损害、肾上腺皮质功能不全、糖尿病等。

（4）皮肤失钠：大量出汗只补充水分而不补充钠，大面积烧伤、创伤等。

（5）抗利尿激素（ADH）过多：肾病综合征的低蛋白血症、肝硬化腹水、右心衰竭时有效血容量减低等都引起ADH增多，血钠被稀释。

【血清氯化物异常结果解读】

增高：

（1）摄入过多，氯化物食入过多或输入过多的氯化钠溶液。

（2）排泄减少，急慢性肾小球肾炎导致衰竭及尿道和输尿管梗阻，导致肾排氯下降，引起血氯升高。

（3）过度换气，引起呼吸性碱中毒，碳酸氢根减少，血氯代偿性增高。

（4）吸收增加，肾上腺功能亢进及应用糖皮质激素等使肾小管对钠吸收增加。

降低：

（1）摄入不足，长期饥饿、营养不良或无盐饮食，使氯摄入不足。

（2）丢失过多，频繁呕吐、胃肠道减压丢失大量胃液使血清氯离子

胞外阴离子，其主要功能是调节机体的酸碱平衡、渗透压及水、电解质平衡，参与胃液中胃酸的生成。用于钠钾代谢紊乱，酸碱平衡失调的评价。

【方法及参考范围】

间接离子选择电极法；99~110mmol/L。

【影响因素】

当样品中的脂质和蛋白质含量增加时，产生溶剂置换效应（电解质排斥效应），造成结果降低。

第七节　免疫检测的临床意义解读

免疫学检查是通过免疫学检验的原理及方法对人体的甲状腺功能、感染性疾病、肿瘤标志物、激素及其他疾病相关物质进行检测。以了解疾病状态、疗效观察及预后监测。

样本采集：静脉采集非抗凝血（红帽管）。

一、甲状腺功能检查

甲状腺激素的分泌受下丘脑、垂体的调控，甲状腺激素又可对下丘脑进行反馈调节，从而维持甲状腺激素水平的动态稳定。甲状腺激素在人体的生长、发育及糖、蛋白质、脂肪的代谢过程中，具有重要的生理作用，对神经系统、内分泌系统、心血管系统以及生殖系统具有重要影响。甲状腺功能检查有助于甲状腺疾病或甲状腺功能障碍的诊断，是临床的重要检测项目，随着饮食结构的改变及社会生活情绪及压力的各种因素的影响，甲状腺疾病成为目前发病率较高的疾病，也是一种自身免疫性疾病。常规体检一般检测甲状腺功能包括游离三碘甲状腺原氨酸（FT3）、游离甲状腺素（FT4）、促甲状腺激素（TSH）及甲状腺相关自身抗体抗甲状腺球蛋白抗体（TGAb）、抗甲状腺过氧化物酶抗体（TPOAb）。

1. 游离三碘甲状腺原氨酸（FT3）

【项目简介】

三碘甲状腺原氨酸（T3）是由甲状腺滤泡上皮细胞分泌的具有生物活性的甲状腺激素。T3在甲状腺总的代谢中

占 65% 左右，其生物活性为甲状腺素（T4）的 3~5 倍。T3 作为一种平衡混合物和血清结合激素在血流中循环。游离 T3（FT3）是一种未结合的具有生物活性的形式。FT3 虽然在总 T3 中仅占 0.2%~0.4%，但其是甲状腺激素对各种靶器官作用的主要激素。因 FT3 不受结合蛋白质浓度和结合特性变化的影响，因此是诊断甲状腺功能亢进较灵敏的指标。

【方法及参考范围】

电化学发光法；2.0~4.4pg/mL（3.1~6.8pmol/L）。

【FT3 检测影响因素】

血清中的异嗜抗体可与试剂中的抗体发生反应，从而干扰实验室中的免疫测定结果。经常与动物或动物血清产品接触的患者易于受到上述影响，其检测结果可能会出现异常值。

2. 游离甲状腺素测定（FT4）

【项目简介】

甲状腺激素（T4）是促进人体新陈代谢和生长发育的重要内分泌激素，由甲状腺合成和分泌，受垂体促甲状腺素（TSH）调节。甲状腺素（T4）是由甲状腺滤泡上皮细胞分泌的具生物活性的甲状腺激素，血清中 99.5% 的 T4 与甲状腺激素结合球蛋白（TBG）结合，结合的 T4 不能进入外周组织细胞，只有转变为游离甲状腺素（FT4）后才能进入组织细胞发挥生理作用，游离 T4（FT4）是一种未结合的具有生物活性的激素，在总 T4 中仅占 0.03%，故测定 FT4 较 T4 更有价值。

【方法及参考范围】

电化学发光法；0.93~1.7ng/dL（12~22pmol/L）

【FT4 检测影响因素】

血清中的异嗜性抗体可与试剂中的抗体发生反应，从而干扰实验室中的免疫测定结果。经常与动物或动物血清产品接触的患者易于受到上述影响，其检测结果可能会出现异常值。

减少。

（3）慢性肾功能不全、糖尿病及噻嗪类利尿剂，使尿液排出过多氯，血氯降低。

（4）慢性肾上腺皮质功能减退造成严重糖尿病患者排尿过多而丢失大量氯。

【FT3 检测异常结果解读】

增高：

（1）甲状腺功能亢进、弥漫性毒性甲状腺肿（Graves）、早期桥本甲状腺炎。

（2）FT3 是诊断 T3 型甲状腺功能亢进的特异性指标。T3 型甲状腺功能亢进的特点为 FT4 正常、TSH 减低，FT3 升高。T3 型甲状腺功能亢进多见于功能亢进性甲状腺瘤或多发性甲状腺结节性肿大。

（3）缺碘引起 FT3 代偿性增高。

（4）FT3 对甲状腺功能亢进治疗后的复发有诊断意义。

（5）妊娠可以升高。

降低：

（1）明显甲状腺功能减退、黏液性水肿、晚期桥本甲状腺炎、低T3 综合征。

（2）长期抗甲状腺治疗、应用糖皮质激素苯妥英钠、多巴胺或卡马西平。

【FT4 检测异常结果解读】

增高：

（1）原发性甲状腺功能亢进症 FT4 升高，TSH 减低；继发性甲状腺功能亢进 FT4 升高，TSH 升高。

（2）弥漫性毒性甲状腺肿（Graves）、无痛性甲状腺炎、桥本甲状腺炎或亚急性甲状腺炎的早期。

（3）在甲状腺抑制治疗中，可能与治疗前用药有关（如含碘放射造影剂或含碘药物），罕见于垂体瘤。

（4）妊娠、口服避孕药。

降低：

（1）原发性甲状腺功能减低：

FT4 减低，TSH 升高；继发性甲状腺功能亢进：FT4 减低，TSH 减低。

（2）抗甲状腺药物治疗期间、极端碘缺乏、继发性（垂体）甲减。

（3）应用糖皮质激素苯妥英钠、多巴胺或卡马西平。

【TSH 检测异常结果解读】

增高：

（1）原发性甲状腺功能减退，测定 TSH 是最敏感的指标。由于 T3（FT3）、T4（FT4）分泌减少，对垂体的抑制减弱，反馈调节使垂体分泌 TSH 增加，此种情况主要病变在甲状腺。

（2）继发性甲状腺功能亢进 TSH 升高，T3（FT3）、T4（FT4）升高，此种情况主要病变在垂体或下丘脑。

（3）甲状腺功能亢进接受碘治疗后、某些严重缺碘或地方性甲状腺肿流行地区的居民中，可伴有 TSH 增高。

（4）单独 TSH 升高提示亚临床甲减；对甲状腺激素耐受的患者，TSH、FT4 均上升。

（5）手术切除甲状腺后甲低、放射治疗、抗甲状腺药物治疗后甲低、垂体 TSH 瘤（垂体性甲亢）、下丘脑性甲亢、慢性淋巴细胞性甲状腺炎、单纯性甲状腺肿、组织对甲状腺激素不敏感综合征。

（6）先天性甲状腺球蛋白增多症、地方性缺碘性甲状腺肿。

（7）原发性胆汁性肝硬化、部分肝癌、急性肝炎等。

降低：

（1）原发性甲亢，自主性甲状腺腺瘤，席汉综合征。

（2）垂体性或下丘脑性甲低，垂体肿瘤（催乳素瘤、库欣病、肢端肥大症），糖尿病等。

【TGAb 检测异常结果解读】

增高：

血清抗甲状腺球蛋白抗体（TGAb）浓度升高常见于一些自身免疫性疾病引起的甲状腺炎。高浓度

3. 促甲状腺激素测定（TSH）

【项目简介】

促甲状腺激素（TSH）由垂体前叶细胞分泌，它可促进甲状腺细胞对碘的摄取与甲状腺球蛋白的碘化，从而增加甲状腺激素的合成与分泌。TSH 可促使血中 T3（FT3）、T4（FT4）浓度增高；而增高的 T3（FT3）、T4（FT4）又可反馈抑制垂体 TSH 的分泌，使 TSH 维持在正常水平。血清 TSH 测定是反映甲状腺功能变化非常敏感的指标，特别适合于早期检测或排除下丘脑－垂体－甲状腺中枢调节环路的功能紊乱。

【方法及参考范围】

电化学发光法；0.27~4.20µIU/mL。

【TSH 检测影响因素】

人血清中的异嗜性抗体可与试剂中的抗体发生反应，从而干扰实验室中的免疫测定结果。经常与动物或动物血清产品接触的患者易于受到上述影响，其检测结果可能会出现异常值。

4. 抗甲状腺球蛋白抗体测定（TGAb）

【项目简介】

抗甲状腺球蛋白抗体是一种以甲状腺球蛋白为靶抗原的自身抗体，是各种自身抗体中最典型的、具有器官特异性的抗体，抗体以 IgG 类为主。主要存在于自身免疫性甲状腺病患者体内。

【方法及参考范围】

电化学发光法；0~115IU/mL。

【TGAb 检测影响因素】

人血清中的异嗜性抗体可与试剂中的抗体发生反应，从而干扰实验室中的免疫测定结果。经常与动物或动物血清产品接触的患者易于受到上述影响，其检测结果可能会出现异常值。

5. 抗甲状腺过氧化物酶抗体（TPOAb）

【项目简介】

甲状腺过氧化物酶是甲状腺激素合成过程的关键酶，存在于甲状腺细胞的微粒体中，能与甲状腺球蛋白协同将

L-酪氨酸碘化成为甲状腺激素。甲状腺过氧化物酶是潜在的自身抗原，抗甲状腺过氧化物酶抗体（TPOAb）是机体针对甲状腺过氧化物酶而产生的自身抗体。TPOAb主要存在于自身免疫性甲状腺病患者体内。

【方法及参考范围】

电化学发光法；0~34IU/mL。

【TPOAb检测影响因素】

人血清中的异嗜性抗体可与试剂中的抗体发生反应，从而干扰实验室中的免疫测定结果。经常与动物或动物血清产品接触的患者易于受到上述影响，其检测结果可能会出现异常值。

【甲状腺功能检测的综合分析及指导建议】

（1）甲状腺疾病女性多发。

（2）检查结果FT3或FT4增高、TSH降低，常见为甲状腺功能亢进，也可能为弥漫性毒性甲状腺肿（Graves）、早期桥本甲状腺炎。需内分泌科就诊，结合甲状腺抗体、影像学结果可进一步诊断。

（3）检查结果FT3或FT4降低、TSH增高，可能为甲状腺功能减退。需进一步甲状腺功能抗体检测，可伴或不伴有甲状腺抗体（TPOAb或TGAb）明显增高。需内分泌科进一步诊断治疗。

（4）甲状腺抗体（TPOAb或TGAb）明显增高，见于甲状腺功能低下患者，有时并不伴有FT3、FT4、TSH的改变。

（5）常规体检FT3、FT4、TSH任意一项异常，需内分泌就诊，结合甲状腺抗体及其他影像学检查明确诊断。

二、肿瘤标志物检查

肿瘤标志物是在肿瘤发生和增殖过程中由肿瘤细胞产生，或是机体对应肿瘤细胞而产生的反应肿瘤存在和生长的一类物质，存在于患者血液中。血清肿瘤标志物的检测对肿瘤的辅助诊断、鉴别诊断、观察疗效、监测复发以及评估预后有一定价值。肿瘤标志物的形成可比影像学早3~6个月，对于早期监测、早期发现肿瘤有重要意义。多数肿瘤标志物与组织器官并不完全对应，一个组织或器官

的TGAb和TPOAb预示有慢性淋巴细胞浸润性甲状腺炎（桥本氏甲状腺炎）。在自身免疫性甲状腺炎（包括桥本氏甲状腺炎）受试者中，甲状腺球蛋白抗体的阳性率约50%~80%，在Graves病患者中，甲状腺球蛋白抗体的阳性率约30%~50%。TGAb检测还可用于桥本氏甲状腺炎的病程监测和鉴别诊断。

【TPOAb检测异常结果解读】

增高：

主要见于慢性桥本甲状腺炎，甲状腺功能亢进，原发性甲状腺功能低下者、部分亚急性甲状腺炎及单纯甲状腺肿患者。某些患者TGAb阴性，但TPOAb阳性，故两种抗体同时测定可提高抗甲状腺自身抗体检测水平。在疾病的缓解期或经过漫长的病程之后原先升高的抗体滴度可能转为阴性。如果抗体在缓解之后再次出现，可能意味疾病复发。

可出现多个肿瘤标志物升高,因此一般采用多种肿瘤标志物联合检测的方法,以提高诊断敏感性。检测肿瘤标志物增高,如果无影像学改变,需定期监测。体检常用检测项目为:AFP、CEA、CA125、CA-199、TPSA、FPSA、FPSA/TPSA、CA-153、CA72-4、CYFRA21-1、NSE、ProGRP、SCC、Fet。

1. 甲胎蛋白测定(AFP)

【项目简介】

α1-甲胎蛋白(AFP)是胎儿发育早期,在肝脏未分化肝细胞和胎儿胃肠道及卵黄囊内合成的一种分子量约为70kDa的糖蛋白。新生儿时期甲胎蛋白含量较高,1岁左右降至正常。正常成人甲胎蛋白含量很低,当肝细胞发生恶性变时AFP含量明显升高,因此AFP是临床诊断原发性肝癌的重要指标。用于肝细胞癌筛查、诊断、疗效评价和复发判断,也用于妊娠期胎儿神经管等先天性疾病筛查。联合CEA、CA199可用于转移性肝癌与原发性肝癌的鉴别。

【方法及参考范围】

电化学发光法、化学发光微粒子免疫检测法;0~10ng/mL。

【AFP检测影响因素】

(1)因抗原抗体反应的钩状效应,浓度过高时可出现假阴性。

(2)口服含胎盘素类药物或保健品,可出现假阳性。

【AFP检测结果的分析及指导建议】

(1)AFP是肝癌的肿瘤标记物,但肝炎、酒精中毒等其他疾病也可增高,一般不超过300ng/mL。

(2)肝癌时一般明显增高,但有些早期阶段可能增高不明显,同时不伴有影像学改变,需要定期监测。

(3)血清AFP联合肝脏超声检查可用于原发性肝癌高危人群的筛查。

(4)服用胎盘类保健品或某些激素类药物,可使AFP增高,需停止服用后再检测。

【AFP检测异常结果解读】

增高:

(1)AFP测定主要用于原发性肝癌的辅助诊断,血清含量 > 400ng/mL 为诊断阈值,其诊断原发性肝癌的阳性率可达 60%~80%。是目前肝癌较好的早期诊断方法,可在症状出现前6~12个月作出诊断,其专一性仅次于病理检查的诊断方法。AFP是否降至正常是判断手术治疗根治的指标之一。

(2)见于急性病毒性肝炎、酒精性肝炎、肝硬化、慢性活动性肝炎、重型肝炎恢复期(提示肝细胞再生)、睾丸癌、卵巢癌、畸胎瘤、绒毛膜上皮细胞癌、运动失调性毛细血管扩张症、先天性肾病综合征等。但一般不超过300ng/mL。

(3)在肠炎和遗传性酪氨酸血症等病症中AFP可呈中、低水平和暂时性或病症反复性升高。胃癌、结直肠癌和胰腺癌等病症中AFP可呈中、低水平和暂时性或反复性升高。

(4)羊水中AFP浓度与胎儿生长和孕周呈负相关,高于正常提示胎儿畸形、死胎、无脑儿和开放性神经管缺损等。

2. 癌胚抗原测定（CEA）

【项目简介】

癌胚抗原（CEA）是一种结构复杂、高度糖化的酸性糖蛋白分子。主要存在于成人癌组织以及胎儿的胃肠管组织中。CEA 类似于 AFP，属于胚胎期和胎儿期产生的抗原。在结肠癌、肺癌、乳腺癌等肿瘤患者中可见增高，是一种较广谱的肿瘤标志物。联合 AFP 可用于转移性肝癌与原发性肝癌的鉴别。用于肿瘤的疗效观察及判断预后。

【方法及参考范围】

电化学发光法、化学发光微粒子免疫检测法；0~5ng/mL。

【CEA 检测影响因素】

（1）浓度过高可出现假阴性。

（2）吸烟者可出现假阳性。

【CEA 检测结果的分析及指导建议】

（1）CEA 是应用最广泛的肿瘤标志物，涉及多个器官，在体检筛查中更有意义。

（2）CEA 轻度增高，与肠炎、消化道溃疡、胰腺炎、肺炎、肺气肿等有关。

（3）吸烟人群可轻度增高。

（4）消化道及肺肿瘤时，可轻度或明显增高，需要结合影像学综合判断。

3. 糖类抗原 125 测定（CA-125）

【项目简介】

CA-125 是一种大分子量的黏蛋白型糖蛋白。其抗原表位在黏蛋白的蛋白质部分而不在糖链上。存在于上皮细胞内卵巢组织和患者的血清中，是重要的卵巢癌相关抗原。用于辅助诊断恶性浆液性卵巢癌，上皮性卵巢癌，也是卵巢癌手术和化疗后疗效观察的指标。同时输卵管腺癌、子宫内膜癌、宫颈癌、胰腺癌、肠癌、乳腺癌和肺癌患者 CA-125 水平也会增高。另外 CA-125 也见于结核性腹膜炎、盆腔炎患者血清中。

【方法及参考范围】

电化学发光法、化学发光微粒子免疫检测法；0~

【CEA 检测异常结果解读】

（1）健康成人血液中仅可见到极低水平的 CEA。在非恶性肠道疾病、结肠炎，消化道溃疡，胰腺、肝脏和肺部疾患中（例如肝硬化、慢性肝炎、胰腺炎、溃疡性结肠炎、克罗恩病、肺炎、肺气肿、支气管哮喘等慢性支气管疾病），也可见到 CEA 水平有轻至中度的升高。吸烟也会导致 CEA 水平升高。

（2）在恶性肿瘤中，常见于消化道恶性肿瘤。肺癌、胰腺癌、乳腺癌等患者血清 CEA 含量可明显增高。用于肿瘤的疗效观察及判断预后，一般病情好转时，血清 CEA 浓度下降，病情发展时可升高。CEA 诊断敏感度最高的是结肠、直肠癌和甲状腺髓样癌。在非转移的乳腺癌中，血清 CEA 浓度仅有 10% 的病例上升，而一般不超过参考范围上限值的 5 倍。在乳腺癌扩散中，临床敏感度在 50%~60% 之间，25% 的患者 CEA 浓度超过参考范围上限值的 5 倍。在胃、胰、肺、卵巢和宫颈癌中，随肿瘤的分期不同，50%~70% 的病例 CEA 浓度上升。

（3）肿瘤早期，CEA 含量较低，不易检出，因此用于肿瘤早期诊断受到限制。

【CA-125 检测异常结果解读】

增高：

（1）CA-125 可存在于卵巢、输卵管、子宫内膜和子宫颈的上皮细胞中。卵巢癌患者血清 CA-125 水平明显升高，其阳性率可达 90% 以上，故对诊断卵巢癌有较大临床价值，尤其对估计治疗效果和判断有无复发危险极为灵敏。

（2）其他妇科肿瘤如子宫内膜癌、乳腺癌、宫颈癌患者也可见 CA-125 水平增高。

（3）胃肠道癌如胰腺癌、肝肿瘤、胆管癌、结直肠癌，胃癌和其他恶性肿瘤如肺癌 CA-125 也可见升高。

（4）增高可见于急性子宫附件炎、宫外子宫内膜异位、子宫内膜异位相关的囊肿、骨盆炎症疾病、腹膜炎、结核性腹膜炎、肠梗阻、良性胃肠道疾病、急性胰腺炎、胆石症、胆囊炎、急慢性活动性肝炎、慢性肝脏疾病、肝硬化、无肝硬化的黄疸、肝肉芽肿病、自身免疫性疾病、心和肾脏功能不全、良性附件肿瘤、Meigs综合征、平滑肌瘤。

（5）其他癌症，如宫颈癌、乳腺癌、胰癌、胆道癌、肝癌、胃癌、结肠直肠癌、肺癌等也有一定的阳性反应。

（6）妊娠早期，可见 CA-125 增高。

【CA19-9 检测异常结果解读】

（1）胰腺癌、结肠癌、胃癌、肝细胞癌和胆管细胞癌时，患者血清 CA19-9 水平可明显升高，故 CA19-9 可作为这类癌症的主要辅助诊断指标。若血清 CA19-9 含量很高，但肝、胆、胰未发现异常者，应全面检查胃、结肠、肺等脏器。

（2）在非恶性肿瘤中，梗阻性黄疸常与 CA19-9 增加有关，而血清中 CA19-9 的非特异性升高同时反映了胆汁黏蛋白的炎症分泌过多并渗入血清中。囊性纤维化、肾积水和桥本甲状腺炎等良性疾病也会导致 CA19-9 水平升高。

（3）急性胰腺炎、胆汁淤积性胆管炎、胆石症、中毒性肝炎、慢性活动性肝炎、肝硬化等，血清 CA19-9 也可出现不同程度的升高。

（4）血清 CA19-9 与碱性磷酸酶以及胆红素水平间存在很强的相关性。

35U/mL。

【CA-125 检测影响因素】

月经期可出现假阳性反应，应避开月经期检测。

【CA-125 检测结果的分析及指导建议】

（1）女性 CA-125 增高，可能由妇科炎症或妇科肿瘤引起，需妇科就诊。

（2）CA-125 虽然名为卵巢癌相关抗原，但非器官特异性，女性及男性其他器官肿瘤也可增高。需临床就诊结合其他检测指标综合分析。

（3）腹膜炎腹水中 CA-125 可明显增高。

4. 糖类抗原 19-9 测定（CA19-9）

【项目简介】

CA19-9（糖链抗原 19-9 或唾液酸化的 Lewis（a）抗原）是一种生物标志物，是胃肠癌相关抗原。CA19-9 在正常人的分泌物（消化液、唾液、精液等）可少量存在。发生消化道病变时可大量分泌，在胰腺癌、结肠癌、胃癌、肝细胞癌、胆管细胞癌患者可明显增加。在其他非恶性肿瘤时也可增加。因此 CA19-9 用于肿瘤早期诊断、治疗监测和癌症复发的监测。

【方法及参考范围】

电化学发光法、化学发光微粒子免疫检测法；0~37U/mL。

【CA19-9 检测影响因素】

（1）在月经和妊娠期可见增高。

（2）体内存在异嗜性抗体（如鼠咬、蚊虫叮咬）可使 CA19-9 假性增高。

（3）经常与动物（饲养宠物等）或动物血清产品接触，易出现假性增高。

（4）接受过小鼠单克隆抗体治疗的患者可使 CA19-9 假性增高。

（5）Lewis a-/b- 血型患者，由于缺乏反应性决定簇 CA19-9，可引起假阴性反应。

【CA19-9 检测结果的分析及指导建议】

（1）CA19-9 是胃肠及胰腺消化系统肿瘤的较好检

测指标。

（2）CA19-9 轻度增高而又无临床症状和影像学改变，需定期复查。

（3）体内存在异嗜性抗体患者，CA19-9 可长期增高，但由于某些检测试剂动物源性抗体选择及纯化度不同，可产生不同程度影响。此类 CA19-9 增高的患者，需采用不同仪器或方法进行验证。

（4）CA19-9 在结直肠癌 CEA 没有增高的患者中，可作为一种补充的疾病监测标志物。

5. 总前列腺特异抗原测定（t-PSA）

【项目简介】

前列腺特异性抗原（PSA）是一种与前列腺癌相关的抗原，是与腺体激肽释放酶结构高度相似的糖蛋白，由前列腺上皮细胞分泌，具有丝氨酸蛋白酶的活性。存在于前列腺组织和精液中，微量进入血循环，正常人血清内含量极微量。前列腺癌患者，前列腺导管上皮结构遭到破坏，PSA 通过受损的腺管进入血液，使血液中 PSA 含量增高。PSA 用于前列腺癌和前列腺良性疾病的诊断、鉴别诊断及前列腺癌病情变化和疗效观察，是较好的肿瘤标志物，因此作为男性体检的指标有重要意义。

【方法及参考范围】

电化学发光法、化学发光微粒子免疫检测法；0~4ng/mL。

【t-PSA 检测影响因素】

前列腺按摩或肛门指诊后，血清 PSA 水平可增加 2 倍以上，2~3 周后恢复。故应先采集血液样本后，再进行前列腺按摩和直肠检查。

【PSA 检测结果的分析及指导建议】

（1）前列腺癌是男性最常见的肿瘤，进展缓慢，前列腺癌是威胁 50 岁以上男性生命的主要肿瘤，随着生活水平的改善，环境及膳食结构的变化，前列腺癌的发病率日趋升高，大于 65 岁的男性发病率明显增高。

（2）前列腺癌早期，无明显症状，不易诊断，但结合直肠指诊和 PSA 检测，可以提高前列腺癌早期诊断率。

【t-PSA 检测异常结果解读】

（1）前列腺癌时，可见血清 PSA 水平明显升高。

（2）当行前列腺癌外科切除术后，PSA 水平升高，即有发生转移及复发的可能。

（3）良性前列腺瘤、前列腺肥大或急性前列腺炎时，也可见血清 PSA 水平升高。良性前列腺增生者，PSA 水平越高，发生急性尿潴留的风险越大。PSA 水平在 4~20ng/mL 时，应进行游离 PSA 的检测，与前列腺癌相鉴别。

（4）正常女性血循环中有低水平的 PSA，当乳腺发生良性或恶性肿瘤时，PSA 水平可能升高。

（3）前列腺炎症或创伤、尿潴留、直肠指检、膀胱镜检、结肠镜检、尿道活检、激光治疗后，可引起 PSA 不同程度和不同时期的增高。

（4）PSA>10ng/mL 时，患前列腺癌的风险性增加，前列腺癌的恶性程度与 PSA 浓度有关。

（5）若 PSA 水平在放疗、激素治疗、根治切除术后、发生急剧下降后检测不出，说明治疗成功。如果手术治疗后 PSA 升高，说明肿瘤复发。

（6）区分良性和恶性 PSA 升高，需结合游离 PSA（f-PSA）检测及其他检查，进一步诊断，前列腺癌患者游离 PSA 浓度低于前列腺良性增生患者。

6.游离前列腺特异抗原测定（f-PSA）

【项目简介】

血清总 PSA（t-PSA）80% 以各种结合形式存在，称为复合 PSA（c-PSA），20% 以未结合的形式存在，称为游离 PSA（f-PSA），f-PSA 无结合酶的特性。通过对 f-PSA 的测定及 f-PSA/t-PSA 比值的综合分析，有助于 f-PSA 水平处于 4~10ng/mL 灰区范围内的患者对于前列腺癌的筛查和鉴别。用于前列腺癌与前列腺炎、前列腺肥大和前列腺良性肿瘤的鉴别。

【方法及参考范围】

电化学发光法；0~1ng/mL。

【f-PSA 检测影响因素】

（1）前列腺按摩或肛门指诊后，血清 PSA 水平可增加 2 倍以上，2~3 周后恢复。故应在取血后进行前列腺按摩和直肠检查。

（2）常温或 4℃条件下，血清游离 PSA 浓度会随时间延长而下降，所以，标本应及时检测，如不能检测，应存于 −20℃。

7. 游离前列腺特异抗原／总前列腺特异抗原比值（f-PSA/t-PSA）

【项目简介】

用于前列腺癌与前列腺炎、前列腺肥大和前列腺良性肿瘤的鉴别。

【f-PSA 检测异常结果解读】

前列腺癌患者 PSA 绝大多数为结合状态，用单项的血清总 PSA 浓度测定不能明确鉴别前列腺癌和良性前列腺增生，因浓度在 4~20ng/mL 范围内二组患者有交叉，前列腺癌患者游离 PSA 与总 PSA 比值较前列腺增生患者低。f-PSA/t- PSA 比值有利于鉴别此二组患者。t-PSA 检测主要适用于未经治疗，总 PSA 值为 4~20ng/mL 的患者。

【方法及参考范围】

电化学发光法

（1）正常参考值（血清）：>0.25 良性疾病的可能性大。

（2）<0.15 前列腺癌的可能性大。

【f-PSA/t-PSA 检测影响因素】

由于该比值测定可能会出现商数偏差，造成明显的结果差异，应结合其他检查进行诊断。

8. 糖类抗原 153 测定（CA-153）

【项目简介】

CA15-3（糖类抗 15-3）是黏蛋白（mucin）型糖蛋白 Mucin-1（MUC-1）抗原上的表位。存在于乳腺、肺、卵巢、胰腺等恶性的或正常的上皮细胞膜上，是乳腺癌相关抗原也是手术后随访、检测复发或转移的指标。

【方法及参考范围】

电化学发光法、化学发光微粒子免疫检测法；0~32.5U/mL。

【CA15-3 检测影响因素】

CA15-3 对蛋白酶和神经酰胺敏感，因此应避免微生物污染。

9. 糖类抗原 72-4（CA72-4）

【项目简介】

糖类抗原 72-4 是一种高分子量的肿瘤相关糖蛋白，是胃肠消化道的肿瘤标志物。可见于多种癌细胞的表面，包括胃癌、卵巢癌、乳腺癌、结肠癌和胰腺癌细胞。

糖类抗原 72-4 是胃癌手术疗效和复发的重要标志物。

【方法及参考范围】

电化学发光法；0~8.2U/mL。

【CA72-4 检测影响因素】

某些食物（羊肉、韭菜等）对结果影响较大，轻度增高时需要定期观察。

10. 细胞角蛋白 19 片段（CYFRA 21-1）

【项目简介】

CYFRA 21-1 是在癌症患者血清中发现的细胞角蛋白

【f-PSA/t-PSA 检测异常结果解读】

前列腺肥大、前列腺炎、肾脏和泌尿生殖系统的疾病患者，也可见于 PSA 浓度增高。单独使用 t-PSA 升高来诊断前列腺癌时，很难排除前列腺增生症，特别是当 t-PSA 浓度在 4~20ng/mL 时，此时应用 f-PSA/t-PSA 比值来判断，比值 < 0.15 时提示前列腺癌，> 0.25 时提示前列腺增生。

【CA-153 检测异常结果解读】

（1）乳腺癌时，可见 CA-153 明显升高，但在早期乳癌诊断时，敏感性较低，阳性率为 20%~30%。晚期乳腺癌、转移性乳腺癌阳性率可达 80%。

（2）CA-153 是转移性乳腺癌患者病程监测的有价值的指标。CA15-3 浓度增高可见于：乳腺癌和其他恶性疾病如卵巢癌、子宫内膜癌、子宫癌、肺癌、胃、胰、肝细胞癌患者。

（3）常用于追踪乳癌经治疗后有复发危险的患者及监测乳癌的转移。在某些良性疾病，如乳房良性病、肝脏、胰腺、风湿、结核。以及其他器官炎症，如转移性卵巢癌、结肠癌和支气管癌时，其血清水平也可见不同程度的增高。

（4）血清 CA-153 浓度升高也可见于，依赖透析的肾功能不全、HIV 感染、慢性肝炎、支气管疾病。各种良性疾病：肝脏、胰腺疾病，风湿病和结核病、良性乳腺疾病、肌瘤病、纤维腺瘤和胸腔其他良性疾病。

【CA72-4 检测异常结果解读】

（1）血清水平升高主要见于胃癌患者，其他恶性肿瘤如结肠直肠癌、胆管癌、胰腺癌、食管癌、卵巢癌，乳腺癌、宫颈癌和子宫内膜癌患者中可见 CA72-4 浓度升高。

（2）CA72-4 也可见于某些非恶性疾病，如肺炎、胰腺炎、肝硬化、风湿性疾病、良性卵巢疾病（腺瘤、囊肿）、卵巢囊肿、乳腺疾病、良性胃肠道疾病。

（3）CA72-4 与 CEA 联合检测可以提高诊断胃癌的敏感性。

（4）CA72-4 与 CA-125 联合检测可以提高卵巢癌的检出率。

（5）正常人约 3.5% 呈轻度增高，良性胃肠道疾病约 6.7% 可见增高。

【CYFRA 21-1检测异常结果解读】

（1）CYFRA 21-1 主要用于监测非小细胞肺癌（NSCLC）的病程及疗效判断。肺部有不明的阴影，CYFRA 21-1>30ng/mL 提示存在原发性支气管癌的可能性。

（2）增高也可见于宫颈癌、乳腺癌、胆道癌、胰腺癌。

（3）也可用于监测横纹肌浸润性膀胱癌的病程。

（4）在良性肺部疾病（肺炎，结核，慢性支气管炎，支气管哮喘，肺气肿）也可增高。在良性的肝病和肾功能衰竭患者中偶见 CYFRA 21-1 轻微升高。

（5）血中 CYFRA 21-1 水平显著升高提示肿瘤已晚期或预后差。

（6）CYFRA 21-1 正常或轻微升高，不能排除肿瘤的存在。

【NSE 检测异常结果解读】

（1）肺癌：NSE 可作为检测小细胞肺癌首选标志物，而 CYFRA 21-1 在非小细胞肺癌检测中优于 NSE。

（2）神经母细胞瘤、精原细胞瘤、非肺部恶性疾病患者 NSE 浓度可升高。在原发脑瘤或脑转移性瘤和恶性黑色素瘤及肾上腺嗜铬细胞瘤（PC）患者中，可发现中枢神经系统（CNS）的 NSE 值升高。

（3）良性疾病：良性肺部和脑部疾病 NSE 浓度略有升高，主要见于脑脊液（CSF）中，包括下列疾病患者：脑脊膜炎、弥漫性脑膜炎、脊髓与小脑退化、脑梗死、脑血肿、蛛网膜下腔出血、脑外伤、脑炎、器质性癫痫、精神分裂症和 Jakob-Creutzfeld 病。

19 片段，这是一种相对分子质量 40000，等电点为 5.2 的酸性蛋白，主要分布于单层和假复层上皮细胞，如支气管上皮细胞和肺泡上皮细胞等。在肠上皮、胰管、胆囊、子宫内膜、输卵管上皮细胞中也有发现，细胞癌变时即释放入血。见于 70% 的肺鳞癌，60% 的肺腺癌，75% 的非小细胞肺癌，是检测非小细胞肺癌的重要指标。

【方法及参考范围】

电化学发光法；0~3.6ng/mL。

11. 神经元特异性烯醇化酶（NSE）

【项目简介】

神经元特异性烯醇化酶（NSE）是一种酸性蛋白酶，参与糖酵解，在正常人脑组织中含量最高，存在于神经细胞和神经内分泌细胞以及这些细胞所引发的肿瘤细胞中。而癌肿组织糖酵解作用使细胞增殖周期加快，细胞 NSE 进入血液增多，并且导致此酶在血清中含量增多。另外，小细胞肺癌是一种能分泌 NSE 的神经内分泌性质的肿瘤，因此 NSE 是检测脑神经瘤和小细胞肺癌的指标。

【方法及参考范围】

电化学发光法；0~15.2ng/mL。

【NSE 检测影响因素】

溶血对检测结果影响较大。

12. 胃泌素释放肽前体（ProGRP）

【项目简介】

胃泌素释放肽前体（ProGRP）是胃泌素释放肽（GRP）相对稳定的前体，是近年来发现的一种新的小细胞肺癌（SCLC）肿瘤标志物。小细胞肺癌具有神经内分泌特征，癌细胞能释放胃泌素释放肽并可刺激小细胞肺癌的生长，由于 GRP 在血清中不稳定，易被降解，半衰期仅为 2 分钟故很难测定其在血液中的浓度，而 ProGRP 位于 GRP 的前端在血液中较为稳定，是测定小细胞肺癌的良好标志物。临床研究证实 ProGRP 对小细胞肺癌的敏感性、特异性均优于 NSE。适用于小细胞肺癌的早期诊断，在监测病情和观察疗效方面有重要意义。

【方法及参考范围】

电化学发光法；0~69pg/mL。

【ProGRP 检测影响因素】

ProGRP 与临床其他肿瘤标记物相比，稳定性较差，标本要及时测定或冰冻保存。

13. 鳞状上皮细胞癌抗原（SCC）

【项目简介】

鳞状上皮细胞是上皮的主要构成部分，SCC 是一种从宫颈鳞状细胞癌组织中分离出来的一种糖蛋白。存在于宫颈、肺、头颈部鳞状细胞的胞质内，也可出现在消化道、阴道、唇、口和食管等身体的其他部位中。SCC 是一种特异性较好的测定鳞状上皮细胞癌的肿瘤标志物。

【方法及参考范围】

电化学发光法；0~2.7ng/mL。

【SCC 检测影响因素】

汗液、唾液及其他体液的污染会引起测定值假性增高。

14. 血清铁蛋白测定（Fet）

【项目简介】

血清铁蛋白（Fet）是机体内用于贮存铁的可溶性组织蛋白，可由很多体细胞合成，包括肝脏、脾脏和骨髓，少部分见于血液。在机体缺血时血清铁蛋白水平降低，铁过多时铁蛋白水平升高，在肿瘤时铁蛋白合成增加，因此铁蛋白检测用于缺铁性疾病及肿瘤的辅助诊断。

【方法及参考范围】

电化学发光法；男性　30~400ng/mL，女性　13~150ng/mL。

三、感染性疾病检查

感染性疾病是由病原体（细菌、病毒、螺旋体等）感染人体后刺激机体产生抗原或抗体而产生的，可通过抗原或抗体检测，确定是否有存在相关疾病的感染。

（一）幽门螺杆菌抗体（HP）

【项目简介】

幽门螺杆菌（HP）是生存在人类胃黏膜的病原菌，

【ProGRP 检测异常结果解读】

（1）血清 ProGRP 水平增高对诊断小细胞肺癌的敏感性和特异性较高，一般 >200 pg/mL 诊断的可靠性可达 99%。

（2）ProGRP 在监测病情和观察疗效方面有重要意义，小细胞肺癌复发时患者 ProGRP 再次增高可较临床症状提前 1 个月。

（3）ProGRP 联合 NSE 可进一步提高小细胞肺癌诊断的敏感性和可靠性。

（4）肾功能不全患者血清中 ProGRP 可明显增高需要注意鉴别。

（5）良性乳腺疾病、良性肺病、自身免疫病会轻度增高；良性消化道疾病、泌尿系统疾病及细菌感染性疾病（伴有明显 CRP 增高）可升高至正常的 2~3 倍。

【SCC 检测异常结果解读】

（1）SCC 水平增高与鳞状细胞癌相关。子宫颈癌、肺鳞癌、头颈部癌、食管癌、鼻咽癌患者血清中水平增高，并随病情加重而增高。

（2）SCC 用于肺癌，可提示疾病复发、治疗后残余和治疗反应。是宫颈癌最常见的组织类型，而 SCC 是该组织类型的生物标志物。在鳞状细胞宫颈癌患者中，SCC 的血清水平与肿瘤分期、大小、治疗后残余、复发或进展、生存率相关。头颈癌是指一组生物学上相似的肿瘤，它们可出现在唇、口腔和鼻腔、咽部和喉部。90% 的头颈癌属于鳞状上皮细胞癌，它们来自该区域的黏膜（上皮）。

（3）SCC 血清水平与淋巴结受累相关，淋巴结阳性的患者水平显著较高。

（4）在良性疾病中，肝炎、肝硬化、肺炎、结核、肾衰、银屑病、湿疹等患者 SCC 也有一定程度增高。肾功能衰竭和皮肤病是该生物标志物假阳性结果的最主要原因。

【血清 Fet 检测异常结果解读】

增高：

（1）反复输血的患者，体内贮存铁增加，血清铁蛋白增高。

（2）铁蛋白合成增加：急性感染、甲状腺功能亢进、恶性肿瘤（肝癌或胰腺癌）。

（3）酒精性或病毒性肝炎以及慢性肾衰竭的患者，血清铁蛋白水平升高。

（4）成人"still"病血清铁蛋白常显著增加。

降低：

（1）血清铁蛋白浓度降低表示铁缺乏，其原因可能是由于既往失血、铁摄取量改变、转铁蛋白缺乏或需求量增加（例如妊娠）。

（2）长期腹泻，营养不良，肝脏合成减少。

【HP 抗体检测异常结果解读】

通过血清中幽门螺杆菌抗体检测了解是否有幽门螺旋杆菌感染，该方法简单快速，敏感性和特异性高，但治疗后抗体依然存在，可达数月或数年，因此血清幽门螺旋杆菌抗体阳性，不能肯定患者是否有活动性感染，阴性也不能排除早期感染。血清抗体检测不宜作为现症感染或疗效评估指标。主要用于易感人群的筛查。

确诊 HP 感染应结合临床症状及其他诊断技术。

是慢性胃炎、消化性溃疡、胃癌的重要致病因子之一，是人胃内唯一能够产生大量尿素酶的细菌。因此，检测人血液样本中是否存在 HP 尿素酶抗体是判断患者是否感染 HP 的重要依据。

幽门螺杆菌感染途径：

（1）经口传播，同桌吃饭。

（2）粪口传播，粪便中的幽门螺旋杆菌污染了水源和食物。

（3）低温能延长幽门螺杆菌的存活期，冰箱长期保存的食物可增加幽门螺杆菌的传播机会。我国人群幽门螺杆菌感染率在 50% 以上。

【方法及参考范围】

胶体金检测法；阴性。

【HP 抗体检测影响因素】

有时 HP 感染后抗体尚未出现或者是抗体水平过低可能会导致结果阴性。

【HP 抗体检测结果的分析及指导建议】

（1）幽门螺杆菌感染后表现为胃炎，不经治疗可发展为萎缩性胃炎、胃溃疡、胃癌等，及时发现幽门螺杆菌感染并及时治疗，可避免疾病发展。

（2）血清幽门螺杆菌抗体阳性，不代表目前正在感染幽门螺杆菌。既往幽门螺杆菌感染经治疗后抗体可持续存在数月或数年。

（3）血清幽门螺杆菌抗体阳性建议结合幽门螺杆菌抗原检测、C_{13} 呼气试验进一步确认，必要时进行胃镜检查。建议消化内科就诊。

（4）阴性结果不排除幽门螺杆菌感染，可能因早期感染，抗体尚未产生，需定期复查。

（二）乙肝感染检测

1.乙肝表面抗原检测（HBsAg）

【项目简介】

乙肝表面抗原是一种糖蛋白，是由 S 基因编码的衣壳蛋白，包括 S、前 S1 和前 S2 蛋白。HBsAg 具有抗原性，可刺激机体产生特异性 HBs 抗体。人体感染乙肝病毒后最早 1~2 周内、最迟 11~12 周血中首先出现乙肝表面抗原。急性自限型乙肝病毒感染时表面抗原大多持续 1~6 周，正常可达 20 周，无症状携带者和慢性患者表面抗原可持续存在多年甚至终身。

用于辅助诊断疑似乙型肝炎病毒（HBV）感染的患者并对抗病毒治疗效果和感染者的状态进行监测。

（1）对献血员进行 HBsAg 筛查，用于输血安全保证。

（2）接种乙型肝炎疫苗时 HBsAg 检查。

（3）对人群进行 HBsAg 筛选，对 HBsAg 阳性者进行监测。用于肝炎的鉴别诊断，肝硬化、原发性肝癌的早期发现。

【方法及参考范围】

化学发光微粒子免疫检测法；0~0.05IU/mL。

【HBsAg 检测影响因素】

（1）标本溶血可能出现假阳性结果。

（2）接受肝素治疗的患者，其样本可能会凝固不完全，样本中纤维蛋白的存在可能会导致检测结果错误。

（3）患者在 HBsAg 感染窗口期时，抗原滴度较低，可能出现阴性结果。

（4）抗原浓度过高时，可能会出现假阴性结果。

2. 乙肝表面抗体检测（HBsAb）

【项目简介】

HBsAb 是一种中和性抗体，也是一种保护性抗体，是乙肝病毒表面抗原刺激人体免疫系统后产生的抗体，能够中和掉乙肝病毒的感染力，保护人体免受乙肝病毒再度侵袭，其滴度越高保护性也就越强。HBsAb 一般在 HBsAg 转阴后出现，是乙肝病毒感染恢复的开始，抗体可持续多年，其滴度与特异性保护相关。用于体检筛查、疫苗注射后效果观察，及疫苗注射后的长期效果观察。

【方法及参考范围】

化学发光微粒子免疫检测法；0~10mIU/mL。

【HBsAb 检测影响因素】

（1）标本溶血可能出现假阳性结果。

（2）抗体浓度过高时，可能会出现假阴性结果。

【HBsAg 检测异常结果解读】

HBsAg 阳性是 HBV 感染和携带的特异性标志，常见于慢性乙肝病毒携带者、急性乙型肝炎潜伏期、急性期、慢性迁延性肝炎与慢性活动性肝炎、肝硬化。乙肝表面抗原阳性并不肯定意味着疾病或具有传染性。HBsAg 阴性并不能完全排除 HBV 感染，约 8% 的患者在肝炎症状开始前 HBsAg 已转阴。因此，在临床上不能仅根据 HBsAg 一项来判断 HBV 感染状态，必须结合其他血清标志物（如：HBcAb、HBeAg、HBeAb 等）的结果来综合分析。

【HBsAb 检测异常结果解读】

HBsAb 是保护性抗体。

（1）HBsAb 既往曾感染过乙肝现已恢复，而且对乙肝病毒有一定的免疫力。

（2）注射乙型肝炎疫苗后产生 HBsAb 说明免疫成功，机体产生了对抗乙肝病毒的免疫力。

【HBeAg 检测异常结果解读】

（1）HBeAg 阳性仅见于 HBsAg 阳性者，在 HBsAg 之后出现。阳性提示 HBV 复制活跃，病毒数量较多，有较强的传染性，可作为有传染性的可靠指标。

（2）HBeAg 阳性持续 4 个月以上，预示有发展为慢性乙肝病毒携带状态的可能。

（3）HBeAg 阳性的孕妇可垂直传播，90% 以上的新生儿将受乙型肝炎病毒感染，HBeAg 可阳性。

（4）有一种慢性乙型肝炎患者血清中不能检测到 HBeAg，但乙型肝炎病毒 e 抗体呈阳性，这些患者血清中的 HBV–DNA 也可能呈阳性。

【HBeAb 检测异常结果解读】

（1）HBeAb 若存在于病变持续活动的慢性肝病患者中，则病情可能继续发展，并逐步演变成肝硬化。

（2）HBeAg 转阴且 HBeAb 转阳，大多表明 HBV 复制停止，病变活动静止，提示传染性明显减弱或疾病在恢复过程，但不能说明传染性已消失或病情已康复。

（3）部分 HBV 感染者，HBeAg 消失后可不出现 HBeAb，说明：① 复制病毒虽已清除，但无 HBeAb 应答；② 复制病毒一时减少，HBeAg 消失后可再现；③ 前 C 区变异，不能编码合成 HBeAb。

（3）接受肝素治疗的患者，其样本可能会凝固不完全，样本中纤维蛋白的存在可能会导致检测结果错误。

3. 乙肝 E 抗原检测（HBeAg）

【项目简介】

HBeAg 是 HBV 核心的可溶性抗原，是人体感染 HBV 后跟随 HBsAg 出现的第 2 个血清学抗原标志物，一般高峰持续 2~3 个月，通常在 4 个月后消退。可用于监测乙型肝炎病毒感染的进展状况。

【方法及参考范围】

化学发光微粒子免疫检测法；0~1.00S/CO。

【HBeAg 检测影响因素】

（1）标本溶血可能出现假阳性结果。

（2）抗原浓度过高时，可能会出现假阴性结果。

（3）接受肝素治疗的患者，其样本可能会凝固不完全，样本中纤维蛋白的存在可能会导致检测结果错误。

4. 乙肝 E 抗体检测（HBeAb）

【项目简介】

HBeAb 是乙肝病毒的对应抗体，由 HBeAg 刺激产生，对 HBV 感染具有保护作用。但不是中和抗体，没有增强机体抵抗力的作用，HBeAb 出现于急性感染的恢复过程中，持续时间较长，HBeAg 和 HBeAb 一般不会同时阳性，一旦 HBeAb 出现 HBeAg 就消失。

【方法及参考范围】

化学发光微粒子免疫检测法；≥ 1.00S/CO。

【HBeAb 检测影响因素】

（1）标本溶血可能出现假阳性结果。

（2）抗体浓度过高时，可能会出现假阴性结果。

（3）接受肝素治疗的患者，其样本可能会凝固不完全，样本中纤维蛋白的存在可能会导致检测结果错误。

5. 乙肝核心抗体检测（HBcAb）

【项目简介】

乙肝核心抗原（HBcAg）是乙肝病毒的核心成分，存在于受感染的肝细胞核内，不游离于血液中，难以检测到，故临床不做常规检查，HBcAb 由核心抗原 HBcAg 刺激产生，是乙肝感染后最早出现的，不是保护性抗体，是反映肝细胞受到乙肝病毒侵害的指标。其持续时间长，甚至终生存在，可作为当前或者既往乙型肝炎病毒感染的指标，但不能用于区别急性或慢性乙型肝炎病毒感染。

【方法及参考范围】

化学发光微粒子免疫检测法；0~1.00S/CO。

【HBcAb 检测影响因素】

（1）标本溶血可能出现假阳性结果。

（2）抗体浓度过高时，可能会出现假阴性结果。

（3）接受肝素治疗的患者，其样本可能会凝固不完全，样本中纤维蛋白的存在可能会导致检测结果错误。

表 1-7-1　乙肝病毒五项血清标志物联合检测解读

HBsAg	HBsAb	HBeAg	HBeAb	HBcAb	临床意义
+	−	−	−	−	急性肝炎早期有传染性或慢性乙肝病毒携带者
+	−	+	−	+	乙肝急性期或急性后期或慢性活动性期传染性强
+	−	−	−	+	慢性携带者有一定传染性
+	−	−	+	+	非活动性携带者传染性弱
−	+	−	+	+	恢复早期无传染性
−	+	−	−	+	既往感染或现症痊愈或接种疫苗后获得性免疫
−	+	−	−	−	既往感染或现症痊愈或接种疫苗后获得性免疫

（三）甲型肝炎病毒抗体 IgM （HAV-IgM）

【项目简介】

甲型肝炎病毒（HAV）是一种无包膜的单链 RNA 病毒，属于小 RNA 病毒科。HAV 在肝细胞内复制通过胆汁经肠道从粪便排出，经由粪-口途径传播。HAV 是感染性黄疸中最常见的病因，HAV 会造成急性肝炎，但不会转成慢性肝病，该病毒不会持续存在于机体中。甲肝病毒抗体包括 HAV-IgM 和 HAV-IgG，IgM 出现在疾病感染早期，约三个月转为阴性，是急性甲型肝炎感染的血清学标志。HAV-IgG 出现较 HAV-IgM 稍晚，是一种保护性抗体。

【HBcAb 检测异常结果解读】

（1）几乎所有乙肝病毒感染者都能产生 HBcAb，接触 HBV 的抗原者，血清中可出现低滴度的 HBcAb，对其进行连续检测，如抗体滴度逐渐升高，可作为感染指标。

（2）HBcAb 单项阳性提示：

①急性感染的恢复早期（窗口期）：很可能具有传染性；

②HBcAb 被动转移：母婴传播；

③既往感染伴 HBsAg 消失：此种情况在感染多年后才会发生。

（3）注射乙肝病毒疫苗后，可产生 HBcAb（表 1-7-1）。

【HAV-IgM 检测异常结果解读】

对于急性甲型肝炎的鉴别诊断，需要血清学检测方法来检测 HAV 的免疫球蛋白 M（IgM）抗体。甲型肝炎发病时总是能够检出 HAV-IgM 抗体，而且通常在 3~6 个月内消失。

几乎可终身存在，阳性则表示过去曾受过 HAV 感染，现在已经有免疫力，可用于甲肝的流行病学调查。

【方法及参考范围】

化学发光法；0~1S/CO。

（四）丙型肝炎抗体（抗 –HCV）

【项目简介】

丙型肝炎病毒是 RNA 病毒，由核心和包膜两部分组成的球形颗粒。丙型肝炎病毒主要通过血液传播，一般是由输血引起。HCV 抗体检测用于肝炎鉴别诊断和保证安全输血。HCV 抗体的存在提示机体可能已经感染 HCV，虽然大部分感染者无症状但部分 HCV 感染可发展为慢性肝炎、肝硬化、增加患肝细胞癌的风险。

【方法及参考范围】

化学发光微粒子免疫检测法；0~1.0S/CO。

【抗 –HCV 检测影响因素】

血清 IgG 浓度升高会出现抗 HCV 试验的假阳性。

（五）戊型肝炎病毒抗体 IgM（HEV–IgM）

【项目简介】

戊型肝炎病毒（HEV）是一种 RNA 病毒，是经肠道传播引起的急性传染性疾病，通过粪 – 口传播途径，在肝细胞内复制，通过胆汁经肠道从粪便排出。病毒感染后机体可产生 HEV–IgM 和 HEV–IgG 抗体。HEV 潜伏期为 15~75 天，戊肝患者体内首先产生 IgM 抗体，接着产生 IgG 抗体，在急性期后 IgM 抗体较快消退。

【方法及参考范围】

化学发光法；0~1S/CO。

【HEV–IgM 检测影响因素】

接受肝素治疗的患者，其样本可能会凝固不完全。样本中纤维蛋白的存在可能会导致检测结果错误。为避免这种情况，应在肝素治疗前采集样本。

（六）艾滋病联合试验（HIVcombin）

【项目简介】

人类免疫缺陷病毒（HIV）是引起艾滋病的病原体，艾滋病又称获得性免疫缺陷综合征。艾滋病传播途径为性接触

【抗 –HCV 检测异常结果解读】

（1）抗 HCV 阳性表明体内已有 HCV 感染。

（2）输血后肝炎患者中有 80%~90% 的患者为丙型肝炎，抗 HCV 呈阳性反应。

（3）在乙型肝炎患者中，特别是经常使用血制品的患者可以引起丙型肝炎的合并感染，使疾病易转为慢性化，肝硬化或肝癌。所以对乙型肝炎复发及慢性肝炎患者应进行抗 HCV 的检测。

（4）抗 HCV 阳性不能证实急性或慢性 HCV 感染，抗 HCV 阳性必须进行免疫印迹试验以证实其特异性。

【HEV–IgM 检测异常结果解读】

（1）急性戊型肝炎症状和甲型肝炎相似，但黄疸症状比甲肝严重，尤其是妊娠后期合并戊肝感染，容易发展为重型肝炎。

（2）一般急性期检出 HEV–IgM，IgM 一般持续 2~3 个月；恢复期检出 HEV–IgG，IgG 抗体持续约 1 年，也可能几年。HEV–IgG 代表既往感染过 HEV 或注射戊肝疫苗有效，说明机体对 HEV 具有免疫力。

（3）戊肝感染初期 IgM 抗体未产生或滴度很低，建议 7~14 天内复查。

传播、血液传播、母婴垂直传播。HIV 主要侵犯人的 T 淋巴细胞使感染者细胞免疫破坏，最终继发各种感染和肿瘤。用于术前检测、输血安全检测及可疑艾滋病患者的过筛检测。

【方法及参考范围】

化学发光微粒子免疫检测法；0~1.00S/CO。

【HIV 检测影响因素】

（1）标本溶血可能出现假阳性结果。

（2）样本凝固不完全时，纤维蛋白的存在可能会导致检测结果错误。

（3）自身免疫性疾病及接种疫苗等可能造成假阳性结果。

（七）梅毒抗体检测（抗 –TP）

【项目简介】

梅毒是由梅毒螺旋体感染引起慢性、系统性性传播疾病，可通过母婴、性接触和血液传播，该疾病可进入潜伏期，潜伏期内的梅毒感染在临床上表现不显著。显性梅毒和隐性梅毒患者是唯一的传染源，一般性接触传染占 95%，少数患者可通过接吻、哺乳等密切接触而传染。未经治疗的患者在感染一年内最具传染性，随病期延长传染性越来越小。先天性梅毒是患有梅毒的孕妇通过胎盘血行传染给胎儿所致。用于术前检测、输血安全检测、产前安全检查及梅毒诊断。

【方法及参考范围】

化学发光微粒子免疫检测法（CMIA）；0~1.00S/CO。

【TP 检测影响因素】

（1）标本溶血可能出现假阳性结果。

（2）样本凝固不完全时，其中的纤维蛋白的存在可能会导致检测结果错误。

（3）系统性红斑狼疮、急性病毒感染、自身免疫性疾病等可出现假阳性反应，应综合分析。

四、风湿免疫性疾病及相关检查

风湿免疫性疾病与感染、免疫、代谢、内分泌、遗传、退行性病变、地理环境、肿瘤等相关，是影响骨、关节及

【HIV 检测异常结果解读】

（1）结果阳性，提示可能为 HIV 感染，但须经国家或地区疾病预防控制中心进行确诊。如无任何临床症状，可能为 HIV 携带者。HIV 阳性可持续数十年以至终身。

（2）确证试验结果阳性，并伴有临床症状时才能诊断为艾滋病。

【梅毒抗体检测异常结果解读】

（1）特异性抗体实验检测抗 TP 敏感度高，是梅毒感染的筛查方法，如果 S/CO 值 >1 需要加做梅毒螺旋体血清反应试验作为是否现症感染和辅助指标。

（2）梅毒特异性抗体试验阳性可作为是否感染过梅毒的指标，大部分患者治愈后抗体可终身阳性，应结合临床鉴别现症与既往感染。

（3）血清反应试验与特异性抗体（TP）同时阳性，提示为梅毒感染期或近期感染过梅毒。

其周围组织如肌肉、滑囊、肌腱、神经等的一组疾病，其病变表现多样，可为局限性、系统性、精神性和功能性。风湿免疫性疾病复杂多样、发病率高，常见病变为痛风、类风湿关节炎、骨关节炎、系统性红斑狼疮、多发性肌炎、系统性硬化症、自身免疫性肾病等。

1. 抗链球菌溶血素"O"（ASO）

【项目简介】

A 群链球菌可导致各种感染，如皮肤病或扁桃腺周围脓肿。当上呼吸道感染时，扁桃腺周围脓肿可能会导致肾小球肾炎，急性心内膜炎、sydenham 舞蹈病、急性风湿热。这些感染可导致心脏与肾脏损害。通过早期诊断、有效治疗，对患者的监测，可降低这些风险。ASO 测定可为临床判断链球菌感染程度及病程病期提供有用信息。ASO 增高提示近期曾有溶血性链球菌感染，但不是疾病活动的标志，用于急性风湿热和急性肾小球肾炎的辅助诊断，风湿病与类风湿关节炎的鉴别诊断。

【方法及参考范围】

免疫比浊测定法；0~200.00IU/mL。

【ASO 检测影响因素】

在少数情况下，丙种球蛋白病，特别是 IgM（Waldenström 氏巨蛋白血症）类，可能导致结果的不可靠。

2. 类风湿因子（RF）

【项目简介】

类风湿因子是一组针对 IgG 分子抗原决定簇上 Fc 区的异质性自身抗体，主要为 IgM 型自身抗体，是类风湿关节炎的诊断标准之一。类风湿因子增高也可见于其他炎性风湿性疾病以及其他非风湿性疾病，同时也可见于超过 60 岁以上的正常人群。

【方法及参考范围】

免疫比浊测定法；0~20.00IU/mL。

【RF 检测影响因素】

（1）丙种球蛋白病，特别是 IgM（Waldenström 氏巨蛋白血症）类，可能影响结果的可靠性。

（2）自身免疫疾病时体内存在的自身抗体可能干扰

【ASO 检测异常结果解读】

增高：

（1）急性风湿热、急性肾小球肾炎、猩红热、急性咽炎、扁桃体炎、过敏紫癜。

（2）A 组溶血性链球菌感染所致的败血症、菌血症以及心内膜炎、脑膜炎、产褥热等；风湿性心肌炎、心包炎、风湿性关节炎。

（3）皮肤及软组织感染。

【RF 检测异常结果解读】

增高：

（1）见于类风湿性关节炎，70%~90%的类风湿关节炎患者 RF 为阳性，所以 RF 阴性不能排除类风湿疾病。RF 常早于临床症状的出现而呈阳性，RF 阳性的健康人患类风湿关节炎的风险较 RF 阴性人群高 5~40 倍。RF 阳性不能做出类风湿关节炎的独立诊断指标，需结合其他检查指标及临床表现综合判断。

（2）某些自身免疫病如系统性红斑狼疮、多发性硬化症、干燥综合征都有一定的阳性率。

（3）RF 在其他风湿性和非风湿性疾病中也可呈阳性，常见于慢性炎症、肝病、血管炎、退行性骨关节病、结缔组织病等。

测试并导致结果不可靠。

（3）某些药物可能会干扰测试。

3. C 反应蛋白（CRP）

【项目简介】

C 反应蛋白是一种能与肺炎链球菌 C 多糖发生反应的急性时相反应蛋白，具有激活补体、促进吞噬、免疫调节作用。CRP 主要由肝脏产生，IL-6 可促进肝脏合成 CRP，其含量变化对炎症、组织损伤、恶性肿瘤等疾病的诊断及疗效观察有重要意义。CRP 浓度在炎性过程中快速升高，有时先于发热等临床症状出现。目前检测 CRP 方式有常规 CRP 检测及高敏 CRP 检测。常规 CRP 检测常用于感染与炎症的辅助诊断，超敏 CRP 常用于心血管疾病、风湿类疾病、肿瘤等的辅助诊断。

【方法及参考范围】

免疫比浊测定法；常规 CRP　0~10mg/L，超敏 CRP 0~5.01mg/L。

【CRP 检测影响因素】

（1）丙种球蛋白病，特别是 IgM（Waldenström 氏巨蛋白血症）类，可能影响结果的可靠性。

（2）接受单克隆鼠抗体治疗或出于诊断目的注入单克隆鼠抗体的患者样本可能出现错误结果。

4. 抗环瓜氨酸肽抗体（抗 CCP 抗体）

【项目简介】

抗环瓜氨酸肽抗体是以合成的环化瓜氨酸多肽（CCP）为抗原的自身抗体，是类风湿关节炎早期的高度特异性血清学指标，阳性率为 60%~80%，特异性为 96%。类风湿关节炎潜伏期长，至少 80% 的类风湿关节炎患者发病前 10 年可出现该抗体，因此抗 CCP 抗体有利于类风湿关节炎（RA）的早期诊断。

【方法及参考范围】

电化学发光 IgG 捕获法；0~17U/mL。

【抗 CCP 抗体检测影响因素】

（1）对于接受高剂量生物素治疗的患者（>5mg/d），必须在末次生物素治疗 8 小时后采集样本。

（4）在无明显临床症状的高龄人群中，阳性率达到 20%。

（5）RF 可作为类风湿关节炎与强直性脊髓炎、痛风、骨性关节炎的鉴别指标。

【CRP 检测异常结果解读】

增高：

（1）风湿性疾病活动期，CRP 可明显升高，治疗好转后，CRP 可逐渐降至正常。

（2）作为急性时相反应的一个极灵敏的指标，CRP 浓度在急性心肌梗死、创伤、感染、炎症、外科手术、肿瘤浸润时迅速显著地升高。

（3）鉴别感染：病毒感染时 CRP 升高不明显或轻度升高，细菌感染时 CRP 明显升高。

（4）评价疾病活动和疗效，血清 CRP 浓度持续高居不下通常属于严重的预后标志，一般表示存在感染控制不良。

（5）用于心血管疾病危险性预测：超敏 CRP<1.0 mg/L 为低度危险性；1.0~3.0 mg/L 为中度危险性；>3mg/L 为高度危险性。

【抗CCP抗体检测异常结果解读】

增高：

（1）抗 CCP 抗体是类风湿关节炎（RA）的重要诊断标准，有助于 RA 的早期诊断。

（2）抗 CCP 抗体是骨质破坏的独立风险预测因子，抗 CCP 抗体阳性的 RA 患者骨破坏较阴性者更加严重，并与 RA 的活动性相关。若阳性提示已发生骨质破坏，且预后较差，需要联合用药。

（3）抗 CCP 抗体对疾病的预后评估也有重要意义。抗 CCP 抗体阳性的 RA 患者常在发病 2 年内出现不可逆的骨关节损伤，并引起多种并发症。

（4）抗 CCP 抗体与疾病的活动性相关，若治疗有效，抗体浓度下降，可作为指导用药及改变治疗方案的依据。

（2）IgG（高 γ 球蛋白血症）病理性的非特异性 IgG 对检测有影响。高 γ 球蛋白血症可能导致抗 -CCP 检测结果的假阴性。

（3）某些接受单克隆鼠抗体治疗或诊断的患者样本检测结果可能有误。

（4）少数病例中极高浓度的链霉素抗体和钌抗体会影响检测结果。

5. 补体 C1q（C1q）

【项目简介】

补体是血清中的一种不耐热成分，有特异性抗体介导的溶血作用，是抗体发挥溶菌作用的主要成分，存在于血清、组织液和细胞膜表面的一种蛋白质。补体 C1q 是构成补体 C1 的重要成分。补体 C1q 可以识别和结合凋亡细胞，与吞噬细胞表面相应的受体相互作用而导致凋亡细胞被清除。因此补体 C1q 与体内炎症性免疫反应相关，当体内存在免疫复合物时，补体 C1q 被激活并与免疫复合物结合沉积于人体局部组织，引起炎症性免疫反应。补体 C1q 与很多自身免疫性疾病相关，如急性链球菌感染后的肾小球肾炎、系统性红斑狼疮、类风湿性关节炎、硬皮病、痛风、血管炎、骨髓炎。检测 C1q 浓度的动态变化对上述疾病的诊断和预后的有重要意义。

【方法及参考范围】

免疫透射比浊法；159~233mg/L。

五、性腺激素相关检查

性激素是维持人体生理活动的重要激素，其主要生理作用是刺激器官和生殖器官的生长、发育、维持性功能，影响蛋白质合成代谢、骨骼代谢、水盐代谢及红细胞生成。性器官的主要分泌部位为睾丸、卵巢及肾上腺皮质，其分泌受下丘脑 - 垂体系统的调控。激素水平失衡可能会导致许多疾病，如女性月经不调、多毛症、体重增加、早衰、早熟、性功能障碍、不孕不育及肿瘤等。激素水平异常与许多因素相关，如压力过大、情绪不稳、饮食不均衡及某些疾病导致的激素分泌紊乱。性激素水平联合检测可用于相关疾病的辅

【C1q 检测异常结果解读】

增高：

（1）自身免疫性肾小球肾炎，如补体 C1q 肾病、急性链球菌感染后肾小球肾炎。

（2）系统性红斑狼疮、类风湿性关节炎、硬皮病。

（3）痛风。

（4）血管炎、骨髓炎、活动性过敏性紫癜。

降低：

（1）混合性结缔组织病。

（2）先天性补体 C1q 缺陷。

需注意在疾病过程中补体 C1q 存在动态变化，因此需动态观察。

补体 C1q 肾病、免疫复合物性疾病（如狼疮性肾炎、类风湿关节炎、肾小球肾炎等）的急性期、活动期，常见补体 C1q 水平下降。当上述疾病进入缓解期、恢复期时常见补体 C1q 水平上升。

助诊断及治疗监测。

1. 促卵泡成熟激素（FSH）

【项目简介】

FSH 是由垂体前叶细胞分泌，是刺激卵泡发育的重要激素。对于女性，在月经周期中 FSH 和黄体生成激素（LH）同步变化，促进卵泡细胞生长发育、成熟。对于男性，FSH 可刺激睾丸支持细胞发育，并促进产生能结合雄性激素的蛋白质，促进生殖细胞发育、分化为成熟精子。

【方法及参考范围】

化学发光微粒子免疫检测法；

女性

①卵泡期：3.03~8.08mIU/mL；

②中期：2.55~16.69mIU/mL；

③黄体期：1.38~5.47mIU/mL；

④绝经期：26.72~133.41mIU/mL。

男性 0.95~11.95mIU/mL。

临床上 FSH 与 LH 常同时检测，用于相关疾病鉴别诊断。

（1）鉴别闭经原因：FSH 及 LH 水平低于正常值，提示闭经原因在腺垂体或下丘脑。FSH 及 LH 水平均高于正常，提示病变在卵巢。

（2）协助诊断多囊卵巢综合征：测定 LH/FSH 比值，如 LH/FSH ≥ 2~3，有助于诊断多囊卵巢综合征。

（3）诊断性早熟：有助于区分真性和假性性早熟。真性性早熟由促性腺激素分泌增多引起，FSH 及 LH 呈周期性变化。假性性早熟的 FSH 及 LH 水平均较低，且无周期性变化。

【FSH 检测影响因素】

（1）应注意患者体内可能存在的嗜异性抗体、某些激素、药物等活性物质对测定结果的影响。

（2）妊娠时血中升高的绒毛膜促性腺激素（hCG）水平也会影响测定的准确性。

（3）标本溶血会影响检测结果。

【FSH 检测异常结果解读】

增高：

（1）原发性卵巢功能低下、先天性发育不全、卵巢早衰、卵巢切除术后、原发和继发性闭经。

（2）更年期综合征（围绝经期或绝经期）。

（3）真性性早熟、垂体促性腺细胞瘤、原发性性功能减退、早期腺垂体功能亢进、睾丸精原细胞瘤、先天性睾丸发育不全综合征。

（4）肝硬化、肝衰竭、甲状腺功能亢进。

降低：

（1）继发性性腺功能低下、女性不孕、子宫内膜异位症、希恩综合征。

（2）垂体功能低下、垂体性闭经、晚期垂体功能低下（见于雌激素和孕酮治疗）。

（3）长期服用避孕药、大量应用性激素。

（4）男性无精子症、睾丸肿瘤。

（5）假性性早熟。

【LH检测异常结果解读】

增高：

（1）月经中期LH快速升高刺激排卵，绝大多数女性排卵发生在此后14~28小时后，这个时间段的女性最易受孕。因此通过测定LH水平是否处于高峰期以明确排卵功能是否正常以提高受孕率。

（2）多囊卵巢综合征、性发育不全、性腺功能减退。

（3）原发性睾丸衰竭、睾丸精曲管发育不全综合征。

（4）睾丸女性综合征、性腺切除后。

（5）围绝经期和绝经期。

（6）肾衰竭、肝硬化和甲状腺功能亢进。

降低：

（1）垂体或下丘脑性闭经。

（2）希恩综合征。

（3）性激素肿瘤、人绒毛膜促性腺激素性肿瘤、肾上腺性变态综合征。

（4）假性性早熟。

（5）神经性厌食症。

2. 黄体生成激素（LH）

【项目简介】

由垂体前叶分泌。受下丘脑促性腺释放激素的调控，同时受卵巢的正负反馈调控，在女性黄体生成素主要是促使卵泡成熟及雌激素的合成，继而引起排卵，促使卵泡转化为黄体，促进间质生长及孕激素合成。男性的黄体生成素能促使睾丸间质细胞增殖并合成雄激素，促进间质细胞分泌睾酮协同促卵胞生成素，促进精子成熟。

【方法及参考范围】

化学发光微粒子免疫检测法；

女性

①卵泡期：1.80~11.78mIU/mL；

②中期：7.59~89.08mIU/mL；

③黄体期：0.56~14.00mIU/mL；

④绝经期：5.16~61.99mIU/mL。

男性　0.57~12.07mIU/mL。

临床上FSH与LH常同时检测，用于相关疾病鉴别诊断意义同FSH。

【LH检测影响因素】

（1）由于LH呈脉冲式分泌，故血液中浓度变化较大，应多次采血检测。

（2）应注意患者体内可能存在的嗜异性抗体、某些激素、药物等活性物质对测定结果的影响。

（3）标本溶血会影响检测结果。

3. 雌二醇（Estradiol）

【项目简介】

主要由卵巢分泌，肾上腺和男性的睾丸也可少量分泌。雌二醇是生物活性最强的雌激素，其生理作用主要是促进女性生殖器官发育，是卵泡发育、成熟和排卵的重要调节激素，也是导致月经周期性变化的重要激素。可以促进第二性征如乳房发育、乳腺增生、皮下脂肪富集等。雌二醇还对内分泌系统、心血管系统、人体的代谢、骨骼的生长，皮肤的滋润均有明显的影响。更年期以后，卵巢功能逐渐衰竭，雌二醇急剧下降，引起更年期综合征、骨质疏松等雌激素缺乏性疾病。男性雌二醇主要由肾上腺皮质和睾丸产生，对蛋白质、脂类、水电解质及钙磷代谢起重要作用。

雌二醇检测在临床上主要用于检测卵巢功能：

（1）判断闭经原因：如果激素水平符合正常的周期变化，表明卵泡发育正常，应考虑为子宫性闭经；雌激素水平偏低，闭经原因可能因原发或继发性卵巢功能低下或受药物影响而抑制卵巢功能，也可见于下丘脑－垂体功能失调、高催乳激素血症等。

（2）诊断有无排卵：雌激素无周期性变化，常见于无排卵性功能失调性子宫出血、多囊卵巢综合征、某些绝经后子宫出血。

（3）监测卵泡发育：应用药物诱导排卵时，测定血中雌二醇作为监测卵泡发育、成熟的指标之一，用以指导HCG用药及确定取卵时间。

【方法及参考范围】

化学发光微粒子免疫检测法；

女性

①卵泡期：21.00~251.00pg/mL；

②中期：38.00~649.00pg/mL；

③黄体期：21.00~312.00pg/mL；

④绝经期：0~28.00pg/mL。

男性　11.00~44.00pg/mL。

【雌二醇检测影响因素】

（1）应注意某些患者体内可能存在的异嗜性抗体对测定结果的影响。

（2）孕中期和孕晚期女性的雌二醇测定结果可能会受体内高水平雌三醇的影响。

（3）样本凝固不完全时其中的纤维蛋白的存在可能会导致检测结果错误。

4.睾酮

【项目简介】

睾酮是体内主要的雄激素，是一种类固醇激素，男性睾酮几乎全部在睾丸间质细胞合成。男性睾酮的主要功能是诱导胎儿性别分化，促进并维持男性第二性征发育，

【雌二醇检测异常结果解读】

增高：

（1）雌二醇是评价卵巢功能的重要指标，其增高常引起女性性早熟、月经不调、妊娠、男性女性化。

（2）卵巢功能亢进、卵巢颗粒细胞瘤、卵泡膜细胞瘤、卵泡脂肪细胞瘤、性激素生成瘤。

（3）睾丸间质细胞瘤导致雌二醇分泌增多，导致男性乳房发育。

（4）腺垂体肿瘤、肾上腺皮质增生。

（5）甲状腺功能亢进、肝硬化。

（6）服用过多含性激素的保健品或饮料。

（7）肺癌、胸腺癌等肿瘤。

降低：

（1）原发性或继发性卵巢功能不全。

（2）颅内肿瘤、脑组织缺血导致垂体前叶功能减退。

（3）甲状腺功能减退。

（4）原发性或继发性闭经。

（5）卵巢切除术后、绝经期。

（6）严重营养不良、口服避孕药和雄激素后使雌二醇水平降低。

【睾酮检测异常结果解读】

增高：

（1）男性睾酮升高：睾丸间质细胞增生、男性真性性早熟、男性分泌促性腺激素的肿瘤和先天性肾上腺皮质增生症。

（2）女性睾酮升高：见于女性多囊卵巢综合征、卵巢男性化肿瘤（睾丸母细胞瘤、卵巢门细胞瘤）、部分肾上腺皮质肿瘤、皮质醇增多症、原发性多毛症、应用促性腺激素及口服避孕药。

降低：

（1）先天性睾丸发育不全综合征，睾酮减低伴有 LH、FSH 升高。

（2）继发性性功能减退，下丘脑或垂体病变导致促性腺激素分泌缺乏，伴有 LH、FSH 减低。

（3）隐睾症、睾丸炎、外伤。

（4）泌乳素过高症、肝硬化等。

【泌乳素检测异常结果解读】

增高：

（1）垂体肿瘤：垂体催乳激素瘤、下丘脑神经胶质瘤、颅咽鼓管瘤等。

（2）恶性肿瘤异位分泌催乳素，如肺癌、支气管癌、卵巢癌、乳腺癌、肾癌。

（3）原发性甲状腺功能减退。

（4）特发性溢乳症、男子乳房发育。

（5）口服避孕药、大剂量雌激素治疗。

（6）某些药物作用（如氯丙嗪、大量雌激素、利血平等）。

（7）性早熟、青春期闭经、卵巢早衰、黄体功能欠佳、月经不调、女性性功能减退、妊娠期、长期哺乳、产后闭经溢乳综合征。

（8）神经精神刺激、消瘦厌食综合征等。

（9）肾功能衰竭、糖尿病。

降低：

（1）垂体功能减退、单纯性催乳激素分泌缺乏症。

（2）希恩综合征、原发性不孕症。

（3）功能性子宫出血、卵巢切除术后、乳腺癌切除术后。

刺激性欲，维持前列腺和精囊的功能，还可促进蛋白质合成、骨骼生长以及红细胞生成。男性睾酮水平呈现昼夜节律和脉冲式分泌，个体差异较大，一般上午水平较晚上约高 20%，剧烈运动可使睾酮增高，疲劳可使睾酮降低。中青年男性体内睾酮水平最高，50 岁以后随年龄增高而减少。女性睾酮主要由卵巢分泌。女性睾酮对于维持女性青春期正常生长发育及某些代谢的调节有重要作用。

【方法及参考范围】

化学发光微粒子免疫检测法；

女性　0.11~0.57ng/mL，

男性　1.42~9.23ng/mL。

【睾酮检测影响因素】

（1）应注意某些患者体内可能存在的异嗜性抗体对测定结果的影响。

（2）样本凝固不完全时其中的纤维蛋白的存在可能会导致检测结果错误。

5. 泌乳素（Prolactin）

【项目简介】

由腺垂体细胞分泌的一种多肽激素。泌乳素是促进乳腺的生长和乳房的正常发育必不可少的激素。女性在怀孕后期及哺乳期，泌乳素分泌旺盛，以促进乳腺发育及泌乳。吮吸作用可诱导泌乳素分泌，使产后停止排卵。泌乳素分泌过高可导致下丘脑性腺功能减退，表现为无排卵和月经失调。泌乳素能促进男性前列腺及精囊的发育，还具有调节肾上腺生成雄激素、参与应激反应等作用。

【方法及参考范围】

化学发光微粒子免疫检测法；

女性　5.18~26.53ng/mL，

男性　3.46~19.40ng/mL。

【泌乳素检测影响因素】

（1）应注意患者体内可能存在的嗜异性抗体、某些激素、药物等活性物质对测定结果的影响。

（2）标本溶血会影响检测结果。

（3）因泌乳素经垂体分泌，不同时间段分泌的量不同。

6. 孕酮（Progesterone）

【项目简介】

主要由黄体细胞和妊娠期胎盘合成的一种类固醇激素，是睾酮、雌激素及肾上腺皮质激素的前体。月经期，孕酮可促进子宫内膜增厚，使其中血管和腺体增生，引起分泌以便受精卵着床。妊娠时孕酮可维持妊娠，抑制子宫收缩，并促进乳腺腺泡和导管的发育，为泌乳做准备。孕酮与黄体的生长、退化密切相关，排卵前孕酮开始升高，排卵后黄体大量分泌孕酮，在排卵后 5~10 天达到高峰，随后逐渐降低，进入下一个月经周期。如果怀孕，孕酮水平在妊娠期持续升高，早期由黄体产生，7~9 周逐渐过渡到胎盘产生。孕酮是支持胎儿早期生长发育的重要激素。孕酮还可以影响生殖器官的发育和功能活动，促进乳腺增生等。孕酮的检测主要用于黄体的功能及卵巢有无排卵，胎盘发育情况、先兆流产等的监测。

【方法及参考范围】

化学发光微粒子免疫检测法；

（1）黄体期：1.20~15.90 ng/mL。

（2）怀孕期：

①怀孕三个月：2.80~147.30 ng/mL；②怀孕 3~6 个月：22.50~95.30 ng/mL；③怀孕 6~9 个月：27.90~242.50 ng/mL。

（3）绝经期：0~0.20 ng/mL；未孕卵泡期：0~0.30 ng/mL。

【孕酮检测影响因素】

（1）应注意某些患者体内可能存在的异嗜性抗体对测定结果的影响。

（2）样本凝固不完全时其中的纤维蛋白的存在可能会导致检测结果错误。

7. β 人绒毛膜促性腺激素（β-HCG）

【项目简介】

主要由人体胎盘滋养层细胞产生的糖蛋白类激素，某些低分化的肿瘤细胞也可少量合成。β-HCG 是监测早期妊娠的重要指标。正常女性受孕后 9~13 天 β-HCG 水平

【孕酮检测异常结果解读】

增高：

（1）生理性增高：排卵期孕酮水平升高，通过测量孕酮水平判断卵巢有无排卵及排卵日期。观察胎盘功能，妊娠 8 周之后，孕酮水平逐渐增高，35 周达到高峰，双胎或多胎较单胎妊娠明显增高。

（2）病理性增高：葡萄胎、卵巢囊肿、子宫内膜腺癌、绒毛膜上皮腺癌、妊娠期高血压疾病、糖尿病孕妇等。

降低：

（1）腺垂体功能减退、卵巢功能减退、黄体功能不全、妊娠期胎发育不良、流产、妊娠毒血症、死胎。

（2）异位妊娠鉴别诊断：异位妊娠时血孕酮水平偏低。

（3）多囊卵巢综合征。

【血清β-HCG检测异常结果解读】

增高：

（1）诊断早期妊娠：β-HCG超过5 mIU/mL，考虑有受孕可能，如果超过10 mIU/mL，基本可以确定妊娠，妊娠后30~50天，β-HCG可以升高至2500 mIU/mL，多胎妊娠常规高于单胎妊娠。

（2）异位妊娠：血尿β-HCG维持在低水平，间隔2~3天测定无成倍上升，上升速度较正常速度缓慢，怀疑异位妊娠，应进行B超检测查找异位妊娠。

（3）产后9天或人流术后25天血清β-HCG应恢复正常水平。如未恢复正常水平，应考虑宫腔有残留组织，建议进一步检查、治疗。

（4）滋养细胞肿瘤的诊断和监测：葡萄胎和侵蚀性葡萄胎、绒毛膜上皮癌、睾丸畸胎瘤等患者，β-HCG显著升高。滋养层细胞癌术后8~12周应呈阴性，如β-HCG下降缓慢或下降后又上升，提示可能有残留病变，此类疾病易复发，需定期检测。β-HCG是绒毛膜上皮癌诊断和活性滋养细胞监测唯一的实验室指标，β-HCG下降与治疗有效性一致。

（5）肿瘤：分泌β-HCG的肿瘤常见于肠癌、肝癌、肺癌、卵巢腺癌、胰腺癌、胃癌，在成年妇女引起月经紊乱，因此成年妇女突然发生月经紊乱伴β-HCG升高时，应考虑上述肿瘤的异位分泌。

有明显升高，妊娠8周达到高峰，然后逐渐下降，至18周时维持在一定水平直至分娩。胎儿出生两周后降至正常水平。女性绒毛膜上皮细胞癌、葡萄胎、畸胎瘤时β-HCG异常增高，是诊断滋养层细胞肿瘤、内胚层细胞源性恶性肿瘤的辅助诊断指标。β-HCG在临床上也用于流产的诊断与治疗，不完全流产时子宫内尚有胎盘组织残存，β-HCG虽然阳性，但较正常妊娠水平明显降低，完全流产或死胎时，β-HCG由阳性转阴性。

【方法及参考范围】

化学发光微粒子免疫检测法；

正常：0~5mIU/mL。

早期妊娠：5.00~25.00 mIU/mL。

妊娠：202.00~225000.00 mIU/mL。

【血清β-HCG检测影响因素】

（1）应注意某些患者体内可能存在的异嗜性抗体导致结果假阳性。

（2）样本凝固不完全时其中的纤维蛋白的存在可能会导致检测结果错误。

六、巨幼细胞性贫血及神经系统检查

叶酸参与嘌呤和嘧啶的合成，促进DNA的合成。维生素B_{12}能促进叶酸形成四氢叶酸，四氢叶酸是参与各种代谢的主要形式，机体如缺乏维生素B_{12}，会间接的影响叶酸参与DNA的合成及导致神经髓鞘合成障碍，血细胞的发育和成熟受到影响，缺乏叶酸和维生素B_{12}可引起巨幼细胞性贫血。叶酸水平与婴儿神经管发育畸形及老年痴呆发生相关。另外叶酸和维生素B_{12}还参与同型半胱氨酸转甲基作用，因此缺乏叶酸和维生素B_{12}可以导致同型半胱氨酸在体内蓄积，而同型半胱氨酸是心脑血管疾病的重要独立危险因素。因此，临床上常常同时检测叶酸与维生素B_{12}，用于巨幼细胞性贫血的诊断和治疗及心脑血管疾病的辅助诊断、老年痴呆危险预测、婴儿神经管畸形的检测。

1. 维生素 B_{12}

【项目简介】

维生素 B_{12} 又叫钴胺素，主要存在于肉类和大豆中，是维生素 B 族中的一种，以辅酶的形式存在，是机体维持正常新陈代谢，DNA 合成及红细胞再生所必需的维生素，也是促进神经系统生长发育，维持神经系统正常功能所必需的营养素，如果缺乏维生素 B_{12} 会导致红细胞发育障碍及成熟红细胞分裂障碍，形成大细胞高色素性贫血（巨幼细胞性贫血），消化道疾病，肠道吸收不良是维生素 B_{12} 缺乏的主要原因。

【方法及参考范围】

化学发光微粒子免疫测定；187~883 pg/mL。

【维生素 B_{12} 检测影响因素】

溶血对检测结果有明显干扰。

2. 叶酸（Folate）

【项目简介】

叶酸（Folate）是一种水溶性维生素，碟呤的衍生物，绿叶蔬菜中含量丰富，最初由肝脏分离出来，其母体是由碟呤、对氨基苯甲酸和谷氨酸 3 种成分结合而成。食物中的叶酸在小肠上段被吸收，转变为活性四氢叶酸，参与嘌呤、嘧啶、核苷酸的合成，进而促进 DNA 的合成，叶酸对细胞的分裂及核酸、氨基酸、蛋白质的合成起重要作用。缺乏叶酸可导致神经髓鞘合成障碍及同型半胱氨酸代谢异常，因此，叶酸检测可以反映神经系统和心血管系统疾病。

【方法及参考范围】

化学发光微粒子免疫测定；3.10~20.50 ng/mL。

【叶酸检测影响因素】

服用药物乙胺嘧啶、苯妥英钠、甲氨碟呤对叶酸检测有干扰。

七、骨代谢标志物检查

骨骼是由骨基质和骨骼细胞组成的结缔组织，成年人骨骼的增长虽然停止了但骨的新陈代谢并没停止，骨组织

【维生素 B_{12} 检测异常结果解读】

增高：

见于急性和慢性粒细胞性白血病，白细胞增多症，真性红细胞增多症，部分恶性肿瘤等。

减低：

（1）见于营养不良所致巨幼细胞性贫血。

（2）胃萎缩、胃切除术后、胰腺功能低下，肠道吸收不良，肠道寄生虫。

（3）中枢神经系统疾病，老年痴呆等。

（4）见于长期素食者。

【叶酸检测异常结果解读】

降低：

（1）见于巨幼细胞性贫血，溶血性贫血。

（2）甲亢、营养不良、慢性腹泻、吸收不良、恶性肿瘤、肝脏疾病，正常妊娠。

（3）吸收障碍，如短肠综合征、先天性疾病时的酶缺乏使小肠吸收叶酸受影响。

（4）孕妇体内叶酸水平低，提示胎儿神经管畸形风险高。

（5）老年人叶酸水平低，患老年痴呆风险高。

不断由破骨细胞进行骨吸收，再由成骨细胞进行骨重建，从破骨到成骨细胞周而复始的代谢是骨代谢的主要形式，两者处于平衡状态，在骨代谢的过程中，产生的生化物质是反映骨细胞活性和骨转化的生物标志物。老年人和某些骨骼系统的疾病，由于骨吸收增加导致骨流失和骨脆性增加，造成骨质疏松。骨转换生物标志物的检测有助于骨质疏松和骨骼系统疾病的诊断和疗效评估。骨代谢标志物包括：骨钙素、维生素D、甲状旁腺激素等。

1. 骨钙素（N-MID-OT）

【项目简介】

骨钙素是骨基质中最重要的一种特异性非胶原蛋白，是骨特异地依赖于维生素K发挥作用的钙结合蛋白。骨钙素分子含49个氨基酸，分子量约5800D。其最多含有3个 γ - 羧基谷氨酸残基（bone-GLA-protein，BGP）。骨钙素在骨形成过程中由成骨细胞生成，此过程依赖于维生素K，同时维生素D_3有促进骨钙素生成的作用。成骨细胞产生的骨钙素一部分被吸收成为骨基质的组成部分，一部分被释放进入外周血循环。

【方法及参考范围】

电化学发光法；11~48 ng/mL。

2. 维生素D（25-OH-VD）

【项目简介】

维生素D是一种脂溶性类固醇激素前体，主要由皮肤经光照后产生。维生素D本身无生物活性，必须在肝脏和肾脏经过两步连续的羟基化过程成为有生物活性的1，25-二羟基维生素D。维生素D是维持骨骼健康的主要元素。

【方法及参考范围】

化学发光微粒子免疫测定；≥ 30 ng/mL（≥ 75 nmol/L）。

3. 甲状旁腺激素（PTH）

【项目简介】

甲状旁腺激素是甲状旁腺主细胞分泌的碱性多肽类激素。它是体内调节血钙水平的重要激素。具有加强溶骨作用，动员钙进入血液，加强肾小管对钙的重吸收，使血钙升高，使体液内钙离子浓度保持恒定。

【骨钙素检测异常结果解读】

增高：

（1）见于生长发育期的儿童、骨质疏松症、骨折。

（2）甲状腺功能亢进、甲状旁腺功能亢进。

（3）肾功能不全、变形性骨炎（Paget病）等。

降低：

见于甲状腺功能减退、甲状旁腺功能减退、应用糖皮质激素等。

【维生素D检测异常结果解读】

减低见于：

（1）儿童期维生素D的严重缺乏将导致骨畸形，即佝偻病。轻度缺乏将导致食物钙的利用效率下降。

（2）维生素D缺乏将导致肌肉乏力；对于中老年人，维生素D对肌肉功能的影响还造成跌倒风险。

（3）维生素D缺乏是继发性甲状旁腺功能亢进症的常见病因。

（4）维生素D缺乏与糖尿病、不同种类的癌症、心血管疾病、自身免疫性疾病和先天性免疫性疾病有关。

【方法及参考范围】

化学发光微粒子免疫测定；15~65 pg/mL。

【PTH 检测影响因素】

溶血：血清指数高至 500，对检测结果有明显干扰。

第八节　出、凝血功能及血栓性疾病检查的临床意义解读

机体内存在着复杂的凝血系统和抗凝系统，两者保持着动态平衡，在正常生理状态下，血液在血管内不断地流动循环，既不溢出于血管之外（出血），也不凝固于血管之中（血栓）。一旦某些病理因素导致平衡破坏，则引起出血或血栓形成性疾病发生。出凝血功能及血栓性疾病检查用于血栓和出血相关疾病检测，血栓前检查项目及监控临床口服抗凝药物患者。为手术前必查项目，目的在于术前了解患者的止血功能有无缺陷。

样本采集：枸橼酸钠（蓝帽管）抗凝分离血浆。

一、血浆凝血酶原

【项目简介】

血浆凝血酶原（PT）用于外源性凝血途径的评估和口服抗凝剂治疗（OAT）的监测。本试验主要用于检测凝血第一阶段外源性途径有关因子。

血浆凝血酶原（PT）报告方式包括：凝血酶原时间 PT（s）、凝血酶原活动度 PA（%）、国际标准化凝血酶原时间比值 INR。

1. 血浆凝血酶原时间 PT（s）

【项目简介】

血浆凝血酶原时间 PT（s）为外源性凝血系统疾病、口服抗凝药物监测指标，是凝血酶原时间以"秒"为单位的报告方式。

【方法及参考范围】

凝固法；PT　9.4~12.5s。

【PTH 检测异常结果解读】

增高：

（1）可见原发性甲状旁腺功能亢进，同时伴有高钙血症和低磷血症，甲状旁腺瘤、单纯性甲状腺肿患者、老年骨质疏松症 PTH 也可增高。

（2）继发性甲状旁腺功能亢进，见于多种原因导致的低血钙、维生素 D 缺乏、肾功能不全、骨质软化症和小肠吸收不良等，PTH 可升高至正常上限的 10 倍，当注入钙剂后 PTH 明显降低，因此可以与甲状旁腺功能亢进相鉴别。

（3）异位性甲状旁腺功能亢进，肺癌、肾癌分泌一种蛋白质与 PTH 受体结合，产生与 PTH 相似的作用，导致高钙升高高磷降低。

降低：

（1）特发性甲状旁腺功能减退症，低镁血症性甲状旁腺功能减退症，由于 PTH 分泌减少引起低钙血症。

（2）非甲状旁腺功能亢进高钙血症如恶性肿瘤，结节病。

【PT 检测异常结果解读】

时间延长：

（1）广泛严重的肝实质性损伤，如急性暴发性肝炎、肝硬化、由于凝血酶原等有关各凝血因子生成障碍所致。

（2）维生素 K 缺乏，合成 II、VII、IX、X 因子均需要维生素 K，当维生素 K 不足时导致 II、VII、IX、X 因子缺乏。如阻塞性黄疸影响维生素 K 吸收，肠道菌群紊乱会影响维生素 K 的

合成。

（3）先天性凝血因子Ⅱ、Ⅴ、Ⅶ、Ⅹ缺乏；低（无）纤维蛋白原血症。

（4）原发性血管内凝血（消耗大量凝血因子）、原发性或继发性纤溶亢进。

（5）血循环中有抗凝物质（如口服抗凝剂如Warfarin治疗、肝素）。

时间缩短：见于先天性凝血因子Ⅴ增多、口服避孕药、高凝状态（DIC早期、急性心肌梗死等）、血栓性疾病（脑血栓形成、急性血栓性静脉炎）、多发性骨髓瘤、洋地黄中毒、乙醚麻醉后。

【PA检测异常结果解读】

同血浆凝血酶原时间检查。活动度小于40%有出血倾向。

【INR检测异常结果解读】

（1）同血浆凝血酶原时间检查。应用抗凝药物之后，PT的预期值应在参考值范围的2倍左右，即PT值为28s，INR值为2.0为适宜。

（2）WHO规定的应用口服抗凝药时INR的允许范围：

①手术前处理：非髋部外科手术INR允许范围1.5~2.5；髋部外科手术INR允许范围2~3。

②预防静脉血栓：INR允许范围2~3。

③活动性静脉血栓、反复发生的静脉血栓、肺栓塞及其预防：INR允许范围2~4。

④预防动脉血栓和栓塞，包括换心脏瓣膜（机械瓣）的手术：INR允许范围3~4.5。

【PT检测影响因素】

（1）纤溶药物的影响，如双香豆素、链激酶、尿酶等。

（2）超剂量使用肝素使凝固时间延长。

（3）FDP增加使凝固时间延长。

（4）某些药物，如口服避孕药、雌激素、天门冬酰胺酶、钠络酮等影响检测结果。

（5）溶血、脂血或黄疸的血样可干扰检测结果，需采集新的血样。

（6）标本采集不当，如采血量不准确、输液侧采血等。

2. 凝血酶原活动度（PA）

【项目简介】

为外源性凝血系统疾病、口服抗凝药物监测指标，是凝血酶原时间以活动度为报告方式。

【方法及参考范围】

凝固法；70%~130%。

【PA检测影响因素】

见PT。

3. 国际标准化凝血酶原时间比值（INR）

【项目简介】

为外源性凝血系统疾病、口服抗凝药物监测指标，是凝血酶原时间以国际标准比值为报告方式。

【方法及参考范围】

凝固法；0.8~1.2s。

【INR检测影响因素】

见PT。

二、活化部分凝血活酶时间

【项目简介】

活化部分凝血活酶时间（APTT）用于内源性凝血途径的评估、活化部分凝血活酶时间替代检验，是监测肝素治疗的首选指标。

【方法及参考范围】

凝固法；25.1~36.5s。

【APTT 检测影响因素】

（1）纤溶药物的影响（如双香豆素、链激酶、尿酶等），超剂量使用肝素。

（2）FDP 增加使凝固时间延长。

（3）某些药物的影响（如口服避孕药、雌激素、天门冬酰胺酶、钠络酮等）。

（4）溶血、脂血或黄疸的血样可干扰检测结果，需采集新的血样。

（5）标本采集不当，如采血量不准确、输液侧采血等。

三、凝血酶时间

【项目简介】

凝血酶时间（TT）用于弥散性血管内凝血（DIC）的评估，肝素抗凝治疗和溶栓治疗的监测，纤维蛋白或者纤维蛋白原降解产物（FDP）、遗传性或者获得性纤维蛋白原的数量或者质量异常以及纤溶亢进等的检测。

【方法及参考范围】

凝固法；10.3~16.6s。

【TT 检测影响因素】

（1）纤溶药物的影响，如双香豆素、链激酶、尿酶等。

（2）超剂量使用肝素使凝固时间延长。

（3）FDP 增加使凝固时间延长。

（4）某些药物，如口服避孕药、雌激素、天门冬酰胺酶、钠络酮影响测试结果。

（5）达比加群可引起显著增高。

（6）溶血、脂血或黄疸的血样可干扰检测结果，需采集新的血样。

（7）标本采集不当，如采血量不准确、输液侧采血等。

四、血浆纤维蛋白原

【项目简介】

血浆纤维蛋白原（Fg）用于出血倾向和纤溶亢进过筛、DIC 诊断、出血和血栓性疾病预测，是判定血栓前状态或血栓性疾病的必查项目。

【APTT 检测异常结果解读】

延长：

（1）见于先天性凝血因子缺乏，包括凝血酶原缺乏、纤维蛋白原缺乏、因子 V、Ⅷ（血友病 A）、Ⅸ（血友病 B）、Ⅹ、Ⅺ、Ⅻ、Ⅱ 缺乏；激肽释放酶原缺乏。

（2）肝功能严重损害、阻塞性黄疸或吸收障碍所致的维生素 K 缺乏；

（3）原发或继发纤溶亢进，如 DIC 等。

（4）血中含有肝素、狼疮抗凝物或者其他抑制物。

缩短：见于 DIC 高凝期和妊娠高血压综合征等高凝状态。

【TT 检测异常结果解读】

（1）延长：患者血循环中 AT-Ⅲ 活性明显增高，肝素增多或类肝素抗凝物质存在，如红斑狼疮、肝病、肾病等，异常纤维蛋白原血症、低（无）纤维蛋白原血症、纤维蛋白原机能障碍、尿毒症、异常球蛋白增多（多发性骨髓瘤）、FDP 增多（如 DIC）、胰腺疾病，过敏性休克等。

（2）缩短：常见于血样本有微小凝块、钙离子存在时或血液呈酸性等。

【Fg 检测异常结果解读】

（1）增多：高凝状态（如糖尿病伴血管病变、急性心肌梗死、脑血管病变、口服避孕药、妊娠及其中毒症、深静脉血栓形成、动脉粥样硬化、高血脂症等）；亦见于急性传染病、急性感染、肾小球疾病活动期、放射治疗后、烧伤、休克、外科手术后、恶性肿瘤、多发性骨髓瘤等。

（2）减少：肝脏疾病（重症肝炎、慢性肝炎、肝硬化等）；DIC消耗性低凝血期及纤溶期、溶栓治疗的监测、原发性纤维蛋白原缺乏症、原发性纤溶活性亢进、恶性贫血及肺、甲状腺、子宫、前列腺手术等。

（3）纤维蛋白原异常：纤维蛋白原异常是一种遗传疾病，是常染色体显性遗传。患者检测含量可能在正常范围，但纤维蛋白原有质的异常。主要是纤维蛋白原分子的一个多态上出现一个异常氨基酸，临床上可无症状或有轻度出血倾向。

【D-二聚体检测异常结果解读】

增高：

（1）肺栓塞D-二聚体可显著增高，栓塞面积及血栓大小与D-二聚体水平显著相关。D-二聚体<500ng/mL可排除急性肺栓塞。增高时需结合影像学进一步确诊。

（2）肝脏疾病、冠心病、心梗、肾病综合征、妊娠后期等D-二聚体会明显增高。

（3）肿瘤患者大部分会出现D-二聚体增高。在排除血栓性疾病和肝脏性疾病情况下，D-二聚体显著增高应怀疑肿瘤的可能。

（4）可见于纤溶系统活性增高性疾患，提示体内存在着频繁的纤维蛋白降解过程，是诊断深静脉血栓、DIC、脑血栓等疾病的关键指标。

（5）血栓性血小板减少性紫癜、过敏性紫癜急性期、创伤性骨折、外科手术后、腹腔内大出血、肌肉血肿、严重感染、脓毒血症等均可见D-二聚体增高。

（6）溶栓治疗早期可增高，以后逐渐降低，七天后可恢复到或低于溶栓前水平。

【方法及参考范围】

凝固法；200~400mg/dL。

【Fg检测影响因素】

（1）纤溶药物的影响：如双香豆素、链激酶、尿酶等。

（2）妊娠与急性炎症的影响。

（3）溶血、脂血或黄疸的血样可干扰检测结果，需采集新的血样。

（4）标本采集不当，如采血量不准确、输液侧采血等。

五、血浆 D- 二聚体

【项目简介】

D-二聚体是纤维蛋白溶解作用的最终产物。D-二聚体结果正常可排除静脉血栓栓塞性疾病，D-二聚体增高不是血栓的诊断唯一确定指标，可用于辅助判断深层静脉血栓和肺气肿的发生，以及弥漫性血管内凝血（DIC）、肺栓塞、心梗等疾病。

【方法及参考范围】

酶联免疫荧光法；0~500ng/mL。

参考值范围与年龄相关，60岁以上参考值为年龄的十倍以下。

【D-Dimer检测影响因素】

（1）溶血、脂血或黄疸的血样可干扰检测结果，需采集新的血样。

（2）标本采集不当，如采血量不准确、输液侧采血等。

第九节　宫颈癌前病变及宫颈癌筛查的临床意义解读

宫颈癌是最常见的妇科恶性肿瘤，近年来其发病有年轻化的趋势。高危型的人乳头瘤病毒（HPV）持续感染是宫颈癌的主要危险因素，90%以上的宫颈癌伴有高危型HPV感染，早期宫颈癌常无明显症状和体征，随病情进展，可出现宫颈上皮细胞病变及浸润，如不早期发现可发展为宫颈癌。近几十年来宫颈细胞学的普遍应用使宫颈癌和癌前病变能够早期发现和治疗，宫颈癌的发病率和死亡率已有明显下降。人乳头瘤病毒核酸检测（HPV-DNA）和宫颈液基薄层细胞学检查（TCT）联合检测是宫颈病变及宫颈癌筛查的最好方法。标本是否合格与下列因素密切相关，患者检查前准备包括：①3天内不使用阴道内药物或对阴道进行冲洗；②3天内避免性行为；③避免月经期检查；④短期内避免（<3个月）重复取材。

一、妇科宫颈液基薄层细胞学检查

【项目简介】

妇科宫颈液基薄层细胞检测技术（TCT）是目前应用于妇女宫颈癌筛查的常规检测技术，采用液基薄层细胞检测系统对宫颈细胞进行细胞学分类诊断，使用美国 Bethesda（TBS）报告系统，根据宫颈上皮细胞形态变化确定病变有无及病变程度。其对宫颈癌细胞的检出率为95%，并能发现部分微生物感染如真菌、滴虫、病毒、衣原体等。TCT 细胞学检查取样方便，易于定期复查，可以早期检出宫颈癌及癌前病变，及时给予相应的治疗，有效降低宫颈癌的发病率和死亡率，大大提高了妇女的生活质量。

【TCT 标本采集及注意事项】

1. 采样的操作步骤

（1）准备：

① 应避开经期，月经干净后采集，检查的最佳时间是两次月经的中期。

② 检查前72小时内勿用阴道药膏，防止因异物造成收集细胞的困难。

③ 检查前72小时内避免性生活、盆浴和阴道检查。

（2）采样：

① 取材部位应在宫颈鳞、柱状上皮交界处，将宫颈刷缓缓伸入，刷头导入宫颈管内，使宫颈刷对所取部位有一定的压力，两边紧贴颈管外口四周，向前伸。

② 沿轴同向缓慢旋转5圈以上，切忌反向旋转。

【TCT 检测异常结果解读】

TBS 报告系统将宫颈上皮细胞报告方式分为：

（1）未见上皮细胞内病变或恶性病变（NILM）：为正常情况，有时会提示轻度、中度、重度炎症。重度炎症有时会干扰报告诊断，需要消炎后重新取材。可提示病原体感染，如真菌、滴虫、病毒等。

（2）非典型鳞状上皮细胞

1）不能明确意义（ASC-US）：说明细胞有轻度改变，或者提示可能有 HPV 感染，多数情况下需要进一步检查，建议每年定期复查。

2）不能排除上皮内高度病变（ASC-H）：表明宫颈细胞可能发生了癌前病变或癌症，但细胞的异常不能明确诊断，需进行阴道镜下宫颈活检，进行病理学进一步诊断。

（3）鳞状上皮内低度病变（LSIL）：表示宫颈细胞发生了低级别的癌前病变，多数伴有明显的 HPV 感染细胞形态，需进行阴道镜下宫颈活检进行病理学诊断。

（4）鳞状上皮内高度病变（HSIL）：表明宫颈细胞可能发生了高级别癌前病变，需进行阴道镜下宫颈活检，进行病理学诊断，采取进一步治疗措施。

（5）鳞状细胞癌（SCC）：表明宫颈细胞已经发生癌变，需要病理学诊断确诊。

（6）非典型腺细胞：表明宫颈管细胞发生了改变，可能与炎症或癌前病变有关。需进行阴道镜检查，进一步确诊。

（7）颈管原位腺癌及腺癌：表明宫颈管细胞发生了癌变，需要进行阴道镜检查及宫颈管组织病理检查确诊。

③ 分泌物较多时，要在采样前用棉签轻轻擦去，但不可用力擦。

④ 采样过程中，宫颈出血明显时应立即停止采样。一般情况下尽量避免短期内（<3 个月）重复取材，以避免假阴性结果。

⑤ 确保样本和检验申请单标记号码的一一对应，将标本与检验申请单一同送往检验室。

⑥ 4℃冰箱保存，2 周内完成检测，–20℃保存期为 6 个月。

（3）注意事项：

申请单填写应尽量完整、字迹工整，尽可能提供相关的临床信息包括年龄、上次月经时间、既往宫颈相关检查及疾病病史、联系电话等。

【方法及参考范围】

液基薄层细胞检测技术（采集宫颈上皮细胞制成脱落细胞薄片，使用巴氏染色，通过人工显微镜观察分析阴道或宫颈的细胞形态）；未见上皮细胞内病变或恶性病变（NILM）。

【TCT 检测影响因素】

以下情况可能影响检测结果或造成假阴性：

（1）3 天内使用阴道内药物或对阴道进行冲洗。

（2）3 天内有性行为。

（3）月经期进行检查。

（4）短期内（<3 个月）重复取材。

（5）标本取材原因导致上皮细胞量少。

（6）严重的炎症，导致细胞被遮盖，难以识别。

以下情况可能影响检测结果或造成假阳性：

（1）细胞制片及染色不当，导致某些细胞难以识别。

（2）制片过程中，因空气干燥导致可能出现非典型细胞。

（3）细胞特殊分化异常导致过分判读。

【TCT 检测结果的分析及指导建议】

宫颈癌的发病年龄多见于 30~50 岁之间，90% 以上的宫颈癌与 HPV 持续感染有关，因此 TCT 与 HPV 两者结合筛查可显著提高敏感度和阳性率。与 HPV 检测相比，单纯细胞学（TCT）筛查对探测宫颈癌前病变敏感性较低和假阴性率较高，单纯细胞学筛查需要更加频繁的复查。HPV 与 TCT 联合检测被作为 30 岁以上年龄组的优先筛查办法。

（1）非典型鳞状上皮不能明确意义（ASC-US），如 HPV 阴性需每年定期复查，如 HPV 阳性需阴道镜进一步检查。

（2）非典型鳞状上皮细胞不除外高度病变（ASC-H）、鳞状上皮细胞内低度病变（LSIL）、鳞状上皮细胞内高度病变（HSIL）均属于癌前病变，需阴道镜活检，进一步组织学确诊后采取相应的治疗措施。

（3）如确诊宫颈癌，需病理学进行组织活检，进一步明确诊断后进行治疗。

二、人乳头瘤病毒核酸检测

【项目简介】

人乳头瘤病毒（HPV）是一种 DNA 病毒，主要感染生殖道上皮细胞，人是 HPV 感染的唯一宿主，常见的传播途径是直接皮肤接触，宫颈癌是目前已知唯一被证实由 HPV 感染直接引起的癌症。目前发现和生殖道感染有关的 HPV 基因型有 40 个以上。根据致病性将 HPV 分为高危型和低危型。高危型与高级别阴道宫颈上皮病变密切相关，包括 16、18、31、33、35、39、45、51、52、56、58、59、66、68、53、73、82 型，共 17 个型别；低危型包括 6、11、42、43、44、81，主要与生殖器疣及低级别的宫颈上皮病变相关。HPV 检测是采集宫颈上皮细胞进行 HPV 基因检测，如 HPV 基因阳性，需要进一步进行阴道镜检查，取宫颈组织进行病理学活检，确定是否病变。

【HPV 标本采集及注意事项】

（1）准备：

① 应避开经期，月经干净后采集，检查的最佳时间是两次月经期的中期。

【HPV 检测异常结果解读】

（1）HPV 低危型：（包括 6、11、42、43、44、81 型）阳性，主要引起尖锐湿疣和低级别宫颈上皮内瘤变（CIN-1）。

（2）HPV 高危型：（包括 16、18、31、33、35、39、45、51、52、56、58、59、66、68、53、73、82 型）阳性，持续同种高危型感染，可引起宫颈癌前病变至癌变。高危型 HPV 阳性，临床需采取积极的干预措施，进行阴道镜检测，对早期病变的及时治疗可避免宫颈癌的发生发展。

② 检查前 72 小时内勿用阴道药膏，防止因异物造成收集细胞的困难。

③ 检查前 72 小时内避免性生活、盆浴和阴道检查。

（2）标本采集：

① 采样时将专用无菌棉拭子深入女性宫颈口 2~3cm 鳞、柱状上皮交界处，轻轻搓动宫颈刷使其顺时针转动 5 圈，同时采集病变部位标本，放入取样管中拧紧盖子送检。

② 4℃冰箱保存，2 周内完成检测，-20℃保存期为 6 个月。

（3）注意事项：

① 72 小时内不使用阴道内药物或对阴道进行冲洗。

② 72 小时内不应有性生活。

③ 检查应在非月经期进行。

④ 一般情况下尽量避免短期内（<3 个月）重复取材，以避免假阴性结果。

【方法及参考范围】

实时荧光 PCR 法：阴性。

【HPV 检测影响因素】

以下情况可能影响检测结果或造成假阴性：

（1）72 小时内使用阴道内药物或对阴道进行冲洗。

（2）72 小时内有性行为。

（3）月经期进行检查。

（4）3 个月内重复取材。

（5）标本取材不佳等原因或病毒感染量少。

（6）含有 0.5% 噻康唑对检测有干扰。

【HPV 检测结果的分析及指导建议】

90% 以上的宫颈癌与 HPV 持续感染有关，HPV 感染与性活动有关。大部分正常人在 HPV 感染后 1~2 年内会自动清除，部分免疫功能低下者感染 HPV 后不易自动清除，持续感染 2 年以上者有发生宫颈病变的可能。由于感染 HPV 无明显症状，因此定期复查 HPV 是早期发现宫颈癌的重要手段。最常见的高危型 HPV 感染阳性为 16 型、

18 型等，根据感染发展的不同阶段，可能伴有或不伴 TCT 细胞学的改变，无论高危或低危型 HPV 感染，均需进行阴道镜检查，进一步确定病变是否存在，并采取相应的治疗措施。

参考文献

［1］刘人伟.检验与临床：现代实验诊断学［M］.北京：化学工业出版社，2002.

［2］尚红，王毓三，申子瑜.全国临床检验操作规程［M］.4 版.北京：人民卫生出版社，2014.

［3］石同才.临床检验报告解读［M］.北京：科学出版社，2017.

［4］吴健民.健康体检检验报告解读［M］.北京：人民卫生出版社，2015.

［5］周小华，姚平雁等.最新临床检验诊断结果的应用及评估统计全书［M］.中国知识出版社，2005.

第二章　放射影像

第一节　DR 摄影

DR、CT 及骨密度在放射科体检中的应用

直接数字化 X 线后前位胸片（DR，Digital Radiography）摄影，指在计算机控制下直接进行数字化 X 线摄影的一种技术，实现了人们由模拟 X 线图像向数字化 X 线图像的转变，与透视、传统 X 光投照、CR（Computed Radiography）系统比较具有更大的优越性。DR 胸片的优点是检查时间短，费用低，辐射剂量比 CT 低，是普通人群胸部疾病体检筛查的首选。

DR 胸片可以用来初步筛选呼吸系统常见疾病：肺结核、肺炎、肺间质纤维化、肺脓肿、较大的原发性支气管肺癌、周围型肺癌、肺转移瘤、纵隔肿瘤、胸腔积液等，并用于心血管系统的肺心病、心肌病、风湿性心脏病、高血压性心脏病、心包积液等的诊断和鉴别诊断。

随着人们对健康的重视，平时需要关注的是长期吸烟人群，长时间咳嗽、痰多的个体，尤其是痰中带血，突然出现身体局部不明原因的包块，如淋巴结肿、皮肤结节、头皮肿块等，一些非典型的肺部疾病症状，如胸部肿块、上肢麻木、发热、肩背疼痛等，出现不明原因的声音嘶哑或吞咽困难等，都应考虑到肺部疾病的可能性。但是 DR 胸片多重影像重叠，存在很多盲区，病变太小不能发现等缺陷，例如相关研究显示，X 线胸片发现早期肺癌只有 6.9%，约 75% 肺癌诊断时已属于晚期，5 年生存率仅为 15.6%，胸片检查一般只可以看到直径 1cm 以上的肺部病变等。

一、前期准备

被检查者检查前准备：上衣口袋内勿放硬币、手机、各种卡；颈部除去项链、吉祥物、发卡等饰品；脱掉带金属拉链、金属扣子的衣服，女性患者脱去带金属托的胸罩。特殊人群包括婴幼儿、孕妇（尤其怀孕初期三个月内），应谨慎X线检查，提前告知做好必要的防护。除被检者外，其他人员不宜在检查室内久留。

二、主要疾病介绍

（一）支气管阻塞性病变

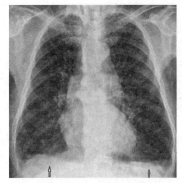

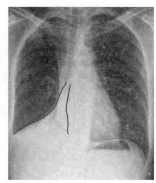

图 2-1-1　肺气肿　　　　图 2-1-2　右下肺肺不张

【临床表现】

支气管阻塞性病变最早出现的症状是慢性咳嗽，但是当气道严重阻塞时，则表现为呼吸困难而不是咳嗽。慢性阻塞性肺疾病患者表现为气短或呼吸困难，部分患者特别是重度患者或急性加重时出现喘息和胸闷。其他疲乏、消瘦、焦虑等常在慢性阻塞性肺疾病病情严重时出现，但并非慢性阻塞性肺疾病的典型表现。

【专家健康指导建议】

（1）慢性阻塞性肺疾病预防：戒烟、减少职业性粉尘和化学物质吸入、减少室内空气污染、防治呼吸道感染，锻炼呼吸功能、耐寒能力，接种流感疫苗与肺炎疫苗。

（2）良好的心情将有利于患者积极面对疾病、增加治疗的顺从性，并有利于建立良好的人际关系，这将更有利于疾病的恢复。

（3）多吃水果和蔬菜，可以吃肉、鱼、鸡蛋、牛奶、豆类、荞麦。吃饭时少说话，呼吸费力吃的慢些。胖的要减肥，

【胸片影像解读】

支气管阻塞性病变常见胸片表现为肺气肿或肺不张。

图 2-1-1 为肺气肿病例胸片，两肺透亮度增加，肺纹理变细、稀疏；胸廓像一个大桶的形状，肋间隙增宽，双侧膈肌向下且平缓，没有弧度。不同程度的肺气肿在临床上诊断分为：局限性阻塞性肺过度充气、代偿性肺过度充气、弥漫性阻塞性肺气肿。

图 2-1-2 为肺不张病例胸片，右侧肺相比于另一侧明显缩小，肺野密度增高，肋间隙变窄，膈肌相较于另一侧也是明显升高；而健康的一侧因为代偿而呈现过度充气的表现。

瘦的要加强营养，少食多餐。

（4）如有呼吸衰竭建议长期低流量吸氧，每天超过15小时。

（5）现有药物治疗可以减少或消除患者的症状、提高活动耐力、减少急性发作次数和严重程度以改善健康状态。吸入治疗为首选，教育患者正确使用各种吸入器，向患者解释治疗的目的和效果，有助于患者坚持治疗。

（二）肺实变

【胸片影像解读】

肺实变是肺小叶、肺段、肺大叶或一侧肺的肺泡内气体被渗出物代替而形成，胸片表现为片状淡薄的高密度影，边缘模糊；与肺叶或肺段形态一致的高密度影，边界清楚，可见支气管气像（在实变的高密度影像中可见到含气的支气管分支影，称支气管气像或空气支气管征）。图2-1-3左肺大片高密度实变影。肺实变影像多见于急性炎症、肺结核、肺出血、肺水肿患者。

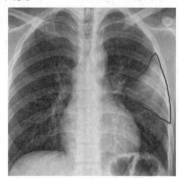

图2-1-3 左肺中野中外带实变影

【临床表现】

肺实变大多为炎性病变，具有发热、咳痰等典型症状，也有少数无症状或首发症状为呼吸急促及呼吸困难，严重者或有意识障碍、嗜睡、脱水、食欲减退等。

【专家健康指导建议】

依据病史及临床表现、体征，结合血常规检查及胸部X线检查诊断，痰培养连续2次分离出相同病原菌可确诊肺炎治疗。

需加强老年患者的护理工作，饮食宜清淡，易消化。

（三）结节状阴影

【临床表现】

肺结节大多没有任何症状，有密切结核病接触史的可伴有结核症状，如低热（午后为著）、乏力、食欲减退、消瘦、咳嗽、咯血、胸痛及女性月经失调等。痰中找到结核菌或痰培养阳性及纤支镜检查发现结核病变是诊断肺结核可靠的根据。

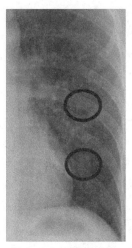
图 2-1-4 腺泡结节影

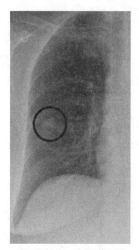
图 2-1-5 腺泡结节影

【胸片影像解读】

（1）腺泡结节影（图2-1-4、图2-1-5）：直径 < 10mm 呈类圆形或花瓣状高密度影，边缘较清楚。可能的病因有：慢性炎性肉芽肿（如结核的增殖灶）、肿瘤、血管周围炎、小的渗出灶等。

（2）粟粒状结节影（图2-1-7）：直径 < 4mm，弥散分布粟粒状、小点状高密度影。常见于粟粒型肺结核，癌性淋巴管炎、结节病、转移瘤、肺泡癌等。

肿瘤患者早期可无症状；病情发展可表现为咳嗽，特别是刺激性呛咳，痰中带血或咯血。肺腺癌常转移至脑，少数患者常因脑部症状就诊发现肺癌。其他表现：肺癌侵犯胸壁或胸膜，出现胸痛、胸闷等症状；肿瘤侵犯膈神经引起膈肌麻痹；侵犯喉返神经引起声音嘶哑；侵犯上腔静脉引起上腔静脉回流受阻综合征；侵犯颈交感神经出现 Horner 综合征；有的肺癌患者可出现内分泌症状。

【专家健康指导建议】

（1）结节根据大小、形态、边缘判断病变的性质，肺结核原发综合征应与淋巴瘤、胸内结节病、中心型肺癌和转移癌鉴别。多发结节病因有急性血行播散型肺结核、伤寒、脑膜炎、败血症、尘肺、肺泡细胞癌、含铁血黄素沉着症等。还要与各类肺真菌病、肺癌、肺转移癌和其他肺良性病变鉴别。肺结节治疗根据结节不同性质可以药物、手术等治疗方式。

（2）如果怀疑是结核患者，就需要按照以下原则治疗，结核合理化治疗是指对活动性结核病坚持早期、联用、适量、规律和全程使用敏感药物的原则。作用在于缩短传染期、降低死亡率、感染率及患病率。对于每个具体患者，则为达到临床及生物学治愈的主要措施。

（3）为了防止结核病的扩散，对于结核患者的处理原则是控制传染源、切断传播途径、保护易感人群，生活中及时发现并治疗，家庭如有结核患者注意开窗通风，注意消毒，平时无感染者一定要注意接种卡介苗，锻炼身体，提高自身抵抗力。

（4）平时体检受检者主要是排除肺癌的可能，平时生活中加强肺癌的预防极其重要。I 级预防是病因干预，戒烟是预防肺癌最有效的途径，保护环境、减少大气污染是降低肺癌发病率的重要措施，减少职业致癌物的暴露，增加饮食中蔬菜、水果等可以预防肺癌；II 级预防是肺癌的筛查和早期诊断，达到肺癌的早诊早治，早期发现手术治疗是关键，提倡每年一次的体检筛查；III 级预防为康复预防。

（四）肿块阴影

【胸片影像解读】

报告中描述为实性或囊性团块（图 2-1-6），X 线表现为类圆形高密度影，单发或多发。良性边缘锐利、光滑，多为炎性假瘤、结核瘤、血管瘤、先天肺囊肿、肺脓肿等。恶性边缘不规则、分叶状、短毛刺、胸膜凹陷，多为肺癌或转移瘤或良性病变恶变。

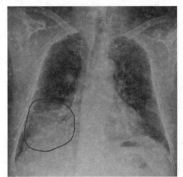

图 2-1-6　右下肺实性团块

【临床表现】

良性肿块大多没有任何症状，偶因体检或合并其他症状时被发现，如合并感染可伴有相应的发热、咳嗽等呼吸道症状。

如果是恶性肿瘤临床表现比较复杂，症状和体征的有无、轻重以及出现的早晚，取决于肿瘤发生部位、病理类型、有无转移及有无并发症，以及患者的反应程度和耐受性的差异。肺内恶性肿瘤早期症状轻微，可无任何不适。肺癌的症状大致分为：局部症状、全身症状、肺外症状、浸润和转移症状。局部症状咳嗽、痰中带血或咯血、胸痛、胸闷、气急、声音嘶哑等为最常见的临床症状。

【专家健康指导建议】

外科治疗是肿块的首选和最主要的治疗方法。外科手术治疗肺癌的目的是：完全切除肺癌原发病灶及转移淋巴结，达到临床治愈；切除肿瘤的绝大部分，为其他治疗创造有利条件，例如减瘤手术（或称减状手术）；各种肿块的手术适应证、禁忌证、手术方式的选择等较为复杂。

平时生活中肺癌的预防极其重要，每年一次的体检千万不能遗漏。

（五）空洞与空腔阴影

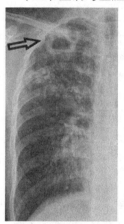

图 2-1-7　右上肺空洞和粟粒

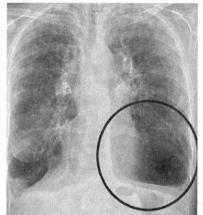

图 2-1-8　左下肺肺大疱

【临床表现】

多为肺脓肿、肺曲真菌病、尘肺空洞、肺结核、原发周围型支气管肺癌，偶见肺梗死和结节病等。

急性肺脓肿起病急骤，患者畏寒、发热、胸痛、精神不振、乏力、胃纳差，体温可高达 39~40℃，伴咳嗽、咳黏液痰或黏液脓痰。慢性肺脓肿常呈贫血、消瘦等慢性消耗病态。血源性肺脓肿多先有原发病灶引起的畏寒、高热等全身脓毒血症的症状。

肺曲真菌病临床上主要有曲霉肿又称曲霉球，常继发于支气管囊肿、支气管扩张、肺脓肿和肺结核空洞。主要表现为反复咯血，甚至大咯血，或伴有刺激性干咳。

结核空洞病灶常有反复支气管播散，病程迁延，症状时有起伏,痰中带有结核菌,X线显示单个或多个厚壁空洞，

【胸片影像解读】

空洞（图 2-1-7）为肺内病变组织发生坏死、液化，坏死组织经引流支气管排出而形成。空洞分为厚壁空洞和薄壁空洞，厚壁空洞指壁厚>3mm，X线表现为空洞形态不规则，周围有密度高的实变区，内有液平(急性肺脓肿)；空洞内壁凸凹不平，可有壁结节（癌性空洞），亦可空洞内规则。干酪性肺炎，空洞腔较小，大片坏死区内多发不规则透光区。薄壁空洞壁 <3mm，X线表现为边界清晰，内缘光整透亮，多为治疗后的净化空洞。

空腔（图 2-1-8）多为肺部原有腔隙的病理性扩大，如肺大疱、肺囊肿。

多伴有支气管播散病灶及明显的胸膜增厚。

癌性空洞多表现为咳嗽，特别是刺激性呛咳，痰中带血或咯血。

【专家健康指导建议】

（1）肺内空洞性病变，通过各种影像学检查方法、多种检验结果或病理等，明确病变的性质，临床症状各个患者不同，一定要咨询临床专业医生。

（2）肺脓肿的治疗原则为抗炎和引流，在全身用药的基础上，加用局部治疗，如环甲膜穿刺、鼻导管气管内或纤维支气管镜滴药。血源性肺脓肿为脓毒血症的并发症，应按脓毒血症治疗。使痰液尽量咳出，痰浓稠者，可用蒸气吸入、超声雾化吸入等以利痰液的引流。

（3）结核空洞合理化治疗是指对活动性结核病坚持早期、联用、适量、规律和全程使用敏感药物的原则。

（4）肺空洞型曲真菌病治疗首选氟康唑、伊曲康唑、伏立康唑等，对症治疗大咯血时如有条件可行手术治疗或支气管动脉栓塞。必要时根据病情和基础情况需加用糖皮质激素治疗。

（5）疑似空洞支气管阻塞的支气管肺癌患者需外科手术治疗；慢性肺脓肿经内科治疗3个月，脓腔仍不缩小，感染不能控制；或并发支气管扩张、脓胸、支气管胸膜瘘；大咯血有危及生命时，需外科治疗。不能手术者根据病情采取放化疗等手段。

（六）网状、细线状及条索状阴影（纤维化）

【临床表现】

主要症状有：

（1）呼吸困难，劳力性呼吸困难并进行性加重，呼吸浅速，大多没有端坐呼吸。

（2）早期无咳嗽，以后可有干咳或少量黏液痰。易有继发感染，出现黏液脓性痰或脓痰。

（3）全身症状可有消瘦、乏力、纳差、关节酸痛等，急性者可发热。

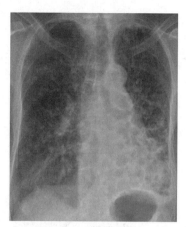

图 2-1-9 肺间质病变

【胸片影像解读】

肺间质病变的胸片表现（图 2-1-9）：点状、条索状、网状、蜂窝状阴影；肺纹理增粗，边缘模糊，支气管管壁增厚。可见于特发性肺纤维化、慢性支气管炎、癌性淋巴管炎、结缔组织病、尘肺、间质性肺水肿等。

【专家健康指导建议】

（1）咨询专业医生，切不可自我诊断和治疗。

（2）首先要明确肺间质纤维化的病因，尽早发现并避免诱发因素。产生肺间质纤维化的环境因素多见于吸入无机粉尘如石棉、煤；有机粉尘如霉草尘、棉尘；还有烟尘、二氧化硫等有毒气体。病毒、细菌、真菌、寄生虫等反复感染，常为此病急性发作和病情加重的诱因。药物尤其是化疗药物影响及放射性损伤，易继发系统性红斑狼疮等自身免疫性疾病。

（3）早期大部分是肺泡炎和部分纤维化并存，其肺泡炎是完全可以逆转的。当肺部出现纤维化损害之后尽早进行规范的治疗，以免出现不可逆的纤维化组织，造成肺功能的损害。

（4）治疗肺间质纤维化的目的：争取可逆部分和时间、控制病情发展、改善症状、提高生存质量。主要治疗手段包括：激素、并发症、抗感染治疗，使用支气管扩张剂，氧疗等。

（5）肺间质纤维化的患者一定要注意避寒保暖，防止受凉感冒，避免接触病因明确的异物，注意饮食营养。

（七）钙化阴影

【临床表现】

肺部的钙化斑只是人体肺细胞坏死之后产生的一些特

殊的变异，无特殊临床症状。人体每天都在进行新陈代谢，一些细胞坏死是正常现象，坏死之后，因为自身循环不畅，从而在肺部中沉着下来，形成钙化斑，在胸片下显示出钙化的骨密度影。

【胸片影像解读】

通常发生于退变或坏死组织内，可见于肺、淋巴结干酪性结核灶，肺错构瘤、纵隔畸胎瘤、肺寄生虫病等。X线表现（图2-1-10）为斑点状、块状边缘锐利的高密度影，形状不一。

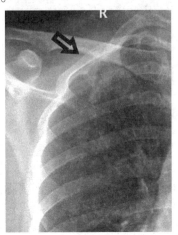

图2-1-10　钙化

【专家健康指导建议】

（1）钙化只是一些坏死组织的沉着，大多数是良性的，患者大多数没有什么症状。一般不需要任何处理。

（2）根据胸片钙化的表现形态，判断钙化的原因有时候比治疗更重要，如果钙化所占病变的成分很高，可定期复查胸片；如果只是很少的一部分，或者钙化的成分在病变的边缘，需要结合病史进一步检查，明确钙化和病变的关系，若出现各种咳嗽、咯血的症状，保守治疗无效时，建议手术治疗。

（八）胸腔积液

【临床表现】

多表现为胸闷和呼吸困难。积液较少（少于300mL）时症状多不明显，但急性胸膜炎早期积液量少时，伴有明显的胸痛，吸气时加重，当积液增多时，胸膜脏层和壁层分开，胸痛可减轻或消失。中、大量胸腔积液（大于500mL）时，可出现气短、胸闷、心悸，呼吸困难，甚至端坐呼吸并伴有发绀。

原发病症状对诊断非常有帮助，如结核病所致胸腔积液者可有低热、乏力、消耗等结核中毒症状；心力衰竭患者有心功能不全的症状；肺炎相关性胸腔积液和脓血胸常有发热和咳嗽咳痰；肝脓肿引起胸腔积液者有肝区疼痛。

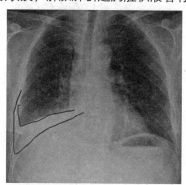

图 2-1-11　右侧胸腔积液

【胸片影像解读】

胸腔积液（图 2-1-11）的原因主要是感染、肿瘤、外伤、心肝肾疾病，渗出液或漏出液，部位可游离积液、局限性积液、包裹性积液、肺下积液、叶间积液等。胸片：积液量 <300mL 时不显示，肋膈角变钝，膈面不清，下肺野高密度影，凹面向上。平卧时散开，肺野密度增高。X 线能明确积液存在，难以区分液体性质。

【专家健康指导建议】

（1）结合超声和化验检查，咨询专业医生，切不可自我诊断和治疗。

（2）已经诊断明确后就应该针对不同的情况进行治疗。如为减轻症状，必要时抽取一定量的胸水，减轻患者的呼吸困难症状。

（3）结核性胸腔积液：经抗结核药物治疗多数患者效果满意。胸腔穿刺解除肺及心、血管受压，改善呼吸，防止纤维蛋白沉着与胸膜增厚。糖皮质激素可减少机体的变态反应及炎症反应，改善毒性症状，加速胸液吸收，减少胸膜粘连或胸膜增厚等后遗症。

（4）肺炎相关胸腔积液和脓胸：控制感染、引流胸腔积液，以及促使肺复张，恢复肺功能。慢性脓胸患者有胸膜增厚、胸廓塌陷、慢性消耗、杵状指（趾）等症状时，可以考虑采用外科胸膜剥脱术等治疗。此外，一般支持治疗亦相当重要，应给予高能量、高蛋白及含维生素的食物。纠正水电解质紊乱及维持酸碱平衡，必要时可予少量多次输血。

（5）恶性胸腔积液：治疗性胸穿抽液和胸膜固定术是治疗恶性胸腔积液的常用方法。

（6）漏出性胸腔积液：主要针对原发病进行治疗，原发病被控制后，积液通常可自行消失。

（九）气胸及液气胸

气胸及液气胸（图2-1-12）发生的原因：自发性、外伤性、医源性；X线表现为中、外带无肺纹透亮区，肺压缩边缘可见相对高密度影。

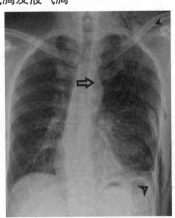

图2-1-12　左侧液气胸
（单箭头为颈部、胸壁软组织积气，空心箭头为胸腔气体）

【临床表现】

年轻健康人的中等量气胸很少有不适感，有时仅在体格检查或常规胸部透视时才被发现。气胸症状的轻重取决于起病快慢、肺压缩程度和肺部原发疾病的情况。典型症状为突发性胸痛、胸闷和呼吸困难，可有刺激性咳嗽。常为针刺样或刀割样胸痛，持续时间很短暂。

【专家健康指导建议】

（1）气胸复发率高，气胸初发2~4周后需在呼吸科就诊，复查气胸吸收情况，患者在症状消失后可考虑参加正常工作和活动。但剧烈运动和身体碰撞运动需在影像学提示气胸完全消失后方可进行。戒烟可显著降低原发性气胸的复发。

（2）由于潜水等水下活动可增加气胸复发率，且在潜水上升过程气胸量又会加大，增加张力性气胸发生风险，对于未行确切方法（如胸膜部分切除术）治疗的患者应终生避免潜水。

（3）气胸患者乘坐飞机可加重气胸病情，后果严重，故对于未行胸腔闭式引流的气胸患者应避免乘坐飞机。

（4）对于自发性气胸，积极治疗，预防复发是十分重要的。在确定治疗方案时，应考虑症状、体征、X线变化（肺压缩的程度、有无纵隔移位）、胸膜腔内压力、有无胸腔积液、气胸发生的速度及原有肺功能状态，血流动力学是否稳定、气胸量大小、发生原因、初发或复发、初始治疗效果等因素选择的合适治疗方法。基本治疗原则包括卧床休息、保守观察治疗、排气疗法、胸膜腔穿刺抽气、胸腔闭式引流、防止复发措施、手术疗法及原发病和并发症防治等。

（十）胸膜肥厚、粘连、钙化

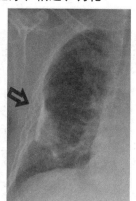

图 2-1-13　右侧胸膜肥厚、粘连、钙化

【胸片影像解读】

多为慢性炎症、结核或手术导致的胸腔积液所引起，X 线表现为肋膈角模糊、变钝，膈顶幕状粘连，叶间裂粗线条状增厚，大量胸膜增厚表现为片状高密度影、胸廓塌陷、肋间隙狭窄、横膈上升、纵隔移位（图 2-1-13）。

【临床表现】

临床大多无任何症状，偶有呼吸困难，表现为气短、干咳、乏力、胸痛等症状。

【专家健康指导建议】

（1）咨询专业医生，切不可自我诊断和治疗。

（2）胸膜增厚可为局限性或广泛性，广泛的脏层胸膜增厚影响肺的呼吸功能，广泛的壁层胸膜增厚可使肋间隙变窄，胸廓缩小。多数胸膜增厚不需要治疗，有轻微的胸闷，会因代偿而逐渐减轻或者消失。加强锻炼，经常做扩胸运动，深呼吸是最好的治疗方法。胸膜粘连症状严重者，则应进行胸膜剥脱术治疗，但手术治疗效果可能不能令医患双方满意，患者痛苦大，又容易造成新的胸膜粘连和胸膜钙化。

三、X 线检查影响因素

X 线胸片的局限性和不足：

（1）主要显示的是重叠影像，细节不足。

（2）有辐射危害，对儿童，孕妇检查要慎重。

（3）密度分辨率不足（辨别不同组织的能力不高）。

（4）X线得到的图像有一定的放大并会产生一些伴影。

（5）位于射线边缘部位的图像，由于投射角度倾斜，有一定程度的歪曲和失真。

检查前一定要选择棉质衣服，尽量不要佩戴首饰、不要穿有金属托的胸罩、穿有金属纽扣、拉链的衣物（图2-1-14）。

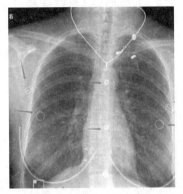

图2-1-14　体表的饰物

呼吸系统疾病主要临床症状有咳嗽、咳痰、咯血、气促、喘鸣、胸痛等，这些症状在不同的疾病中各有不同的特点，体检胸片如发现病变需结合临床情况及实验检查结果综合判断。

四、诊断报告结论的解读

诊断报告单由放射科医生完成，是临床诊断的重要参考。一般包括以下几方面内容：患者信息、检查信息、影像所见、诊断意见。

诊断意见是本次检查结果的结论部分，是患者最关心的内容，大致可概括为正常、异常及两者间的状态几类：

（1）正常：告诉临床医生本次检查没什么问题。

（2）准正常：这类诊断有一些问题，但没什么临床意义，也就是说不需要治疗，不会发展，没有严重不良预后。如肺内钙化灶，肺内纤维索条，主动脉钙化等。

（3）准异常：有明确异常，但目前不好定性，或短期

内无需处理。如肺内小结节建议定期复查;

（4）异常：一般需要进行处理或进一步检查。如怀疑肺结核（Ⅲ型），肺内占位性病变建议胸部 CT 进一步检查等。放射诊断报告是医疗文书的重要内容之一，主要是供临床医生参考，患者或家属最好是咨询影像医生或临床医生，千万不可单凭一纸报告，一知半解，盲目推断，徒添烦恼或贻误病情。

第二节　胸部低剂量螺旋 CT 筛查

肺癌是世界范围内患病率和病死率最高的恶性肿瘤。尽管近年来在治疗方面取得了一定进展，但是目前肺癌 5 年生存率仅为 15%~16%，预后仍无明显改观。众所周知，如果能在早期阶段（尤其是Ⅰ期）进行手术切除，则肺癌的预后将显著改善。因此，多年来国内外一直致力于通过筛查来实现肺癌的早期诊断和早期治疗，并最终降低病死率。20 世纪 60 至 70 年代开始的大样本随机对照研究表明，X 线胸片虽能检出更多肺癌、提高手术切除率，但并未降低肺癌病死率，故目前不推荐 X 线胸片作为肺癌筛查工具。

自 20 世纪 90 年代起，随着胸部低剂量 CT（low-dose computed tomography， LDCT）技术的发展，肺癌筛查研究进入 LDCT 时代，并成为近 20 年来肺癌筛查研究的热点。2011 年，美国国家肺癌筛查试验（NLST）的随机对照研究结果显示，与 X 线胸片相比，采用 LDCT 对肺癌高危人群进行筛查可使肺癌病死率下降 20%。基于 NLST 令人振奋的获益结果，美国多家权威医学组织陆续推出了肺癌筛查指南，推荐在高危人群中进行 LDCT 肺癌筛查。近年来，我国越来越多的医疗机构已开展或拟开展 LDCT 肺癌筛查项目。

推荐在国内肺癌高危人群中进行 LDCT 肺癌筛查。我国肺癌高危人群定义为年龄 ≥ 40 岁且具有以下任一危险因素者：

（1）吸烟 ≥ 20 包年（或 400 年支），或曾经吸烟

≥ 20 包年（或 400 年支），戒烟时间 < 15 年。

（2）有环境或高危职业暴露史（如石棉、铍、铀、氡等接触者）。

（3）合并慢阻肺、弥漫性肺纤维化或既往有肺结核病史者。

（4）既往罹患恶性肿瘤或有肺癌家族史者。

一、扫描前准备

（1）设备准备：检查室按照各类型设备的要求提供适宜的温度和湿度。依照 CT 设备开机的要求按步骤操作。按设备要求预热 X 线管，或进行空气校正。确保有足够的存储空间。如果有 PACS 系统，需要确保数据传输通畅。

（2）受检者准备：受检者检查前，去除被检部位的金属饰品或可能影响 X 线穿透力的物品，嘱受检者在扫描过程中保持体位不动。根据检查部位做好检查前相关准备。胸部检查前进行屏气训练，保证扫描时胸部处于静止状态。

（3）操作者准备：落实"查对"制度。向受检者做好解释工作，消除其顾虑和紧张情绪，检查时取得患者配合。能够及时发现检查过程中受检者的异常情况。熟练掌握心肺复苏术，在受检者发生意外时能及时参与抢救。熟悉影像危急值的范围。

二、如何认识和管理"结节"

（一）认识结节

低剂量螺旋 CT 筛查发现的结节可分为两大类：

（1）确定良性结节或钙化性结节（图 2-2-1 至图 2-2-2）。

（2）不确定结节或非钙化性结节（图 2-2-3 至图 2-2-4），此类结节根据结节性质及大小确定随访原则，并根据随访中结节的生长特性确定是否进行临床干预。

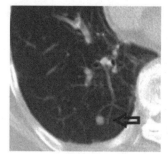

图 2-2-1　良性结节

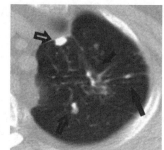

图 2-2-2　钙化结节

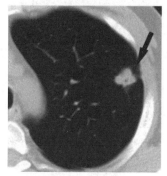

图 2-2-3　不确定结节

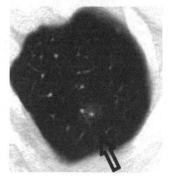

图 2-2-4　磨玻璃结节（GGD）

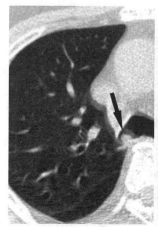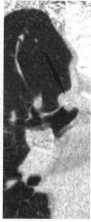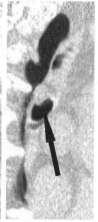

图 2-2-5　轴位、冠状位、矢状位显示气道内可疑病变

　　若实性结节或部分实性结节直径≥5mm（图 2-2-3），或非实性结节直径≥8mm（图 2-2-4），或发现气管（或）及支气管可疑病变（图 2-2-5），或低剂量螺旋 CT 诊断为肺癌的肺部单发、多发结节或肺癌包块，应当进入临

床治疗程序则定义为阳性。发现新的非钙化性结节或气道病变，或发现原有的结节增大或实性成分增加，则定义为阳性。

（二）基线筛查结节的管理

基线筛查发现 <5mm 的实性结节或部分实性结节（图2-2-6），以及 <8mm 的非实性结节（图 2-2-7）：12个月后按计划进入下一年度的 LDCT 复查。

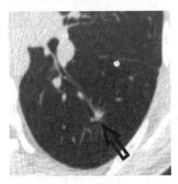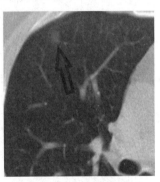

图 2-2-6　4mm 的实性结节　　　图 2-2-7　5mm 的非实性结节

基线筛查发现 5mm~14mm 的实性结节或部分实性结节（图 2-2-8），以及 8mm~14mm 非实性结节（图2-2-9），3 个月进行 LDCT 复查。如果结节增大，由多学科高年资医生会诊，决定是否进入临床治疗；如结节无变化，可进入下一年度 LDCT 复查。

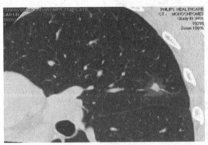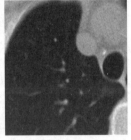

图 2-2-8　13mm 的部分实性结节　　图 2-2-9　9X11mm 的非实性结节

对于直径≥ 15mm 结节（图 2-2-10 至图 2-2-11），有两种方案：

（1）由多学科高年资医生会诊，决定是否进入临床治疗。

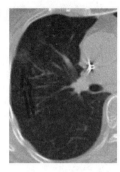 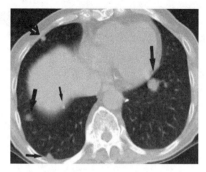

图 2-2-10 16mm 的非实性结节　　图 2-2-11 大小不一的实性结节

（2）抗炎治疗 5~7 天，休息 1 个月后复查，如果病灶完全吸收，进入下一年度 LDCT 复查；如果结节无变化，由多学科高年资医生会诊，决定是否进入临床治疗；如果结节部分吸收，3 个月后进行 LDCT 复查，若结节增大或无变化者，由多学科高年资医生会诊，决定是否进入临床治疗，结节缩小或完全吸收者，进入下一年度 LDCT 复查。

基线筛查，LDCT 诊断为肺癌的肺部单发、多发结节或肺癌包块，应当进入临床治疗程序。LDCT 筛查如发现气管（或）及支气管可疑病变，应进行临床干预，并行纤维支气管镜检查，并在必要时进一步随诊或者临床治疗。

（三）年度筛查结节的管理

对于年度 LDCT 复查发现新的非钙化性结节，若结节直径 > 3mm，3 个月后 LDCT 复查；若有必要可先进行抗炎治疗，如果随诊中结节增大，由多学科高年资医生会诊，决定是否进入临床治疗，如果结节完全吸收，则进入下一年度 LDCT 复查；如果结节部分吸收，6 个月后再进行 LDCT 复查；如果结节增大，按计划进入下一年度 LDCT 复查。

结节直径 > 3mm，3 个月后 LDCT 复查，若有必要可先进行抗炎治疗，如果随诊中结节增大，由多学科高年资医生会诊，决定是否进入临床治疗；如果结节完全吸收，则进入下一年度 LDCT 复查；如果结节部分吸收，于 6 个月后再行 LDCT 复查，如结节增大，由多学科高年资医生会诊，决定是否进入临床治疗，如果结节无增大，进入下一年度 LDCT 复查。

年度 LDCT 复查发现原有的肺部结节明显增大或实性成分明显增多时，应进入临床治疗程序。

年度筛查中发现的气管（或）及支气管可疑病变，处理同基线筛查。

三、专家健康指导建议

结节临床干预包括以下几种情况：

（一）低剂量螺旋 CT 检查发现气道病变者

应该施行纤维支气管镜检查。纤维支气管镜检查阳性，且适合于外科手术治疗者，应当施行外科手术为主的多学科综合治疗。纤维支气管镜检查阴性者，则进入下一年度 LDCT 复查，或者根据不同情况在 3 个月、6 个月后 LDCT 复查或者纤维支气管镜检查。

（二）低剂量螺旋 CT 诊断为肺癌或高度疑似肺癌者

（1）低剂量螺旋 CT 筛查高度怀疑为肺癌的肺部阳性结节者，应当由高年资的胸外科、肿瘤内科、呼吸科和影像医学科医生集体会诊，决定是否需要进行临床治疗，以及采取什么方法进行治疗。对于适合于外科手术治疗者，一定首选外科治疗。

（2）低剂量螺旋 CT 诊断为肺癌的肺部单发、多发结节或肺癌包块者，应当进入临床治疗程序，经临床检查适合外科手术治疗者，应进行外科手术为主的多学科综合治疗。

（三）低剂量螺旋 CT 诊断为肺癌或高度怀疑为肺癌的肺部单发、多发结节或肺部包块无法手术者

由于肿瘤原因、患者心肺功能异常不能耐受外科手术治疗，或者患者本人不愿意接受外科手术治疗者。为明确病变性质应进行经皮肺穿刺活检标本送病理检查及肺癌驱动基因检测，通过经皮肺穿刺活检明确诊断为肺癌者，应当给予化疗为主的多学科综合治疗。

（四）筛查与戒烟结合

多项研究表明，当 LDCT 筛查发现异常后，肺癌筛查可以为吸烟者进行戒烟提供机会，应在 LDCT 筛查中开展戒烟的宣传教育，将两者紧密结合。

（五）知情同意与共同决策

虽然 LDCT 筛查可降低肺癌死亡率，但其仍具有一些潜在的危害，如辐射危险和过高的假阳性结果，进而导致不必要的有创检查。因此，让适合参加筛查的高危个体充分了解 LDCT 筛查的益处、局限性及潜在的危害非常重要。在接受 LDCT 筛查建议前应该与医生或其他医疗专业人员对这些问题进行讨论和共同决策[4]。

第三节　计算机体层成像、磁共振腹部增强扫描

计算机体层成像（CT）增强扫描是腹部肿瘤最常用的检查方法，CT 胃肠道造影用于不能做钡餐的患者，可以同时观察胃肠道内外的轮廓改变，包括结肠部分。

核磁共振成像（MRI）主要用于腹部增强 CT 不能确诊的病例，可以多序列观察病灶的性质，进一步明确诊断。对子宫、卵巢、前列腺病变的观察，判断肿瘤的侵犯范围、与周围组织结构的关系等都优于腹部增强 CT 检查。

腹部 CT 及 MRI 影像解读

一、前期准备及操作步骤

CT 胃肠道造影检查：禁食 8~12 小时，检查前一天晚上 10 点以后禁食，同时暂停内服药物。次日早上空腹到放射科接受检查。如不禁食，胃内容物可影响胃肠形态的观察；服用某些药物可能影响胃肠道功能。

常规腹部 CT 或 MRI 检查：禁食 6~8 小时，不管是 CT 或 MRI 平扫还是增强，都需要空腹至少 4 小时以上，CT 急诊平扫检查不需空腹。MRI 腹部无论平扫还是增强一律空腹，避免食物残渣对检查结果的干扰。同时去检查前最好带上一定量的水（500~1000mL），根据检查需要在医生的指导下饮用。

增强都需要注射造影剂，空腹是为了避免发生造影剂过敏反应，对胃肠道的刺激导致呕吐、窒息等现象影响检查过程。

（一）腹部增强 CT 前期准备及操作步骤

（1）应该仔细阅读增强 CT 检查知情同意书，了解可

能发生的不良反应。对于碘对比剂过敏的患者不能进行此项检查。

（2）检查前需要常规禁食 4 小时。

（3）糖尿病患者如果服用二甲双胍降糖药，需要在检查前停药 48 小时，做完检查后继续停药 48 小时才可以继续服用。

（4）做完增强检查后需要多饮水，以促进造影剂的排出。

（二）腹部增强 MRI 前期准备及操作步骤

（1）各种术后体内置留有金属异物或电子装置者严禁做核磁共振检查。

（2）请勿佩戴饰物及假牙。

（3）危重症患者不适宜做核磁共振检查。

二、主要疾病介绍

（一）脂肪肝

【脂肪肝影像解读】

CT 显示肝脏 CT 值低于脾脏及肾脏（图 2-3-1）。部分患者可以表现为不均匀脂肪肝（图 2-3-2），在注射造影剂后进行的增强 CT 检查可予以鉴别。

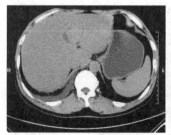 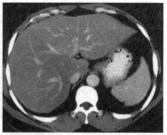

图 2-3-1　平扫脂肪肝改变　　图 2-3-2　增强检查后脂肪肝改变

【临床表现】

脂肪肝是各种原因所致的肝细胞脂肪沉积。由遗传易感、环境因素与代谢应激相互作用导致，以肝细胞脂肪变为病理特征的，主要包括酒精性脂肪性肝病（简称酒精性肝病）、非酒精性脂肪性肝病以及特殊类型脂肪肝，其中以非酒精性脂肪性肝病最常见。

【专家健康指导建议】

除了罕见的急性脂肪肝和重度酒精性脂肪性肝炎，绝大多数脂肪肝患者病情轻、进展慢且治疗效果好，通常不影响患者的学习、工作和生活，但是需要及时改变不良生活方式，定期复查超声或 CT。

（二）肝囊肿

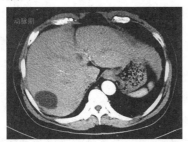

图 2-3-3　右肝囊肿，强化后无明显改变

【临床表现】

单纯性的肝囊肿，多为先天性，先天性肝囊肿病因不明，多认为与胚胎时期肝内胆管和淋巴管发育障碍有关，由不与胆道系统相连的胆管形成。获得性肝囊肿则有明确的病因，如炎症、创伤、肿瘤等。

先天性的肝囊肿生长缓慢，早期无任何不适，绝大部分是在体检时发现。

【专家健康指导建议】

囊肿直径 < 3cm 又无临床症状者，不需要处理，但要进行动态观察囊肿有无进展。直径 > 10cm 以上的肝囊肿可引起各种压迫症状，比如压迫胃肠道出现上腹部饱胀感；压迫膈肌影响呼吸，除手术治疗还有其他的非手术治疗方法，如囊肿穿刺抽液、无水酒精硬化疗法，并应定期做 B 超检查动态观察囊肿有无发展，必要时复查 CT 增强扫描除外其他疾病的可能。

（三）肝血管瘤

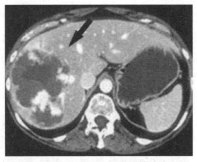

图 2-3-4　右肝血管瘤边缘结节样强化

【肝囊肿影像解读】

超声和增强 CT 检查是肝囊肿的最佳影像学检查方法。增强 CT 表现为无强化、边界清晰的低密度灶（图 2-3-3）。

【肝血管瘤影像解读】

增强 CT 由于肝血管瘤典型的强化特征，可以鉴别大部分典型的血管瘤。

（1）CT 表现：平扫肝内圆形或类圆形低密度灶，边界清楚，密度均匀（也可不均匀），单发或多发；增强扫描病灶强化呈"快进慢出"的特点，延迟扫描整个强化病灶（图 2-3-4）。

（2）MRI 表现：T2WI 病灶呈高信号，且随着 TE 时间的延长信号越来越高，称为灯泡征；强化呈"快进慢出"的特点，延迟扫描强化保持较长时间。

【临床表现】

肝血管瘤是肝内最常见的良性肿瘤。血管瘤大小不一，1~10cm 不等，单个或多发者都可见。多无症状和体征。女性居多，可见于任何年龄，以 30~60 岁居多，超声作为首选方法，但是特异性不高。

【专家健康指导建议】

肝血管瘤患者大多无临床症状，但需要定期复查，密切随诊。如果患者出现腹胀等腹部不适症状，需引起重视，及时就诊。肝血管瘤的患者日常应当注意饮食和雌激素的摄入情况。

（四）肝癌

【肝癌影像解读】

图 2-3-5 增强 CT 检查，典型的肝癌具有"快进快出"的典型增强表现，一半以上的肝癌显示有包膜，增强 CT 还可以显示门静脉内癌栓的形成。

（1）超声检查：可显示肿瘤的大小、形态、所在部位以及肝静脉或门静脉内有无癌栓，其诊断符合率可达 90%。

（2）CT 检查：具有较高的分辨率，对肝癌的诊断符合率可达 90% 以上，可检出直径 1.0cm 左右的微小癌灶。

（3）MRI 检查：诊断价值与 CT 相仿，对良、恶性肝内占位性病变，特别与血管瘤的鉴别优于 CT。

（4）选择性腹腔动脉或肝动脉造影检查：对血管丰富的癌肿，其分辨率低限约 1cm，对 <2.0cm 的小肝癌其阳性率可达 90%。

（5）肝穿刺行针吸细胞学检查：在 B 超或 CT 导引下行细针穿刺，有助于提高阳性率。

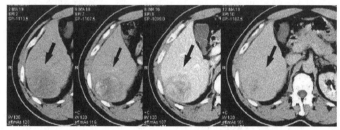

图 2-3-5 肝癌 CT 增强多期影像改变

【临床表现】

肝癌病因主要与乙型肝炎病毒感染、黄曲真菌摄入和饮水污染关系密切。当然，肝癌的形成和环境因素相当复杂，研究显示，丙型肝炎、饮酒和吸烟等因素与肝癌的发生也有一定的关系。肝癌缺乏特征性的早期临床表现，早期多无症状，一旦症状出现，肿瘤往往很大，已属中晚期。早期肝癌绝大多数无症状，只有依靠 AFP 检查和影像学检查才能做到早期发现。

【专家健康指导建议】

（1）肝癌患者的预后受肿瘤分期、身体状况、治疗方法等因素影响。

（2）总体上，早期肝癌患者由于可以接受根治性手术，如切除术或肝移植术，预后较好，5 年生存率达 40%~70%。晚期肝癌患者的生存时间往往只有半年到一年半。

（3）另外，肝癌患者的复发率较高，手术切除后 5

年肿瘤复发转移率高达 40%~70%，专家建议具有肝癌高危因素的受检者，如乙肝病史、肝硬化病史、亲属中有肝癌患者且 40 岁以上、嗜酒等，每年复查一次超声或 CT 增强扫描，定期化验检查相关的肿瘤指标。

（五）胆囊炎

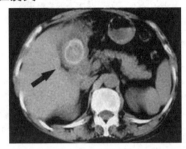

图 2-3-6　CT 平扫胆囊结石伴发胆囊炎

【临床表现】

梗阻、感染及缺血为急性胆囊炎的主要病因。90% 的梗阻是由于结石嵌顿于胆囊壶腹部所致。急性胆囊炎多见于 45 岁以下，男女之比为 1：2，常有胆绞痛发作病史，主要症状为右上腹痛，向右肩胛区放射，严重者可疑伴有高热、畏寒以及轻度黄疸。

【专家健康指导建议】

（1）急性胆囊炎应与引起腹痛（特别是右上腹痛）的疾病进行鉴别，主要有：急性胰腺炎、右下肺炎、急性膈胸膜炎、胸腹部带状疱疹早期、急性心肌梗死和急性阑尾炎等。

（2）慢性胆囊炎应注意与消化性溃疡、慢性胃炎、胃消化不良、慢性病毒性肝炎、胃肠神经官能症和慢性泌尿道感染等鉴别。慢性胆囊炎时，进食油腻食物后常有恶心和右上腹不适或疼痛加剧，此种情况消化道疾病少见。另外，可借助消化道钡餐造影、纤维胃镜、肝功能和尿液检查进行鉴别。

（3）平时应保证均衡的膳食，避免饮食过饱以及食用过于油腻的食物，同时注意控制体重。对于接受了胆囊切除术的患者，易发生消化不良的症状，可考虑少食多餐、清淡饮食、营养均衡。

【胆囊炎影像解读】

急性胆囊炎主要依靠临床表现和超声确诊：超声探及结石结合胆囊触痛（超声 Murphy 征阳性）或胆囊壁增厚 > 3mm。CT 可以作为一种辅助性的检查手段，也已广泛应用于急腹症患者评估，急性胆囊炎 CT 征象包括：胆囊壁增厚、浆膜下水肿、胆囊扩张、胆汁密度增高、胆囊窝积液及胆囊周围脂肪炎性渗出（图 2-3-6）。

（六）胆石症

【胆石症影像解读】

胆结石的检查方法比较多，临床检查方法包括X线片、超声、CT或者磁共振，如磁共振胰胆管成像（MRCP），其中超声是临床常用检查，价格比较便宜，操作方便，常用于胆囊结石、胆囊炎以及胆囊息肉的检查。当超声波怀疑或不确定胆囊内病变的性质时，可进一步检查CT、磁共振。多数胆囊结石为含钙结石，影像学表现为结节样、同心圆状、块状高密度变化，部分胆固醇、胆色素结石，X线、CT难以发现（图2-3-7）。

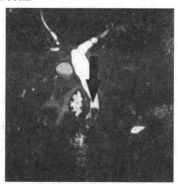

图2-3-7　磁共振胰胆管造影（MRCP）胆总管结石影

【临床表现】

胆结石分为胆囊结石和肝胆管结石。

胆囊结石症状取决于结石的大小和部位，以及有无阻塞和炎症等。部分胆囊结石患者终生无症状，即所谓隐性结石。较大的胆囊结石可引起中上腹或右上腹闷胀不适，嗳气和厌食油腻食物等消化不良症状。较小的结石每于饱餐、进食油腻食物后，或夜间平卧后结石阻塞胆囊管而引起胆绞痛和急性胆囊炎。胆囊结石无感染时，一般无特殊体征或仅有右上腹轻度压痛。当有急性感染时，可出现中上腹及右上腹压痛、肌紧张，有时还可扪及肿大而压痛明显的胆囊。

肝胆管结石是指肝内胆管系统产生结石，常与肝外胆管结石并存，有人认为肝胆管结石系由胆道蛔虫、细菌感染致胆管阻塞所致。患者常自幼年即有腹痛、发冷、发热、黄疸反复发作的病史。腹痛、黄疸、发热是主症，但很少发生典型的剧烈绞痛。并发症多且较严重，较常见的有化脓性肝内胆管炎、肝脓肿、胆道出血等。

【专家健康指导建议】

（1）胆结石与人们的饮食方式和生活习惯息息相关。

（2）坚持锻炼、控制体重、清淡饮食可以有效预防胆结石。如果胆结石反复发作，应积极治疗，避免引起更严重的并发症。

（七）胰腺癌（图2-3-8）

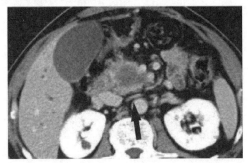

图2-3-8　胰头钩突胰腺癌CT增强表现

【临床表现】

长期吸烟是公认的胰腺癌的危险因素，吸烟数量与胰腺癌死亡率成正相关，可能与烟草中含有致癌物质有关。戒烟20年后可使患胰腺癌的风险降至与正常人群相当。如长期饮酒、高脂肪和高蛋白饮食、长期大量饮用咖啡等，可以通过刺激胰腺分泌，诱发胰腺炎，导致胰腺癌发生风险增加。尤其是体质指数（BMI）≥ 35kg/m² 时，胰腺癌患病风险增加50%。

胰腺囊性肿瘤一半分为良性肿瘤和恶性肿瘤两种。良性肿瘤中，胰腺假性囊肿、真性囊肿以及囊腺瘤，这些肿瘤需要定期复查，没有特殊治疗。如果是恶性肿瘤，如囊腺癌以及胰腺神经内分泌肿瘤基本需要手术治疗。

【专家健康指导建议】

胰腺癌患者多因食欲减退、消化不良、腹痛或不明原因的明显消瘦等症状而就诊，极少数是因体检发现肿瘤标志物升高后进一步检查明确原因而就诊。因该病起病隐匿，无特殊的早期症状，一般就诊时80%患者都已处于中晚期。

40岁以上新近有以下表现者应警惕胰腺癌可能，尽早就诊。

（1）持续性上腹不适，进餐后加重伴食欲下降。

（2）不能解释的进行性消瘦。

（3）新发现糖尿病，或者糖尿病突然加重。

（4）多发性深静脉血栓，或游走性静脉炎。

（5）有胰腺癌家族史，大量吸烟、慢性胰腺炎者。

【胰腺癌影像解读】

胰腺癌是乏血供的肿瘤，增强CT扫描肿瘤密度低于周围正常的胰腺组织。MRI增强检查，T1 序列胰腺占位和周围正常组织信号有明显差异，对于胰腺占位有很好的鉴别诊断意义。

（1）胰头癌胰头增大呈等、低密度肿块，肿块强化不明显（图2-3-8），胰体尾部萎缩，胰管扩张，胆管系统扩张。

（2）胰体、尾部癌平扫胰腺体、尾部局限性增大，呈等、低密度肿块，强化不明显，远端部分胰腺萎缩伴胰管扩张。

（3）若肿块邻近胰周脂肪层消失，提示肿瘤侵犯胰周。

（4）增强后胰周血管（腹腔干、肠系膜上动静脉、脾动静脉、门静脉、胃十二指肠动脉等）无强化或位于肿块内，门脉的侧支循环开放扩张，提示血管被侵犯包埋。

（5）胰腺癌容易发生肝内转移、肝门和后腹膜淋巴结转移。

【肾结石影像解读】

肾结石按化学成分和密度大小排列分别为：磷酸钙和草酸钙、磷酸镁铵、胱氨酸、尿酸；90% 为磷酸钙和草酸钙，属于阳性结石，尿酸结石为阴性结石。临床表现为血尿，腰痛。

CT 表现：平扫发现肾盂内圆形、卵圆形、鹿角形或点状高密度影，CT 值 100HU 以上。结石梗阻可造成肾盏肾盂扩张积水。怀疑肾结石的患者 CT 平扫就能解决问题（图2-3-9）。

MR 表现：肾盂内圆形、卵圆形、鹿角形或点状无信号灶。

需与以下疾病鉴别诊断：

（1）肾盂内新鲜血肿：CT 平扫也表现为肾盂内高密度影，但其特点是：①形态不规则；②CT 值 40~60HU；③短期复查病变形态、密度可变，甚至消失；④MRI 上，急性血肿 T1WI 呈等低信号，T2WI 上呈低信号，亚急性血肿 T1WI 和 T2WI 上均呈高信号。

（2）肾盂内肿瘤：CT 平扫也表现为肾盂内高密度影，但其 CT 值为 20~60HU，增强扫描有强化，MRI 上呈中等信号。

（3）肾钙化：一般指肾实质的钙化。高密度钙化位于肾实质（肾皮质和肾髓质），而不在肾盂内。

CT 是目前结石诊断的首选。CT 检查可显示肾脏大小、轮廓、肾结石、肾积水、肾实质病变及肾实质剩余情况，还能鉴别肾囊肿或肾积水；可以辨认尿路以外引起梗阻的原因，如腹膜后肿瘤、盆腔肿瘤等；增强造影可了解肾脏的功能，有助于诊断结石引起的急性肾功能衰竭。

MRI 水成像诊断更加准确全面，对检测尿路扩张很有效，尤其是对肾功能损害、造影剂过敏、X 线检查禁忌者、孕妇及儿童。

（八）肾结石（图2-3-9）

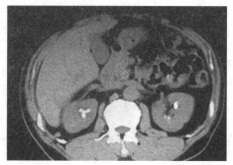

图 2-3-9　双侧肾盂内高密度结石影

【临床表现】

肾结石的症状取决于结石的大小、形状、所在部位和有无感染、梗阻等并发症。肾结石的患者大多没有症状，除非肾结石从肾脏掉落到输尿管造成输尿管的尿液阻塞。常见的症状有腰腹部绞痛、恶心、呕吐、烦躁不安、腹胀、血尿等。如果合并尿路感染，也可能出现畏寒发热等现象。急性肾绞痛常使患者疼痛难忍。

【专家健康指导建议】

肾结石患者应遵循下述原则：日摄水量的标准是将每日尿量保持在 2000mL 以上，至尿液清亮为宜。减少高嘌呤食物的摄入，例如动物内脏、猪肉、牛肉、羊肉、贝类、凤尾鱼、沙丁鱼、金枪鱼等。减少富含草酸的食物的摄入，如菠菜、甜菜、茶、巧克力、草莓、麦麸和各种坚果（松子、核桃、板栗等）。增加新鲜蔬菜水果的摄入，例如柑橘。规律饮食和作息。

（九）肾囊肿

【临床表现】

肾囊肿是成人肾脏最常见的一种结构异常。可分为单侧或双侧。随着年龄增长，肾囊肿的发生率越来越高，30~40 岁间单纯肾囊肿的发生率为 10% 左右。单纯肾囊肿不是先天或遗传性的肾脏疾病，而是后天形成的。

单纯肾囊肿一般没有症状，但是当囊肿压迫引起血管闭塞或尿路梗阻时可出现相应表现，如腰腹部及背部间歇性钝痛。本病常因其他疾病做尿路影像学检查时发现，近年来越来越多的健康体检使得单纯肾囊肿的检出率增高。

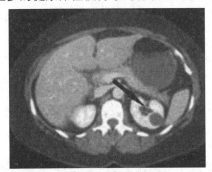

图 2-3-10 左肾上极囊肿

【专家健康指导建议】

单纯肾囊肿多无症状，对肾功能和周围组织影响不大，因此不需要治疗，只要 6 个月到 1 年随诊。如果囊肿直径较大，超过 5cm 或产生周围组织压迫症状，引起尿路梗阻，则需要行囊液抽吸术并囊内注射硬化剂。

（十）肾血管平滑肌脂肪瘤（肾错构瘤）

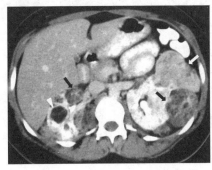

图 2-3-11 双肾上极错构瘤 CT 增强

【临床表现】

肾血管平滑肌脂肪瘤（肾错构瘤）是最常见的肾良性肿瘤，由不同比例的血管、平滑肌和脂肪组成。肾错构瘤分两型：合并结节硬化型和不合并结节硬化型，前者多为青少年，发生在两侧，瘤体小，后者则多为中年人群，单侧，瘤体较大。

合并结节硬化者，临床有三大特征，即面部皮脂腺瘤、癫痫发作、智力迟缓。不合并结节硬化型者，结节小的无症状，大的可有腹痛、血尿和腹部包块。

【肾囊肿影像解读】

多发生于肾实质中，尤以皮质部多见，大小、数目、部位不等，囊壁由一层扁平上皮细胞组成。多无症状。

CT 表现：

（1）肾实质内囊状低密度影

CT 值 -10~10HU，密度均匀边界清楚，不强化（图 2-3-10）。

（2）肾实质内圆形、类圆形高密度影

CT 值 50~70HU，密度均匀边界清楚，不强化，可诊断为高密度肾囊肿。囊肿平扫表现为高密度影，主要原因有：

① 囊肿内出血；

② 囊肿感染；

③ 囊肿蛋白含量高；

④ 小于 1cm 的小囊肿因部分容积效应所致。

MRI 表现：形态学上的改变与CT 相同。

鉴别诊断

（1）肾脓肿：

① 囊状病灶边界模糊，囊壁有环状强化；

② 临床有发热、血尿等症状。

（2）多囊肾：

本病要与多发性肾囊肿鉴别。

① 多囊肾有家族遗传史；

② 多囊肾两侧肾脏弥漫性囊性改变；

③ 多囊肾患者有高血压、肾功能障碍等症状。

（3）囊性肾癌：

① 囊壁厚而不规则；

② 增强扫描囊壁有不规则强化；

③ 有血尿、腰痛等临床表现。

【肾错构瘤影像解读】

CT 表现：

（1）为肾实质边界清楚的混杂密度肿块，内有脂肪密度（CT 值 -40~-120HU），增强扫描内有条索状等不规则、不均匀强化者即可诊断为肾错构瘤（瘤内的血管平滑肌强化，而脂肪不强化）（图 2-3-11）。

（2）当两肾均有错构瘤时，应进一步检查颅脑，以观察有无结节性硬化，CT 表现为侧脑室旁多个散在的钙化点。

MRI 表现：肾实质内边界清楚的混杂信号的肿块，内有脂肪组织的信号（T1WI 高信号，T2WI 中等信号，STIR 呈低信号）。

鉴别诊断：

（1）肾脂肪瘤和脂肪肉瘤：肾脂肪瘤内信号或密度均匀，不强化；脂肪肉瘤表现为不规则的软组织密度肿块，有侵蚀性，边界模糊不清，内可无脂肪密度或信号。

（2）肾癌：肾癌内脂肪成分罕见。但要注意肾癌和肾错构瘤可同时发生在同一人身上。

【肾细胞癌影像解读】

肾细胞癌简称肾癌，是泌尿系统最常见的恶性肿瘤。肾癌起源于肾近曲小管的上皮细胞，没有包膜，但常有纤维组织假包膜。肿块内常有出血、坏死、囊变、钙化。临床表现为血尿、腰痛和包块。

CT 表现：

（1）肾实质内圆形、类圆形或不规则分叶状略低密度肿块，与正常肾组织分界不清，密度不均，增强扫描肿块强化不均匀，且强化程度低于正常肾实质，即可考虑为肾癌，若同时见到肾门、主动脉旁淋巴结肿大，肾静脉或下腔静脉内癌栓形成（血管增粗，增强扫描血管内有充盈缺损影）则可明确肾癌的诊断（图 2-3-12）。

（2）肾癌可穿破肾包膜进入肾周间隙，常位于肾筋膜内，也可侵及肾筋膜并直接侵犯邻近组织。

MRI 表现：形态学改变与 CT 相同。信号常不均匀，肿块周围可见假包膜，在 T2WI 显示低信号环。

【专家健康指导建议】

（1）定期超声和影像学随访非常重要，尤其是逐渐增大的病变。

（2）肿瘤直径 < 4cm，无须治疗，定期随访即可。有恶变倾向或者直径 ≥ 4cm 者，无论有无临床症状均应进行外科手术治疗，以便消除症状、保护肾功能和防止自发破裂出血。

（十一）肾细胞癌（肾癌）

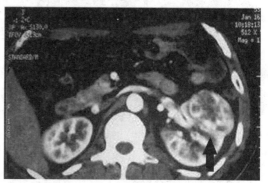

图 2-3-12　左肾中极肾癌 CT 增强

【临床表现】

近些年来，大多数肾癌患者是由于健康查体时发现的无症状肾癌。有症状的肾癌患者中最常见的症状是腰痛和血尿，少数患者是以腹部肿块来院就诊。10%~40% 的患者出现副瘤综合征，表现为高血压、贫血、体重减轻、恶病质、发热、红细胞增多症、肝功能异常、高钙血症、高血糖、血沉增快、神经肌肉病变、淀粉样变性、溢乳症、凝血机制异常等改变。20%~30% 的患者可由于肿瘤转移所致的骨痛、骨折、咳嗽、咯血等症状就诊。

【专家健康指导建议】

（1）肾癌患者在治疗过程中，经常会发生影响日常生活的不良反应或并发症，此时应积极寻求专业医学帮助，切勿自行停止或换药治疗。

（2）健康的生活方式是对所有疾病的有效预防措施，平时应做到饮食均衡、坚持适度合理锻炼、避免接触有害化学制剂。

（3）肾癌患者在治疗后应积极预防复发，做到及时巩固治疗、定期按时复诊、合理搭配饮食和保持良好心态。

（十二）肾上腺腺瘤

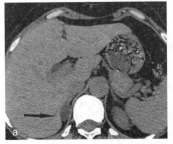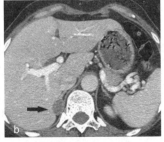

图 2-3-13　右侧肾上腺结合部见结节状低密度，密度尚均匀，边界清晰，增强后呈轻度强化

【临床表现】

肾上腺腺瘤可分为功能性腺瘤和无功能性腺瘤，功能性腺瘤根据起源部位和分泌激素的不同，可引起 Cushing 综合征和 Cohn 综合征（即原发性醛固酮增多症），无功能性腺瘤患者无临床表现，多为其他检查时偶尔发现。

（1）Cushing 综合征：Cushing 综合征是指糖皮质激素（皮质醇）分泌增多引起的一类临床综合征，依病因可分为垂体性、异位性和肾上腺性。垂体性和异位性因分泌过多的促肾上腺皮质激素（ACTH）使双侧肾上腺增生，占全部 Cushing 综合征的 70%~85%。肾上腺性 Cushing 综合征起源于肾上腺皮质束状带的 Cushing 腺瘤或皮质癌，占 Cushing 综合征的 15%~30%，是非病变处肾上腺反馈性萎缩。

临床表现：易发生在中年女性，表现为向心性肥胖、满月脸、皮肤紫纹、痤疮、多毛、高血压及月经不规则等。实验室检查中血和尿中 17- 羟和 17- 酮皮质激素增多。

（2）Cohn 综合征：即原发性醛固酮增多症，是指盐皮质激素（醛固酮）分泌增多引起的一类临床综合征，Cohn 综合征中，约 65%~95% 由起源于肾上腺皮质球状带的 Cohn 腺瘤所致，少数由皮质增生所致。

临床表现：高血压、周期性软瘫（肌无力）、消瘦和夜尿增多等。实验室检查：低血钾、高血钠、血浆和尿中

【肾上腺腺瘤影像解读】

CT 表现：

（1）肾上腺 Cushing 腺瘤为一侧肾上腺圆形或椭圆形肿块，边界清楚密度均匀，轻中度强化，肿块周围、腹腔内及腹壁脂肪多而明显。一般 Cushing 腺瘤瘤体较大，常见为 3cm，密度较高，强化明显。

（2）肾上腺 Cohn 腺瘤为一侧肾上腺圆形或椭圆形肿块，边界清楚密度较低，均匀，轻度强化，肿块周围、腹腔内及腹壁脂肪很少（图 2-3-13）。一般 Cohn 腺瘤瘤体较小，多小于 2cm，密度较低，强化不明显。

（3）无功能性肾上腺腺瘤为一侧肾上腺圆形或椭圆形肿块，边界清楚密度均匀，轻中度强化，结合临床无症状及实验室检查结果诊断。

MRI 表现：形态学改变与 CT 相同，T1WI 近于或低于肝信号，T2WI 近于或高于肝信号。

鉴别诊断：

（1）肾上腺皮质癌：肿块较大，多大于 5cm，形态不规则，内部密度信号不均匀，出血、坏死、钙化多见，可伴其他部位转移。

（2）肾上腺囊肿：Cohn 腺瘤为较小的水样密度的肾上腺肿块，需与囊肿鉴别，不同点是后者常较大而任何强化。

醛固酮水平增高、肾素水平下降。

【专家健康指导建议】

（1）超声检查为首选，每年的体检一定要和检查医生沟通，告知原病变的大小和上次的检查结果，便于超声医生对比。

（2）近些年腹腔镜技术治疗肾上腺疾病的优势已经得到了全国各大医院的认可，并广泛开展。必要时，可考虑采用。

（十三）肾上腺嗜铬细胞瘤

【临床表现】

嗜铬细胞瘤主要发生于肾上腺髓质，其次是交感神经节和副交感神经节。好发于单侧肾上腺，但约 10% 的肿瘤可异位于肾上腺外，而位于肾门、肠系膜根部、腹主动脉旁、膀胱和纵隔等部位中约 10% 的肿瘤可以多发，10% 的肿瘤可为恶性。肿瘤细胞可大量分泌肾上腺素和去甲肾上腺素。

临床表现：阵发性高血压、高代谢、高血糖（三高症）、心悸、头痛、出汗（三联症）等。实验室检查：血和尿中的儿茶酚胺升高，尿内儿茶酚胺的代谢产物 VMA 升高。

【专家健康指导建议】

CT、MRI 对于肿瘤的定位可提供准确信息，诊断准确率高，定期体检复查也是一项重要的观察方法。

（十四）前列腺癌

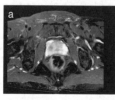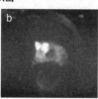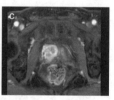

图 2-3-14　前列腺信号异常

注：T2WI（a）示前列腺外周带中断，提示肿瘤；DWI（b）示前列腺外周带右侧呈明显高信号；T1WI（c）增强后明显不均匀强化。

【临床表现】

前列腺癌是发生在前列腺的上皮性恶性肿瘤，是男性泌尿生殖系统最常见的恶性肿瘤。前列腺癌是一种进展非常缓慢的癌症，但是一旦前列腺癌开始快速生长或扩散到前列腺外，病情则比较严重。早期前列腺癌多数无明显的

【肾上腺嗜铬细胞瘤影像解读】

CT 表现：

（1）一侧或双侧肾上腺肿块，密度均匀或不均匀，边界清楚，增强扫描明显均匀或不均匀增强。

（2）肾门、肠系膜根部、腹主动脉旁、膀胱和纵隔等部位肿块，增强扫描明显均匀或不均匀增强，结合临床表现和实验室检查结果，可诊断为异位嗜铬细胞瘤。

（3）上述部位的肿块若体积较大，大于 5cm，形态不规则，密度不均匀，与周围结构分界不清楚，则要考虑恶性嗜铬细胞瘤可能，若有后腹膜淋巴结肿大或肝、肺的转移，则可明确诊断。

MRI 表现：形态学改变与 CT 相同。由于瘤体内水分含量较多，使瘤体组织的 T1、T2 值延长，T1WI 瘤体大部分呈低信号，少数为等信号，T2WI 强度显著地增强，呈高信号，整个瘤体的信号强度接近水，为嗜铬细胞瘤的 MRI 特点。

CT 诊断肾上腺内嗜铬细胞瘤的敏感性达到 93%~100%，但特异性不高，只有 70%。对于肾上腺外嗜铬细胞瘤，如腹腔内小而分散的肿瘤不易与肠腔的断面相区分，因此有可能漏诊。

【前列腺癌影像解读】

CT 表现：

（1）前列腺局部密度稍减低，轮廓隆起，包膜粗糙或与周围结构分界不清，病灶强化不明显，若有盆腔淋巴结肿大或骨盆、脊柱骨和长骨（尤

症状，随着肿瘤生长，前列腺癌可表现为下尿路梗阻症状，如尿频、尿急，排尿费力，甚至尿潴留和尿失禁等。当发生骨转移时，可以引起骨痛、脊髓压迫及病理性骨折等症状。前列腺癌的患者 PSA 往往会明显升高。

【专家健康指导建议】

（1）由于前列腺癌生长缓慢，对人体造成损害较小，不易发生远处转移，经过规范的治疗，前列腺癌的预后一般较好。

（2）早期局限性前列腺癌的患者，5~10 年生存率可达到 90%~95%；局部进展期的前列腺癌患者，5~10 年生存率可达到 70%~80%；

（3）对于晚期转移性的前列腺癌患者，通过协调各种治疗手段进行治疗，仍可获得很好的生存质量和生存率。

第四节　头颅 CT、MRI 检查

头颅 CT 对颅脑外伤、脑梗死、脑肿瘤、炎症、变性病、先天畸形等都可清晰显示。头颅 CT 是创伤性颅脑急症诊断中常规和首选检查方法，可清楚显示脑挫裂伤、急性脑内血肿、硬膜外及硬膜下血肿、颅面骨骨折、颅内金属异物等，而且比其他任何方法都要敏感。CT 诊断急性脑血管疾病如高血压脑出血、蛛网膜下腔出血、脑动脉瘤及动静脉畸形破裂出血、脑梗死等有很高价值，是急性出血的首选检查。但是急性脑梗死发病 6 小时内者，CT 结果不如 MRI 结果敏感。

头颅 MRI 组织分辨率高，对神经系统肿瘤诊断价值非常大。由于没有后颅窝的亨氏暗区伪影，对颅底病变可以清晰显示。功能性磁共振 PWI 和 DWI，对超早期脑梗死比 CT 更敏感。头颅 MRI 不打药就可显示血管，可以作为常规排查颅脑血管疾病的首选。

一、前期准备 / 操作步骤

CT 头颅检查无论是急性还是慢性疾病，没有时间和空间等的特殊要求，没有金属等的禁忌证。CT 存在电离辐

其是股骨近端）发生骨质改变则诊断明确。

（2）强化的包膜有利于观察肿瘤侵犯和穿破的征象。精囊与前列腺间的脂肪线消失，精囊三角变钝或消失，可诊断前列腺癌向后侵犯精囊。局部膀胱壁不规则增厚可考虑前列腺癌侵犯膀胱，可为直接侵犯或经尿道蔓延。

（3）因为癌结节和正常前列腺的密度差别小，强调应用窗口技术观察。

MRI 表现：

（1）首选 MRI 检查，可分辨前列腺腺体的三个带，位于周边带的结节以癌的可能性为大。MRI 确定癌变部位后，可行活检进一步确诊。判断肿瘤扩散是 MRI 的强项。

（2）MRI 主要靠 T2WI 检出和显示前列腺癌，在正常高信号的周围带内出现不规则的低信号缺损区（图 2-3-14）。

（3）病变侧低信号的包膜影模糊或中断、不连续，可诊断前列腺外侵。

（4）两侧前列腺周围静脉丛不对称，与肿瘤相邻信号减低可诊断为前列腺癌，侵犯前列腺周围静脉丛。

（5）T1WI 上前列腺周围的高信号脂肪内出现低信号区，可提示前列腺癌周围脂肪受侵。

（6）前列腺邻近部位的精囊信号减低，可提示前列腺癌侵犯精囊。

1.5T 磁共振在体检中的应用

射，断层成像存在有部分容积效应的影响，不能做任意方位直接扫描（不像磁共振）；单参数成像，软组织分辨率低于磁共振，对空腔脏器的肿瘤显示欠佳；平扫不能很好显示脑灰白质对比，在一些需要精细检查的部位受限，如颅后窝有"亨氏暗区"，影响观察；CTA检查后处理麻烦、耗时，使用对比剂会造成过敏反应，导致肾脏损伤。

磁共振检查需要到磁共振室预约登记，并严格遵守检查要求。

各种手术后体内留置有金属异物或电子装置者严禁做磁共振检查，如装有起搏器、人工心脏瓣膜、金属支架、金属人工听骨装置、人工耳蜗、动脉瘤夹、神经刺激器、电子植入物、人工关节、假肢、过滤器、避孕环、早期妊娠等，检查前请及时告诉医生，以免发生意外。

磁共振检查过程中，患者常有身体发热现象，检查前高热（38℃以上）患者不适宜磁共振检查。怀孕3月内孕妇不适宜磁共振检查。危重症患者不适宜磁共振检查。

检查前日洗头洗澡，生活习惯照常。请勿喷发胶、啫喱等物品，请勿化妆。检查时穿棉质衣服，请勿穿有金属扣子及拉链的衣服。

请勿佩戴饰物（项链、耳环、口红、发卡）及假牙。请去除被检部位磁贴、膏药等。女性患者检查前请去除胸罩；腰椎及骨盆区的检查请告知是否有金属节育环。乳腺检查患者请穿宽松无金属棉质上衣，应该在月经周期的第7~14天之内检查。

下列物品请勿带入核磁检查室：银行卡、各类磁卡、手表、移动电话、能摘下的假牙、硬币、钥匙、助听器、别针、打火机、首饰、头饰、皮带、有金属拉链的衣服等。有更衣间、储物柜便于存放，请勿携带贵重物品。

一般磁共振检查时间在20分钟左右，请按照医生的要求配合检查，保持平静不动。腹部检查时需要憋气，请按医生要求配合。需用造影剂的患者扫描前4小时禁食、禁水。磁共振胰胆管造影（MRICP）检查需提前4小时禁食、禁水。盆腔检查的患者请提前排尿。膀胱检查时需提前憋尿。磁共振泌尿系水成像（MRIU）患者请提前准备1000mL水，检查前 40 分钟饮水。

危重患者及行动不便者需有医护人员及家属陪同。陪同者需与患者同等准备。

颅脑常规扫描操作方位包括横轴位、矢状位及冠状位，常规采用 DWI、T1WI、T2WI、T2WI FLAIR 等多种序列进行各个方位扫描。

二、主要疾病介绍

（一）老年性脑改变

【临床表现】

一般无特殊临床症状，部分患者会出现记忆力下降、情绪低落、注意力不集中、言语障碍等症状。

【专家健康指导建议】

（1）建议平时注意戒烟酒，合理运动，养成健康的生活饮食习惯。

（2）不定期结合临床复查 MRI，观察病变的发展非常重要。

（二）脑萎缩

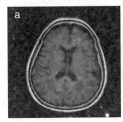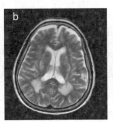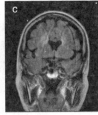

图 2-4-1　T2WI FLAIR 脑皮质、脑髓质萎缩

【临床表现】

分为大脑机能衰退和认知功能减退两大类，主要与脑萎缩发生的部位及程度有关。弥漫性大脑皮层萎缩以痴呆、智能减退、记忆障碍、性格改变、行为障碍为主。有的伴有偏瘫和癫痫发作。局灶性脑萎缩以性格行为改变为主；小脑萎缩以语言障碍、肢体共济失调和意向性震颤为主。

【专家健康指导建议】

（1）积极防治那些影响血管健康的疾病，如高血压、糖尿病、高脂血症、动脉硬化等，轻则调整生活方式，改

【老年性脑改变影像解读】

正常人脑的退行性变化或老化属生理性改变范畴，所有不并发血管性、变性和感染性等疾病的老年人脑部的变化是一个渐进性过程。主要表现为脑重量减少和脑动脉硬化等。具体表现有：

（1）老年性脑萎缩：脑室弥漫性扩大，脑沟、脑裂和脑池弥漫性扩大。

（2）血管周围间隙扩大：又称 Virchow-Robin，V-R 间隙扩大。

（3）侧脑室周围含水量增多：CT 上表现为低密度区，在 MRI 上表现为 T1WI 低信号，T2WI、T2*WI、FLAIR 高信号。

（4）皮质下白质和基底节区小变性灶：T1WI 低信号，PDW 和 T2WI 高信号，注射造影剂后不增强。

（5）锥体外系核团铁质沉积增多：由于铁质的存在，MRI T2WI 成像，特别是在 T2*WI 成像上，这些有铁质沉积的锥体外系核团将显示为低信号（相对于脑皮质等其他灰质而言）。

【脑萎缩影像解读】

按脑萎缩范围的不同分为广泛性和局限性两类。前者包括脑皮质、脑髓质及全脑萎缩，后者包括局部、一侧大脑半球或小脑、脑干萎缩[10]。60 岁以上健康老年人，脑池、脑沟与脑室可比正常成人大，属生理性改变（老年性脑萎缩或老年性脑改变）。CT、MRI 平扫可显示以下几种情况（图 2-4-1）：

（1）脑皮质萎缩：仅脑表面脑沟增大（＞5mm），蛛网膜下腔间隙增宽及脑池扩大。

（2）脑髓质萎缩：仅脑室扩大（第三脑室横径＞5mm），脑沟、脑池大小正常。

（3）全脑萎缩：则脑室、脑沟、脑池均扩大。

（4）局限性脑萎缩：脑室局部扩大或局部脑沟、脑池扩大。

（5）一侧大脑半球萎缩：一侧脑室、脑池扩大，中线结构向病侧移位。

（6）脑干、小脑变性萎缩：表现为基底池明显扩大、Ⅳ室扩大，小脑半球，蚓部脑沟增宽（小脑半球脑沟两条以上，蚓部脑沟四条以上），且脑沟宽度＞2mm，枕大池扩大。

【脑梗死影像解读】

脑梗死是急性脑血管闭塞引起的脑组织缺血性坏死，病理上分为缺血性、出血性和腔隙性脑梗死。病理学分型不同，其CT、MRI表现也不同。

（1）缺血性脑梗死

缺血性脑梗死主要表现为闭塞血管供应区内低密度病变，增强扫描可出现脑回状强化，脑梗死发生的部位、病变的形态及病变内密度的高低是判定其病理学分型的主要依据。

（2）出血性脑梗死

出血性脑梗死是在缺血性脑梗死基础上同时发生梗死区内的出血，因此，其主要CT表现为大片状低密度区内出现斑点状或斑片状高密度灶。观察CT平扫的这种混杂密度改变是正确诊断的关键。

（3）多发腔隙性脑梗死

腔隙性脑梗死为脑穿支小动脉闭塞引起的深部脑组织较小面积的缺血性梗死，表现为基底节区、丘脑及脑干等部位斑点状低密度灶，直径一般＜1cm，应强调病变的部位、大小、数目及密度的高低，以便与正常脑血管腔隙，脑软化等相鉴别，应着重观察脑干及丘脑区有无受累（图2-4-2）。

需要注意的是，虽然现在临床中经常看到"腔隙性脑梗死"的诊断，但是"腔隙性脑梗死"名词已逐渐被"小动脉闭塞性脑梗死"取代。

脑梗死MRI表现

（1）缺血核心区：DWI（b=

善营养结构，纠正不良生活习惯；重则药物加以控制，当然用药应当循序渐进、持之以恒。

（2）定期检查，早发现、早诊断、早治疗，这样才能延缓和控制病情的发展。

（三）脑梗死

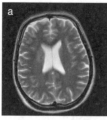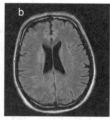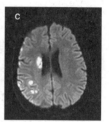

图2-4-2　右侧侧脑室旁病灶T2WI、T2WI FLAIR、DWI高信号

【临床表现】

起病突然，常于安静休息或睡眠时发病，起病在数小时或1~2天内达到高峰。

头痛、眩晕、耳鸣、半身不遂，可以是单个肢体或一侧肢体，可以是上肢比下肢重或下肢比上肢重，并出现吞咽困难、说话不清、恶心、呕吐等多种情况，严重者很快昏迷不醒。

【专家健康指导建议】

（1）对所有有此危险因素的脑梗死患者及家属均应向其普及健康生活饮食方式，对改善疾病预后和预防再发具有重要意义。

（2）戒烟限酒，调整不良生活饮食方式。控制血压、血糖和血脂水平的药物治疗。

（四）脑出血

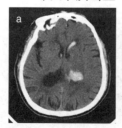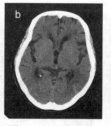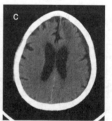

图2-4-3　脑出血

【临床表现】

常发生于 50~70 岁，男性略多，冬春季易发，通常在活动和情绪激动时发病，出血前多无预兆，半数患者出现头痛并很剧烈，常见呕吐，出血后血压明显升高，临床症状常在数分钟至数小时达到高峰，临床症状体征因出血部位及出血量不同而异，基底核、丘脑与内囊出血引起轻偏瘫是常见的早期症状；少数病例出现痫性发作，常为局灶性；重症者迅速转入意识模糊或昏迷。

【专家健康指导建议】

如果高血压病史明确，CT 表现典型，则不必要行 MRI 检查。MRI 信号改变是判断出血时间的主要依据。

（五）脱髓鞘变性

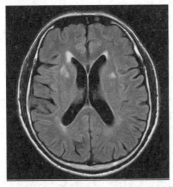

图 2-4-4　T2WI FLAIR 侧脑室旁、侧脑室前后角高信号病灶

【临床表现】

脑白质对各种有害刺激的典型反应是脱髓鞘变化，它可以产生神经系统疾病如感染、中毒、退行性变、外伤、梗死等继发性表现。

【专家健康指导建议】

（1）脱髓鞘指的是一种直观的影像学征象，即显示脑组织、脊髓白质、视神经有或没有占位性病灶，只是一种征象，脱髓鞘病变均需行 MRI 检查。

（2）MRI 能通过增强 MRI、DWI、MRS 检查区分脱髓鞘病变是急性还是慢性，紧密的结合临床病史，进而推断病情发展，根据随访进而判断预后。

（3）一定要依靠神经内科医生，根据各方面信息仔

1000）和 ADC 参数图上分别表现为高信号区和低信号区；

（2）责任血管评估：重点关注责任病灶供血血管有无闭塞、狭窄。

（3）血脑屏障评估：DWI（b=0）或 T2WI 责任病灶区出现异常高信号影。

（4）缺血半暗带：CBF 参数图异常区域（CBF 或 MTT 参数图）大于 DWI（b=1000）和 ADC 参数图中异常区域时称之为错配阳性，大于的这部分异常区域为缺血半暗带。

【脑出血影像解读】

此处的脑出血主要是指高血压性脑出血、动脉瘤破裂出血、脑血管畸形出血等，非外伤性出血。年龄较大的儿童和青壮年以脑血管畸形多见，中年以上动脉瘤破裂出血多见，而老年人则以高血压性脑出血多见。依不同的疾病，出血可发生于脑实质内、脑室内和蛛网膜下腔，也可同时累及上述部位（图 2-4-3）。

（1）急性高血压性脑出血：

高血压性脑出血病因主要是高血压和动脉硬化，典型易受累的脑小动脉包括外侧豆纹动脉，丘脑膝状体动脉，基底动脉穿支和供应小脑半球、齿状核的动脉，根据病程可分为急性期，吸收期及囊变期。CT 平扫急性期的表现是边界清楚，密度均匀的团状高密度灶，CT 值 60~90HU，血肿周围有低密度水肿带围绕，并产生占位效应。如血肿破入邻近脑室内，则脑室内出现高密度液液，与低密度脑脊液形成的液-液平面，甚至脑室呈高密度铸型。出血吸收期血肿边缘密度减低，边缘变模糊，高密度血肿则向心性缩小，而周围低密度带增宽，出血后第 3 天至 6 个月增强扫描可于病灶边缘出现环行强化，囊变期原血肿变为脑脊液密度的囊腔即软化灶。

（2）动脉瘤破裂出血：

动脉瘤破裂后在附近脑实质内形成血肿，可破入脑室内形成脑室内出血，也是颅内非外伤性蛛网膜下腔出血的最常见原因。

（3）脑血管畸形出血：

脑血管畸形出血常见于动静脉畸

形出血和海绵状血管瘤出血，动静脉畸形所导致出血常呈不规则团块状不均匀高密度影，位置较表浅，血肿附近有时可见到钙斑，小的软化灶或呈混杂密度的畸形血管病变区，血肿周围有脑水肿和占位表现。海绵状血管瘤出血呈类圆形高密度灶，瘤体体积较未出血时增大，有占位表现。

脑出血 MRI 表现复杂

（1）超急性期：红细胞内氧合血红蛋白阶段，氧合血红蛋白抗磁性，血肿对核磁的影响主要为血肿里面含水比较多，所以出现 T1 低，T2 高信号（类比普通水肿较好）。

（2）急性期：两点决定信号，首先脱氧血红蛋白顺磁，影响了 T2，T2 较前黑下去了，其次因脱氧血红蛋白结构所限，对 T1 还没发挥作用，依旧是黑的，双黑。

（3）亚急性早期：正铁血红蛋白依旧顺磁，T2 依旧是黑的，T1 却因被正铁血红蛋白（因和脱氧比铁原子位置变了）转正而变白。

（4）亚急性晚期：细胞膜破了，T2 顺磁作用的影响就没有了，这个阶段，血肿里面水分增加，T2 也变亮。

（5）慢性期：含铁血黄素不溶于水，且超顺磁性，这两点决定它在 T1 和 T2 都是黑的。

【脱髓鞘变性影像解读】

MRI 主要表现为分布大脑白质不同部位的长 T1 和长 T2 异常信号，部分病灶弥漫、对称，不强化（图 2-4-4）。

【脑小血管病影像解读】

脑小血管病是引发痴呆的第二常见病因，临床上最常见的神经退行性疾病，如阿尔茨海默病（Alzheimer's Disease，AD），CSVD 与 AD 有着共同的危险因素，且均可导致认知障碍和痴呆，临床上难以鉴别血管性认知障碍与 AD。

CSVD 习惯上多指脑的小动脉（arteriole）或穿支动脉病变导致的临床上和影像学上的异常表现。CTVR 图像显示延长扩张血管的走行

细辨析变性性质，尽量在病因层面对患者作出正确的诊断！神经影像学医生不能直接决定临床，但可提供参考。

（六）脑小血管病

【临床表现】

（1）卒中症状：脑小血管病（CSVD）的急性神经功能损害表现为（缺血性和出血性）卒中。腔隙性脑梗死最常见的临床表现为腔隙综合征，包括纯运动性偏瘫、纯感觉性卒中、感觉运动性卒中、共济失调性轻偏瘫及构音困难手笨拙综合征等。但腔隙综合征并非与病损类型及部位一致，也不能提示发病机制，需要与其他病因导致的梗死相鉴别。

CSVD 导致者易伴随多发腔隙和较重的 WML，而动脉粥样硬化导致者多为单个较大病灶且不伴明显的 WML。与大的脑梗死及皮质脑梗死相比，腔隙性脑梗死（Lacunar Infarct，LI）的神经功能缺损相对较轻，预后较好。

（2）认知和情感表现：CSVD 患者表现有慢性或隐匿进展的认知、人格、情感及行为障碍。CSVD 是血管性认知功能障碍（Vascular Cognitive Impairment，VCI）的主要原因，不仅导致未达痴呆严重程度的血管性轻度认知损害（Vascular Mild Cognitive Impairment，VaMCI），也可占血管性痴呆（Vascular Dementia，VaD）的 36%~67%。注意执行功能障碍是其主要的认知损害特征，符合典型的皮质下损害表现，而记忆功能受累相对较轻且再认功能相对保留。

【专家健康指导建议】

（1）CSVD 主要依靠神经影像学来进行诊断，突出表现为腔隙状态、脑白质病变或者脑微出血。临床缺乏特异性表现，可以没有症状。60% 隐匿起病，80% 呈进展病程。

（2）CSVD 可以引起认知功能下降，CSVD 造成的皮质下型血管性认知功能损害（s-VCI），是最常见且具同质性的 VCI。认知功能损害以执行和注意功能下降为主要特征，记忆功能相对完整。近年来一些研究认为 CSVD 也是引起老年性痴呆的原因之一。

（3）除认知受损外，还表现上运动神经元受累、步

态不稳或跌倒、吞咽和尿失禁、假性球麻痹及帕金森病样等症状，易伴发抑郁等情感障碍。

（4）CSVD 急性发作表现为腔隙性脑梗死或者脑实质出血。同时，CSVD 患者的缺血性脑卒中复发风险增加，脑出血血肿容易扩大。

（七）动脉瘤

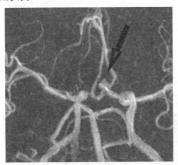

图 2-4-5　MRA 左侧前交通动脉起始段瘤样凸起

【临床表现】

主要症状有出血、局灶性神经功能障碍，动脉瘤破裂时常伴有蛛网膜下腔出血。

【专家健康指导建议】

动脉瘤破裂危险因素包括瘤体大小、部位、形状、年龄等。瘤体大小是最主要因素，基底动脉末端动脉瘤最易出血，高血压、吸烟、饮酒增加破裂危险性。

（八）多发性硬化

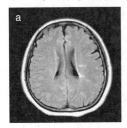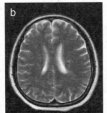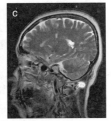

图 2-4-6　多发性硬化

【临床表现】

多发性硬化是以中枢神经系统白质脱髓鞘病变为特点，与遗传易感个体与环境因素作用的自身免疫反应有关；根据病程分为复发缓解型和进展型；临床特征为发作性视

和长度。

MRI 表现为近期皮质下小梗死、假定血管源性的腔隙灶、假定血管源性的白质高信号、血管周围间隙（Perivascular Space，PVS）、脑微出血（Cerebral Microbleeds，CMBs）、脑萎缩。

【动脉瘤影像解读】

脑动脉瘤是脑动脉的局限性扩张，发病率较高。动脉瘤在 MRI 呈边界清楚的高信号，与动脉相连（图2-4-5）。瘤腔多位于动脉瘤的中央，呈低信号。血栓形成后，动脉瘤呈不同信号强度。

【多发性硬化影像解读】

CT 表现：侧脑室周围、皮质下边界不清楚、散在多发、大小不一的低密度斑，急性期低密度斑均有强化，大部分呈均匀强化，少数可为环形强化（图2-4-6）。静止期和经激素治疗后，低密度病变仍可显示但无强化。

MRI 诊断标准：

（1）空间多发性：脑室周围、幕下、脊髓、视神经、皮质／近皮质部位病灶，上述 5 个中枢神经系统部位中至少 2 个部位受累。

（2）时间多发性：与基线 MRI 相比，出现至少一个新的 T2 或钆强化病灶，或在任一时间点出现钆强化和不强化病灶。

结合临床表现，增强扫描病灶有强化，则为急性期（新鲜病灶）；病灶无强化，则为稳定期（陈旧病灶），若同一患者新旧不一的病灶同时存在，则诊断基本明确。

【脑膜瘤影像解读】

脑膜瘤是最常见的颅内脑外肿瘤。绝大多数为良性，少数为恶性脑膜瘤。组织学分类：WHO 将脑膜瘤分为脑膜皮瘤型（内皮瘤型、合体细胞型、蛛网膜皮瘤型）、纤维型（纤维母细胞型）、过渡型（混合型）、砂样瘤型、血管瘤型、血管母细胞型、血管外皮细胞型、乳头状型、间变型（恶性脑膜瘤）。

好发部位：矢状窦旁、半球凸面、大脑镰、蝶骨嵴；其次嗅沟、鞍结节、中颅窝、天幕及岩骨背侧桥小脑角区；少见部位有三叉神经节、松果体区、侧脑室三角区和三、四脑室。

CT 表现：略高或等密度的圆形或卵圆形病灶，与颅骨内板或硬膜广基底相连，有占位表现，肿瘤局部有白质塌陷征象（白质受压变平，与颅骨内板之间距离增大），增强扫描病灶呈明显均一强化，边界清晰锐利，即可诊断为脑膜瘤；若邻近颅骨内板骨质增生或破坏则诊断更加明确。

MRI 表现：颅内圆形、类圆形或分叶状病灶，在 T1WI 和 T2WI 上呈等信号，与颅骨内板或硬膜广基底相连，有占位表现，肿瘤局部有白质塌陷征象，增强扫描病灶呈明显均一强化，边界清晰锐利，可见脑膜尾征（肿瘤附着处及周边硬膜呈线样强化），即可诊断为脑膜瘤（图 2-4-7）。

鉴别诊断：脑膜瘤作为最常见的脑外肿瘤，需要与脑内肿瘤鉴别。

下列征象提示脑外肿瘤：

（1）肿块与颅骨内板或硬膜广基底相连；

（2）局部有白质塌陷征象；

（3）局部颅骨骨质改变；

（4）邻近的蛛网膜下腔增宽。

神经、脊髓和脑部的局灶性障碍，这些神经障碍可有不同程度的缓解、复发。

临床表现：

（1）多见于 20~40 岁的中青年，女性为多。

（2）起病急性或亚急性，可有感觉或运动障碍、癫痫等表现，反复发作。

【专家健康指导建议】

抑制炎性脱髓鞘病变进展，防止急性期病变恶化及缓解期复发，晚期采取对症和支持疗法，减轻神经功能障碍带来的痛苦。

（九）脑膜瘤

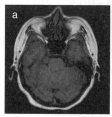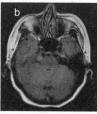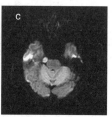

图 2-4-7　右侧桥小脑角病灶 T1WI 等信号，T2WI FLAIR 略高信号，DWI 略高信号

【临床表现】

良性肿瘤，生长慢，病程长。因肿瘤呈膨胀性生长，患者往往以头疼和癫痫为首发症状。根据肿瘤位置不同，还可以出现视力、嗅觉或听觉障碍及肢体运动障碍等。在老年人，尤以癫痫发作为首发症状多见。颅压增高症状多不明显，尤其在高龄患者。在 CT 检查日益普及的情况下，许多患者仅有轻微头痛，甚至经 CT 扫描偶然发现为脑膜瘤。

【专家健康指导建议】

成年人较常见，手术切除脑膜瘤是最有效的治疗手段。随着显微手术技术的发展，脑膜瘤的手术效果不断提高，使大多数患者得以治愈。

（十）脑胶质瘤

【临床表现】

胶质瘤是颅内最常见的原发性肿瘤，按其细胞类型又可分为星形细胞瘤、少突胶质细胞瘤、室管膜瘤、髓母细胞瘤等。各种肿瘤临床表现特异性不强：头晕、头痛、呕吐、视物不清、癫痫等。

（1）星形细胞瘤是最常见的胶质瘤，可发生于任何年龄，好发于中青年；根据肿瘤的组织学表现，将肿瘤的恶性程度分为I~IV级：I级、II级属良性肿瘤，III级（间变性星形细胞瘤）、IV级（胶质母细胞瘤）为恶性肿瘤。

（2）少突胶质细胞瘤约占胶质瘤的5%~10%。多见于成人，高发年龄在30~50岁，以额叶最多见，其次位于顶叶和颞叶。少突胶质细胞瘤生长缓慢，病程较长，瘤内钙化较其他肿瘤多见。

（3）室管膜瘤约占胶质瘤的16%，多见于小儿及青年，多数位于四脑室内，其次为侧脑室三角区。室管膜瘤是起源于脑室内或脊髓中央管内的室管膜上皮或脑室周围室管膜巢的肿瘤，肿瘤可突入脑室内或向脑室外跨越脑室和脑实质生长，常伴发梗阻性脑积水。

（4）髓母细胞瘤约占胶质瘤的4%~8%，是儿童最常见的后颅窝肿瘤，其恶性程度高，主要发生在小脑蚓部，容易沿脑脊液种植转移。本病对放疗敏感。

【专家健康指导建议】

（1）目前对于胶质瘤的治疗，包括手术、放疗、化疗、靶向治疗等手段。

（2）具体的治疗，要综合考虑患者的功能状态、对治疗的预期结果以及肿瘤所处的脑区部位、恶性程度级别等多种因素，进行综合考虑判断，从而制订个体化综合治疗方案。

第五节 超声骨密度检查

超声骨密度（Ultrasonic bone mineral density）是利用声波传导速度和振幅衰减来反映骨矿含量多少、骨结构及骨强度的检查。超声骨密度检查的优点是操作简便、安全无害、价格便宜、无创、快速、无辐射、可对比，与双能X线骨密度检查（DXA）相关性良好，是目前体检最常用的骨密度检查方法。因超声骨密度检查无辐射，所以特

【脑胶质瘤影像解读】

（1）脑内出现一圆形、类圆形的病灶，无明显水肿和占位表现，增强扫描病灶不强化，结合临床病史可考虑星形细胞瘤（I级）。

（2）脑内低、等或混合密度病灶，T1WI呈低、等或混合信号病灶，T2WI呈高或混杂信号，边界不清，有瘤周水肿和占位表现，增强扫描病灶呈环状强化，有壁结节，结合临床病史可考虑星形细胞瘤（II-IV级）。

（3）脑内T1WI呈低、等或混合密度或信号病灶，T2WI呈高或混杂信号，边界不清，有明显瘤周水肿和占位表现，增强扫描病灶呈不规则斑状强化，结合临床病史可考虑星形细胞瘤（IV级）。

（4）额叶或其他脑叶异常密度或信号灶，T1WI呈低信号，T2WI呈高信号，内有T1WI、T2WI均呈低信号的条带状钙化，肿瘤周围无水肿或仅有轻度的水肿，增强扫描病灶无强化或仅有轻度的强化，结合临床病史可考虑少突胶质细胞瘤。

（5）四脑室内等密度或略高密度肿块，T1WI呈等低信号，T2WI呈高信号，增强扫描呈均匀或不均匀强化，侧脑室和三脑室扩张积水，结合临床病史首先考虑室管膜瘤。若增强扫描环绕侧脑室周围出现带状强化影，提示肿瘤发生了室管膜下转移。

（6）儿童后颅窝中线部位类圆形肿块，T1WI呈低信号，T2WI呈高信号，周围有脑水肿，第四脑室受压变形移位，侧脑室和三脑室扩张积水，增强扫描肿块明显强化，结合临床表现可诊断为髓母细胞瘤。若增强扫描环绕侧脑室周围出现带状强化影，提示肿瘤发生了室管膜下转移。

别适合孕妇及婴幼儿的体检。

当超声波通过骨组织时，超声波速度（Speed of Sound,
SOS）降低、能量衰减（Broadband Ultrasound Attenuation
BUA）。超声骨密度仪由超声波发生器、超声波探头和电
脑组成。工作时探头发出超声波，通过耦合剂，穿过骨组织，
由接收探头接收信号，由电脑计算超声速度（SOS）和（或）
振幅衰减系数（BUA）。

一、前期准备／操作步骤

检查前注意事项：超声骨密度检查部位通常选左腕（左
撇子检查部位为右腕）。手腕处袖子卷起，摘下手表、运
动手环、饰物，露出皮肤。如左腕有陈旧骨折或皮肤外伤，
请提前告诉医生，改为测右腕骨密度，否则会影响结果的
准确性。儿童骨密度测量需由家长陪同。

检查步骤：超声探头涂耦合剂，将探头置于受试者腕
部桡骨远端 1/3 的位置，轻推耦合剂使之与皮肤均匀接触，
自左向右轻轻推动探头，扇形扫描整个桡骨远端采集数据，
直至测量进度为 100%（图 2-5-1）。电脑分析接收信号
并自动生成骨密度数据于电脑显示器上。若体检者较胖、
腕部脂肪过多，可多扫描几次取骨密度平均值，亦可选择
胫骨中段为扫描部位。每次检查完，用柔软的纸巾擦去受
试者皮肤及探头上残留的耦合剂。

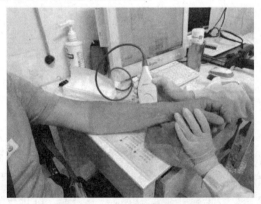

图 2-5-1　超声骨密度检查体位

二、主要检查结果介绍

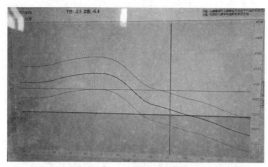

图 2-5-2　超声骨密度检查结果

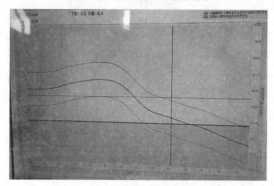

图 2-5-3　超声骨密度 SOS 曲线图

横坐标：年龄（岁）

（1）左侧纵坐标：T值。

（2）右侧纵坐标：SOS（米/秒）。

（3）三条曲线：中间为健康人 SOS 平均值，上下分别为 ±1 倍标准差。

（4）标记点：检测结果。

（5）灰色粗实线：骨量正常与骨量减少的分界线，T=-1。

（6）黑色粗实线：骨量减少与骨质疏松的分界线，T=-2.5。

（7）灰色区域：骨量正常。

（8）白色区域：骨量减少。

（9）黑色区域：骨质疏松。

【临床表现】

（见 2~6 节 DXA 检查）

【专家健康指导建议】

（见 2~6 节 DXA 检查）

三、医院骨密度检查报告中的英文缩写的意义

（1）T值：指受检者的扫描结果与年轻人的参考值相

【超声骨密度检查影像解读】

与双能 X 线骨密度（DXA）检查部分参数一致，T 值是受检者的骨量与 25 岁同性别、同种族年轻人峰值骨量相比较的数值。T 值 ≥ -1 认为是正常，-2.5 < T < -1 判定为骨量减少，T ≤ -2.5 判定为骨质疏松。在骨密度报告图上，灰色区域认为是正常骨密度，白色区域代表骨量减少，黑色区域提示骨质疏松。Z 值是受检者的扫描结果与同龄、同性别、同种族的人群参考值相比较的数据。Z ≥ -2 判定为正常，Z < -2 认为是骨量减少或骨质疏松。绝经前妇女、小于 50 岁男性和青少年适用于 Z 值（图 2-5-2）。

与 DXA 不同之处在于，超声骨密度多了个参数—超声波速度（SOS）。该参数是超声波在骨组织中的传播速度，不仅反映了骨骼的矿物质密度，也反映了骨骼的微观结构。SOS > 4000m/s 为骨密度正常，SOS < 4000m/s 为骨量减少或骨质疏松（图 2-5-3）。

比较的数据。

（2）Z值：指受检者的扫描结果与同龄、同性别的人群参考值相比较的数据。

（3）SOS：超声波速度，即超声波在骨组织中的传播速度。

第六节　双能 X 线骨密度检查

双能 X 线骨密度检查（Dual energy X-ray Absorptiometry, DXA），双能 X 射线骨密度仪是通过 X 射线管球经过一定的装置，获得两种能量即低能和高能光子峰。此种光子峰穿透身体后，扫描系统将所接受的信号送至计算机进行数据处理，得出骨矿物质含量。该仪器可测量全身任何部位的骨量，精确度高，对人体危害较小，检测一个部位的放射剂量相等于一张胸片 1/30，QCT 的 1%。不存在放射源衰变的问题，目前已在我国各大城市逐渐开展。

常规体检中骨密度检查的优点是骨矿含量测量准确，是骨质疏松测量的金标准，辐射剂量极低，是普通人群体检筛查的首选。

部分体检机构使用其他方法测量骨密度，速度快，平均 1 分钟做一个体检者，但检查结果准确度略低，与实际骨密度误差较大；不同操作者手法不同，人为误差较大；且探头接触人体后重复消毒有困难，容易反复使用，也可能埋下隐患。校医院双能 X 射线骨密度仪（DXA）为无接触扫描，扫描时间为 6~8 分钟，但检查结果非常精确；该扫描为固定模式扫描，基本杜绝了操作者误差，可作为随诊依据；北京三甲医院均使用 DXA 做诊断依据，校医院检查结果可与上级医院互认，无需重复检查。

一、前期准备 / 操作步骤

（1）检查前注意事项：全身口袋内勿放硬币、手机、钥匙、各种卡；头部不戴发卡等饰品，摘除眼镜；颈部除去项链、玉坠、吉祥物等挂件；手腕不戴手表、运动手环、玉镯等饰物，尽量去除耳钉、戒指等小饰品。去除腰带、外贴膏药，去除腰围、护膝、护踝等护具，有骨折病史及体内固定物存留的患者，请提前告知医生相关病史。女性患者不穿塑身衣，最好穿全棉无烫印的衣物。6岁以下儿童骨龄测量，建议家长同室1米线外陪同。

（2）骨密度检查：受检者脱鞋平躺于检查床上，按医生要求摆放不同的体位，对腰椎、髋关节进行依次扫描，时间约为10分钟，如图2-6-1。

（3）体成分检查：受检者脱鞋平躺于扫描床上，身体自然放松，双手放于身体两侧，自头顶至脚底连续扫描，时间约为6分钟。

（4）儿童骨龄测量：受检者坐于检查床旁，将非利手（左撇子为右手，其余人为左手）放置于检查床固定位置，自指尖至手腕连续扫描，时间约为3分钟，如图2-6-2所示。

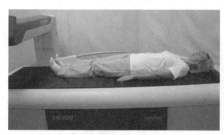
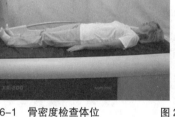

图2-6-1　骨密度检查体位　　　　图2-6-2　骨龄测量体位

二、主要检查结果介绍

（一）骨质疏松

【临床表现】

骨质疏松症是一种常见、多发性疾病，是骨量减少、骨强度下降，致使骨的脆性增加以及易于发生骨折的一种全身性骨骼疾病。它严重地威胁着中、老年人，尤其是绝经后女性的身体健康，由此引起的骨折等并发症除了给患者本人造成极大的痛苦外，也对社会和家庭带来了沉重的经济和生活负担。骨质疏松分为原发性骨质疏松、继发性骨质疏松、特发性骨质疏松。

骨质疏松主要表现为周身疼痛，身高缩短，驼背，易骨折及呼吸受限等。尤其是短期内身高明显缩短，例如三年内身高缩短 2cm，就一定要高度警惕骨质疏松的发生。持续使用激素治疗超过 3 个月、女性哺乳期、绝经早期须特别注意骨密度值。

骨质疏松与多种因素有关，主要以缺乏运动、吸烟、嗜酒、浓茶、咖啡、碳酸饮料摄入、长期素食、低钙饮食、减肥、较少户外活动等有关。女性骨质疏松还与遗传因素密切相关，如果家族里母亲和姐妹得了骨质疏松，那么本人得骨质疏松的概率可达正常人的 3~4 倍。

【骨质疏松影像解读】

T 值是受检者的骨量（BMD）与 25 岁同性别、同种族年轻人峰值骨量相比较的数值。（图 2-6-3）正位腰椎及髋部的 T 值≥ -1 认为是正常，-2.5 < T < -1 判定为骨量减少，T ≤ -2.5 判定为骨质疏松。在骨密度报告图上，灰色区域认为是正常骨密度（低度骨折风险），白色区域代表骨量减少（中度骨折风险），黑色区域提示骨质疏松（重度骨折风险）。但绝经前妇女、小于 50 岁男性和青少年不适用 T 值，而适用于 Z 值。Z 值是受检者的扫描结果（BMD）与同龄、同性别、同种族的人群参考值相比较的数据。Z ≥ -2 判定为正常，Z < -2 认为是骨量减少或骨质疏松。下图中小白点表示 T 值或 Z 值所处的位置。如果受试者在校医院 DXA 机器上做过不止一次骨密度检查，则图中小白点代表本次检查 T 值或 Z 值所处的位置，小黑点代表以往各次检查 T 值或 Z 值所处的位置；受试者骨密度随时间的变化显示非常直观，一目了然。骨密度的具体变化可以通过短期骨密度变化百分比、长期骨密度变化百分比及年化百分比来观察（图 2-6-3）。

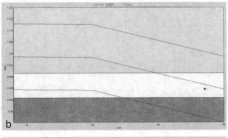
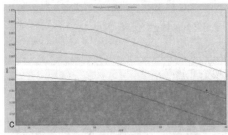

图 2-6-3 骨密度变化量（a. 正常骨密度；b. 骨量减少；c. 骨质疏松）

注意事项：

（1）采用就重不就轻的原则。也就是说，患者测量了两个或两个以上部位得到的多个 T 值，应该采用 T 值最小的数据来进行诊断。比如，腰椎正位测量 T 值为 -2.93，股骨颈 T 值为 -2.11，那么，采用 -2.93 诊断为骨质疏松症。

（2）高龄老人的 DXA 正位腰椎 T 值只做参考，多采用股骨颈和前臂远端的测量数据，因为高龄老人的腰椎骨质增生严重，腹主动脉钙化严重，影响测量骨密度。

【专家健康指导建议】

（1）骨质疏松早期诊断、早期治疗非常重要，对症处理可以有效减缓骨量丢失或增加骨量，预防骨折的发生。对乳腺癌激素治疗、内分泌相关疾病（例如糖尿病、红斑狼疮、硬皮病等）的患者，早期干预意义更大。治疗方法包括戒除不良的生活习惯、均衡饮食、增加户外运动、合理选用治疗药物、促进骨矿化及骨形成、抑制骨吸收。目前校医院有钙片、骨化三醇、硫酸氨基葡萄糖、双磷酸盐、降钙素等多类治疗骨质疏松的药物，建议选择骨科或骨质疏松门诊就诊，咨询专业的临床医生，选用适合自己的药物提升骨密度。

（2）50岁以上成年人、绝经期前后的女性，建议每年做一次骨密度检查；正在进行骨质疏松治疗的患者，建议每年做一到两次骨密度检查，评估治疗效果；目前骨密度正常的低度骨折风险的受检者，可以3~5年做一次骨密度检查。

（3）目前临床上是以正位腰椎及髋部作为随访部位，观察DXA的骨密度变化情况。一般而言，正位腰椎及髋部需要1~2年才能看出骨密度的变化，这是由于目前的医疗水平所限而造成的。如果想短期内观察药物疗效，建议选用下颌骨或髋部Words区作为观察部位，3~6个月就可以观察到骨密度的变化。

（4）双能X射线骨密度仪（DXA）使用的是双能X线（笔束式），剂量极低。做人体一个部位检查所接受的剂量，仅为每次胸片剂量的1/30，约合每日天然本底的1/3，美国FDA亦认为笔束式双能X线骨密度检查对人体无确切伤害。

（5）其他医院所使用的机器多为扇形束扫描双能X线骨密度仪，检查时间短但剂量较大；校医院Norland骨密度仪为笔束式扫描，虽然扫描时间稍长但辐射剂量明显减小，约为外院骨密度检查剂量的1/80。扇形束和笔形束的DXA诊断价值相当，数据经标准化参数校正可互认。两相比较，校医院的骨密度仪使受检者收益最大。

（二）成人体成分评价

【专家健康指导建议】

（1）体脂处于白色区域的受试者，一般都伴有轻度脂肪肝。

（2）体脂处于黑色区域的受试者，百分之百伴有中重度脂肪肝。

（3）建议体脂过高的人群控制饮食、加强运动，也就是我们常说的"管住嘴，迈开腿"，3个月后复测体成分。

（4）脂肪含量下降的同时会伴有肌肉及骨矿盐量的提升，对于想减脂增肌的人群有意义。

【成人体成分评价影像解读】

通过 DXA 检查，可以精确测量人体的骨矿盐量、肌肉、脂肪含量（精确到克），准确测量体脂比，对潜在体脂过高者及时预警。图 2-6-4 至图 2-6-5 所示，自左向右的区域分别是表示体脂过低、体脂正常、体脂偏高、肥胖。依据体成分情况可以全面判定身体的健康状态。

全身检查可测量全身骨矿含量与肌肉的百分比（%TBMC/FFM），其正常值为 5%~7%，处于该区间的成年受试者可以通过运动来增加骨密度，防治骨质疏松。该比值 < 5%，表示骨的健康状况较差，破骨细胞异常活跃，需使用成骨药物提升骨密度；该比值 > 7%，表示成骨细胞异常活跃，需使用破骨药物调节骨密度。

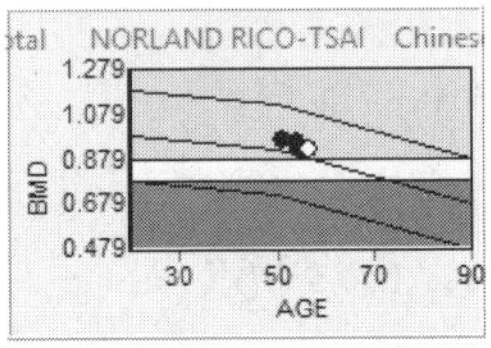

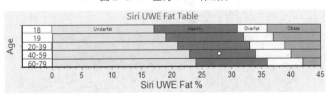

Region	%
Total Fat	34.4
Siri UWE Fat	30.7
Brozek UWE Fat	29.6
Soft Tissue Fat	35.7
TBMC/FFM	5.6

		Date	Value
Young Ref. (%)	93.9		
T-Score	-0.60	07/17/18	0.918
Age Match (%)	104.5	10/09/17	0.950
		03/11/15	0.961
Z-Score	0.40		

图 2-6-4　全身 DXA 体成分

图 2-6-5　DXA 体质比（siri 水下脂肪测量法）

（三）儿童骨龄评价

【儿童骨龄评价影像解读】

正常儿童的骨龄应位于 -2SD 至 +2SD 骨龄曲线范围内（图 2-6-6）。位于骨龄曲线上方的数值表示孩子骨龄大于生理年龄，超过 2SD 区间有性早熟的风险；位于骨龄曲线下方的数值表示孩子骨龄小于生理年龄，低于 -2SD 区间有发育迟缓的可能。

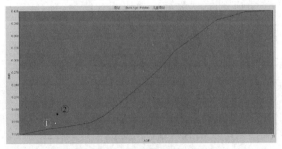

图 2-6-6　正常儿童骨龄曲线范围

【专家健康指导建议】

（1）儿童骨龄评价是依据正常儿童骨龄大数据曲线，通过测量腕骨的骨密度来判断孩子的骨龄，继而预测孩子的成年身高，不仅可以给儿童保健提供有力支撑，还可用于体育赛事的骨龄评价及运动员选材。

（2）相对于普通 X 射线腕部照片而言，DXA 的 X 射线剂量非常低，只有普通骨龄片的 1/30 或 1/50，非常适合做孩子的体检。

（四）儿童体成分评价

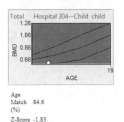

Region	%
Total Fat	21.6
Siri UWE Fat	16.7
Brozek UWE Fat	16.7
Soft Tissue Fat	22.5
TBMC/FFM	5.2

Age Match 84.6 (%)
Z-Score -1.83

图 2-6-7　正常儿童骨密度曲线范围

【儿童体成分评价影像解读】

正常儿童的骨密度应位于 –2SD 至 +2SD 曲线范围内（图 2-6-7），低于 –2SD 则预示孩子骨密度过低，生长发育迟缓。高于 2SD 则预示孩子有性早熟的风险。Age Match（%）反映了受试者与同性别、同龄人骨量对比的比值。儿童骨密度评价仅适用于 Z 值。

特别注意：%TBMC/FFM 这一指标不适用于儿童。

【专家健康指导建议】

DXA 可以对未成年人做全身扫描来评估身体的发育状况，判定其脂肪、肌肉、骨矿盐含量范围，为身体素质评价提供重要参考。DXA 体成分测量与核磁体成分测量具有高度的一致性，测量结果非常准确，且 DXA 操作简单、价格便宜。

三、医院骨密度检查报告中的英文缩写的意义

以正位腰椎的 DXA 检查为例：

（1）Young Ref.（%）：与 25 岁年轻人骨量（也就是峰值骨量）对比的比值。

（2）T-Score：T 评分，指受检者的扫描结果（BMD）与年轻人的参考值相比较的数据。

（3）Age Match（%）：与同性别、同龄人骨量对比的比值。

（4）Z-Score：Z 评分，指受检者的扫描结果（BMD）与同龄、同性别的人群参考值相比较的数据。

（5）Region：扫描部位。

（6）BMD（g/cm^2）：每平方厘米的平均骨量。

（7）BMC（g）：骨矿盐总量。

（8）Area（cm^2）：扫描面积。

（9）Length（cm）：扫描长度。

（10）Width（cm）：扫描宽度。

（11）ST Change（%）：Short Term Change（%）短期骨密度变化百分比（最后一次测量的骨密度值与最近一次测量的骨密度值变化的百分比，可了解患者近期骨密度的变化）。

（12）ST Change（%/yr）：Short Term Change（%/year）：短期骨密度年化变化百分比（最后一次测量的骨密度值与最近一次测量的骨密度值变化的年化百分比，可了解患者近期骨密度的变化）。

（13）LT Change（%）：Long Term Change（%）长期骨密度变化百分比（最后一次测量的骨密度值与最初测量的骨密度值变化的百分比，可了解患者自测量骨密度以来长期骨密度的变化）。

（14）LT Change（%/yr）：Long Term Change（%/year）：长期骨密度年化变化百分比（最后一次测量的骨密度值与最初测量的骨密度值变化的年化百分比，可了解患者长期骨密度的变化）。

以全身 DXA 扫描为例：

（1）Total BMC：全身骨矿含量（g）。

（2）Total Lean Mass：全身肌肉含量（g）。

（3）Total Fat Mass：全身脂肪含量，包括内脏脂肪及皮下脂肪（g）。

（4）Total Fat（%）：全身脂肪量的百分比。

（5）Siri UWE Fat：全称为 Siri Underwater Fat，Siri 水下脂肪测量百分比。

（6）Brozek UWE Fat：全称为 Brozek Underwater Fat，Brozek 水下脂肪测量百分比，多用于健美运动员、专业运动员。

（7）Soft Tissue Fat：软组织脂肪，主要指皮下脂肪。

（8）%TBMC/FFM：全身骨矿含量与肌肉的百分

比，正常值为 5%~7%，处于该区间的成年受试者可以通过运动来增加骨密度，防治骨质疏松；该比值 < 5%，表示骨的健康状况较差，破骨细胞异常活跃，需使用成骨药物提升骨密度；该比值 > 7%，表示成骨细胞异常活跃，需使用破骨药物调节骨密度。该指标未成年人不适用。

（1）Underfat：体脂过低。

（2）Healthy：体脂正常。

（3）Overfat：体脂过高。

（4）Obese：肥胖。

（5）Lean Mass（g）：瘦体重总量。

（6）Fat Mass（g）：脂肪总量。

（7）BMC（g）+ Lean Mass（g）+ Fat Mass（g）：人体体重。

参考文献

[1] 曾庆思，岑人丽，陈苓，等 . 直接数字 X 线摄影与传统高千伏胸部摄影对比分析 [J]. 中华放射学杂志，2003, 37（2）：174-177.

[2] 陈孝平 . 外科学（上册）[M]. 2 版 . 北京：人民卫生出版社，2010.

[3] 金征宇，龚启勇等 . 医学影像学 [M]. 北京：人民卫生出版社，2015:77-81.

[4] 刘士远 . 肺亚实性结节影像处理专家共识 [J]. 中华放射学杂志，2015, 49（4）：254-258.

[5] 孙蕴，尉可道，王建超，等 . 双能 X 射线骨吸收测量仪的辐射剂量评价 [J]. 中华放射医学与防护杂志，2017, 37（11）：870-874.

[6] 王辰，王建安等 . 内科学 [M]. 3 版 . 北京：人民卫生出版社，2015.

[7] 吴江，贾建平 . 神经病学 [M]. 3 版 . 北京：人民卫生出版社，2015:179-191.

[8] 杨文洁，严福华 . 2015 版《低剂量螺旋 CT 肺癌筛查专家共

识》和《肺亚实性结节影像处理专家共识》解读［J］. 诊断学理论与实践，2017, 16（1）：32-37.

［9］中国临床肿瘤学会指南工作委员会 .CSCO 肾癌诊疗指南［M］.北京：人民卫生出版社，2019.

［10］中国人群骨质疏松症防治手册 2015 版［C］.北京：第十五届国际骨质疏松研讨会暨第十三届国际骨矿研究学术会议， 2015：153-207.

［11］中华医学会老年医学分会老年神经病学组 . 脑小血管病相关认知功能障碍中国诊疗指南 (2019)［J］.中华老年医学杂志 . 2019, 38（4）：345-354.

［12］中华医学会神经病学分会 . 中国脑出血诊治指南（2014）［J］. 中华神经科杂志，2015, 48（6）：435-444.

［13］周清华，范亚光，王颖，等 . 中国肺癌低剂量螺旋 CT 筛查指南 (2018 年版)［J］. 中国肺癌杂志，2018, 21（2）：67-75.

［14］AMIN H, SCHINDLER J. Spontaneous Intracerebral Hemorrhage. [J]. Emergency Medicine Clinics of North America, 2012, 30 (3): 771.

［15］ALPER B, MALONEMOSES M, PRASAD K. Intervention for Acute Stroke. [J]. Mil Med Res, 2019, 22(6): 2.

［16］BIJLENGA P, GONDER R, SCHILLING S, et al. Phases Score for the Management of Intracanial Aneurysm [J]. Stroke, 2017, 17 (3): 36-41.

［17］SANSING L.Intracerebral Hemorrhage[J].Clin Pham Ther, 2019, 44 (1): 91-101.

［18］SUN Y, AN MM, WANG JM, et al. Assessment of the Bone Mineral Content in the Mandible by Dual-Energy X-Ray Absorptiometry to Evaluate Short-Term Change ［J］. Journal of Clinical Densitometry, 2018, 21 (4): 534-540.

第三章　超声检查

【项目介绍】

超声检查是以超声波在人体内所产生的各种回声信息为基础，并以不同的可视模式如二维灰阶超声、彩色多普勒超声（Color Doppler Flow Imaging，CDFI）、频谱及组织多普勒超声等显示人体脏器、组织结构和血流信息，来评价这些脏器的位置、解剖结构、血流动力学及功能变化。

医生有了超声检查，就如同增加了一双具有特殊功能的"透视"眼，透过浅表皮肤及皮下组织看到腹部脏器，如肝、胆、胰、脾、肾，了解肝脏有无弥漫性病变、有无结节及肿物；胆囊有无结石及息肉；胰腺有无肿瘤；脾脏大小及有无结节；肾脏有无积水、结石及肿物等；看到前列腺，了解有无前列腺增生、前列腺结节；看到乳腺、甲状腺可以排查有无肿瘤；看到颈动脉可以了解管壁有无斑块、管腔有无狭窄或闭塞等。通过超声检查了解这些脏器正常与异常病变的信息，为临床诊断及治疗提供可靠的依据。由于超声检查无创、无痛、无辐射，且操作简便、价格低廉，得到很多单位及大众的认可，成为定期体检、筛查疾病必选的检查项目。

超声体检介绍及
重要结果解读

【前期准备及操作步骤】

1. 前期准备

（1）腹部超声检查胆囊、胰腺等，前一天晚上宜清淡饮食，20点以后禁食水，次日晨起空腹检查。个别体检者因某些疾病必须晨起空腹服药，可以提前三小时白开水送服后再去检查。

（2）胃肠镜及消化道造影检查3天后，方可进行腹部超声检查。

（3）经腹壁探测前列腺，要适度充盈膀胱，充盈太多反而不利于探测，尤其前列腺增生患者，避免膀胱过度充盈。

（4）检查甲状腺、乳腺、颈血管及心脏无须空腹及特殊准备。脑血管超声建议饮食后再检查。

（5）建议穿着分体式、可解扣上衣及内衣，便于更好地暴露检查部位。

2. 操作步骤

（1）被检者躺于检查床上，检查医生将超声耦合剂涂抹于检查部位，通过移动超声探头获取所查脏器各切面的超声图像，检查过程中，被检者可能需要配合呼气、吸气、改变体位等动作完成检查项目。

（2）检查完毕，将涂抹的超声耦合剂擦拭干净即可。

第一节　肝胆脾胰胰肾及相关组织器官的超声

一、肝脏超声

肝脏大部分位于右上腹部，部分延伸至正中线偏左。平稳呼吸时，肝脏几乎全部位于肋骨后方，当深呼吸时，肝脏可达到肋缘下 1.5cm 甚至更多，因此超声检查时为了避免肋骨对肝脏的遮挡，需要检查者深吸气（鼓肚子），以便获得肝脏的完整图像。正常值：肝左叶前后径 4.0~7.0cm，上下径 4.0~8.0cm，肝右叶最大斜径 10.0~14.0cm。正常门静脉主干内径 0.8~1.3cm，平均流速 20cm/s。脾门处脾静脉内径 0.3~0.8cm。

（一）肝脏实质弥漫性病变

指各种病因所致肝脏实质的弥漫性病变，多见于脂肪肝、病毒性或药物性肝炎、肝硬化、血吸虫肝病、淤血肝、肝内胆汁淤积等。除少数典型病例外，各种肝脏弥漫性病变通常具有相似的超声声像图，由于缺乏特异性，需结合病史、临床表现、实验室检查、其他影像学检查等进行鉴别诊断。建议查找病因，积极控制及治疗原发病。

1. 脂肪肝

【影响因素及临床表现】

脂肪肝在肝脏实质弥漫性病变中最常见，是指肝细胞内脂肪沉积异常增多超过生理含量所引起的可逆性改变。常见原因为脂代谢异常、肥胖、长期营养不良、慢性感染或中毒等。

　　检查者多无明显症状，部分有肝区胀痛，可合并高血脂、肝功能异常等。

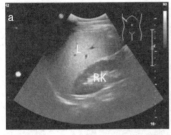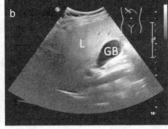

图 3-1-1　脂肪肝

注：a、b显示肝脏实质回声增强。L：肝脏，RK：右肾，GB：胆囊

【脂肪肝报告解读】

　　脂肪肝可分为均匀性和非均匀性脂肪肝。均匀性脂肪肝，超声显示肝内均匀分布的密集细小点状强回声，重度脂肪肝肝内管道纹理不清，肝静脉及门静脉分支回声减弱（图3-1-1）。非均匀性脂肪肝，超声显示肝内局限性高或低回声区，边缘尚清晰，有时需与肝血管瘤或其他肝脏占位性病变进行鉴别。

【专家健康指导建议】

　　（1）脂肪肝为可逆性病变，可完全恢复正常。建议找出病因，有的放矢采取治疗措施。对于长期大量饮酒者应戒酒；

　　（2）营养过剩、肥胖者应严格控制饮食，适当增加运动；

　　（3）营养不良性脂肪肝患者应适当增加营养，调整饮食结构，提倡高蛋白质、高维生素、低糖、低脂肪饮食等。

2. 肝硬化

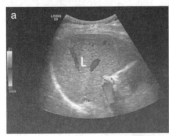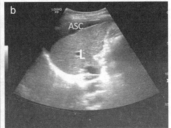

图 3-1-2　肝硬化

注：a、肝脏实质回声呈粗细不均颗粒样改变；b、肝脏右叶缩小，肝周见腹水。L：肝脏，ASC：腹水

【肝硬化报告解读】

　　病因不同，肝硬化的超声表现也有很大差别。典型超声表现为肝脏右叶缩小、左叶可缩小也可代偿性增大；肝表面凹凸不平呈锯齿状、结节状，肝边缘钝；肝实质回声弥漫性增高，可见粗细不均点状、颗粒样、斑片样等改变。因肝脏纤维化导致肝内外血管显示粗细不均，可伴随门静脉高压、脾大、腹水及胆囊壁水肿等（图3-1-2）。

【影响因素及临床表现】

　　肝硬化是一种常见的慢性、进行性、弥漫性肝病，由一种或几种病因长期或反复作用引起肝细胞受损、变性坏死，导致肝细胞结节状再生及纤维组织增生。

早期无症状，后期以肝功能损害和门脉高压为主要表现，晚期常出现消化道出血、肝性脑病、继发感染等严重并发症。

【专家健康指导建议】

（1）找出病因，首先治疗原发病。

（2）对症治疗，可到肝病科或消化科就诊。

3. 淤血肝

【淤血肝报告解读】

探头扫查肝脏区有明显压痛，肝包膜尚光滑，肝实质回声可稍低或增高，分布均匀；下腔静脉内径增宽（＞2.4cm），肝静脉内径增宽（＞0.8cm），生理性搏动减弱或消失；可有腹腔积液及脾大（图3-1-3）。

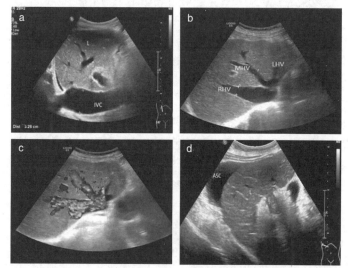

图3-1-3 淤血肝

注：a、下腔静脉扩张；b、肝静脉左、中、右三支均扩张；c、肝静脉血流通畅；d、肝周腹腔积液。L：肝脏，IVC：下腔静脉，LHV：肝左静脉，MHV：肝中静脉，RHV：肝右静脉，ASC：腹水

【影响因素及临床表现】

下腔静脉血流回心受阻的疾病都可导致肝脏淤血。表现为肝脏肿大，肋下缘可触及，可伴有脾肿大，腹水。常有心脏病等病史。

【专家健康指导建议】

（1）淤血性肝肿大，结合下腔静脉及肝静脉扩张，要考虑心脏病变的可能，需进一步检查，如做心脏彩超等。

（2）建议到心血管内科就诊。

4.肝血吸虫病

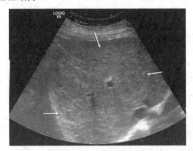

图 3-1-4　肝血吸虫病

注：肝实质回声呈高低不均质改变

【肝血吸虫病报告解读】

超声所见的典型图像多为晚期血吸虫病，肝脏可缩小或左叶增大，肝内回声不均质，呈密集点状、条索样、粗网状及鳞片状增强，其间见小的低回声，使肝脏回声高低不均匀（图 3-1-4），部分呈"地图样"改变。门脉管壁增厚、回声增强，可有脾肿大，腹腔积液。

【影响因素及临床表现】

血吸虫病主要流行于长江流域及其以南地区。肝血吸虫病的病因是日本血吸虫成虫寄生在门静脉系统，引起的肝脏疾病，由皮肤接触含尾蚴的疫水而感染。有疫区接触史。

早期有发热、腹痛、肝脾肿大。慢性期以血吸虫性肝硬化、门静脉高压及脾大、腹水为主。

【专家健康指导建议】

结合流行区疫水接触史对于该病诊断甚为重要，建议肝病科就诊。

（二）肝脏囊性病变

常见有肝囊肿、多囊肝、肝血肿、肝脓肿、皮样囊肿、黏液瘤、囊腺瘤等，超声显像是首选的检查方法，有一定的诊断和鉴别诊断意义。

1.肝囊肿

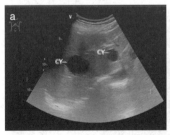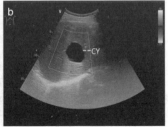

图 3-1-5　单纯性肝囊肿

注：a、肝内两个类圆形无回声，边界清晰；b、囊肿内无血流信号。CY：囊肿

【肝囊肿报告解读】

超声图像上肝囊肿显示为圆形、椭圆形无回声，壁薄，边界清，前后壁回声增强，有侧方声影，单纯性肝囊肿其内及周边无血流信号（图3-1-5）。

【影响因素及临床表现】

肝囊肿是肝内最常见的一种生长缓慢、病程长的良性病变，可单发，也可多发。小囊肿一般无症状，大囊肿可致肝区不适、饱胀、疼痛等症状。

【专家健康指导建议】

肝囊肿较小的不需处理，较大的需要到外科就诊，也可在超声引导下行囊肿穿刺介入治疗。

2. 多囊肝

【多囊肝报告解读】

多囊肝超声图像显示肝脏形态失常，肝脏实质内布满大小不等的无回声囊肿，部分囊肿互相融合，可见多房分隔（图3-1-6）。部分病例同时伴有肾脏、胰腺、脾脏等器官的多囊性改变。

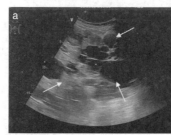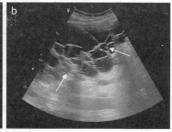

图3-1-6 多囊肝

注：a、b肝脏内大小不等的囊肿，肝脏形态及结构失常

【影响因素及临床表现】

多囊肝是一种先天性具有家族遗传性的疾病。肝脏呈多囊样表现。随着年龄的增长，肝脏体积的增大，逐渐出现腹痛、肝功异常等。

【专家健康指导建议】

建议定期复查，排除肝脏其他病变存在。

（三）肝脏实性占位性病变

肝脏实性占位性病变可分为良性和恶性病变。超声对典型血管瘤可以明确判定，其余肿瘤及不典型血管瘤超声图像均无法提供明确诊断，需结合实验室检查、其他影像学检查、穿刺病理活检等综合诊断。

1. 肝血管瘤

【肝血管瘤报告解读】

超声图像显示肝内可见实性结节，以高回声结节最多见。较小血管瘤的直径一般在1~3cm，内部可观察到细小无回声区，形成"筛状"结构，显像呈"浮雕感"（图3-1-7）。较大的血管瘤形状可不规则，有的边界不清，病变内部回声强弱不一，呈条索状或蜂窝状，并有大小不一、形状不规则的无回声区。CDFI显示大多数血管瘤内无血流显示，部分病灶见少许点状血流。

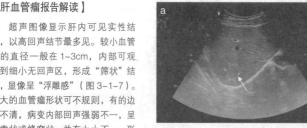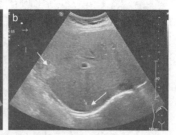

图3-1-7 肝血管瘤

注：a、b箭头所示肝脏实性偏高回声结节，边界清晰

【影响因素及临床表现】

肝血管瘤是最常见的肝脏良性肿瘤，病因不清，可以单发或多发。

一般无明显症状，常为查体或其他检查时发现。部分较大的血管瘤可有上腹部不适、疼痛，饭后饱胀感等。

【专家健康指导建议】

肝脏血管瘤小的可定期复查，不用特殊处理，大的血管瘤建议到肝胆外科就诊。

2. 肝脏局灶性结节性增生

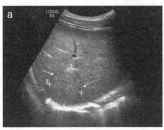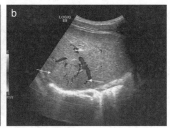

图 3-1-8 肝脏局灶性结节性增生

注：a、肝内边界欠清的等回声结节；b、结节内可见较丰富血流信号

【影响因素及临床表现】

此病为良性病变，病因不明，多为单发。大部分患者无症状，多为体检时意外发现，较大病变有右上腹隐痛、腹胀等症状。

【专家健康指导建议】

（1）彩色多普勒超声是优选的诊断方法，同时结合其他影像学检查及穿刺活检来确诊。

（2）无症状者，可以保守治疗。

（3）体积较大，随诊观察，若肿瘤逐渐增大者需外科手术治疗。

3. 原发性肝癌

【影响因素及临床表现】

原发性肝癌是我国常见的恶性肿瘤，以男性发病率高。多有病毒性肝炎、肝硬化等病史。

早期多无症状。随着病情进展可出现上腹胀痛、隐痛、上腹包块、消瘦、乏力、便血等症状。

【肝脏局灶性结节性增生报告解读】

超声图像显示肝内边界欠清的等回声、低回声或稍低回声结节；有些周边见稍低回声"晕带"；部分见中心强回声及其向周围延伸的隔带，无包膜。彩色多普勒超声显示病灶内血流丰富，由病灶中央出现星状血流信号，呈辐射状排列至周围（图3-1-8）。

【原发性肝癌报告解读】

常见类型有：低回声型，病变区回声低于周围肝组织，较均质，边界清，常呈圆形；高回声型，病变区回声明显高于周围肝组织，境界清晰，病变大小不一（图3-1-9），可呈"镶嵌状"图像，或"块中块"征，团块周围环以声晕；等回声型，病变区回声水平及分布密度与周围肝组织相似，普通探头不宜分辨，需要高频探头对病变境界进行辨认；弥漫型，肝区回声强弱不均，不易与结节型肝硬化鉴别；混合型，病变区高回声内有液变坏死时出现不规则的无回声或低回声区。CDFI癌灶内及周边动脉血供丰富。

原发性肝癌周围组织的继发声像图表现：较大原发病灶周围的散在小结节状回声；病变周围的肝静脉和门静脉可被挤压变形或移位、中断；门静脉、肝静脉、下腔静脉血管内出现癌栓。

【肝转移癌报告解读】

超声图像显示肝内多发，大小相近，回声相似的结节（图3-1-10）。常见类型有：

（1）无回声型：多见于恶性淋巴瘤、黑色素瘤。

（2）低回声型及高回声型：见于各种癌瘤的肝转移。靶状高回声结节亦称"牛眼"状图像，此型病变常较小，呈圆形，内部回声较高，在圆形高回声团四周有1~3mm无回声晕环包绕，似"靶环"，常见于胃肠道癌的肝转移。

（3）混合回声型及强回声型：多见于胃肠道、卵巢等恶性肿瘤的肝转移。

（4）网格状多房型回声型：常见于卵巢及乳腺等癌瘤的转移。

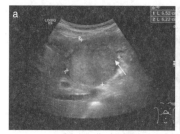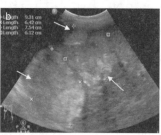

图3-1-9　原发性肝癌

注：a、b肝内实性团块状肿物回声；b、显示"块中块"

【专家健康指导建议】

（1）建议病毒性肝炎、肝硬化患者定期复查，积极治疗，以降低恶性肿瘤的发病率。

（2）一旦确诊可根据肝癌不同阶段选择适宜的治疗方法。

（3）可到外科、肿瘤科及消化科等科室就诊，超声动态观察肿瘤治疗后的变化及效果。

4. 肝转移癌

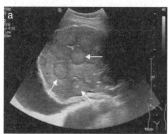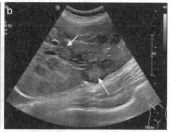

图3-1-10　肝多发转移癌

注：a、b结肠癌的肝转移，肝内多发类圆形结节呈"靶环"征

【影响因素及临床表现】

转移性肝癌可来自肺、胃、肠、乳腺、卵巢等多个器官的恶性肿瘤，无肝硬化背景。有原发肿瘤症状，可出现肝区疼痛，上腹不适、乏力、消瘦、黄疸等。

【专家健康指导建议】

（1）建议到肿瘤科、内科等综合治疗。

（2）超声动态观察肿瘤治疗后的变化及效果。

（四）肝内钙化灶

超声图像显示肝内圆形或不规则形强回声，境界清晰，可伴明显声影（图 3-1-11）。无症状，多为常规超声检查时发现，不需特殊关注。

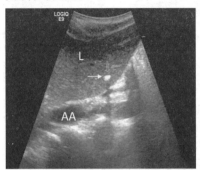

图 3-1-11 肝内钙化灶

注：箭头所示肝内强回声后伴声影。L：肝脏，AA：腹主动脉

二、胆道系统超声

胆囊位于右上腹部肝右叶下面胆囊窝内，为中空器官，呈梨形囊袋状，内为透声良好的无回声。正常值：胆囊长径 < 9.0cm，横径 < 4.0cm。空腹状态下胆囊壁厚度 < 0.3cm，肝外胆管内径 0.4~0.8cm，若内径 > 0.8cm 即为扩张。

（一）胆囊疾病

1. 胆囊壁增厚

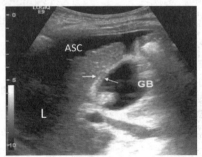

图 3-1-12 胆囊壁增厚

注：肝硬化引起的胆囊壁增厚，箭头示呈"双边"征。L：肝脏，GB：胆囊，ASC：腹水

【影响因素及临床表现】

胆囊壁增厚多见于胆囊炎、肝硬化腹水、低蛋白血症、肝功能异常、胆囊腺肌增生症、胆囊癌等。

【胆囊壁增厚报告解读】

超声图像显示胆囊壁增厚 ≥ 0.4cm（图 3-1-12）。

【专家健康指导建议】

建议根据病因到消化科、肝病科或外科就诊。

2. 胆囊结石

【胆囊结石报告解读】

超声图像显示胆囊内见一个或多个强回声团块，后伴声影，可移动（图3-1-13）。充满型结石见"囊壁 – 结石 – 声影"征象。

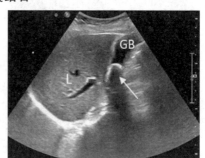

图 3-1-13　胆囊结石

注：箭头示胆囊内强回声团块伴声影。L：肝脏，GB：胆囊

【影响因素及临床表现】

胆囊内胆汁的某些成分如胆色素、胆固醇、黏液物质及钙离子等在各种因素的作用下析出，凝集形成结石。

大部分胆囊结石患者无明显症状，发作时典型症状是胆绞痛，可突然发作又突然消失。疼痛开始于右上腹部，放射至后背和肩胛下角，每次发作可持续数分钟或数小时。也有厌油腻、腹胀、消化不良、上腹部烧灼感、呕吐等症状。

【专家健康指导建议】

（1）建议定期复查。少部分胆囊结石长期反复诱发胆囊炎发作，且反复摩擦胆囊壁，有癌变的可能。

（2）建议到肝胆外科诊治。

3. 慢性胆囊炎

【慢性胆囊炎报告解读】

超声图像显示胆囊壁增厚≥0.4cm，胆囊缩小，胆囊腔内常见结石及胆泥沉积物等（图3-1-14）。

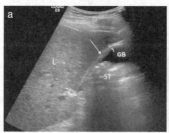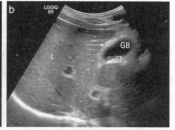

图 3-1-14　胆囊多发结石并发慢性胆囊炎

注：a、b胆囊缩小，箭头示胆囊壁不均匀增厚，胆囊腔内见多发沙砾样结石。L：肝脏，GB：胆囊，ST：结石

【影响因素及临床表现】

慢性胆囊炎是常见的胆囊疾病，常见于胆囊急性炎症反复发作迁延而来，多伴有胆囊结石。

检查者可无症状或进油腻食物后有右上腹疼痛及不适史。

【专家健康指导建议】

建议定期复查，长期慢性胆囊炎合并胆囊结石者有癌变可能。建议到肝胆外科诊治。

4.急性胆囊炎

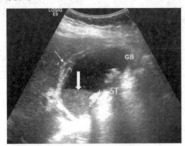

图 3-1-15　急性胆囊炎

注：胆囊增大，细箭头示胆囊壁增厚呈"双边"；粗箭头示胆囊腔内见沉积物；"+"胆囊腔内强回声结石。GB：胆囊，ST：结石

【急性胆囊炎报告解读】

超声图像显示胆囊肿大，前后径 ≥ 4.0cm，壁厚呈"双边"；囊腔内见沉积物或见结石影像；穿孔时，胆囊壁连续性中断，胆囊周围见局限性积液；胆囊区压痛，探头加压"墨菲"征阳性（图 3-1-15）。

【影响因素及临床表现】

主要病因是细菌感染、胆石梗阻、缺血和胰液反流。

临床主要特征是右上腹持续性疼痛，伴阵发性加剧，并有右上腹压痛和肌紧张。

【专家健康指导建议】

建议急诊到肝胆外科诊治。

5.胆囊息肉样病变

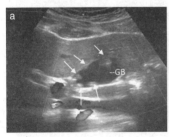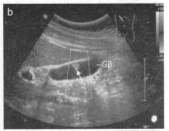

图 3-1-16　胆囊息肉样病变

注：a、b 箭头所示胆囊壁向胆囊腔内隆起的中等回声结节；b. 彩色多普勒超声显示结节未见血流信号。GB：胆囊

【胆囊息肉样病变报告解读】

超声图像显示自胆囊壁向胆囊腔内隆起的高回声或中等回声，部分呈乳头状或结节状，无声影，不移动（图 3-1-16）。若病灶基底部较宽或直径大于 1cm，用彩色多普勒超声观察其内若有血流信号，应警惕恶变可能。

【影响因素及临床表现】

此病多见胆固醇性息肉、腺瘤样息肉等，一般无症状。

【专家健康指导建议】

建议定期复查，胆囊息肉可疑癌变者需外科就诊，必要时手术治疗。

6. 胆囊壁胆固醇沉积症

【胆囊壁胆固醇沉积症报告解读】

超声图像显示胆囊壁内见点状偏强回声，或胆囊壁内见小的隆起性强回声＜1cm，无声影，后方伴"彗星尾"征，不移动（图3-1-17）。

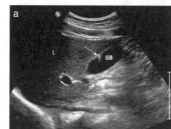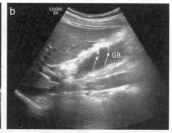

图 3-1-17 胆囊壁胆固醇沉积

注：a、b箭头示胆囊壁点状强回声后伴"彗星尾"征。L：肝脏，GB：胆囊

【影响因素及临床表现】

由于胆固醇代谢紊乱，造成胆汁中胆固醇含量增高，而沉积于胆囊黏膜固有层内，并逐渐向黏膜表面隆起而形成。属于良性病变，一般无症状。

【专家健康指导建议】

建议定期复查，部分胆固醇沉积可从胆囊壁脱落随胆汁排出。

7. 胆囊腺肌增生症

【胆囊腺肌增生症报告解读】

超声图像显示胆囊壁节段型、局限型或弥漫型增厚，增厚的胆囊壁内见小的液性囊腔，其内可合并带"彗星尾"的胆固醇结晶（图3-1-18）。

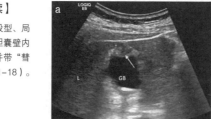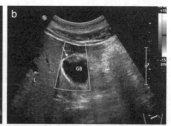

图 3-1-18 胆囊腺肌增生症

注：a、胆囊底部胆囊壁局限性增厚，内见小的液性囊腔；b、胆囊壁局限性增厚区未见血流信号。L：肝脏，GB：胆囊

【影响因素及临床表现】

本病是胆囊黏膜上皮增生、肌层肥厚，黏膜上皮陷入增厚的肌层形成胆囊壁内许多细小的窦状间隙，导致胆汁

淤滞、感染，或形成胆固醇结晶。

通常无明显症状，也有人出现右上腹不适、疼痛等。

【专家健康指导建议】

超声是该病首选的检查方法，属良性病变。建议到外科就诊，定期复查。

8. 胆囊癌

【影响因素及临床表现】

胆囊癌是一种恶性程度较高的肿瘤，多伴有慢性胆囊炎和胆囊结石病史。

临床症状有右上腹持续性隐痛、食欲减退、恶心呕吐、黄疸等。

【专家健康指导建议】

超声发现胆囊实性占位并可疑胆囊癌者，建议到肝胆外科就诊，进一步检查以明确诊断、早期治疗。

（二）胆管疾病

1. 胆管结石

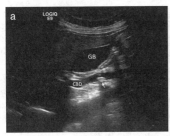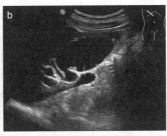

图 3-1-19　肝外胆管结石及胆囊肿大

注：a、箭头所示肝外胆管中高回声团块；b、胆囊肿大。GB：胆囊，CBD：胆总管

【影响因素及临床表现】

（1）胆管结石是指胆管内胆汁的某些成分如胆色素、胆固醇、黏液物质及钙等在各种因素的作用下析出凝集而形成，分为肝外胆管结石和肝内胆管结石。

（2）肝外胆管结石：结石在胆管内移动，发生嵌顿致急性发作时可引起阻塞性黄疸和化脓性胆管炎，严重可导致休克。

（3）肝内胆管结石：平时有上腹部不适等消化不良症状。急性发作时肝区有胀痛和相应部位的后腰背疼痛，

【胆囊癌报告解读】

超声图像显示胆囊内可见结节型、息肉型、厚壁型、混合型、实块型等不同类型病灶。胆囊壁上结节或肿块基底宽，病灶 > 1cm，胆囊壁增厚不规则；大块状肿物常与肝脏分界不清；胆囊底部与颈部好发，低回声多见；结节或肿物内血供丰富；胆囊腔内多合并结石。

【胆管结石报告解读】

超声图像显示：胆管内可见单个或多个中高回声或强回声后伴声影，其周围有液性暗区（图 3-1-19a）。由于结石造成胆管梗阻，引起结石以上部位的胆管扩张、胆囊增大（图 3-1-19b）。合并化脓性胆管炎时，胆管内部有低回声至中等回声，可部分或全部充满管腔，后方无声影。

有寒战、高热、全身感染、黄疸等。

【专家健康指导建议】

建议肝胆外科就诊，超声定期复查。

2. 肝外胆管扩张

超声图像显示肝外胆管增宽，多见于胆囊切除术后的代偿性轻度增宽，其次可见于远段肝外胆管结石梗阻造成的近段胆管扩张，还可见于肝外胆管的恶性占位如肝外胆管癌、壶腹周围癌等所致的近段胆管扩张。

3. 胆管癌

【胆管癌报告解读】

超声图像显示肿块自胆管管壁突至管腔或占据该段管腔，内部回声分布不均，后方无声影；实性肿块与管壁紧密相连，无液性暗区环绕，高位胆管与周围扩张胆管形成"蝴蝶"征；浸润型、硬化型胆管癌常不显示肿块图像，而仅显示扩张的胆道至病变部位突然截断或略呈锥状后截断。肿块造成胆管梗阻，梗阻以上部位肝内及肝外胆管均明显扩张。此病好发于肝门部左右肝管汇合处、胆囊管与肝总管汇合处及壶腹部（图3-1-20）。

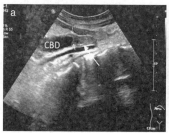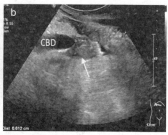

图3-1-20 胆总管壶腹部癌

注：a、b胆总管扩张延续到壶腹部探及实性中等回声肿物。CBD：胆总管，箭头所示肿物

【影响因素及临床表现】

胆管癌原因不明。起病隐匿，早期即出现黄疸，并进行性加重，持续性腰背部隐痛等。

【专家健康指导建议】

建议肝胆外科就诊，明确诊断、积极治疗。

三、脾脏超声

脾脏位于左上腹腔，横膈之下，左肾前上方，是人体最大的淋巴器官，在机体防御和免疫功能方面起着非常重要的作用。正常脾脏长径 < 12cm，厚度：男 < 4.0cm，女 < 3.8cm。

（一）脾大

【影响因素及临床表现】

脾大的原因很多，常为全身性疾病所致，包括急性、亚急性和慢性感染性疾病、淤血性疾病、血液病、代谢性疾病、自身免疫性疾病及疟疾等寄生虫性疾病等。原发疾病决定患者的临床症状。

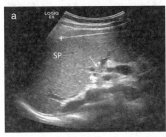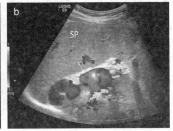

图 3-1-21　脾大

注：a、脾脏增大；b、脾门区脾静脉迂曲扩张。SP：脾，箭头所示脾静脉

【脾大报告解读】

超声测量男性脾厚≥4.0cm，女性≥3.8cm，脾下缘超过肋缘线，或者脾长径超过12cm则诊断为脾大，可伴有脾静脉扩张（图3-1-21）。

【专家健康指导建议】

需内科门诊就诊，临床综合分析以明确病因，并采取针对性的治疗。

（二）脾囊性病变

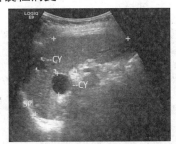

图 3-1-22　脾囊肿

注：脾内见两个类圆形无回声，边界清，壁光滑。SP：脾，CY：囊肿

【脾囊性病变报告解读】

脾脏囊性病变包括单纯性脾囊肿（图3-1-22）、表皮样囊肿、脾包虫囊肿及假性脾囊肿等多种表现形式。

【影响因素及临床表现】

多种原因可导致脾囊性病变。单纯性脾囊肿多见，一般无自觉症状。假性脾囊肿常有外伤史和左季肋部胀痛不适。表皮样囊肿、脾包虫囊肿多表现为上腹部包块。

【专家健康指导建议】

单纯性脾囊肿无须处理，其他类别脾囊肿需门诊进一步诊治。

（三）脾实性病变

脾实性病变有原发性良性、恶性肿瘤，还有转移性肿瘤。原发性良性肿瘤以脾血管瘤相对多见，恶性者以恶性淋巴瘤和急性、慢性白血病相对多见。

1. 脾血管瘤

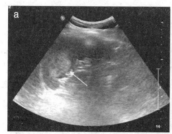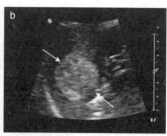

图 3-1-23　脾血管瘤

注：a、b箭头所示脾实质内见实性偏高回声结节，边界清

【影响因素及临床表现】

　　脾血管瘤病因不明，是脾脏最常见的良性肿瘤，一般无明显临床症状，常在体检时偶然发现。

【专家健康指导建议】

　　建议外科就诊，明确诊断后定期复查。

2. 脾淋巴瘤

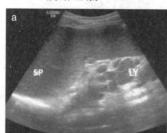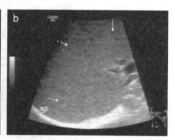

图 3-1-24　脾淋巴瘤

注：a、脾脏增大，脾门区多发异常肿大淋巴结；b、脾实质呈弥漫性粗颗粒样改变。SP：脾，LY：淋巴结

【影响因素及临床表现】

　　淋巴瘤累及脾脏可伴有左上腹疼，可触及左上腹肿物。有淋巴瘤病史。

【专家健康指导建议】

　　建议到血液科及肿瘤科治疗。

3. 脾转移性肿瘤

【影响因素及临床表现】

　　有原发肿瘤病史及临床症状。

【专家健康指导建议】

　　建议肿瘤科综合治疗。

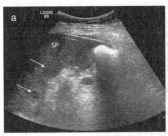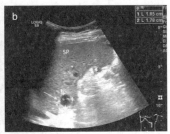

图 3-1-25 脾转移癌

注：a、箭头所示脾脏的多发转移灶（卵巢癌病史）；b、囊性结节表现为卵巢癌的超声图像特点

（四）副脾

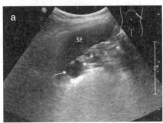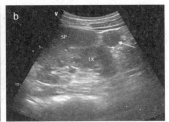

图 3-1-26 副脾

注：a、b 箭头所示类圆形结节为位于脾周不同位置的副脾，与脾脏实质回声一致。SP：脾，LK：左肾

副脾是脾脏的先天性变异。属正常结构，不需特殊关注。

四、胰腺超声

正常胰腺位于上腹部，胃的后方，在十二指肠降部与脾门之间横位于腹后壁。胰腺回声为密集细小光点，分布均匀，老年人回声较强。胰腺易受胃肠气体的干扰，是超声检查较困难的腹腔脏器之一。

胰腺超声测值：

（1）正常：胰头厚 < 2.0cm，胰体厚 < 1.5cm，尾部厚 < 1.2cm，胰管宽度 < 0.2cm。

（2）可疑肿大：胰头厚 2.1~2.5cm，胰体厚 1.6~2.0cm，胰尾厚 1.2~2.3cm，胰管宽度 0.2~0.3cm。

（3）异常肿大：胰头厚 > 2.6cm，胰体厚 > 2.1cm，胰尾厚 > 2.3cm；胰管宽度 > 0.3cm。

【脾转移性肿瘤报告解读】

脾转移性肿瘤的声像图与原发肿瘤病理结构有关，多呈低回声、高回声及混合回声，病灶多发，形态多样，较大的可相互融合（图 3-1-25）。

【副脾报告解读】

副脾超声显示位于脾周区与脾实质回声一致的类圆形结节，其边界清晰、包膜完整（图 3-1-26）。

（一）胰腺增大

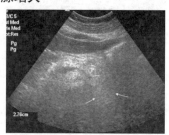

图 3-1-27　胰腺增大

注：胆囊炎引发的胰腺炎，胰腺增大，箭头示胰尾明显增厚。P：胰腺

【影响因素及临床表现】

　　胰腺增大可有多种病因，如弥漫性肿大多见于急性胰腺炎、弥漫性胰腺癌；局限性肿大可见于局限性胰腺炎、胰腺肿瘤、胰腺癌等。

【专家健康指导建议】

　　需结合临床表现，血、尿淀粉酶等实验室检查及其他影像学检查以明确诊断，积极治疗。

（二）胰腺非均质改变

【影响因素及临床表现】

　　病因多为胰腺反复发生或持续进行性的炎症。临床表现有反复发作的程度不等的上腹疼痛，饮酒及暴饮暴食是常见诱因。

【专家健康指导建议】

　　出现腹痛症状可到普外科及消化科就诊。

（三）胰腺囊性病变

　　胰腺囊性病变可有多种病因，多为良性，少部分恶性。

1. 胰腺真性囊肿

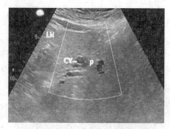

图 3-1-28　胰腺真性囊肿

注：胰腺囊性结节，边界清晰光滑，彩色多普勒示其内无血流信号。LL：肝左叶，P：胰腺，CY：囊肿

【影响因素及临床表现】

发生在胰腺组织内的囊肿，囊肿内层为腺管或腺泡上皮细胞。多无症状和体征，少数有腹部不适及腹部包块。

【专家健康指导建议】

建议随诊观察。

2. 胰腺假性囊肿

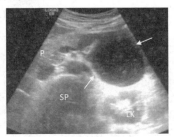

图 3-1-29 胰腺假性囊肿

注：箭头示胰腺旁囊性包块，边界清，内见弱点状回声。P：胰腺，SP：脊柱，LK：左肾

【胰腺假性囊肿报告解读】

超声图像显示胰腺旁一个或数个无回声，壁厚、薄不均，可有分隔，其内可有中等回声或低回声团（图 3-1-29）。

【影响因素及临床表现】

常发生于外伤、手术、急慢性胰腺炎后，由外渗胰液、渗出液与血液混合包裹而形成。有明确病史，无症状或有上腹不适、疼痛等症状。

【专家健康指导建议】

建议外科就诊，需结合病史综合诊断。部分假性囊肿能自行消退，超声可随访观察。

3. 胰腺囊腺瘤和囊腺癌

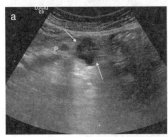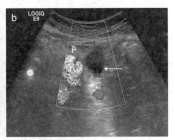

图 3-1-30 胰腺囊腺瘤

注：a、箭头示胰腺囊性结节，内见细小分隔；b、结节内未探及血流信号。P：胰腺

【胰腺囊腺瘤和囊腺癌报告解读】

超声图像显示多房囊性病灶，囊壁厚薄不均，其内也可见似实性肿块的低回声或高回声团（图 3-1-30）。

【影响因素及临床表现】

本病是由胰腺导管上皮细胞发生的肿瘤，好发于女性。

胰腺囊腺瘤可发展成囊腺癌，肿瘤较小时一般无症状，逐渐发展可出现上腹不适、疼痛及腹部包块、黄疸等。

【专家健康指导建议】

需到外科就诊。

（四）胰腺实性病变

1. 胰腺癌

【胰腺癌报告解读】

超声图像显示肿瘤较小时多为较均匀低回声，与正常胰腺组织无明显界限，无包膜；随肿瘤增大内部回声不均，可有钙化、液化或高回声，肿瘤形态不规则，边界不清（图3-1-31）；全胰腺癌超声显示胰腺正常大小或弥漫性增大，回声呈均匀或不均匀性减低；胰头部癌肿可导致胰管扩张。

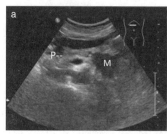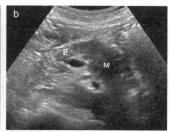

图 3-1-31　胰腺癌

注：a、b显示胰腺体尾部实性低回声肿物。P：胰腺，M：肿块

【影响因素及临床表现】

胰腺癌是来自于胰腺导管上皮和腺泡细胞的消化道常见恶性肿瘤。

早期无症状或症状不典型，晚期可有上腹部疼痛、食欲减退、乏力、体重减轻等症状，胰腺头部肿瘤可导致黄疸等。

【专家健康指导建议】

由于胰腺位置较深且受胃肠气体干扰较大，早期病灶超声很难发现。建议结合实验室肿瘤标志物等结果及多种影像学检查进行综合诊断，早期发现、早期治疗。

2. 胰腺实性假乳头状瘤

【胰腺实性假乳头状瘤报告解读】

超声图像显示肿瘤小者多为实性，呈低回声，有包膜，向外凸，肿瘤大者，多呈囊实性（图3-1-32），低回声区内可见无回声，超声难以定性。肿瘤内较少血流信号。

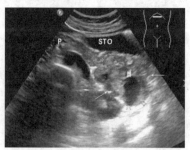

图 3-1-32　胰腺实性假乳头状瘤

注：箭头所示胰腺尾部混合回声包块。P：胰腺，STO：胃，M：包块

【影响因素及临床表现】

此病属于具有恶性潜能的良性肿瘤或低度恶性肿瘤。年轻女性多见。多数无症状，体检时偶然发现。肿瘤较大时可有腹部包块、上腹胀痛等症状及体征。

【专家健康指导建议】

建议外科手术治疗。

（五）胰腺囊实性病变

【影响因素及临床表现】

胰腺囊实性病变多见于囊腺瘤、囊腺癌、无功能胰岛细胞瘤、胰腺实性假乳头状瘤等。可有腹部包块、腹痛、腰背痛等症状及体征。

【专家健康指导建议】

建议外科综合检查明确诊断，必要时手术治疗。

五、肾脏超声

正常肾脏位于腹膜后横膈下脊柱两侧腰大肌旁。肾脏分为肾实质和肾窦两部分，肾内缘凹陷处为肾门，内有肾动脉、肾静脉、输尿管及神经和淋巴管出入。超声测量正常成人肾脏长约 10.0~12.0cm，宽 4.0~5.0cm，厚 3.0~5.0cm，肾实质厚度 1.0~2.0cm。

（1）肾脏增大：常见原因包括肾积水、肾脏肿瘤、多囊肾、急性肾炎、肾盂肾炎等。

（2）肾柱肥大：肾柱肥大为肾脏的正常变异，无临床意义。

（3）肾脏萎缩：超声显示肾脏缩小或萎缩，常见于先天性肾发育不全、慢性肾小球肾炎、慢性肾功能衰竭、肾动脉狭窄等。一侧肾萎缩或切除后，对侧肾脏体积会代偿性增大。

（一）肾脏囊性病变

1. 肾囊肿

【影响因素及临床表现】

肾囊肿临床常见，以中老年人居多，病因不明，多无症状。有的囊肿为单纯性囊肿，有的囊肿可合并出血、感染、囊肿壁钙化；也有的囊肿内含有较多细小结石或钙乳堆积；

【胰腺囊实性病变报告解读】

原发病决定了超声表现形式的不同。此病变具有囊性和实性混合回声的超声表现。

【肾囊肿报告解读】

（1）孤立性肾囊肿：超声显示肾内单个圆形或椭圆形无回声区，壁薄且光滑，后壁回声增强，囊肿两侧可有侧方声影。囊肿较大时，可压迫邻近脏器。囊肿内无血流信号（图3-1-33）。

（2）多发性肾囊肿：超声显示肾内可见多个大小不等的无回声区，集中或散在分布于肾内，囊肿较多时互相重叠挤压、变形。残存的肾实质回声正常，囊肿向内生长者，可压迫集合系统使其移位变形，但与肾盂肾盏不相通。囊肿向外生长者，可见肾被膜局部隆突。

（3）复杂性肾囊肿：少部分囊肿呈分叶或多房状，内有细线样分隔，伴有囊壁强回声（钙化），囊内合并出血或感染时出现弥漫低回声或沉渣状低回声。复杂性肾囊肿也称为不典型肾囊肿，此型需要结合其他影像学检查，与肾癌进行鉴别诊断。

【多囊肾报告解读】

成年多囊肾的肾体积常显著增大，形态失常，表面呈多囊状隆起，肾内布满多发大小不等的无回声，部分相通（图3-1-34）。肾实质及肾窦区受压常显示不清。多囊肾常伴有其他实质性脏器多囊性病变。

还有的来源于肾盂旁的囊肿等。

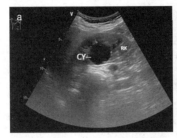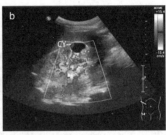

图 3-1-33 肾囊肿

注：a、右肾内类圆形孤立性无回声，囊壁光滑；b、肾囊肿内无血流信号。RK：右肾，CY：囊肿。

【专家健康指导建议】

到泌尿外科就诊。

2. 多囊肾

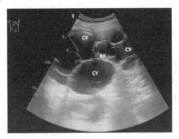

图 3-1-34 多囊肾

注：肾体积增大，形态失常，正常结构消失，呈多囊性改变。RK：右肾，CY：囊肿。

【影响因素及临床表现】

多囊肾是一种先天性、遗传性、双肾发育异常性疾病。分为成人型和婴儿型两类，体检中成人型多见。本病多为双侧性，单侧极为少见。有腹部胀痛、腰疼、腹部包块、高血压、血尿及蛋白尿等表现。

【专家健康指导建议】

建议定期复查超声及肾功能。有症状可到泌尿外科就诊。

（二）肾脏实性病变

肾脏实性病变包括良性肾肿瘤和恶性肾肿瘤，但以恶性占大多数。肾恶性肿瘤又分为肾实质性肿瘤和肾盂肿瘤两类，肾实质性肿瘤在成人中多数是肾细胞癌（简称肾癌），肾盂肿瘤较肾实质性肿瘤少见。肾脏良性肿瘤中常见的是肾血管平滑肌脂肪瘤（错构瘤），血管瘤、纤维瘤、腺瘤等少见。肾恶性淋巴瘤和转移性肿瘤也比较少见，后者仅见于原发肿瘤的晚期。

1. 肾癌

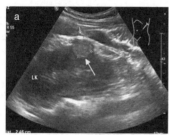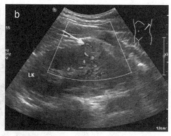

图 3-1-35　肾癌

注：a、箭头示肾实质内实性稍高回声结节，边界清，结节部分突向肾外；b、结节内显示少量点条状血流信号。LK：左肾

【影响因素及临床表现】

肾癌为起源于肾小管上皮的恶性肿瘤，多见于 50 岁以上的成人。多发生于一侧肾脏，少数为双侧。

早期无症状，逐渐出现腰疼、血尿、腹部包块等。

【专家健康指导建议】

早期肾癌手术治疗效果极好，就诊泌尿外科、肿瘤科等。

2. 肾盂癌

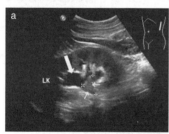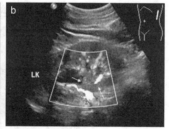

图 3-1-36　肾盂癌

注：a、粗箭头示肾盂积水，细箭头示肾盂内不规则中低回声结节；b、结节内显示少许血流信号。LK：左肾

【影响因素及临床表现】

肾盂癌主要是移行上皮细胞癌，发病率远低于肾癌，多发生于 40~60 岁。肾盂癌较早出现血尿，以间歇性无痛

【肾癌报告解读】

超声图像显示肾内出现占位性病灶，有球体感，病灶部位的肾结构不清，内部回声有较多变化。肾癌突向肾外破坏肾脏外形（图 3-1-35）；向内使肾盂受压或缺损。肾癌具有沿肾静脉扩散引起肾静脉、下腔静脉癌栓和阻塞的倾向，亦可引起肾门淋巴结和腹膜后淋巴结肿大。

【肾盂癌报告解读】

（1）肾盂癌达到 1cm 以上时，肾窦回声分离，出现低回声区。肿瘤越大，显示越清楚。小于 1cm 的肿瘤不易被检出。

（2）肾盂癌合并肾积水者，容易显示肿瘤，有利于超声诊断（图 3-1-36a）。但对于小而平坦的肿瘤超声不易显示容易漏诊。

（3）彩色多普勒显示肿瘤内无血流或少许血流信号（图 3-1-36b）

（4）肾盂癌合并肾积水，由于尿液呈血性，常致声像图模糊。

（5）肾盂癌的癌细胞可种植到输尿管和膀胱。

血尿为主。

【专家健康指导建议】

（1）超声对小而平坦的肿瘤不易显示容易漏诊。有血尿者建议到泌尿外科综合检查。

（2）一旦诊断肾盂癌，建议及时外科治疗。

3. 肾血管平滑肌脂肪瘤（肾错构瘤）

【肾错构瘤报告解读】

超声图像显示肾内一个或数个边界清晰的类圆形高回声结节，回声较均匀，瘤体较大的后方回声可有衰减。错构瘤常位于肾的表面或接近肾的表面（图3-1-37）。

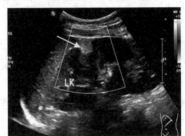

图 3-1-37 肾错构瘤

注：箭头所示左肾中部实质区见边界清晰的偏高回声结节，彩色多普勒显示其内未探及血流信号。LK：左肾

【影响因素及临床表现】

肾错构瘤为肾脏最多见的一种良性肿瘤，由成熟的血管、平滑肌和脂肪组织交织构成。

一般无症状，瘤内出血时瘤体迅速增大，有腰腹部疼痛、血尿等表现。

【专家健康指导建议】

（1）肾错构瘤常常是超声检查时偶然发现，有时与小肾癌声像图相似，需要结合其他检查予以鉴别。

（2）肾错构瘤建议泌尿外科就诊，定期复查超声。

（三）肾结石

【肾结石报告解读】

超声图像因结石的大小、组成成分、形态及部位而表现不同。典型表现是肾盂或肾盏内的强回声，后方伴有声影（图3-1-38），若结石造成肾盏或肾盂梗阻，可探及梗阻的肾盏或肾盂扩张伴结石周围积液。

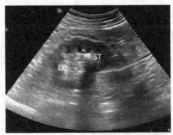

图 3-1-38 肾结石

注：左肾内强回声。ST：结石，LK：左肾

【影响因素及临床表现】

肾结石为常见的肾脏疾病，主要分布在肾集合系统内，位于肾盂者居多，肾盏次之。

单纯肾结石一般不产生疼痛。结石引起尿路阻塞或引起肾盂、输尿管平滑肌强烈收缩则产生腰腹部胀痛或绞痛等症状，多伴有血尿。

【专家健康指导建议】

超声是无痛无创性检查肾结石的重要手段。建议日常多饮水，调整饮食结构，若有症状及时到泌尿外科就诊。

（四）肾积水

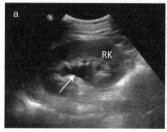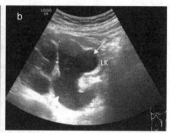

图 3-1-39　肾积水

注：a、右肾肾盂扩张；b、左肾肾盂及肾盏明显扩张。RK：右肾，LK：左肾，箭头所示积水区

【肾积水报告解读】

超声图像显示肾盂、肾盏扩张，内为无回声液性暗区（图 3-1-39）。

【影响因素及临床表现】

输尿管结石、输尿管肿瘤、输尿管囊肿、输尿管局部狭窄等均可导致输尿管局部梗阻，尿液排出不畅潴留于肾盂、肾盏内，即形成肾积水。根据病因不同表现为相应的临床症状。

【专家健康指导建议】

（1）建议查明病因，对症治疗。

（2）中－重度肾积水必须及时治疗，以免损伤肾脏功能。

（五）肾先天性发育异常

常见的有融合肾（马蹄肾最多见）、异位肾、先天性肾缺如和一侧肾发育不全等。建议定期复查，监测肾功能。

（六）肾弥漫性病变

【影响因素及临床表现】

肾弥漫性病变常见于急性肾小球肾炎、慢性肾病、慢性肾小球肾炎、糖尿病肾病和肾小管坏死等。临床上有相应的泌尿系症状及化验指标异常。

【肾弥漫性病变报告解读】

（1）双侧肾皮质回声增强、肾脏萎缩、皮髓质分界不清、实质变薄，常提示有慢性肾功能不全，当一侧肾脏出现以上表现要考虑有肾动脉狭窄的可能（图3-1-40）。

（2）双肾增大、皮质增厚、回声增强，肾锥体肿大呈球形、回声减低，要考虑急性肾功能衰竭。需结合临床综合诊断。

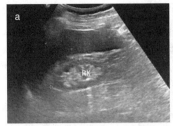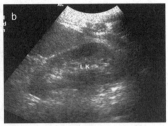

图 3-1-40　右肾弥漫性病变与左肾图像对比

注：a、右肾萎缩（右肾动脉狭窄病史）；b、左肾代偿性增大。RK：右肾，LK：左肾

【专家健康指导建议】

（1）建议结合实验室检查，肾内科就诊。

（2）超声引导下穿刺活检多用于慢性肾病的确诊和分型。

六、腹部超声相关组织器官疾病

（一）输尿管

正常输尿管较细，位置深在，超声图像一般不易显示。当输尿管梗阻时可显示相关疾病图像特征。

1. 输尿管结石

【输尿管结石报告解读】

输尿管结石是在扩张积水的输尿管的远端出现一枚或数枚强回声团，后方伴有声影（图3-1-41）。

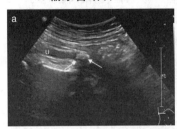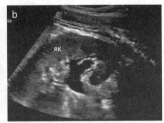

图 3-1-41　输尿管结石伴肾积水

注：a、箭头所示输尿管上段强回声团，后伴声影；b、梗阻段以上输尿管扩张及右肾盂积水。U：输尿管，RK：右肾

【影响因素及临床表现】

肾结石随尿液排入输尿管后，停留在输尿管某段内不能继续下行，即称为输尿管结石。可出现肾绞痛，血尿等症状。

【专家健康指导建议】

建议多喝水，到泌尿外科就诊。

2. 输尿管肿瘤

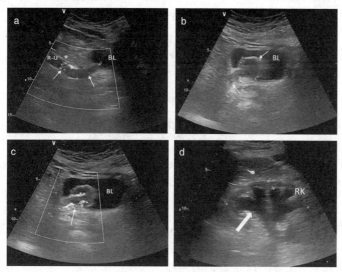

图 3-1-42　右输尿管末端癌

注：a、b、c 细箭头所示右输尿管末端实性肿物；b、肿物突向膀胱腔内；c、肿物内可见较丰富血流信号；d、粗箭头示输尿管末端梗阻后导致右肾积水。RU：右输尿管，BL：膀胱，RK：右肾

【影响因素及临床表现】

输尿管肿瘤导致该侧肾盂及近段输尿管积水，可出现为血尿、肾区胀痛等症状。

【专家健康指导建议】

建议泌尿外科治疗。

3. 输尿管狭窄

【影响因素及临床表现】

先天性肾盂和输尿管连接部狭窄最多见；后天性输尿管狭窄常继发于结核、炎症、肿瘤、输尿管扭曲及折叠等，常继发肾结石。

【专家健康指导建议】

建议泌尿科就诊。因超声诊断特异性较差，需要结合其他影像学检查。

（二）肾上腺肿瘤

正常肾上腺位于腹膜后脊柱两旁，由于受到胃肠道气体等影响，成人正常肾上腺显示率偏低，体检时偶尔会探及到肾上腺区肿物，常见的有肾上腺皮质腺瘤、腺癌、嗜

【输尿管肿瘤报告解读】

超声图像显示肾盂及输尿管扩张，沿扩张输尿管走行可探查到管腔内实性肿物，发生在上段的肿瘤可与肾盂肿瘤病变延续，发生在下段的肿瘤可浸润输尿管口或突入膀胱腔内。CDFI 肿瘤内探及少许血流信号（图 3-1-42）。

【输尿管狭窄报告解读】

输尿管狭窄超声图像显示同侧肾盂及近段输尿管扩张积水。

铬细胞瘤等。

【肾上腺肿瘤报告解读】

（1）肾上腺皮质腺瘤。

肾上腺皮质腺瘤90%单侧生长，直径多在1.0~2.0cm。瘤体呈圆球状或椭圆球状低回声结节，边界清楚（图3-1-43）。

（2）肾上腺嗜铬细胞瘤。

肿物呈圆形或椭圆形，边界清晰，边缘呈高回声，内为中等或低回声，有时发生囊性变时可见无回声区。异位嗜铬细胞瘤常见于肾门、腹主动脉或下腔静脉及其他脏器内；恶性嗜铬细胞瘤可伴发肝或淋巴结转移。

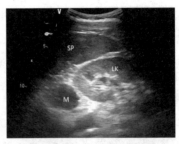

图3-1-43　肾上腺皮质腺瘤

注：左肾上极及脾内侧类圆形实性低回声结节，边界清晰。SP：脾，LK：左肾，M：结节

【影响因素及临床表现】

肾上腺肿瘤可发生在肾上腺皮质及髓质，有功能的肾上腺肿瘤可导致肾上腺分泌的糖皮质激素、肾上腺素等激素水平异常，并产生相应症状，血压高尤为常见。无功能的肾上腺肿瘤没有明显症状，常在体检时偶然发现。

【专家健康指导建议】

肾上腺肿瘤需到泌尿科就诊。

（三）胸腔积液

正常成人胸腔液少于20mL，主要起润滑作用，一般超声不易探及。当超声探到胸腔积液时，则要到临床进一步检查，明确病因。

【胸腔积液报告解读】

超声图像显示胸腔内见无回声暗区，大多数透声性好，少部分透声差，可出现浑浊沉积物及纤维网格状结构。

【影响因素及临床表现】

常见原因有结核、炎症、肿瘤、外伤、手术、肝、肾疾病及心功能不全等，可出现胸闷、气短、胸痛、发热等症状。

【专家健康指导建议】

建议针对病因到相关科室治疗。

（四）腹腔积液

正常成人腹腔液少于50mL，主要起润滑作用，一般超声体检不易探及。当超声探到腹腔积液时，则要到临床进一步检查，明确病因。

【腹腔积液报告解读】

超声图像显示在双侧膈下、小网膜囊、各脏器间隙和隐窝部位、腹腔、盆腔探及无回声区。

【影响因素及临床表现】

常见原因有肝源性、心源性、肾源性、静脉阻塞性、营养缺乏性、腹膜炎性、胰源性、胆汁性、结核性及癌性等；还有宫外孕、肿瘤及血管破裂、外伤等病因。

【专家健康指导建议】

建议针对病因到相关科室治疗。

（五）腹主动脉瘤

正常成人腹主动脉近段（近膈肌处）内径 1.5~2.8cm，中段（胰腺水平）内径 1.1~2.5cm，远段（近分叉处）内径 < 2cm。体检常见为真性腹主动脉瘤，其诊断标准为：①腹主动脉最宽处外径较相邻正常段外径增大 1.5 倍以上；②最大径（外径）大于 3.0cm。符合以上两标准之一即可诊断。

【腹主动脉瘤报告解读】

超声图像显示腹主动脉呈囊状或梭形局限性扩张，两端和正常腹主动脉管腔连通。横切面见腹主动脉瘤处管腔明显扩大，呈圆形或非对称性膨大。腹主动脉瘤合并血栓时，可见腹主动脉瘤壁处低回声附着，有时表现为壁上向腔内突出的实性中等回声或混合回声（图 3-1-44）。

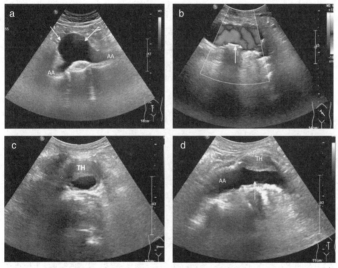

图 3-1-44　腹主动脉瘤

注：a、腹主动脉局部呈囊状扩张（箭头所示），其近段及远段腹主动脉管径正常；b、腹主动脉瘤内血流呈"五彩"血流；c、d 分别在横断面、纵断面上显示腹主动脉瘤前方管壁附着的血栓。AA：腹主动脉，TH：血栓

【影响因素及临床表现】

腹主动脉管腔异常扩张或膨大形成动脉瘤，腹部可触及搏动性包块。该病较凶险，瘤体一旦破裂，危及生命。

【专家健康指导建议】

腹主动脉瘤建议血管外科就诊。

第二节　乳腺超声

乳腺超声诊断目前以国际通用标准—乳腺影像报告与数据系统（Breast Imaging Reporting and Data System, BI-RADS）分类诊断乳腺疾病，使用其目的是在超声诊断中用标准化的语言及术语，对病灶声像图的特点进行一致、规范的描述。乳腺 BI-RADS 分类有利于超声与体检、临床、影像医生间的沟通，有助于临床医生对病变处理做出合理的选择，有利于乳腺肿瘤的早期筛查及乳腺超声的随访监测。共分 0~6 类：

（1）BI-RADS 0 类：检查不满意或不完全，需要其他影像检查。多数情况下超声可以提供满意的评价效果，但对于手术后的瘢痕，或肿瘤复发鉴别困难时，需要钼靶 X 线或 MRI 检查；对于乳腺局部有伤口、异物等影响超声评价效果的，建议其他检查评价。此类诊断超声检查甚少用到。

（2）BI-RADS 1 类：阴性结果，指超声检查没有发现可疑病变，需要常规随访。

（3）BI-RADS 2 类：具有良性表现，无恶性特征的病变。主要是指单纯性囊肿、乳腺假体、乳腺内淋巴结、稳定的术后改变及动态随访 2 年以上无变化的纤维腺瘤，这些病变需要常规随访。

（4）BI-RADS 3 类：良性可能性大，乳腺内实性结节或肿物恶性概率 ≤ 2%。此类病变应短期随访，包括 3 个月、6 个月、12 个月、18 个月及 24 个月的随诊，至少 2 年病变稳定，之后病变可归类于 BI-RADS 2 类。

（5）BI-RADS 4 类：可疑恶性病变，恶性的可能性约为 3%~96% 之间。此类主要恶性特征：毛刺状边缘，不平行于皮肤，微钙化。次要恶性特征：形态不规则，边缘模糊，微小分叶，边缘成角，混合回声，导管扩张，后方回声衰减等。以上特征需综合评估，根据恶性概率程度再分为三个亚类：4a、4b、4c。此类病灶可考虑穿刺活检，病理检查结果即使良性者，也建议定期随访复查。

BI-RADS 4a 类：指恶性可能性较低 (3%~8%)，有 1

项次要恶性特征，如边缘模糊等，则评估为 4a 类；导管内乳头状瘤和脓肿一般也归为 4a 类。

BI-RADS 4b 类：指恶性可能性中等（9%~49%），比如有 1 项主要恶性特征和 2 项次要恶性特征则评为 4b 类。

BI-RADS 4c 类：恶性可能性较高（50%~96%），有多项恶性特征，但又不是最典型恶性的则评为 4c 类。

（6）BI-RADS 5 类：高度可疑恶性病变（97%~100%）。具有显著恶性征象：形态不规则，边缘模糊、微小分叶、成角、毛刺；与皮肤不平行（少部分平行）；高回声晕征；明显低回声；后方回声衰减（部分无变化或增强）；周围组织改变（Cooper 氏韧带变直和增厚，皮肤增厚或凹陷，正常结构分层中断或消失）；微钙化；可伴发典型淋巴结转移。在治疗前需要穿刺活检，获得明确的病理诊断。

（7）BI-RADS 6 类：经穿刺活检病理证实的 100% 恶性病灶，主要是术前评估或其他治疗的监测。

一、正常乳腺

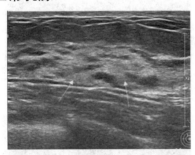

图 3-2-1 24 岁女性 性成熟期乳腺

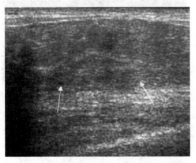

图 3-2-2 29 岁女性 哺乳期乳腺

【正常乳腺报告解读】

正常乳腺超声显示由浅层至深层，依次为：皮肤层、皮下脂肪组织及纤维组织筋膜层、乳腺腺体区即腺叶及其导管层、腺体后脂肪组织、胸大肌及肋骨层。

正常乳腺受内分泌影响有青春期、性成熟期（图 3-2-1）、妊娠期、哺乳期（图 3-2-2）、老年萎缩期等生理变化。

二、乳腺增生症

又称乳腺囊性增生症、囊性乳腺病、乳腺小叶增生症、乳腺腺病等，统称为乳腺结构不良，现仍延续习惯称乳腺增生症。

【乳腺增生症报告解读】

超声图像：

（1）可见单发或多发的圆形、椭圆形及不规则结节，边界清晰光滑，内部为无回声，有时可见分隔，后壁回声增强（图3-2-3至图3-2-4）。此类属于囊性增生，较大的形成囊肿，这也是乳腺结节常见类型，具有良性表现没有恶性特征，符合BI-RADS 2类。

（2）乳腺弥漫或局部异常实性中等或是偏低回声，边界清晰，规则或不规则，内部回声可以均匀，也可以结构紊乱回声不均（图3-2-5至图3-2-7）。

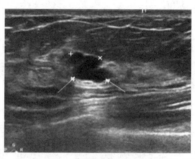

图3-2-3 52岁女性 乳腺囊性病变：符合BI-RADS 2类

注：箭头示乳腺局限性无回声，欠规则，边界清晰

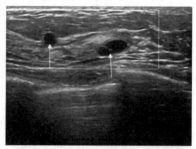

图3-2-4 29岁女性 乳腺多发囊性病变：符合BI-RADS 2类

注：箭头示乳腺内两个局限性无回声，规则，边界清晰

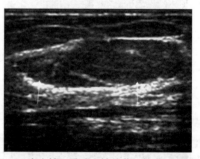

图3-2-5 43岁女性 乳腺实性结节：符合BI-RADS 3类

注：箭头示乳腺内实性椭圆形低回声，规则，边界清晰（病理结果为乳腺腺病伴大汗腺化生）

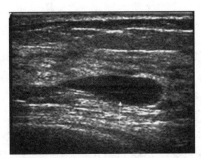

图 3-2-6　36 岁女性　乳腺内低无回声结节：符合 BI-RADS3 类

注：箭头示乳腺内实性低无回声，边界清晰光滑（病理结果为间质性乳腺炎伴乳腺腺病）

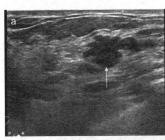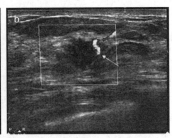

图 3-2-7　37 岁女性　乳腺实性结节：符合 BI-RADS 4 类

注：a、乳腺实性不规则分叶状结节；b、彩色多普勒超声显示结节周边血流信号（病理结果为乳腺腺病）

【影响因素及临床表现】

乳腺增生症无论是乳腺囊性还是实性结节样改变，都是增生的不同表现形式。由于卵巢内分泌失调，在雌激素的作用下，乳腺组织增生和修复不全导致结构不良。症状是月经来潮前几天乳房出现间歇性胀痛，逐渐加剧，扪之结节感，压痛。月经过后，症状减轻或消失。

【专家健康指导建议】

乳腺增生症超声表现形式多样，对于分类在 BI-RADS 4 类及以上者，有潜在恶性可能，需要进一步检查；BI-RADS 3 类每 3~6 个月复查一次；BI-RADS 2 类及以下，每年定期体检。平时注意自我检查，如发现肿块迅速增大，质地变硬或乳头有溢液，需及时到医院乳腺外科或普外科就诊。

三、乳腺纤维腺瘤

【乳腺纤维腺瘤报告解读】

　　超声图像显示病灶呈圆形、椭圆形或分叶状，边界清晰，包膜完整，内部为较均匀低回声（低回声是指比周围脂肪回声减弱），部分病灶有侧方声影。病灶与皮肤及周围组织没有粘连。病灶内可有粗大强回声（钙化）、也可有液性暗区（即液化）。彩色多普勒超声显示病灶内无或少血供（图3-2-8 至图3-2-9）。

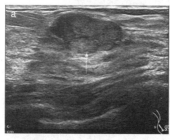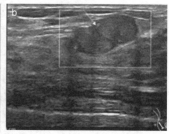

图 3-2-8　34 岁女性　右乳实性结节：符合 BI-RADS 3 类

注：a、乳腺实性不规则分叶状偏低回声结节；b、结节周边少许血流信号（病理结果为分叶状乳腺纤维腺瘤）

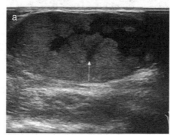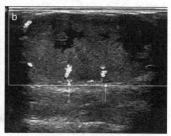

图 3-2-9　20 岁女性　左乳混合回声肿物：符合 BI-RADS 4a 类

注：a、左侧乳腺实性为主混合回声肿物；b、肿物内血流丰富（病理结果为乳腺纤维腺瘤部分液化）

【影响因素及临床表现】

　　乳腺纤维腺瘤多见于中青年妇女，与女性雌激素过多刺激有关。常无明显症状，多在无意中或查体时被发现。

【专家健康指导建议】

　　乳腺纤维腺瘤是良性病变，较小的可定期复查，较大的纤维腺瘤建议到乳腺外科及普外科就诊，必要时行手术切除。

四、乳腺导管内乳头状瘤

【影响因素及临床表现】

　　乳腺导管内乳头状瘤可能原因是雌激素过度刺激引起乳腺导管扩张，上皮细胞增生形成导管内乳头状肿瘤。肿瘤多发生于乳晕下方的较大输乳管内，单发多见。虽然是乳腺良性肿瘤，但部分可恶变，被认为是癌前病变。主要表现有无痛性乳头红色、淡黄色溢液，部分人在乳晕下可扣及肿块。

【专家健康指导建议】

较小的病灶及时到乳腺外科行乳导管镜等进一步检查及切除，较大的结节或肿物需穿刺活检。由于导管内乳头状瘤属癌前病变，所以，临床确诊后多行手术切除。

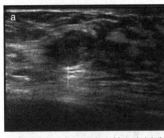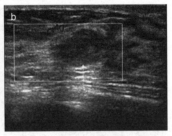

图 3-2-10　56 岁女性　左侧乳腺实性结节：符合 BI-RADS 4a 类

注：a、左侧乳腺乳头下方实性低回声结节；b、结节内未探及血流信号（病理结果为左乳导管内乳头状瘤）

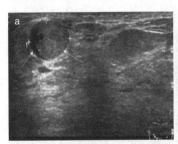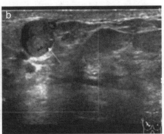

图 3-2-11　41 岁女性　右乳囊实性结节：符合 BI-RADS 4 类

注：a、右乳乳晕处边界清晰囊实性结节；b、结节内可见丰富血流信号（病理结果为右乳导管内乳头状瘤）

五、乳腺癌

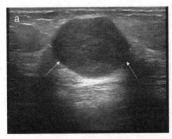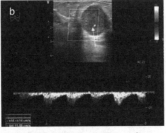

图 3-2-12　64 岁女性　右乳囊实性肿物：符合 BI-RADS 4 类

注：a、箭头示右乳圆形囊实性肿物；b、肿物内探及动脉样血流频谱（病理结果为右乳导管乳头状癌）

【乳腺导管内乳头状瘤报告解读】

超声图像显示病灶多位于大导管内，导管扩张伴管腔内实性结节或肿块，边界清晰、规则，内部回声较均质，相邻导管壁完整，部分可见导管内液性暗区（图 3-2-10 至图 3-2-11）。恶变者侵犯导管向腺体内进展，管壁不完整。

【乳腺癌报告解读】

乳腺癌超声图像表现形式多种多样（原因是肿瘤类型多，如原位癌、浸润性导管癌、小叶癌、髓样癌、黏液癌、乳头状癌等）。多数情况是乳腺内可见局限性低回声区，多呈结节或肿块样，无包膜，形态多不规则（部分也可规则），呈毛刺样或蟹足样微小分叶状改变；部分病灶内部可见簇状微钙化灶；肿块后方回声可有衰减，也可增强或无变化；彩色多普勒显示肿块内

及周边较多血流信号，血流阻力指数
≥ 0.7。

超声诊断 BI-RADS 分类中乳腺
癌病灶多在 4 类及 4 类以上，可疑乳
腺癌分布在 BI-RADS 4a、BI-RADS
4b、BI-RADS 4c 类；基本确定乳腺
癌在 BI-RADS 5 类；有明确病理诊
断则归为 BI-RADS 6 类（图 3-2-12
至图 3-2-19）。

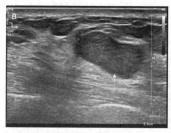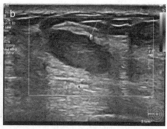

图 3-2-13　80 岁女性　右乳实性结节：符合 BI-RADS 4a 类
注：a、右乳实性低回声结节；b、结节周边少许点状血流（病理结果为右乳腺
黏液腺癌）

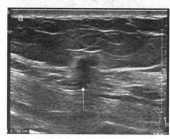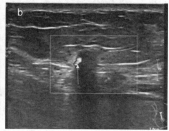

图 3-2-14　74 岁女性　右乳实性结节：符合 BI-RADS 4b 类
注：a、右乳腺体边缘处实性低回声结节，周边不规则回声增强；b、结节内探
及少许血流信号（病理结果为浸润性乳腺癌）

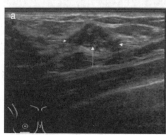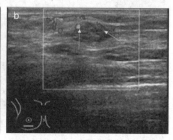

图 3-2-15　44 岁女性　右乳实性结节：符合 BI-RADS 4b 类
注：a、右乳实性低回声不规则结节；b、病灶内血流信号丰富（病理结果为乳腺癌）

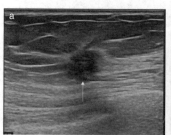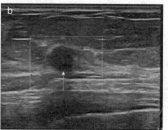

图 3-2-16　79 岁女性　右乳实性结节：符合 BI-RADS 4c 类
注：a、右乳实性低回声结节，可见细小"毛刺"征象，周边不规则回声增强，
纵横比大于 1；b、结节内可见少许点状血流信号（病理结果为乳腺癌）

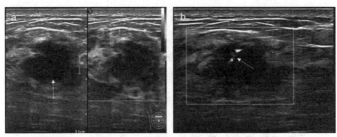

图 3-2-17 50 岁女性 右乳实性肿物：符合 BI-RADS 5 类

注：a、右乳实性低回声肿物，形态极不规则，无包膜，弹性成像显示肿物质硬；b、肿物内可见血流信号（病理结果为乳腺癌）

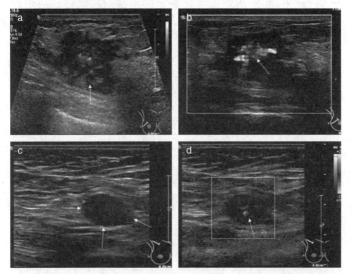

图 3-2-18 56 岁女性 右侧乳腺实性肿物：符合 BI-RADS 5 类

注：a、右侧乳腺实性低回声肿物，形态不规则，内见多发点状强回声；b、肿物内探及丰富的血流信号，血流走行及分布不规则；c、右侧腋下结构异常肿大淋巴结；d、肿大淋巴结内较丰富血流信号（病理结果为乳腺癌伴腋窝淋巴结转移）

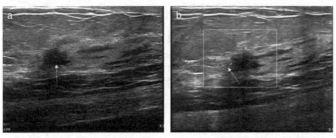

图 3-2-19 84 岁女性 右侧乳腺实性结节 – 乳腺癌：符合 BI-RADS 6 类（已穿刺活检病理证实）

注：a、右侧乳腺实性低回声结节，不规则，边缘呈细小毛刺状；b、结节周边可见少许点状血流信号

【影响因素及临床表现】

乳腺癌是发生于乳腺导管上皮与末梢导管上皮的恶性肿瘤,位居女性恶性肿瘤发病率的第一位。一般早期无症状,常偶然发现。最初为一侧乳房无痛性肿块,质硬,边界不清,随着病情发展出现皮肤橘皮样改变、乳头凹陷、淋巴结转移、血运转移等。

【专家健康指导建议】

及时到乳腺外科或普外科就诊,综合超声、钼靶、核磁共振检查和穿刺活检等结果,明确诊断后制订相应治疗方案及措施。

第三节　甲状腺超声

一、正常甲状腺

【正常甲状腺报告解读】

甲状腺侧叶厚径 1.5~2.0cm,峡部厚径 0.2~0.4cm,被膜为薄而规整的高回声带,实质为分布均匀细小而密集的中等回声(图 3-3-1)。CDFI 显示甲状腺内可见线状或斑点状血流信号,甲状腺上动脉峰值流速20~40cm/s。

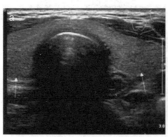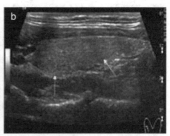

图 3-3-1　29 岁女性　正常甲状腺

注:a、正常甲状腺横切图像;b、正常甲状腺纵切图像

二、毒性弥漫性甲状腺肿

【影响因素及临床表现】

毒性弥漫性甲状腺肿简称甲亢,因各种原因导致甲状腺素分泌过多的特异性自身免疫性疾病。多见于女性,有心悸、怕热、多汗、多食、消瘦、脾气暴躁、双手细微颤抖等症状,约有 1/3 的患者伴有眼球突出。

【专家健康指导建议】

结合相关实验室检查,到内分泌科就诊指导用药,定期随访、观察治疗效果。

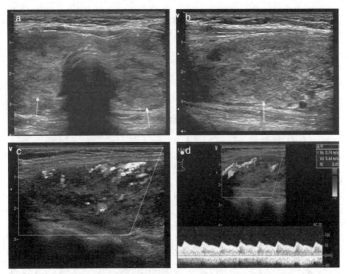

图 3-3-2 25 岁女性 甲亢 – 毒性弥漫性甲状腺肿

注：a、甲状腺横切图像显示甲状腺左、右叶对称性增大；b、甲状腺纵切图像显示回声弥漫性不均；c、甲状腺血流丰富；d、甲状腺上动脉血流频谱显示流速增快

三、甲状腺功能减退症

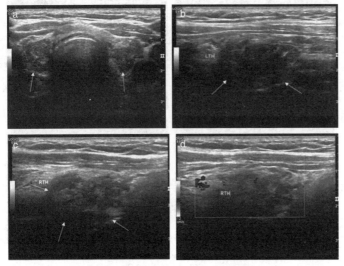

图 3-3-3 59 岁女性 甲状腺功能减退症

注：a、甲状腺横切图像显示甲状腺左、右叶对称性缩小；b、c 甲状腺纵切图像显示回声弥漫性不均减低；d、甲状腺内血流信号明显减少。LTH：甲状腺左叶、RTH：甲状腺右叶

【毒性弥漫性甲状腺肿报告解读】

超声图像显示甲状腺弥漫性、对称性增大，实质回声不均匀，可见局灶性高回声及低回声区，反复发作者出现回声不均匀增强，出现类似"网格样"改变。彩色多普勒超声显示甲状腺内血流信号极为丰富，甲状腺上、下动脉流速增快，心率增加（图3-3-2）。

【甲状腺功能减退症报告解读】

超声图像显示早期甲状腺体积可无变化，晚期体积缩小。原发病不同，图像表现就不同，腺体内部回声多不均匀减低，部分呈"网格样"改变。彩色多普勒超声显示多数甲状腺内血流信号减少（图3-3-3）。

【影响因素及临床表现】

原发性甲状腺功能减退症（简称甲减），是指由先天的或后天的甲状腺疾病导致甲状腺素合成不足或缺如所产生的一种病理状态。甲状腺腺泡大部分被纤维组织代替，胶质含量极少，腺泡上皮萎缩导致甲状腺缩小。多见于女性，有软弱无力、怕冷、黏液水肿等症状。

【专家健康指导建议】

患者到内分泌科就诊，结合相关实验室指标指导用药。

四、桥本甲状腺炎

【桥本甲状腺炎报告解读】

超声图像多表现为甲状腺弥漫性增大，回声减低，内可见细线样高回声，典型者形成不规则的"网格样"改变，还可表现为局限型及结节型病变。彩色多普勒超声显示甲状腺内血流较丰富，甲状腺上动脉流速正常或偏高，但低于甲亢（图3-3-4）。

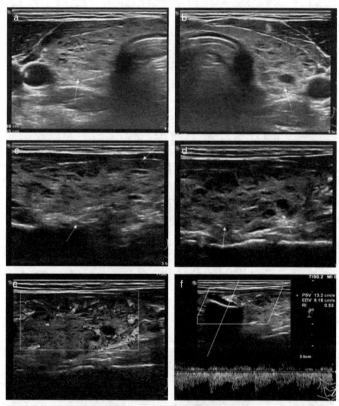

图3-3-4 25岁男性 桥本甲状腺炎

注：a、甲状腺横切图像显示右叶；b、甲状腺横切图像显示左叶，左右叶对称性增大伴回声不均；c、甲状腺纵切图像显示右叶；d、甲状腺纵切图像显示左叶，左右叶对称性增大伴回声不均，内呈"网格样"改变；e、甲状腺左叶血流较丰富；f、显示左侧甲状腺上动脉血流频谱

【影响因素及临床表现】

桥本甲状腺炎是一种慢性自身免疫性疾病，通常是遗传因素与环境因素共同作用的结果。好发于青中年女性，多无临床症状，部分表现为甲状腺功能亢进症状，晚期多出现甲状腺功能减低。

【专家健康指导建议】

超声诊断结合相关实验室检查结果，如抗甲状腺过氧化物酶抗体（TPOAb）、抗甲状腺球蛋白抗体（TgAb）等综合诊断，建议到内分泌科就诊，定期复查超声。

五、亚急性甲状腺炎

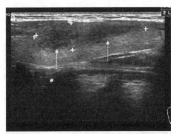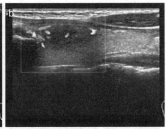

图 3-3-5　29 岁女性　亚急性甲状腺炎

注：a、箭头示甲状腺实质内低回声病灶，"+"显示病灶范围；b、甲状腺病灶内部及周边血流信号

【影响因素及临床表现】

亚急性甲状腺炎（简称亚甲炎），一般认为与病毒感染有关，是一种自限性疾病，女性多见。临床表现为甲状腺肿大、疼痛，可伴有上呼吸道感染、发热、咽痛等临床表现，病程 6 周到 6 个月，可自行缓解或自愈。

【专家健康指导建议】

到内分泌科治疗，定期复查甲状腺超声，随着时间的推移病灶逐渐缩小至消失。

六、甲状腺胶质囊肿

【影响因素及临床表现】

甲状腺胶质囊肿是甲状腺常见的一种良性病变，可能与甲状腺素分泌不足相关。一般无任何症状。

【亚急性甲状腺炎报告解读】

超声图像显示甲状腺实质内出现单发或多发局灶性低回声区，边缘不规则、模糊，探头局部加压时有压痛。随着病变的发展，恢复期病灶可逐渐缩小并和周围组织趋于一致。彩色多普勒显示病灶内部血流信号轻度或无明显增加，部分病灶周围血流较内部丰富（图 3-3-5）。

【甲状腺胶质囊肿报告解读】

超声图像显示甲状腺腺体内有一个或者多个无回声区，一般直径 < 1 cm，内见微小强回声伴有"彗星尾"征。CDFI 显示无回声区内没有血流信号（图 3-3-6）。

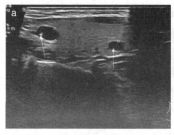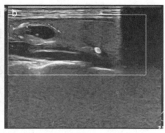

图 3-3-6　24 岁女性　甲状腺胶质囊肿

注：a、甲状腺内探及两个无回声，内见点状强回声；b、无回声内部没有血流信号

【专家健康指导建议】

患者一般可随诊观察，也可去内分泌科咨询。

七、结节性甲状腺肿

【结节性甲状腺肿报告解读】

超声图像显示甲状腺大小可正常或两侧叶呈不对称性增大，内可见多个大小不等的结节，多数无包膜，边界清晰，形态规则；结节融合时边界模糊；结节较大时形成假包膜。内部可呈囊性、实性及囊实混合性等多种回声表现，部分结节内可有粗大钙化。结节周边的血流信号多于内部，较小的结节内常无血流信号显示（图 3-3-7 至图 3-3-8）。

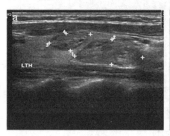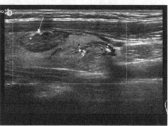

图 3-3-7　49 岁女性　结节性甲状腺肿

注：a、"+"甲状腺结节范围；b、结节内部及周围探及血流信号。LTH：甲状腺左叶

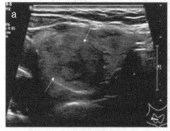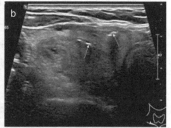

图 3-3-8　70 岁女性　结节性甲状腺肿

注：a、甲状腺右叶实性低回声结节；b、结节内伴强回声钙化

【影响因素及临床表现】

结节性甲状腺肿多因长时间的缺碘或补碘，导致甲状腺组织反复增生与不均匀的复原交替进行，从而形成结节和纤维组织增生。结节内可出血、囊性变、纤维组织增生、

钙化、坏死等表现。该类结节属增生性结节，一般无任何症状，常偶然发现颈部肿物，甲状腺功能多正常。

【专家健康指导建议】

结节性甲状腺肿可继发甲亢，也可发生恶变，建议到内分泌科或外科就诊。

八、甲状腺腺瘤

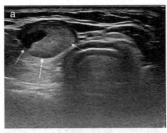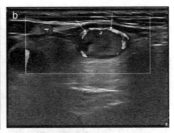

图 3-3-9 71 岁女性 甲状腺腺瘤囊性变

注：a、甲状腺囊实混合回声肿物；b、肿物周边可见环绕血流

【甲状腺腺瘤报告解读】

超声图像显示甲状腺腺瘤单发多见，呈圆形或椭圆形，边界清晰，有完整的包膜，周边见低回声晕环。内部回声较均质，可呈低回声、等回声或高回声；合并囊性变时，内部出现不规则无回声区；内部也可见粗大钙化。彩色多普勒超声显示肿瘤周边低回声带内有环绕血流（图 3-3-9）。

【影响因素及临床表现】

甲状腺腺瘤是来自甲状腺上皮的一种常见的良性肿瘤，分为滤泡型腺瘤、乳头状腺瘤和非典型腺瘤三种。病因不明。好发于中青年女性，无症状，常偶然发现颈部肿物。10% 的腺瘤有癌变可能；部分腺瘤可引起甲状腺功能亢进。腺瘤生长缓慢，若突然内部出血可引起肿物迅速增大和疼痛症状。

【专家健康指导建议】

甲状腺腺瘤较大者建议外科就诊，必要时手术治疗。如不手术则需定期复查。

九、甲状腺癌

【影响因素及临床表现】

甲状腺癌是内分泌系统最常见的恶性肿瘤，主要有乳头状癌、滤泡状癌、未分化癌和髓样癌等类型，以恶性程度低的乳头状癌最多见。女性发病较男性多。临床表现各不相同，分化好的甲状腺癌发展慢，尤其是乳头状癌，可多年缓慢生长而无临床症状，常在体检时或由他人偶然发现。

【甲状腺癌报告解读】

超声图像显示甲状腺实质内见结节或肿块，单发多见，也可多发，以实性低回声多见。结节或肿块形态不规则，边界不规整，轮廓不清晰；多数肿块纵横比≥1；结节内部可见簇状微小钙化灶；肿块后方回声多无变化或有衰减。肿块可破坏甲状腺被膜致部分被膜中断、肿块外凸。CDFI：肿块内部血供较丰富杂乱，部分可出现周边环绕血流（图3-3-10）。可伴发甲状腺引流区淋巴结转移，超声表现为淋巴结肿大，结构不清，与甲状腺病灶回声相似，转移淋巴结病灶内血流杂乱（图3-3-11）。

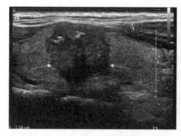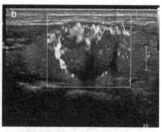

图3-3-10　33岁女性　甲状腺乳头状癌

注：a、甲状腺右叶实性不规则病灶，内部为不均质低回声；b、病灶内血流丰富

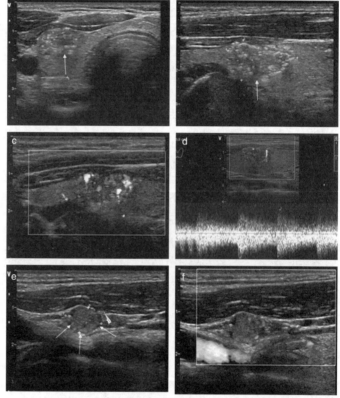

图3-3-11　31岁男性　甲状腺乳头状癌伴淋巴结转移

注：a、甲状腺横切图像箭头示右叶实性不均质肿块；b、甲状腺纵切图像显示肿块形态不规则，边界不清，内见弥漫砂粒样点状强回声，向前破坏甲状腺被膜；c、病灶内血流丰富，走行较杂乱；d、病灶内探及动脉样血流频谱；e、甲状腺旁淋巴结转移灶；f、淋巴结转移灶内血流杂乱

【专家健康指导建议】

甲状腺结节或肿块建议及时外科就诊，高度可疑甲状

腺癌者，建议穿刺活检及手术治疗。

第四节　前列腺超声

一、正常前列腺

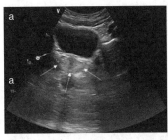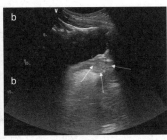

图 3-4-1　39 岁男性　正常前列腺

注：a、正常前列腺横切图像；b、正常前列腺纵切图像。箭头显示前列腺

二、前列腺增生症

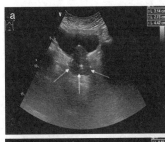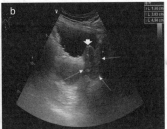

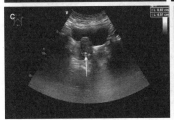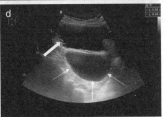

图 3-4-2　80 岁男性　前列腺增生

注：a、横切图像显示前列腺增大，横径 4.4cm，内腺 3.1cm×2.7cm；b、纵切图像显示前列腺上下径 4.9cm，前后径 3.9cm（细箭头所示），向膀胱内突出 1.2cm（粗箭头所示）；c、内外腺境界整齐、清晰，可见粗点状强回声（箭头所示）；d、膀胱壁欠光滑，可见膀胱小梁（粗箭头所示）及膀胱憩室（细箭头所示）

【影响因素及临床表现】

前列腺增生症也称为良性前列腺增生，病因至今仍未

【正常前列腺报告解读】

（1）正常前列腺在盆腔正中线，横切面呈左右对称的栗子形，包膜完整呈高回声，内部为均匀的细小点状回声，尿道周围的组织呈低回声；纵切面常见尿道内口向下呈"V"字型，前列腺底部宽大与膀胱底部连接（图 3-4-1）。

（2）正常成人前列腺经腹壁测量：前列腺宽径（横径）、长径（上下径）、厚径（前后径）大致分别为 4.0cm、3.0cm、2.0cm 左右。内腺平均宽度（1.5±0.2）cm；内、外腺的前后径比例接近 1：1，一般不超过 2：1；内腺宽度与全腺宽度比值为（0.33±0.04）cm；内腺前后径与全腺前后径比值为（0.57±0.1）cm。

【前列腺增生症报告解读】

从超声图像可以看出，超声测量前列腺宽径、长径、厚径均增大；内腺值也增大，宽度 > 2cm，内腺与外腺比值 > 2.5：1。前列腺增生，形态会发生改变，增大明显时呈椭圆形或球形，内部回声不均，增大以内腺为主，可向膀胱内凸出；内腺中可见多发高回声或等回声结节样改变，内腺增大使外腺受压变薄；内外腺交界区可见细点状或斑片状强回声；前列腺增生可致膀胱排尿受限，逐渐加重致膀胱壁小梁小房甚至憩室形成（图 3-4-2）。

能阐明。目前公认老龄和有功能的睾丸是前列腺增生发病的两个重要的因素。多发生在 45 岁以上，50 岁以后可出现下尿路梗阻症状，早期出现夜尿增多、尿频、尿急，严重时出现排尿困难和尿潴留等症状。

【专家健康指导建议】

超声诊断前列腺增生症后，可到泌尿外科就诊，必要时药物或手术治疗。

三、前列腺囊肿

【前列腺囊肿报告解读】

超声图像显示前列腺内出现圆形或椭圆形无回声区，内壁光滑，界限清晰，CDFI 其内无血流信号。

【影响因素及临床表现】

前列腺囊肿因先天性腺体生长受阻致前列腺内分泌物潴留或后天性前列腺炎所致。通常患者无明显症状。较大的可出现排尿困难、尿潴留，压迫精管导致男性不育症。

【专家健康指导建议】

属于良性病变，每年复查即可，如果囊肿较大出现排尿困难、精道梗阻等症状需要到泌尿外科治疗。

四、前列腺结石（或钙化）

【前列腺结石(或钙化)报告解读】

超声图像显示前列腺实质内或内外腺之间见散在、成堆、弧状排列的强回声（图 3-4-3）。

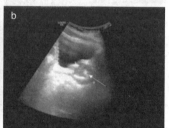

图 3-4-3　69 岁男性　前列腺增生伴钙化

注：a、前列腺横切图像显示内外腺之间强回声钙化；b、纵切图像显示前列腺钙化

【影响因素及临床表现】

前列腺结石（或钙化）是发生在前列腺腺管或腺泡内的钙盐沉积。可能与前列腺增生、慢性前列腺炎、前列腺液潴留等多种因素有关。前列腺结石（或钙化）本身无明显症状和体征,当伴有前列腺增生、前列腺炎时可出现尿频、尿急、尿痛、排尿困难等症状。

【专家健康指导建议】

对于无明显临床症状的前列腺结石（或钙化），一般无须进行治疗。如果有其他前列腺病变，根据具体情况到泌尿外科治疗。

五、前列腺癌

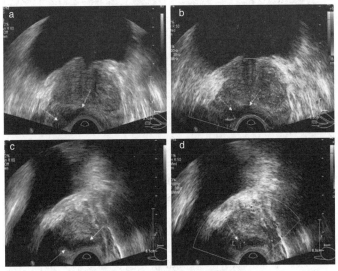

图 3-4-4　85 岁男性　前列腺癌

注：a、经直肠前列腺超声横切图像显示前列腺右侧外腺低回声结节，边界欠清；b、横切图像显示病灶内血流信号；c、经直肠前列腺超声纵切图像显示前列腺内低回声结节；d、纵切图像显示癌灶内丰富血流信号

【前列腺癌报告解读】

超声图像显示前列腺内部出现边界模糊、不整齐的实性不均质低回声区，尤以外腺为多见，结节可向外隆起，较大的结节邻近组织出现受压及受侵情况。部分病例在前列腺内部出现点状、斑状或团状形态不规则强回声。彩色多普勒超声显示癌灶内血流丰富。

经腹部超声很难探测到小的前列腺癌结节，被检者经腹前列腺超声未见结节，但总前列腺特异性抗原（TPSA）增高到 7.16ng/mL（正常值在 0.00~4.00ng/mL 之间），改经直肠前列腺超声，发现结节（图3-4-4），穿刺活检明确前列腺癌。所以对于经腹前列腺超声未见异常者，须结合前列腺肿瘤标志物（如PSA 等），如标志物测值异常，建议改经直肠前列腺超声或其他影像学检查，如发现结节，建议穿刺活检。

【影响因素及临床表现】

前列腺癌是指发生在前列腺的上皮性恶性肿瘤，是老年男性泌尿系恶性肿瘤中最常见的一种。病因可能与年龄、遗传、饮食、种族及性激素水平有关。早期无明显临床症状，晚期出现下尿路梗阻症状，可转移至骨骼、肺、脾等脏器。

【专家健康指导建议】

前列腺体检一般都是经腹超声检查，但是经腹对前列腺癌的检出率仅在 30%，经直肠超声的检出率可达 80%。所以，对于临床直肠指诊阳性、前列腺肿瘤标志物异常（如PSA > 4ng/mL），经腹超声未探及异常病灶，建议经直肠前列腺超声检查或者经 MRI 及 CT 等其他影像学检查。

发现可疑病灶，经直肠前列腺超声引导穿刺活检，可大大提高前列腺癌的检出率。

六、射精管囊肿

【射精管囊肿报告解读】

　　超声图像显示前列腺内靠近底部射精管走行区可见无回声区呈"水滴状"，尖端向下延伸到精阜，边缘整齐，界限清晰，囊肿可合并结石，CDFI其内无血流信号（图3-4-5）。

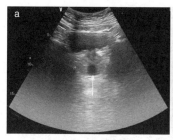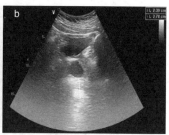

图3-4-5　49岁男性　射精管囊肿

注：a、横切图像示前列腺内射精管走行区无回声；b、纵切图像示射精管走行区无回声约2.7cmx2.3cm

【影响因素及临床表现】

　　由于精路梗阻，射精管扩张、膨大形成射精管囊肿，囊肿与精囊、输精管和后尿道相通。可无任何临床症状，也可继发不育、血精症等。

【专家健康指导建议】

　　根据囊肿的大小、临床症状及有无并发症来选择治疗的方法，可到泌尿科就诊。

第五节　颈脑动脉超声

一、颈动脉超声

（一）正常颈动脉

预防脑卒中从颈动脉
超声检查谈起

【正常颈动脉报告解读】

　　正常颈动脉血管壁包括内膜、中膜和外膜三层。颈动脉超声常规测量颈动脉内中膜厚度，即血管壁内膜与中膜的联合厚度（Intima-Media Thickness，IMT），正常IMT小于1.0mm。正常颈动脉管壁光滑、管腔内无异常回声，彩色多普勒显像提示管腔内血流通畅，频谱多普勒超声显示血流速度正常（图3-5-1）。

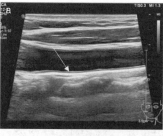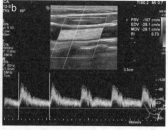

图3-5-1　正常颈总动脉二维和频谱多普勒

注：a、颈总动脉正常管径，箭头所示IMT；b、颈总动脉正常流速及频谱形态

（二）颈动脉粥样硬化性病变

颈动脉最常见的病变是动脉粥样硬化性病变，主要包括颈动脉内中膜增厚，斑块形成、管腔狭窄和闭塞等。

1. 颈动脉内中膜增厚

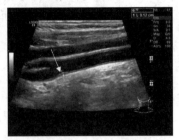

图 3-5-2　右侧颈总动脉远段内中膜增厚，IMT=1.2mm

【颈动脉内中膜增厚报告解读】

超声图像：颈动脉内中膜增厚诊断标准为 1.0mm ≤ IMT < 1.5mm，内膜回声连续性中断，但未出现向管腔突出的特征（图 3-5-2）。

【影响因素和临床表现】

颈动脉内中膜增厚是颈动脉粥样硬化的早期表现，其病理原因主要是血液中的脂质沉积于血管内膜下形成脂纹，引起内中膜增厚。IMT 会随着年龄的增加而逐渐增厚，它反映了血管的年龄及老化程度，就像皮肤会随着年龄的增长而长皱纹一样。内中膜增厚一般无明显临床症状。

【专家健康指导建议】

（1）积极控制各种相关的危险因素如高血压、高血脂、高血糖等。

（2）必要时至内科就诊在医生指导下服药。

（3）每年复查一次颈动脉超声。

2. 颈动脉斑块形成

【影响因素和临床表现】

颈动脉斑块是颈动脉粥样硬化的主要表现之一，是由于血流在分叉处形成漩涡冲击而使内皮损伤，低切应力区域血流缓慢，血液与受损内皮接触时间长从而导致粥样硬化斑块形成。斑块的结构、形态与缺血性脑血管病的发生、发展密切相关。颈动脉硬化斑块没有引起管腔明显狭窄时一般无临床症状（溃疡斑块除外）；明显狭窄时可导致脑缺血症状，如视觉异常、头晕头痛、晕厥、语言障碍、肢体麻木、严重者出现意识障碍等症状。

【颈动脉斑块报告解读】

超声图像：斑块的超声定义为 IMT ≥ 1.5mm 或局限性内中膜增厚大于周围正常 IMT 值 50% 以上，且凸向管腔的局部结构变化称为动脉粥样硬化斑块。超声可以显示斑块的部位、数量、大小、形状、回声特性等。颈动脉斑块的超声分类可分三种：形态学分类、声学特征分类和综合分类（图 3-5-3）。

（1）形态学分类：根据斑块表面纤维帽的完整性、表面光滑性等形态学特征，将动脉粥样硬化斑块区分为规则型、不规则型和溃疡型。

①规则型：以扁平型多见，表面光滑，呈弧形突出于管腔。

②不规则型：斑块形态不规则，表面不光滑，纤维帽不完整，表面回声不连续。

③溃疡型：斑块表面纤维帽破裂，局部组织缺损，出现"火山口"样特征，彩色血流影像表现为血流向斑块内灌注的特征。

（2）声学特征分类：根据斑块对声波吸收和反射所表现出的声学特征可分为：均质回声（低、等、强回声）和不均质回声（斑块内部大于 20% 的面积出现声学特征不一致，表现为强弱不等的回声改变）。

（3）综合分类：根据斑块形态学和声学特征的综合分类分为稳定斑块、不稳定斑块。不稳定斑块也称之为易损斑块，它具有薄的纤维帽和大的脂质核心，在血流动力学的影响下易发生纤维帽断裂，斑块脂质成分容易向管腔远端流动，导致远端血管堵塞。

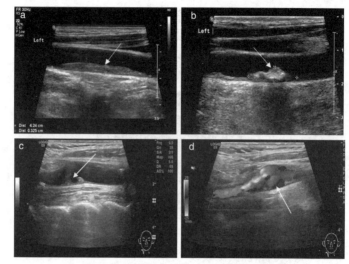

图 3-5-3　颈动脉斑块不同类型图像表现

注：a、左侧颈总动脉扁平规则型斑块；b、不均回声不规则斑块；c、溃疡型斑块呈"火山口"征；d、彩色多普勒超声示血流向溃疡斑块内灌注

【专家健康指导建议】

（1）在内科医生指导下，养成健康的饮食及生活习惯；配合药物治疗，积极控制危险因素，包括控制血压、血脂、血糖等。

（2）溃疡斑块容易发生血栓脱落导致远端栓塞，可到外科就诊。

（3）定期复查颈动脉超声，观察斑块的动态变化。

3.颈动脉狭窄和闭塞

颈动脉狭窄和闭塞是颈动脉粥样硬化病变发展的严重阶段，狭窄程度分级见表 3-5-1。

表 3-5-1　颈动脉中重度狭窄的鉴别（2006 年，首都医科大学宣武医院）

狭窄程度	PSV	EDV	PSV狭窄段/PSV狭窄远段
	cm/s		
轻度 < 50%	< 155	< 60	< 1.6
中度 50%~69%	155~ < 220	60~ < 100	2.0~ < 3.5
重度 70%~99%	≥ 220	≥ 100	≥ 3.5
闭塞	无血流信号	无血流信号	无血流信号

注：PSV（Peak Systolic Velocity）为收缩期峰值流速，EDV（End Diastolic Velocity）为舒张期末流速

从超声图像评价狭窄程度主要是通过测量内径、血流速度、阻力指数及频谱形态综合判定（图3-5-4）。

（1）小于50%狭窄（轻度狭窄）：二维超声显示管腔内局部斑块形成，管径相对减少，血流无明显变化，血流频谱正常。

（2）50%~69%狭窄（中度狭窄）：狭窄处血流出现加速度，狭窄远段病理性涡流形成，无典型低搏动性血流动力学改变。

（3）70%~99%狭窄（重度狭窄）：狭窄段管径明显变细，流速升高，狭窄近端流速相对减低，远段阻力指数明显减低，血流频谱呈低搏动性改变。

（4）颈动脉闭塞二维超声显示颈动脉管腔内充填均质或不均质回声，彩色多普勒超声显示闭塞近端"开关"血流征。

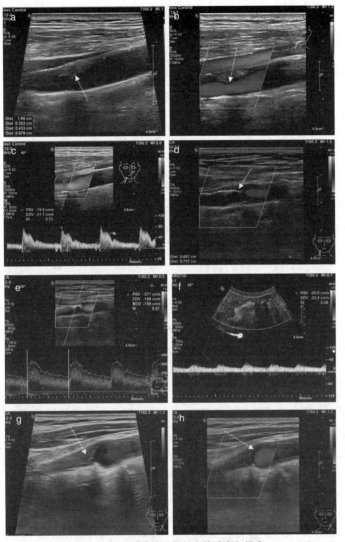

图3-5-4　颈动脉不同程度的狭窄和闭塞

注：a、右侧颈动脉球部前壁可见等回声扁平斑块导致管径变细；b、轻度狭窄后右侧颈动脉球部正常的低流速涡流特征消失；c、右侧颈动脉球部轻度狭窄处血流频谱；d、右侧颈内动脉前后壁斑块导致管径明显变细，管腔重度狭窄（70%~99%）；e、右侧颈内动脉重度狭窄时，狭窄处流速明显增快，高达371/159cm/s；f、右侧颈内动脉狭窄远段流速明显减低伴低搏动改变；g、左侧颈内动脉管腔内充填等回声导致颈内动脉闭塞；h、颈内动脉闭塞后，彩色多普勒超声显示颈动脉球部呈现一个"开关"血流征。

【影响因素和临床表现】

多种原因可导致动脉狭窄和闭塞，动脉粥样硬化是其最常见的病因，是病变发展的严重阶段，另外动脉闭塞也可见于近端血栓脱落堵塞远端管腔。轻度狭窄一般无明显临床症状，中度、重度狭窄和闭塞患者会出现不同程度的脑缺血症状，如头晕、乏力、记忆力衰退、认知能力下降、肢体无力等。斑块脱落形成栓子，会导致颅内动脉堵塞，轻者为短暂性脑缺血发作，表现为一过性单侧肢体感觉、运动障碍、单眼失明、失语等，一般仅持续数分钟，发病后24小时内完全恢复；重症者上述症状不缓解甚至出现昏迷、死亡。

【专家健康指导建议】

（1）积极控制与本病相关的一些危险因素：包括高血压、糖尿病、高脂血症、肥胖症及戒烟酒等。

（2）一旦出现脑部缺血症状，如耳鸣、视物模糊、头晕、头痛、记忆力减退、眩晕等，应马上到神经内科就诊。

（3）定期体检，如果体检发现颈动脉中、重度狭窄，也要及时到专科就医，如符合手术适应证，可行球囊扩张术、支架置入术或颈动脉内膜剥脱术治疗。治疗后3个月、6个月、1年复查颈动脉超声。

（三）颈动脉大动脉炎性改变

大动脉炎又称为无脉症、动脉炎综合征或缩窄性主动脉炎等，是一种好发于青年女性的动脉非特异性炎性病变，主要累及主动脉及其分支。

【大动脉炎报告解读】

超声图像：动脉血管壁弥漫性增厚，呈"被褥状"改变，血管壁结构分界不清，致血管腔内径相对均匀性减小，严重时伴明显狭窄，多普勒超声显示病变动脉的血流形态及频谱相应改变（图3-5-5）。

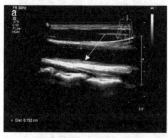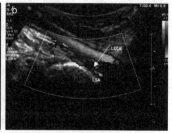

图3-5-5　大动脉炎二维和彩色多普勒超声显像

注：a、颈总动脉管壁增厚、结构模糊不清；b、左侧锁骨下动脉管壁明显增厚，管径缩窄，CDFI显示，血流充盈不全。LCCA：左侧颈总动脉，LSA：左侧锁骨下动脉

【影响因素和临床表现】

多数学者认为这是一种自身免疫反应性疾病，具有遗传易感性，常累及育龄期女性。患者可出现头痛、头晕、视力减退等症状。缺血严重的手臂麻木无力、视物模糊或

复视、一过性黑矇、卒中、癫痫、偏瘫、晕厥等。颈动脉、桡动脉和肱动脉可出现搏动减弱或消失（无脉征）。

【专家健康指导建议】

内科医生指导下用药，定期超声检查，随访病情变化。

（四）颈部动脉走行迂曲

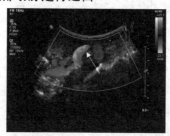

图 3-5-6　颈内动脉走行呈 "S" 型弯曲（箭头所示）

【颈部动脉走行迂曲报告解读】

二维及彩色多普勒超声显示动脉走行呈 "S" "C" 或 "U" 型等扭曲（图 3-5-6），部分合并血管狭窄。彩色多普勒超声见血管扭曲处出现涡流或湍流，扭曲处血流速度加快。

【影响因素和临床表现】

颈部动脉扭曲常见于颈总、颈内、颈外及椎动脉起始段过度弯曲。可能因先天发育异常，也可能后天某些因素导致血管迂曲。大部分无明显临床症状，有些因颈部搏动性肿块就诊。少部分有头痛、头晕等症状。

【专家健康指导建议】

颈部动脉扭曲一般无临床症状者，不需担心，有狭窄并引起明显症状者外科就诊。

（五）椎部动脉狭窄和闭塞

椎动脉狭窄和闭塞是引起后循环缺血性脑血管病的重要原因之一，20%~30% 的缺血性脑卒中发生在椎－基底动脉系统（后循环缺血），其病死率、致残率显著高于颈内动脉系统。在后循环卒中的致病因素中，椎动脉起始段狭窄性病变所致者占首位，狭窄程度分级见表 3-5-2。

表 3-5-2　椎动脉狭窄血流参数标准（2009 年，首都医科大学宣武医院）

狭窄程度	PSV	EDV	PSV_{OR} / PSV_{IV}
	cm/s		
轻度 < 50%	85~ < 140	27~ < 35	1.3~ < 2.1
中度 50%~69%	140~ < 220	35~ < 50	2.1~ < 4.0
重度 70%~99%	≥ 220	≥ 50	≥ 4.0
闭塞	无血流信号	无血流信号	无血流信号

注：PSV 为收缩期峰值流速，EDV 为舒张期末流速，OR(Origin) 为起始段（V_1 段），IV(intervertebral) 为椎间隙段（V_2 段）

【椎动脉狭窄和闭塞报告解读】

超声图像评价狭窄程度是通过测量内径、血流速度、阻力指数及频谱形态综合判定（图3-5-7）：

（1）< 50% 狭窄（轻度狭窄）：二维超声显示管径相对减少，血流速度相对增快，血流频谱尚正常。

（2）50%~69% 狭窄（中度狭窄）：狭窄处血流出现加速度，狭窄远段流速减低但无明显低搏动性血流动力学改变。

（3）70%~99% 狭窄（重度狭窄）：狭窄段管径明显变细，流速升高，狭窄近端流速相对减低，远段流速明显减低，血流频谱呈低搏动性改变。

（4）椎动脉闭塞：二维超声显示椎动脉管腔内充填均质或不均质回声，可见周边侧支向远端供血。

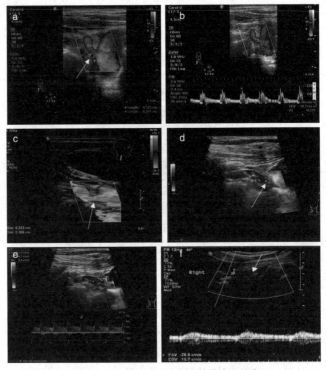

图 3-5-7　椎动脉不同程度的狭窄和闭塞

注：a、椎动脉起始段管径相对变细，管腔狭窄小于 50%；b、频谱多普勒超声提示局部狭窄处流速相对增快；c、彩色多普勒超声提示椎动脉起始段管径变细，管腔狭窄；d、彩色多普勒超声提示椎动脉起始段管腔重度狭窄，局部呈"五彩"血流；e、频谱多普勒超声提示重度狭窄处峰值流速明显升高达 268cm/s；f、箭头示右侧椎动脉近段闭塞，可见周边侧枝向远端供血

【影响因素和临床表现】

多种原因可导致椎动脉狭窄和闭塞，最常见的病因是动脉粥样硬化。轻度和中度狭窄一般无明显临床症状，重度狭窄和闭塞，会导致不同程度的缺血症状，常见有头晕、走路不稳等后循环缺血症状。

【专家健康指导建议】

（1）在内科医生指导下，养成健康的饮食及生活习惯；配合药物治疗，积极控制危险因素，包括控制血压、血脂、血糖等。

（2）重度狭窄时，可至外科就诊，必要时行球囊扩张术或支架置入术等。

（3）手术治疗后3个月、6个月、1年复查颈动脉超声。

（六）椎动脉生理变异

椎动脉生理变异比较多，最常见的就是发育不对称（一侧椎动脉发育不良）和走行变异。

1. 椎动脉发育不对称

【影响因素和临床表现】

椎动脉发育不对称是一种先天发育异常。大部分无明显临床症状，少部分可出现头晕等缺血症状。

【专家健康指导建议】

椎动脉发育不对称无须治疗。

2. 椎动脉走行变异

正常情况下，椎动脉在前斜角肌内侧方起源于锁骨下动脉上缘，垂直进入第六颈椎横突孔上行。但由于胚胎发育异常等原因往往会存在一定的解剖变异，其中最常见的是走行变异。

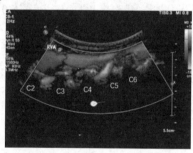

图 3-5-8　右侧椎动脉走行变异

注：右侧椎动脉未经第六颈椎横突孔上行，而是经 C4~C5 入颈椎横突孔上行。

【影响因素和临床表现】

椎动脉走行变异是一种先天发育异常。一般无明显临床症状，部分患者可出现头晕等缺血症状。

【专家健康指导建议】

椎动脉走行变异无须治疗，但是要注意避免猛转头或颈部按摩，避免压迫或牵拉椎动脉导致椎动脉损伤引起头晕等缺血症状。

【椎动脉发育不对称报告解读】

超声图像：椎动脉发育不良的诊断标准是一侧椎动脉管径均匀性偏细，管径小于对侧 50% 以上或管径 ≤ 2.5mm 者为双侧椎动脉发育不对称。

【椎动脉走行变异报告解读】

超声图像：椎动脉未从第 6 颈椎横突孔上行入颅，而是通过其他颈椎横突孔上行入颅（图 3-5-8）。

（七）锁骨下动脉狭窄和闭塞

【锁骨下动脉狭窄和闭塞报告解读】

超声图像显示斑块导致锁骨下动脉管腔不同程度变窄至闭塞（图3-5-9a~c），中、重度狭窄及闭塞病变可导致同侧椎动脉出现不同程度的锁骨下动脉盗血征象（正常椎动脉的血流方向与同侧颈总动脉是一致的，当锁骨下动脉出现严重狭窄或闭塞时患侧上肢动脉和椎动脉的血供受阻，血流灌注来源于健侧椎动脉，即锁骨下动脉盗血）。临床分类有3型（图3-5-9d~f），分别为：

（1）隐匿型盗血（Ⅰ级）：患侧椎动脉血流频谱显示收缩期"切迹"征。

（2）部分型盗血（Ⅱ级）：患侧椎动脉收缩期血流方向逆转，舒张期血液方向正常，呈现双向"震荡"血流频谱。

（3）完全型盗血（Ⅲ级）：患侧椎动脉血流方向完全逆转，与同侧颈总动脉血流方向完全相反。

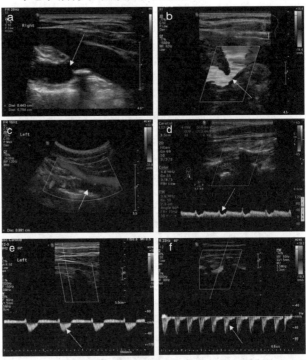

图 3-5-9　锁骨下动脉不同程度的狭窄和闭塞及不同类型盗血图像

注：a、右侧锁骨下动脉开口处前后壁动脉硬化斑块形成，导致管径变细，管腔狭窄；b、CDFI 显示锁骨下动脉狭窄后血流充盈呈"五彩"；c、锁骨下动脉起始段闭塞，管腔内充填低回声，彩色多普勒未探及血流信号；d、锁骨下动脉 50%~69% 狭窄，同侧椎动脉血流频谱改变，收缩期可见"小切迹"形成；e、锁骨下动脉 70%~99% 狭窄，同侧椎动脉血流频谱改变，收缩折返呈"震荡"血流频谱；f、锁骨下动脉起始段闭塞同侧椎动脉血流方向完全逆转

锁骨下动脉狭窄和闭塞是锁骨下动脉粥样硬化病变发展的严重阶段，狭窄程度分级见表 3-5-3。

表 3-5-3　锁骨下动脉狭窄的诊断标准（2011 年，首都医科大学宣武医院）

狭窄程度	PSV	EDV	PSV_{OR}/PSV_{IV}	椎动脉频谱
	cm/s			
轻度 < 50%	–	–	–	无改变
中度 50%~69%	–	–	–	切迹（部分逆转）隐匿型（部分型盗血）
重度 70%~99%	≥ 343	≥ 60	≥ 4.0	部分逆转（部分型盗血）
闭塞	无血流信号	无血流信号	无血流信号	完全逆转（完全型盗血）

注：PSV 为收缩期峰值流速，EDV 为舒张期末流速，OR 为起始段（V_1 段），IV 为椎间隙段（V_2 段）"–"表示无数据

【影响因素和临床表现】

动脉粥样硬化是锁骨下动脉狭窄和闭塞最常见的病因，其次是大动脉炎等炎性病变。轻度和中度狭窄一般无明显临床症状，重度狭窄和闭塞会出现不同程度的缺血症状，常见的表现是上肢运动后疼痛或乏力，也可出现眩晕、复视、眼球震颤、耳鸣甚至是听力损失等椎基底动脉血供不足的表现。测量双侧上肢血压不对称，患侧血压较健侧低。

【专家健康指导建议】

（1）在内科医生指导下，养成健康的饮食及生活习惯；配合药物治疗，积极控制危险因素，包括控制血压、血脂、血糖等。

（2）重度狭窄时建议外科就诊，必要时行球囊扩张术、支架置入术或人造血管搭桥术。

（3）手术治疗后3个月、6个月、1年复查颈动脉超声。

二、脑动脉超声

脑动脉超声包括两种检查方式：经颅彩色多普勒超声（Transcranial Color-duplex Sonography, TCCS）和经颅多普勒超声（Transcranial Doppler, TCD），这两种超声可以无创的检测颅内动脉的血流速度、方向、频谱及音频，互为补充，能较准确地反映脑动脉狭窄、痉挛等病理状态，对评价脑血管狭窄等疾病具有良好的应用价值。

（一）正常脑动脉超声报告解读

正常声像图及报告：通过检查脑血管的血流速度、频谱形态及血管搏动指数（Pulsatility Index，PI，反映血管顺应性或弹性等），综合反映血管状况。

（二）颅内动脉狭窄和闭塞性病变

颅内动脉狭窄和闭塞是造成缺血性脑血管病的一个重要病因，而大脑中动脉狭窄是最常见的颅内动脉狭窄。

【病因和临床表现】

动脉粥样硬化是最常见的病因，其次是见于非特异性血管内膜炎、钩端螺旋体病、先天性脑底动脉环发育异常等。不同程度的狭窄会造成不同的临床体征，如肢体偏瘫、

【颅内动脉狭窄和闭塞性病变报告解读】

根据颅内动脉各段血流速度、多普勒频谱、血流声频、PI等综合分析，判定血管正常与否，异常者可分为轻度、中度及重度狭窄和闭塞。随着狭窄程度的加重，血流速度增快、声频粗糙伴涡流；严重狭窄处检查时可闻

及乐性杂音、远端流速减低伴低搏动改变；部分血管闭塞可出现周边侧支血流代偿。

【高阻型脑血流频谱改变报告解读】

颅内动脉峰值血流速度正常，舒张期末流速相对减低，频谱形态改变，血流音频未闻异常，血管搏动指数升高。脑动脉超声检查 PI 值增高大于1.10（正常 PI 值 0.65~1.10）。

【颈部动脉颅外段病变报告解读】

颅外颈动脉或椎动脉重度狭窄时，同侧的颅内动脉会出现流速减低，频谱形态改变，血管搏动指数减低，侧支循环开放代偿等改变。TCCS 和 TCD 可以很好地提示颅外段病变。

【锁骨下动脉盗血报告解读】

当锁骨下动脉中、重度狭窄至闭塞时，同侧内椎动脉血流频谱形态也会改变，出现不同程度的盗血频谱征象（隐匿型、部分型、完全型），间接提示颅外段锁骨下动脉狭窄病变的程度。

语言障碍、头晕、耳鸣、行走不稳等。

【专家健康指导建议】

（1）积极控制危险因素，控制血压、血脂、血糖等。

（2）在内科医生指导下药物治疗。

（3）中、重度狭窄患者建议 6 个月、1 年复查超声。

（三）高阻型脑血流频谱改变

【影响因素及临床表现】

高阻型脑血流频谱改变常见于老年人脑血管阻力增加、脑灌注下降、脑血流量减少等脑血管病理生理改变，常见于被检者脉压差增大。可无症状或出现头晕等脑缺血表现。

【专家健康指导建议】

请患者到内科就诊咨询。

（四）颈部动脉颅外段病变

【影响因素及临床表现】

颈部动脉颅外段的病变最常见于动脉粥样硬化，临床症状与血管狭窄程度及侧支循环代偿相关。颈部动脉重度狭窄时，颅内侧支循环代偿良好，可以无特殊的临床症状或体征；当侧支建立不完善时，常常出现反复脑缺血症状，表现为一过性黑矇、头痛、头晕、行走不稳、偏瘫等临床表现。

【专家健康指导建议】

建议行颈动脉超声检查，判断颈动脉病变程度，至内科就诊。

（五）锁骨下动脉盗血（隐匿型、部分型、完全型）

【影响因素及临床表现】

锁骨下动脉狭窄或闭塞性病变，常见于动脉粥样硬化病变或大动脉炎性病变。常见的临床表现有头晕、眩晕、肌力减退、共济失调等后循环缺血症状，尤其在上肢活动增加时，后循环缺血症状更明显。

【专家健康指导建议】

建议行颈动脉超声检查，判断锁骨下动脉病变程度，至内科就诊。

第六节 超声心动图

一、超声心动图检查项目

通过二维超声、M 型（M-mode）、彩色多普勒、频谱多普勒、组织多普勒等超声检查模式综合评价心脏的结构、功能及血流动力学表现，判断心脏是否正常或存在异常病变。

（一）成人超声心动图测值

1. 胸骨旁左室长轴切面二维及 M 型

左室舒张末径：男 45~55mm，女 35~50mm

左室收缩末径：男 23~37mm，女 20~35mm

左室后壁舒张末厚度：7~11mm，左室后壁运动幅度：7~14mm

室间隔舒张末厚度：7~11mm，室间隔运动幅度：5~8mm

右室前后径：12~29mm，右室前壁厚度：3~5mm

左房前后径：男 30~40mm，女 27~38mm

主动脉瓣环径：17~26mm

主动脉窦内径：24~37mm

升主动脉内径：22~37mm

2. 胸骨旁大动脉短轴切面

主肺动脉内径：17~27mm

右肺动脉内径：9~18mm

左肺动脉内径：9~18mm

3. 心尖四腔心切面

左房左右径：26~45mm；左室左右径：34~52mm

右房左右径：25~42mm；右室左右径：22~40mm

下腔静脉内径：11~22mm

（二）观察瓣膜形态、结构，血流信息，频谱分析，左心功能测量

1. 二尖瓣、三尖瓣、主动脉瓣、肺动脉瓣瓣叶结构

正常、增厚、钙化、畸形。

2. 二尖瓣、三尖瓣、主动脉瓣、肺动脉瓣彩色多普勒血流显示

正常及反流两类。反流又分为：生理性反流（微量）；病理性反流：少量（轻度）、中量（中度）、大量（重度）。

3. 多普勒频谱分析

舒张期正常二尖瓣口血流峰值速度为 60~130cm/s，三尖瓣口血流峰值速度为 30~70cm/s；收缩期主动脉瓣口血流峰值速度及左室流出道口血流峰值速度为 100~170cm/s；肺动脉瓣口血流峰值速度为 60~90cm/s。

4. 心功能测量

（1）左室收缩功能正常：左室射血分数 EF ≥ 50%；左室短轴缩短率 FS ≥ 27%（当 EF < 50%，则认为左室收缩功能减低：EF 40%~49% 为轻度减低；EF 30%~39% 为中度减低；EF < 30% 为重度减低。FS < 25% 为减低）。

（2）左室舒张功能正常：左房内径正常；二尖瓣口多普勒血流频谱舒张早期的（E 峰）最大流速：平均 73cm/s，舒张晚期的（A 峰）最大流速：平均 40cm/s，1 < E/A < 2。E 峰减速时间在 160~240ms。四腔心切面用组织多普勒测量二尖瓣环速率频谱正常：舒张早期 e' 峰 > 舒张晚期 a' 峰；e' ≥ 10cm/s，a' > 8cm/s。肺静脉血流频谱舒张晚期的反向波 Ar 流速 < 35cm/s。（注：体检超声心动图测值仅供参考，临床需综合分析）

（三）正常超声心动图报告解读

超声心动图测量各房室腔内径大小正常，房、室间隔连续性完整，室间隔及左、右室壁厚度正常，运动协调，运动幅度正常。各瓣膜形态、结构，启闭运动未见明显异常。主动脉、肺动脉关系及内径正常。心包腔未见积液。左室射血分数正常。CDFI：各瓣膜血流信号及频谱正常（图3-6-1）。

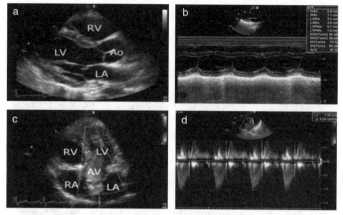

图 3-6-1　正常超声心动图

注：a、主动脉前壁与室间隔延续，主动脉瓣及二尖瓣、左心房、左心室及右心室正常；b、M 型测量左、右心室腔大小、左心功能及室壁运动幅度正常；c、心尖五腔心切面显示主动脉瓣血流；d、主动脉瓣口血流频谱及血流速度正常。AO：主动脉；LA：左心房；LV：左心室；RV：右心室；RA：右心房；AV：主动脉瓣

二、心脏常见瓣膜病

心脏瓣膜病以瓣膜狭窄、关闭不全最多见，其中以二尖瓣及主动脉瓣病变尤为常见。超声心动图是各类瓣膜病检查的首选方法。瓣膜病治疗原则：内科强心、利尿、调整心功能，外科行瓣膜置换术或瓣膜成形术。

（一）二尖瓣狭窄

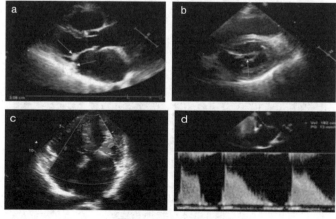

图 3-6-2　二尖瓣狭窄

注：a、箭头所示二尖瓣前、后叶缘增厚，回声增强，可见钙化斑；b、二尖瓣瓣口面积缩小；c、二尖瓣狭窄瓣口"五彩"射流束；d、二尖瓣狭窄瓣口流速增快达 182cm/s

【二尖瓣狭窄报告解读】

（1）二尖瓣前、后叶增厚，回声增强，可见钙化斑，瓣叶活动受限，瓣口缩小；左房增大。当二尖瓣前、后叶粘连，交界处融合，前叶舒张期开放呈圆隆状则考虑风湿性病变；当二尖瓣瓣环增厚或钙化则考虑老年性瓣膜退行性病变。M 型超声前后叶曲线呈"城墙样"改变。二尖瓣狭窄，可从二维图像测定瓣口面积；也可通过连续多普勒压力减半时间法测定瓣口面积。多普勒超声显示舒张期二尖瓣瓣口"五彩"射流束，前向血流速度增快（图 3-6-2）。

（2）二尖瓣口面积正常约 4cm^2，轻度狭窄 1.5~2.0cm^2，中度狭窄 1.0~1.5cm^2，重度狭窄 < 1.0cm^2。

（二）二尖瓣关闭不全

【二尖瓣关闭不全报告解读】

（1）二尖瓣瓣叶或瓣环增厚、回声增强，关闭时可见两瓣叶不能合拢。二尖瓣脱垂时，前叶或后叶收缩期超过二尖瓣环连线脱入左房。腱索断裂时可见二尖瓣呈"连枷样"运动，左房及左室扩大等。多普勒超声显示收缩期二尖瓣口至左房的异常"五彩"镶嵌的反流信号及反流频谱（图3-6-3）。

（2）二尖瓣反流分为生理性反流及病理性反流。生理性反流：反流信号微弱，在瓣环上10mm的范围内，占时短暂；二尖瓣病理性反流程度见表3-6-1。

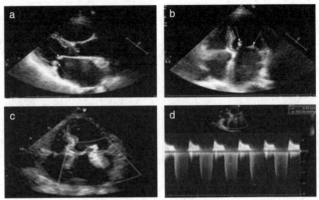

图 3-6-3 二尖瓣关闭不全

注：a、b箭头示二尖瓣前、后叶瓣尖瓣缘增厚，回声增强，瓣叶活动受限，关闭有裂隙；c、二尖瓣少－中量反流；d、二尖瓣反流频谱，反流速度达623cm/s

表3-6-1 二尖瓣病理性反流程度评估

评估指标	轻度	中度	重度
反流束范围	局限在瓣环附近	达左房中部	达左房顶部或肺静脉
反流束长度／左房长度	< 1/3	1/3~2/3	> 2/3
反流束面积／左房面积	< 20%	20%~40%	> 40%

（三）主动脉瓣狭窄

【主动脉瓣狭窄报告解读】

（1）主动脉瓣膜形态学改变，包括瓣叶数量异常、瓣叶增厚、回声增强、活动受限、瓣口缩小等。当主动脉瓣增厚伴交界处融合则考虑为风湿性病变；当瓣环增厚或钙化则考虑为老年性瓣膜退行性病变；当主动脉瓣形态异常或瓣叶数目异常时，则考虑先天性主动脉瓣畸形。主动脉瓣狭窄常伴有左室壁肥厚、左室增大、升主动脉扩张等结构改变。多普勒超声可探及收缩期主动脉瓣口"五彩"射流束，前向血流速度明显增快（图3-6-4）。

（2）正常主动脉瓣口面积约3.0cm²。当主动脉瓣口的峰值速度 > 200cm/s，主动脉瓣瓣口面积 < 2.0cm² 时诊断主动脉瓣狭窄，狭窄程度见表3-6-2。

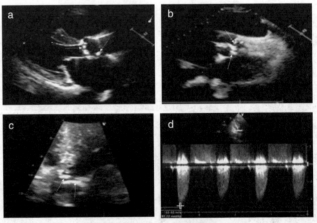

图 3-6-4 主动脉瓣狭窄

注：a、左室长轴显示主动脉瓣瓣叶增厚及斑点状强回声；b、大动脉短轴显示主动脉瓣斑点状强回声；c、放大主动脉瓣，显示瓣膜增厚，回声增强；d、主动脉瓣狭窄，瓣口前向流速增快达423cm/s

表 3-6-2 主动脉瓣狭窄程度评估

评估指标	轻度	中度	重度
峰值速度（cm/s）	< 300	300~400	> 400
平均压力阶差（mmHg）	< 25	25~50	> 50
主动脉瓣瓣口面积（cm²）	> 1.5	1.0~1.5	< 1.0

（四）主动脉瓣关闭不全

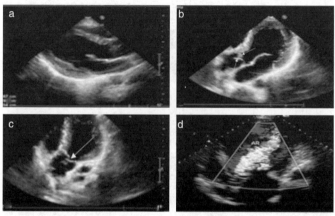

图 3-6-5 室间隔缺损修补＋主动脉瓣成形术后，主动脉瓣脱垂导致主动脉瓣关闭不全

注：a、左心室增大；b、c 箭头示主动脉瓣增厚、主动脉瓣脱垂闭合不全；d、主动脉瓣重度反流

【主动脉瓣关闭不全报告解读】

（1）主动脉瓣瓣叶增厚或钙化，呈团状或粗线状回声，瓣膜活动受限，瓣叶数目可能异常，瓣叶关闭时有裂隙。如果舒张期主动脉瓣向左室流出道膨出超过主动脉瓣瓣环连线，则说明有主动脉瓣脱垂。主动脉瓣关闭不全导致左室增大、左室流出道增宽、左室壁活动增强。彩色及频谱多普勒显示源于主动脉瓣的"五彩"血流反流入左室流出道并探及高速反流频谱（图 3-6-5）。

（2）主动脉瓣反流分为生理性反流及病理性反流。生理性反流：超声显示心脏房室腔、瓣膜及大血管形态正常；反流面积 < 1.5cm²，最大反流速度 < 150cm/s。病理性主动脉瓣反流程度见表 3-6-3。

表 3-6-3 病理性主动脉瓣反流程度评估

评估指标	轻度	中度	重度
反流束宽度（mm）	< 3	3~6	> 6
反流束宽度/左室流出道宽度	< 1/3	1/3~2/3	> 2/3

（五）三尖瓣关闭不全

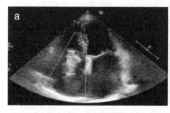
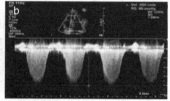

图 3-6-6 三尖瓣关闭不全

注：a、三尖瓣重度反流，反流束达右房顶部；b、三尖瓣反流频谱，反流速度达 404cm/s

【三尖瓣关闭不全报告解读】

（1）病因不同，超声图像不同。风湿性心脏病三尖瓣瓣叶增厚，活动受限，关闭时有裂隙。三尖瓣脱垂，瓣叶于收缩期向右心房膨出并超出瓣环附着点连线。继发性三尖瓣关闭不全，瓣膜形态正常，瓣环扩大，右房、右室增大。多普勒超声显示收缩期三尖瓣口至右房的异常反流信号及频谱（图 3-6-6）。

（2）三尖瓣反流有生理性反流和病理性反流。生理性三尖瓣反流35%~95%正常人可检出，特点是反流信号微弱、范围局限、占时短暂，反流时间小于全收缩期，反流速度小于250cm/s。病理性三尖瓣反流程度见表3-6-4。

表3-6-4　病理性三尖瓣反流程度评估

评估指标	轻度	中度	重度
反流束长度/右房长度	< 1/3	1/3~2/3	> 2/3，反入下腔静脉
反流束的面积/右房面积	< 20%	20%~40%	> 40%

【肺动脉瓣狭窄报告解读】

（1）肺动脉瓣狭窄显示瓣叶增厚、开放受限、瓣口狭小、瓣叶呈圆顶形突起；肺动脉瓣下狭窄显示右室流出道肥厚、变窄；肺动脉瓣上狭窄可见瓣上隔膜，主肺动脉变细等。室间隔及右室前壁增厚。多普勒超声显示收缩期狭窄处"五彩"镶嵌射流血流信号，狭窄处流速明显增快（图3-6-7）。

（2）据肺动脉瓣最大流速估测狭窄程度：轻度 < 200cm/s；中度200cm/s~400cm/s；重度 > 400cm/s。

（六）肺动脉瓣狭窄

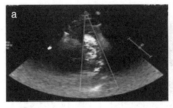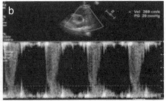

图3-6-7　肺动脉瓣狭窄

注：a、肺动脉瓣狭窄处"五彩"血流；b、狭窄处最大流速269cm/s

（七）肺动脉瓣关闭不全

【肺动脉瓣关闭不全报告解读】

（1）肺动脉瓣瓣叶增厚、回声增强，活动正常或轻度受限，开放幅度增大，舒张期瓣叶闭合不拢。肺动脉增宽，右室增大，右室壁活动增强。彩色及频谱多普勒显示舒张期源于肺动脉瓣的"五彩"血流反流入右室流出道及反流频谱（图3-6-8）。

（2）肺动脉瓣有生理性反流和病理性反流。生理性反流：彩色多普勒超声在35%正常人中检出肺动脉瓣反流，特点是范围局限，流速较低，< 120cm/s，反流束小于肺动脉瓣下10mm。病理性反流：肺动脉瓣反流速度 > 150cm/s，反流束长度 > 15mm。

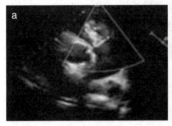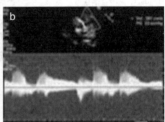

图3-6-8　肺动脉瓣关闭不全

注：a、肺动脉瓣反流呈"五彩"血流信号；b、肺动脉瓣反流频谱，反流速度281cm/s

【影响因素及临床表现】

（1）瓣膜狭窄：①主要见于风湿性心脏病、老年性瓣膜退行性病变，以二尖瓣及主动脉瓣病变多见；②先天性瓣膜发育异常，以肺动脉瓣及主动脉瓣病变多见。临床表现：劳力性呼吸困难，咳嗽、咯血、咳粉红色泡沫痰；晕厥、心绞痛等。体格检查闻及舒张期及（或）收缩期杂音。

（2）二、三尖瓣关闭不全：凡是导致二、三尖瓣瓣环、瓣叶、腱索、乳头肌及心室结构和功能任一异常的因素均可致二、三尖瓣关闭不全。常见的原因有风湿性心脏病二、三尖瓣关闭不全，老年性二、三尖瓣瓣环和瓣下部钙化，二、三尖瓣脱垂，腱索断裂，乳头肌功能不全，左、右心室扩大等。

临床表现：轻度关闭不全无症状，逐渐加重可出现乏力、呼吸困难，三尖瓣关闭不全合并肺动脉高压时可出现腹水、下肢水肿、肝脏肿大等症状。体格检查闻及收缩期杂音。

（3）主动脉瓣关闭不全：由于主动脉瓣、瓣环及升主动脉疾病使主动脉瓣在左室舒张时不能闭合，导致血液由主动脉反流回左室。常见原因有风湿性心脏病主动脉瓣病变、老年性主动脉瓣病变、先天性主动脉瓣畸形、马凡氏综合征、感染性心内膜炎、升主动脉粥样硬化、严重高血压、升主动脉夹层等。临床表现：轻度主动脉瓣关闭不全可以持续多年没有症状，当反流逐渐发展并加重，出现心悸、气短、呼吸困难、胸痛、头部强烈波动感、头晕等表现。体格检查主动脉瓣听诊区闻及舒张期杂音。

（4）肺动脉瓣关闭不全：肺动脉瓣膜病变及引起肺动脉瓣环扩张的疾病均可导致肺动脉瓣关闭不全。常见有风湿性心脏病肺动脉瓣关闭不全、肺动脉瓣退行性病变、肺动脉瓣黏液性变、肺动脉瘤、肺动脉高压等。临床表现：有心悸、气促、呼吸困难、水肿等，有原发病的以原发病临床表现为主。体格检查闻及舒张早期叹气性杂音，肺动脉高压时可闻及收缩期喷射性杂音。

【专家健康指导建议】

根据瓣膜病变狭窄和（或）关闭不全的程度、结合患者的临床症状及心功能，轻者可行内科治疗，严重者心外科行瓣膜修补或瓣膜置换术。

三、心脏人工瓣膜

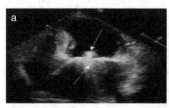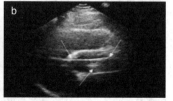

图 3-6-9　心脏人工瓣膜

注：a、二尖瓣位机械瓣；b、主动脉瓣位机械瓣

【影响因素及临床表现】

因自身心脏瓣膜病变严重而不能用瓣膜分离手术或修

【心脏人工瓣膜报告解读】

常见的心脏人工瓣膜是二尖瓣位、主动脉瓣位置换（图 3-6-9），除了常规项目检查，重点是检查人工瓣膜有无血栓、赘生物及瓣周漏等，通过彩色多普勒观察人工瓣膜与瓣环间是否有反流可明确有无瓣周漏。

补手术时，则须采用人工心脏瓣膜置换术。人工瓣膜一类是全部用人造材料制成的机械瓣；另一类是全部或部分用生物组织制成的生物瓣。换瓣者常见有风湿性心脏病、先天性心脏瓣膜病、马凡综合征等。临床表现：人工瓣膜置换后，如出现瓣周漏、赘生物、机械瓣狭窄、机械瓣启闭失灵等，可出现相应临床表现。

【专家健康指导建议】

适量服用抗凝药物，预防感染，适当活动，保持精神愉快，增加营养，补充蛋白质和维生素。定期到医院复查。

四、心肌病

【影响因素及临床表现】

心肌病是一组由心肌功能障碍引起的疾病，表现为心室壁异常肥厚或心腔扩张，包括扩张型心肌病、肥厚型心肌病、限制型心肌病、致心律失常性右室心肌病等，其发病原因不明；另有已知原因或者是发生在其他疾病之后的心肌继发性改变，主要与感染、缺血、内分泌及代谢疾病等因素有关。临床表现心悸、乏力、呼吸困难、水肿、肝大、心前区闷痛、晕厥甚至猝死。体格检查心前区闻及收缩期及（或）舒张期杂音。

【心肌病报告解读】

常见心肌病有扩张型心肌病和肥厚型心肌病，图像特点：

（1）扩张型心肌病超声心动图显示心腔扩大，左室明显（左室舒张末径≥60mm）；室壁变薄、运动普遍减低（室间隔运动幅度≤3mm，左室后壁运动幅度≤7mm），收缩期增厚率减低；各瓣膜开放幅度减小，形成"大心腔，小开口"；左室射血分数及缩短分数均明显减低（图3-6-10）。多普勒显示以二尖瓣为主的多瓣膜反流信号及频谱。

（2）肥厚型心肌病超声心动图显示：室间隔增厚，室壁也可以增厚，厚度≥15mm。

①肥厚型非梗阻性心肌病：膜部室间隔不厚，而从肌部室间隔至心尖部明显肥厚，左室流出道无狭窄；左

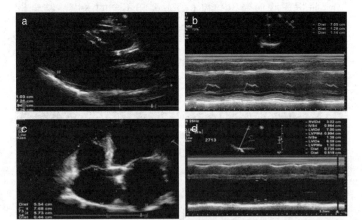

图3-6-10　扩张型心肌病

注：a，心室腔扩大，左室舒张末径72mm；b，M型显示左室扩大呈"大心腔"，二尖瓣开放幅度减低呈"小开口"，室壁运动普遍减低；c，心尖四腔心切面显示全心扩大；d，M型测量左心收缩功能减低，EF 27%、FS 13%

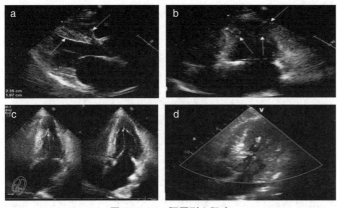

图 3-6-11 肥厚型心肌病

注：a、室间隔明显增厚约19mm，左室后壁厚约11mm；b、室间隔及心尖部室壁肥厚；c、心尖部心肌肥厚；d、收缩期心尖肥厚处心腔消失。箭头示心肌肥厚

室后壁增厚程度较室间隔轻。

②肥厚型梗阻性心肌病：对称性左室壁增厚，造成左室流出道狭窄，心腔变小，收缩期二尖瓣前叶或腱索向左室流出道运动，多普勒测量左室流出道狭窄处高速血流频谱。

③心尖肥厚：仅心尖部室壁对称性肥厚，收缩期心尖部室腔消失。肥厚心肌呈斑点样回声增强（图3-6-11）。

【专家健康指导建议】

不同种类心肌病治疗方案不同，有病因者首先到门诊治疗其原发病，其次对症治疗，必要时手术治疗。

五、冠状动脉粥样硬化性心脏病

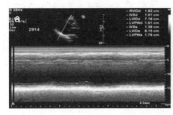 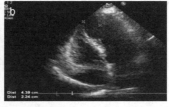

图 3-6-12 心肌梗死室壁瘤形成

注：a、M型显示左心扩大，室壁运动幅度弥漫减低，心功能下降，EF29%、FS14%；b、左室心尖部室壁瘤44mm×22mm

【影响因素及临床表现】

冠状动脉粥样硬化性心脏病（简称冠心病）是冠状动脉发生病变而引起血管痉挛、管腔狭窄或阻塞，造成心肌缺血、缺氧或坏死而导致的心脏病。了解冠心病的危险因素与诱因，可预防冠心病发生。

（1）冠心病可改变的危险因素有：高血压、高血脂（总胆固醇过高或低密度脂蛋白胆固醇过高、甘油三酯过高、

【冠心病报告解读】

冠心病超声心动图有多种表现形式：短暂性心绞痛可很快缓解，心脏结构及功能可以完全正常。

心肌梗死导致心肌缺血后改变，超声图像显示：节段性的室壁运动异常、心腔扩大、瓣膜反流、射血分数减低等指标异常。对室壁瘤、心腔内血栓、室间隔穿孔、心室壁破裂、乳头肌功能不全等超声都有重要的诊断价值（图3-6-12）。

M型：正常室间隔收缩期心内膜向心运动幅度5~8mm，< 5mm为减低；左室后壁收缩末期心内膜向心运动幅度7~14mm，小于7mm为减低。室壁增厚率：左室收缩末期厚度与舒张末期厚度之差占舒张末期厚度的百分比，正常值27%~33%，平均30%左右。

临床上判断收缩期室壁向心运动

异常多以目测与幅度测量相结合：

（1）运动正常：心内膜运动幅度≥5mm，收缩期室壁增厚率≥25%。

（2）运动减弱：心内膜运动幅度<5mm，室壁收缩期增厚率<25%。

（3）运动消失：心内膜运动和室壁收缩期增厚率消失。

（4）反常运动：矛盾运动。

（5）室壁瘤：室壁变薄，向外膨出，室壁瘤处心肌收缩期与正常心肌呈明显矛盾运动。

高密度脂蛋白胆固醇过低）、超重及肥胖、高血糖、不良生活方式以及社会心理因素。

（2）冠心病不可改变的危险因素有：性别、年龄、家族史。

冠心病的发作诱因常常与季节变化、情绪激动、体力活动增加、饱食、大量吸烟和饮酒等有关。

（3）临床表现：①典型症状：突感心前区疼痛，因体力活动、情绪激动等诱发，多为发作性绞痛或压榨痛，可放射到周围如左臂和肩、颈部等，也可为闷痛、憋闷感。严重时胸痛剧烈，含服硝酸甘油不能缓解，持续时间常超过半小时，并可有恶心、呕吐、出汗、发热、心悸、呼吸困难、血压下降、休克等。②不典型症状：一部分患者仅仅心前区不适、心悸、乏力，或以胃肠道症状为主。体格检查：心肌梗死并发室间隔穿孔、乳头肌功能不全时，可于相应部位听到杂音。心律失常时听诊心律不规则。

【专家健康指导建议】

（1）培养健康的生活习惯：戒烟限酒，低脂低盐饮食，适当体育锻炼，控制体重等。

（2）药物治疗：抗血栓，减轻心肌氧耗，缓解心绞痛，调脂稳定斑块。

（3）血运重建：包括介入治疗。

（4）超声心动图是目前最常用的检查手段之一，可以定期复查。

六、心包积液

【心包积液报告解读】

正常人心包腔可以有积液，一般<50mL，超声不能探及。心包腔内探及积液无回声则为异常。超声检查可以估计心包积液量：少量<200mL，胸骨旁左室长轴切面左房室沟处及后心包有5mm左右的积液，前心包无积液；中量200~500mL，该切面前心包积液10mm左右，后心包及心尖部积液呈带状；大量>500mL，该切面前、后心包及心尖部积液均>20mm，心脏出现明显的"摇摆"征（图3-6-13）。

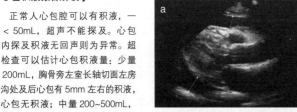
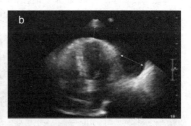

图3-6-13 心包大量积液

注：a、左室后壁及右室前壁心包腔积液；b、左室侧壁及心尖部心包腔积液呈带状围绕心脏，使心脏出现"摇摆"征

【影响因素及临床表现】

心包积液是指由于各种原因引起的心包腔内液体积聚。常见有结核性或细菌性感染、自身免疫性疾病、外伤、手术、肿瘤等。临床表现：常见症状有胸骨后、心前区疼痛，呼吸困难。大量心包积液造成心脏压塞的临床体征有低血压、心音低弱、颈静脉怒张等。

【专家健康指导建议】

（1）建议到心内科就诊。心包积液病因诊断可根据临床表现、实验室检查、心包穿刺液检查以及是否存在其他疾病而确定。

（2）针对病因，对症治疗。

七、心脏肿瘤

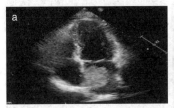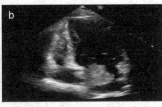

图 3-6-14　心脏肿瘤：左房黏液瘤

注：a、左房腔内致密均匀团块回声；b、团块形态不规则，连于房间隔。"+"区域为左房肿瘤

【影响因素及临床表现】

病因：原发性心脏肿瘤分为良性和恶性，继发性心脏肿瘤均为恶性。心脏良性肿瘤多见于黏液瘤。恶性肿瘤中最多见的为未分化肉瘤。

临床表现：胸痛、心悸、乏力、呼吸困难、咯血、端坐呼吸、腹水、下肢水肿、肝脏肿大、颈静脉怒张、心律失常、晕厥甚至猝死。

【专家健康指导建议】

手术切除是治疗心脏肿瘤的首选治疗方法。术后定期复查。

八、高血压性心脏病

【影响因素及临床表现】

高血压性心脏病是长期动脉血压升高并控制不佳引起

【心脏肿瘤报告解读】

心脏房、室腔内可见异常回声团块，边缘清晰，部分肿瘤可阻塞左室流入道、流出道等导致狭窄。常见的是心脏黏液瘤，超声对黏液瘤有特异性诊断价值，在心腔内出现致密均匀团块回声，心房尤为多见，有蒂连于房壁，该异常回声团随心脏舒张及收缩和房室瓣开闭而规律性摆动（图3-6-14）。体检心肌肿瘤及心包肿瘤极少见。

心脏结构和功能的改变。临床表现与患者病程、分期及有无并发症有关，有些人无明显自觉症状，有些人则出现在额部及两侧颞部的头痛，胸闷不适等。高血压危象出现头痛、烦躁、恶心、呕吐、气急以及视物模糊等。

【高血压性心脏病报告解读】

（1）左室壁肥厚：室间隔与左室后壁呈对称性增厚≥12mm，以向心性肥厚多见，室壁运动幅度增强。左心房增大，逐渐左心室扩大。主动脉根部扩张、主动脉瓣钙化、二尖瓣环钙化（图3-6-15a~f）。早期左心室舒张功能受损，晚期出现心功能衰竭。

（2）左心室舒张功能异常：脉冲多普勒超声显示舒张期二尖瓣峰值速度E峰/A峰＜0.8或＞2.0均为舒张功能减低。组织多普勒超声测量二尖瓣环舒张早期速度e'＜舒张晚期速度a'；e'＜8cm/s，e'降低是舒张功能不全的早期表现之一（图3-6-15g~h）。

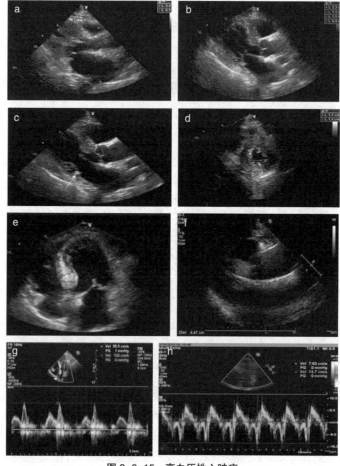

图3-6-15　高血压性心脏病

注：a、"+"测量左房增大；b、"+"室间隔与左室后壁对称性肥厚；c、箭头示二尖瓣后叶瓣环斑点状钙化；d、左室向心性肥厚；e、左房轻度增大，室间隔增厚；f、升主动脉扩张；g、舒张期二尖瓣峰值速度E峰＜A峰；h、组织多普勒超声测量二尖瓣环舒张早期速度e'/舒张晚期速度a'＜1，e'流速为7.8cm/s

【专家健康指导建议】

（1）长期、正规的抗高血压治疗能改善肥厚心肌的损害程度。

（2）保持健康的生活习惯。

（3）定期体检，预防并控制高血压并发症。

九、肺动脉高压和肺源性心脏病

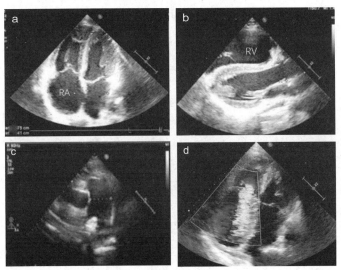

图 3-6-16　肺动脉高压

注：a、右房（RA）增大；b、右室（RV）增大，左室轻度受压；c、肺动脉主干扩张；d、右心扩大，三尖瓣大量反流

【肺动脉高压和肺源性心脏病报告解读】

（1）右心室、右心房内径增大，右室流出道内径增宽，右室游离壁增厚＞5mm；肺动脉主干及右、左肺动脉内径增宽，部分可探及肺动脉内出现不规则团块状回声；三尖瓣瓣叶对合不佳；肺动脉瓣 M 型曲线呈"W"形或"V"形；下腔静脉扩张及吸气塌陷减低。多普勒超声探及三尖瓣及肺动脉瓣反向血流信号，根据反流频谱评估肺动脉压（图 3-6-16）。

（2）据三尖瓣反流法估测肺动脉收缩压增高程度：轻度 30~50mmHg；中度 50~70mmHg；重度＞70mmHg。

【影响因素及临床表现】

肺动脉高压是指由于心脏、肺及肺血管疾病导致的肺动脉压力升高超过一定界值的一种血流动力学和病理生理状态。可以是一种独立的疾病，也可以是并发症。常见病因有肺源性心脏病（简称肺心病），主要是由于支气管－肺组织或肺血管病变等所致肺循环阻力增加引起的心脏病，分为急性和慢性两种，急性肺心病指急性肺动脉高压所导致的右心负荷过重，多系大面积肺动脉栓塞所致。慢性肺源性心脏病是慢性支气管炎、肺气肿、其他肺胸部疾病或肺血管病变引起的心脏病，有肺动脉高压、右心室增大或右心功能不全。

临床表现：①肺动脉高压通常没有特异性，有疲劳、乏力、呼吸困难、运动耐量减低，运动时头晕、晕厥、心绞痛或胸痛，偶尔有咳嗽、咯血、声音嘶哑；②急性肺心病导致肺动脉高压，常常伴有深静脉血栓、心腔附壁血栓及手术史。有下肢局部肿胀、疼痛、压痛等症状。肺动脉栓塞严重者出现呼吸困难、胸痛、发绀甚至猝死；③慢性肺心病常常出现反复发作的咳嗽、咳痰及不同程度的呼吸困难，多伴有哮喘、气短且活动后症状加重。右心衰竭时出现食欲缺乏、恶心、呕吐、上腹胀痛、下肢水肿、胸腹水、口唇发绀等。体格检查有肺气肿征象，听诊呼吸音减弱，有干、湿性啰音，颈静脉怒张、肝肿大有压痛、双下肢水肿等。

【专家健康指导建议】

（1）建议到呼吸科、心内科就诊，控制感染、控制心力衰竭。针对肺动脉高压及临床症状予以相应药物治疗。

（2）提倡健康的生活方式，注意防寒保暖、戒烟等，防治呼吸道感染、防止过敏原及有害气体吸入等。

（3）改善预后，避免怀孕、感冒、重体力活动等加重肺动脉高压病情的因素。

十、 成人常见的先天性心脏病

（一）动脉导管未闭

【动脉导管未闭报告解读】

左心房、左心室增大，在降主动脉与肺动脉分叉之间可见异常的管道交通；如存在肺动脉高压，可显示右心室增大，肺动脉增宽；多普勒超声显示降主动脉至肺动脉的通道内异常分流性血流信号及双期连续高速血流频谱（图3-6-17）。

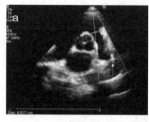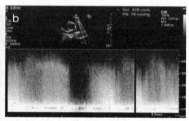

图3-6-17　先天性心脏病：动脉导管未闭

注：a、由降主动脉经异常通道射流入肺动脉的"五彩"血流信号；b、异常通道内探及连续性分流频谱

【影响因素及临床表现】

动脉导管原本系胎儿时期肺动脉与主动脉间的正常血流通道，为胚胎时期特殊循环方式所必需。出生后1年内未闭合即称为动脉导管未闭。常见的症状有劳累后心悸、气急、乏力，易患呼吸道感染和生长发育迟缓。晚期出现严重肺动脉高压。体格检查于胸骨左缘第2肋间闻及响亮

的连续性机器样杂音。

【专家健康指导建议】

动脉导管未闭诊断明确后，建议到心外科行手术治疗。

（二）房间隔缺损

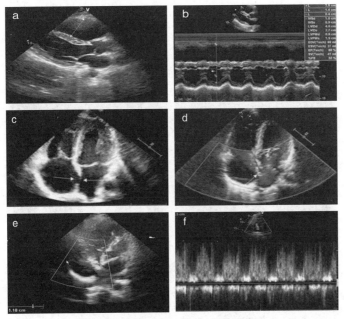

图 3-6-18　先天性心脏病：房间隔缺损

　　注：a、左室长轴切面显示右室扩大；b、M 型显示室间隔与左室后壁部分同向运动；c、四腔心切面显示房间隔中部连续性中断；d、CDFI 显示由左房经房间隔中断处进入右房的分流信号；e、剑突下四腔心切面 CDFI 显示房间隔中断处过隔血流束宽 11.8mm；f、房间隔中断处过隔血流频谱

【房间隔缺损报告解读】

　　图像显示房间隔连续性中断，中断处可测量缺损大小。右心负荷过重表现为右心房和右心室增大，室间隔与左室后壁呈同向运动等；多普勒超声可以明确心房水平过隔血流方向及血流频谱（图 3-6-18）。对于静脉窦型房间隔缺损超声显像困难。

【影响因素及临床表现】

　　房间隔缺损是原始房间隔在胚胎发育过程中出现异常，致左、右心房之间遗留孔隙。原始房间隔下缘不能与心内膜垫接触，形成原发孔房间隔缺损。原始房间隔上部吸收过多、继发孔过大或继发隔生长发育障碍，则出现继发孔房间隔缺损。房间隔缺损是常见的先天性心脏病，可无症状，也可表现为活动后气急、心悸、乏力。严重者出现充血性心力衰竭，颈静脉怒张、肝大、腹水、发绀等。体格检查有第二心音固定分裂；胸骨左缘第 2、3 肋间闻及 Ⅱ～Ⅲ 级收缩期吹风样杂音。

【室间隔缺损报告解读】

超声心动图显示：室间隔缺损较小者心脏大小可正常，缺损较大者可有左心房、左心室内径增大，缺损处室间隔回声连续中断，超声可明确室间隔膜部、干下型及肌部等部位的缺损。多普勒超声由缺损处右心室面向左心室面追踪可探测到过隔的高速血流及湍流频谱（图3-6-19）。

【专家健康指导建议】

超声检查一般可确立诊断，成年人如缺损＜5mm、无右心房室增大者可临床观察。成年人如存在右心房室增大，可到心外科就诊，并进行伞封堵或外科缝合手术治疗。

（三）室间隔缺损

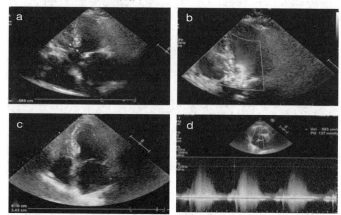

图3-6-19　先天性心脏病：室间隔缺损

注：a、箭头示室间隔膜部连续性中断；b、室间隔膜部缺损左向右分流，呈"五彩"血流信号；c、左心扩大；d、缺损处左向右分流频谱，流速高达563cm/s

【影响因素及临床表现】

在胚胎时期室间隔发育不全，形成异常交通，在心室水平产生左向右分流。室间隔缺损是常见的先天性心脏病，若缺损＜5mm，则分流量较小，多无临床症状；若缺损较大，有气促、呼吸困难、乏力和反复肺部感染等表现，严重时可发生心力衰竭，有明显肺动脉高压时出现发绀。体格检查胸骨左缘Ⅲ～Ⅳ肋间闻及响亮粗糙收缩期杂音。

【专家健康指导建议】

建议心外科就诊，并行手术治疗。

参考文献

[1] 周永昌，郭万学.超声医学［M］.4版.北京：科学技术出版社，2003.

[2] 杜启军，崔立刚.超声正常值测量备忘录［M］.北京：人民军医出版社，2016.

［3］任卫东，常才．超声诊断学［M］.3 版.北京：人民卫生出版社，2016.

［4］万学红，卢雪峰.诊断学［M］.8 版.北京：人民卫生出版社，2013.

［5］严继萍.血管及浅表器官常见疾病超声诊断分册（常见疾病超声诊断系列丛书）［M］.太原：山西科学技术出版社，2014.

［6］张小红.腹部常见疾病超声诊断分册（常见疾病超声诊断系列丛书）［M］.太原：山西科学技术出版社，2014.

［7］张岐山，郭应禄.泌尿系超声诊断治疗学［M］.北京：科学技术文献出版社，2001.

［8］刘艳君，王学梅.超声读片指南［M］.2 版.北京：化学工业出版社，2015.

［9］BARNETT H JM. Stroke: pathophysiology, diagnosisand management, 2nd ed［M］. New York: Chur chill Living stone, 1992: 248-268.

［10］华扬.实用颈动脉和颅脑血管超声诊断学［M］. 北京：科学出版社，2002.

［11］华扬.颅颈及外周血管超声（超声医生培训丛书第二分册）［M］.北京：人民军医出版社，2010.

［12］专家组.头颈部血管超声若干问题的专家共识（颈动脉部分）［J］.中国脑血管病杂志，2020，17（6）：346-353.

［13］国家卫生健康委脑卒中防治工程委员会．中国脑卒中血管超声检查指导规范［J］.中华医学超声杂志，2015，12（8）：599-610.

［14］华扬等．超声检查对颈动脉狭窄 50%~69% 和 70%~99% 诊断准确性的评估［J］.中国脑血管病杂志，2006，3（5）：211-219.

［15］HUA Y. Color Doppler imaging evaluation of proximal vertebral artery stenosis［J］. Am J Roentgenol, 2009, 193 (5): 1434-1438.

［16］孟秀峰，华扬，凌晨，等.超声检测分析椎动脉走行变异与眩晕发作的关系［J］.中国脑血管病杂志，2007，4（10）：458-462.

［17］张武．现代超声诊断学［M］.北京：科学技术文献出版社，2008.

［18］北京地区超声心动图协作组．超声心动图规范检测心脏功能与正常值［M］.北京：科学技术出版社，2005.

［19］曹荣辉，杜起军．简明超声检查正常值手册［M］.太原：山西科学技术出版社，2008.

［20］陈健．心脏常见疾病超声诊断分册（常见疾病超声诊断系列丛书）［M］.太原：山西科学技术出版社，2014.

［21］李靖．超声心动图诊断要点［M］.北京：人民军医出版社，2012.

［22］CATHERINE M. Otto．临床超声心动图学［M］.汪芳，郑春华，译．北京：北京大学医学出版社，2012.

［23］刘延玲，熊鉴然．临床超声心动图学［M］.北京：科学出版社，2001.

［24］王浩．阜外医院心血管超声模板［M］.北京：中国医药科技出版社，2016.

［25］许迪，张玉奇．超声心动图诊断进阶解析［M］.南京：江苏科学技术出版社，2011.

［26］杨娅．超声掌中宝，心血管系统［M］.北京：科学技术文献出版社，2009.

［27］杨娅．超声心动图指南（超声诊断手册系列）［M］.北京：人民军医出版社，2010.

第四章　心电图检查

【项目介绍】

临床心电图记录的是心脏激发电场中的电位变化，而不是直接记录心肌本身活动。心电图是记录心脏电活动的唯一有效工具。经过一个世纪的实践，人们了解到心电图在一定范围内，可以用来识别包括解剖、代谢、离子和血流动力学等方面的心脏改变，是某些心脏疾病的独立诊断指标，偶尔也是某些病理过程的唯一指标，常可直接用于指导治疗。

【注意事项】

不要空腹做心电图，以免出现低血糖或者心跳加速的症状，这样会影响心电图的结果。

进行心电图检查时，需要暴露胸部，四肢的末端，所以首先要穿着容易脱的衣服。女性朋友，最好不要穿连衣裙，连裤袜。如身上有手表、手机等物品，最好先取下来放在一边。

做心电图之前一天最好不熬夜。检查前最好先休息5~10 分钟。做心电图期间不要紧张，不要说话，要保持心平气和的状态，否则可能会影响检查的结果。

第一节　窦性心律及心律失常

一、窦性心动过速

【专家健康指导建议】

应针对病因进行治疗，去除诱发因素，治疗心力衰竭，纠正贫血，控制甲亢等，必要时单用或联合应用 β 受体阻滞剂（如倍他乐克）、非二氢吡啶类钙离子通道阻滞剂（如地尔硫卓），若上述药物无效或不能耐受，需进一步去心血管内科就诊。

【窦性心动过速报告解读】

窦性心动过速：成人的窦性心率>100 次 / 分时为窦性心动过速，常见于吸烟、饮茶、饮咖啡、饮酒，体力活动及情绪激动时，也可以见于某些病理状态，如发热、甲亢、贫血、休克、心肌缺血，心力衰竭以及应用某些药物者（图 4-1-1）。

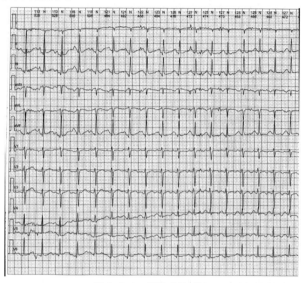

图 4-1-1　窦性心动过速

二、窦性心动过缓

【窦性心动过缓报告解读】

窦性心动过缓常见于健康的青年人，运动员及睡眠状态，其他原因包括颅内疾病、严重缺氧、低温、甲状腺功能减退、阻塞性黄疸和血管迷走性晕厥、窦房结病变、急性下壁心肌梗死等，以及应用某些药物时如：胺碘酮，β 受体阻滞剂，非二氢吡啶类钙通道阻滞剂或洋地黄等药物（图 4-1-2）。

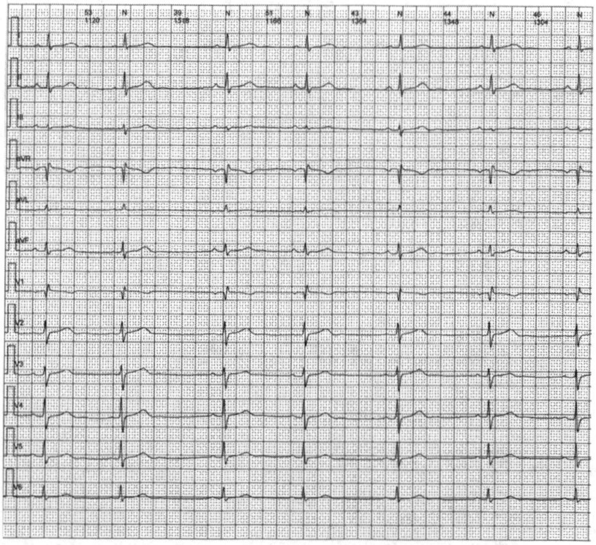

图 4-1-2　窦性心动过缓

【专家健康指导建议】

无症状窦性心动过缓，常无须治疗，如因心率过慢出现心排血量不足症状，如晕厥，黑矇等，应考虑心脏起搏治疗，建议心血管内科尽快就诊。

三、窦性心律不齐

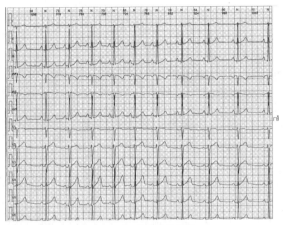

图 4-1-3　窦性心律不齐

【专家健康指导建议】

多数不需要治疗，如伴有心脏其他疾病者请到心血管内科进一步诊治。

（一）窦性停搏

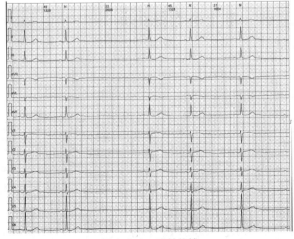

图 4-1-4　窦性停搏

【窦性心律不齐报告解读】

窦性心律不齐多见于健康人和青年人，临床上分为：①呼吸性窦性心律不齐，最常见，无病理意义；②非呼吸性窦性心律不齐，较少见（图4-1-3）。

【窦性停搏报告解读】

窦性停搏是指窦房结在一个或多个心动周期中不产生冲动，以致不能激动心房或整个心脏，又称为窦性静止。青年人多由于强烈的迷走神经反射所致，其他原因如炎症、缺血、药物因素也会致窦性停搏（图4-1-4）。

【专家健康指导建议】

窦性停搏大于 3 秒，可出现黑矇，短暂意识障碍或晕厥，若伴有反复晕厥，抽搐，或心电图多次检查有窦性停搏，请尽快到心血管内科咨询，查清病因进行治疗，必要时安装人工心脏起搏器。

（二）二度窦房阻滞

【二度窦房阻滞报告解读】

二度窦房阻滞多为间歇性，常见于迷走神经亢进或颈动脉窦过敏者。持续性窦房阻滞多见于器质性心脏病患者，此外高血钾及应用洋地黄、奎尼丁、β 受体阻滞剂也可引起窦房阻滞（图 4-1-5）。

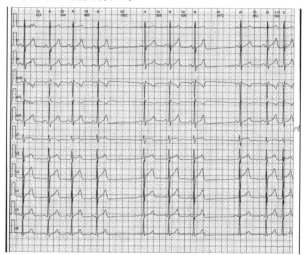

图 4-1-5　二度窦房阻滞

【专家健康指导建议】

建议到内科门诊就诊，可进一步检查动态心电图。

第二节　室上性心律失常

一、房性期前收缩

【专家健康指导建议】

房性期前收缩（简称房性早搏）通常无须治疗，但有明显症状或房性早搏触发室上性心动过速时应给予治疗，去除诱因：如戒烟，不喝浓茶或咖啡。治疗药物包括 β 受体阻滞剂，非二氢吡啶类钙通道阻滞剂,普罗帕酮和胺碘酮。

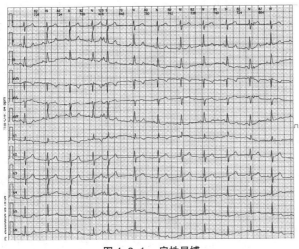

图 4-2-1　房性早搏

【房性早搏报告解读】

　　房性早搏主要表现为心悸，一些患者有胸闷乏力，症状自觉有停跳感，有些患者可能无任何症状。多为功能性改变，正常成人 24 小时心电监测大约 60% 会发生房早，也可以发生在各种器质性心脏病中，如冠心病，肺心病，心肌病等，并可引起其他快速性房性心律失常（图 4-2-1）。

二、房室交界性期前收缩

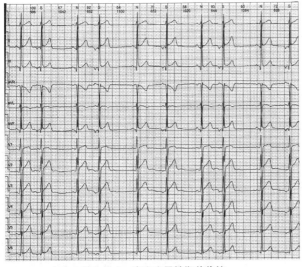

图 4-2-2　房室交界性期前收缩

【房室交界性期前收缩报告解读】

　　房室交界性期前收缩（简称交界性早搏）可见于正常健康人和无心脏病患者，也可见于器质性心脏病患者。可表现为心悸、心慌、有间歇（图 4-2-2）。

【专家健康指导建议】

　　若为偶发则一般症状比较轻微，通过休息，注意饮食，不喝咖啡和浓茶，不服用刺激性食物，大多数可自行缓解。如为频发性早搏建议心血管内科就诊，进一步行动态心电图检查。

三、交界性逸搏

【交界性逸搏报告解读】

交界性逸搏是一种常见的被动性异位搏动。与迷走神经张力增高、显著的窦性心动过缓或房室传导阻滞有关，并作为防止心室停顿的生理性保护机制（图4-2-3）。

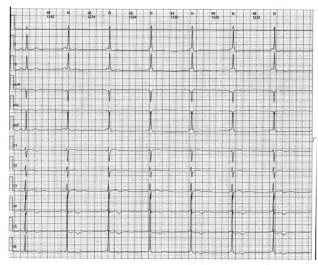

图4-2-3　交界性逸搏

【专家健康指导建议】

建议到心血管内科就诊，进一步行动态心电图检查。

四、非阵发性交界性心动过速

【非阵发性交界性心动过速报告解读】

非阵发性交界性心动过速或加速性交界性心动过速，是由于交界区起搏点自律性增高引起的一种心律失常。频率70~130次／分，多数在100次／分，发作及终止无突然性。多见于有器质性心脏病，如洋地黄过量、风湿热、急性心肌梗死等。其他疾病和无明显疾病者也偶尔发生（图4-2-4）。

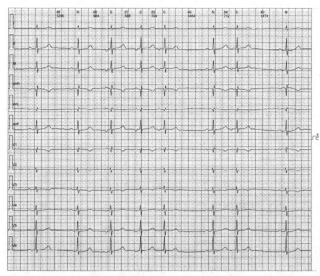

图4-2-4　非阵发性交界性心动过速

【专家健康指导建议】

（1）避免喝浓茶、浓咖啡或喝酒，避免情绪激动。

（2）建议为明确病因，可以到心血管内科进一步检查。

第三节　室上性心动过速

一、心房扑动

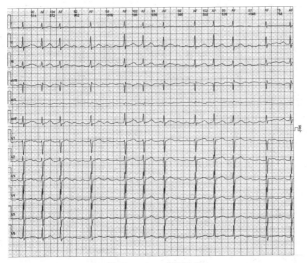

图 4-3-1　心房扑动

【心房扑动报告解读】

心房扑动多见于器质性心脏病，如风湿性心脏病，冠心病，高血压性心脏病，心肌病等，另外肺栓塞，慢性充血性心力衰竭，二、三尖瓣狭窄与反流导致心房扩大，甲状腺功能亢进，酒精中毒，心包炎等也可以出现心房扑动，少部分人可无明显病因（图4-3-1）。

【专家健康指导建议】

（1）治疗药物包括控制心室率的药物和预防心房扑动复发的药物。导管消融可根治心房扑动，对于症状明显或引起血流动力学不稳定的心房扑动应选导管消融治疗。

（2）持续性心房扑动的患者发生血栓栓塞的风险明显增高，应给予抗凝治疗。

二、心房纤颤

【专家健康指导建议】

（1）无论哪种心房纤颤（简称房颤）都应去心血管内科就诊。需要在长期综合管理，治疗原发疾病和诱发因素的基础上，预防血栓栓塞、转复并维持窦性心律及控制性心室率，这是治疗房颤的基本原则。

（2）房颤血栓栓塞发生率较高，因此抗凝治疗是房颤治疗的重要内容，对于合并有瓣膜病的患者，需应用华法林抗凝，对于非瓣膜病患者需要进行血栓栓塞的危险评分决定是否需要抗凝治疗。房颤转复为窦性心律的方法，包括药物复律，电复律和导管消融治疗。持续性房颤的患者应选择药物控制心室率并结合抗凝治疗，此方法尤其适用于老年患者。

【心房纤颤报告解读】

心房纤颤常发生于器质性心脏病，多见于高血压性心脏病，冠心病，风湿性心脏病，二尖瓣狭窄，心肌病以及甲状腺功能亢进。房颤也可见于正常人在情绪激动，外科手术后运动或大量饮酒时。若发生在无结构性心脏病的中青年，则称为孤立性房颤或特发性房颤。房颤分为以下几种类型：首诊房颤，阵发性房颤，持续性房颤，长期持续性房颤和永久性房颤（图4-3-2）。

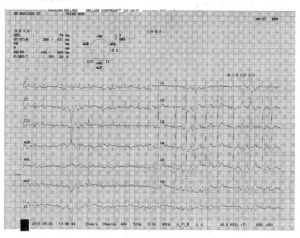

图4-3-2　心房纤颤

三、房性心动过速

【房性心动过速报告解读】

冠心病、慢性肺部疾病、洋地黄中毒、大量饮酒、代谢障碍、外科手术或导管消融术后所导致的手术瘢痕，都可以引发房性心动过速，在部分心脏结构正常的人中也能见到。通常表现为心悸、头晕、胸痛、憋气，乏力等症状，也有无症状者。有器质性心脏病的患者，可表现为晕厥，心肌缺血或肺水肿等症状，发作短暂，可间歇或持续发作（图4-3-3）。

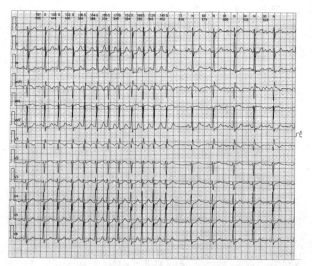

图4-3-3　房性心动过速

【专家健康指导建议】

房性心动过速的处理，主要取决于心室率的快慢及血流动力学情况，如心室率不太快，且无严重的血流动力学障碍，不必紧急处理，洋地黄中毒或临床上有严重充血性心力衰竭或休克征象，心率达到 140 次 / 分以上，需要患者配合进行积极治疗。

四、阵发性室上性心动过速

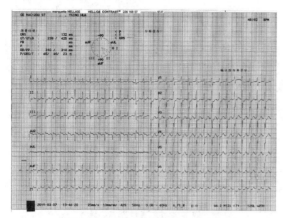

图 4-3-4　阵发性室上性心动过速

【阵发性室上性心动过速报告解读】

阵发性室上性心动过速多见于无器质性心脏病的正常人，也可见于先天性心脏病，预激综合征，心肌炎等基础疾病。感染为常见诱因，也可见于疲劳，精神紧张，过度换气，心脏手术后（图 4-3-4）。

【专家健康指导建议】

阵发性室上性心动过速一般采取射频消融术。建议及时去心血管内科就诊。

第四节　室性心律失常及心动过速

一、室性期前收缩

【专家健康指导建议】

（1）无器质性心脏病，室性期前收缩（简称室性早搏）不会增加发生心脏性死亡的危险性，因此无明显症状或症状轻微者不必药物治疗，症状明显者治疗以消除症状为目的，减轻焦虑，不安，避免诱发因素，如吸烟，咖啡，应激等，药物宜选用 β 受体阻滞剂（如倍他乐克），非二氢吡啶类钙通道阻滞剂（如地尔硫卓）和普罗帕酮等，中药如参松养心胶囊，稳心颗粒等具有减少早搏和减轻症状的作用。

（2）器质性心脏病合并心功能不全者，原则上只处理心脏本身疾病，不必服用单独治疗室性早搏的药物。

（3）少部分起源于右心室流出道或左心室后间隔的频发室性早搏，若症状明显，抗心律失常，药物疗效不佳，或不能耐受药物治疗，且无明显器质性心脏病，可考虑经导管射频消融治疗，成功率较高。建议到心血管内科进一步诊治。

【室性期前收缩报告解读】

正常人与各种心脏病患者均可发生室性早搏，早搏次数随年龄的增长而增加。常见诱因有精神不安、过量烟酒、咖啡、缺血缺氧、麻醉、手术、某些药物中毒（如洋地黄、奎尼丁、三环类抗抑郁药）、电解质紊乱（如低钾低镁）等，还常见于高血压，冠心病，心肌病，风湿性心脏病，二尖瓣脱垂等疾病。室性早搏，通常无特异性症状，且是否有症状或症状的轻重程度与室性早搏的频发程度无直接相关，一般表现为心悸，心跳或停跳感，可伴有头晕、乏力，胸闷等症状（图4-4-1）。

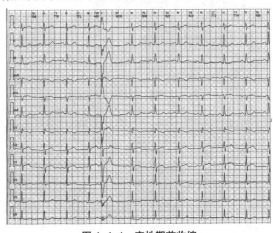

图4-4-1　室性期前收缩

二、非阵发性室性心动过速

【非阵发性室性心动过速报告解读】

非阵发性室性心动过速又称加速性室性自主心律，是由于心室自律性轻度增高，产生一系列较其固有频率快的心搏所组成的心律。多发生于器质性心脏病，洋地黄过量、急性心肌梗死、心肌炎、高血钾、外科手术（特别是心脏手术后）、完全性房室阻滞、室性逸搏、应用异丙肾上腺素后等。少数患者无器质性病因，也偶见于正常人（图4-4-2）。

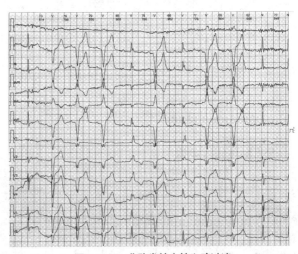

图4-4-2　非阵发性室性心动过速

【专家健康指导建议】

建议尽早去心血管内科进一步诊治。

三、阵发性室性心动过速（简称室速）

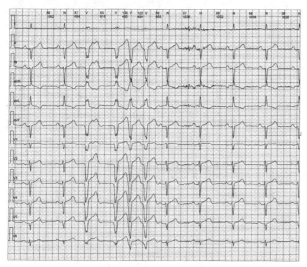

图4-4-3　阵发性室性心动过速

【阵发性室性心动过速报告解读】

　　常发生于各种器质性心脏病，常见为冠心病，其次是心肌病、心力衰竭、二尖瓣脱垂，心瓣膜病等，其他原因包括代谢障碍、电解质紊乱、长QT间期综合征等，室速偶可发生在无器质性心脏病者成为特发性室性心动过速（图4-4-3）。

【专家健康指导建议】

　　无器质性心脏病患者发生非持续性室速，如无症状或血流动力学障碍，处理原则与室性早搏相同，器质性心脏病或有明确诱因者，应给予针对性治疗，持续性室速发作，无论有无器质性心脏病均应给予治疗。

第五节　房室阻滞及预激综合征

一、短 P-R 间期

【专家健康指导建议】

　　如果单纯的 P-R 间期缩短，没有快速心律失常发生，可以定期复查心电图，必要时完善24小时动态心电图检查。如果 P-R 间期缩短，伴有快速心律失常发生，最好到三级医院做电生理检查，可予以射频消融根治。

【短 P-R 间期报告解读】

心电图 P-R 间期（正常范围是 0.12 秒到 0.20 秒）比正常缩短，常见于预激综合征（图 4-5-1）。

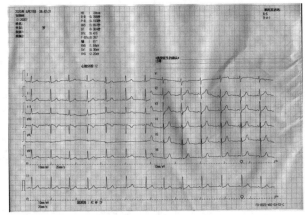

图 4-5-1　短 P-R 间期

二、一度房室传导阻滞

【一度房室传导阻滞报告解读】

一度房室传导阻滞可见于无器质性心脏病的人，尤其是运动员；也可见于急性心肌梗死、病毒性心肌炎、冠状动脉痉挛等心脏病；某些药物作用（如洋地黄，盐酸维拉帕米，普萘洛尔等）也可导致（图 4-5-2）。

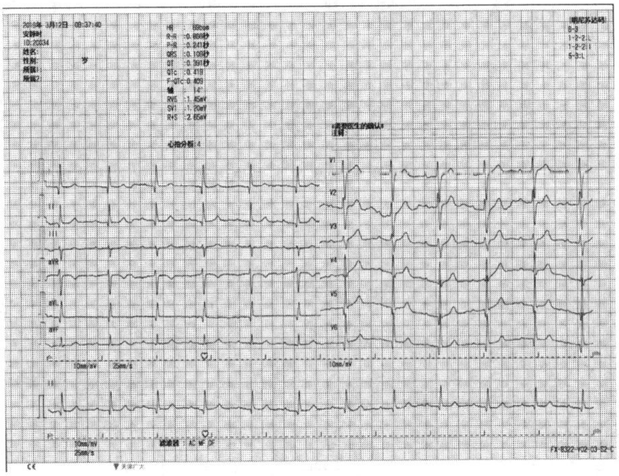

图 4-5-2　一度房室传导阻滞

【专家健康指导建议】

心室率不过慢者不需治疗，心室率过慢者建议去心血管内科诊治。

三、二度Ⅰ型房室传导阻滞

【专家健康指导建议】

心室率不过慢者不需治疗，心室率过慢或伴有心悸、心前区不适者请及时去心血管内科诊治。一般预后好，建议定期复查心电图。

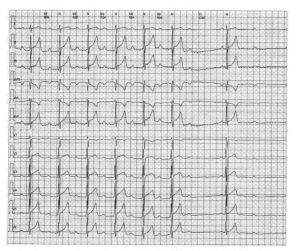

图 4-5-3　二度 I 型房室传导阻滞

【二度 I 型房室传导阻滞报告解读】

　　二度 I 型房室传导阻滞可见正常人或运动员，也可见于急性心肌梗死、病毒性心肌炎、冠状动脉痉挛等心脏病；某些药物作用（如洋地黄，盐酸维拉帕米，普萘洛尔等）也可导致（图 4-5-3）。

四、二度 II 型房室传导阻滞

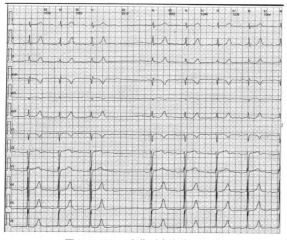

图 4-5-4　二度 II 型房室传导阻滞

【二度 II 型房室传导阻滞报告解读】

　　二度 II 型房室传导阻滞多为病理性，可见于急性心肌梗死、病毒性心肌炎、冠心病、风湿性心脏病等心脏病（图 4-5-4）。

【专家健康指导建议】

　　心室率不过慢者不需治疗，心室率较慢或伴有心悸、心前区不适者请及时去心血管内科诊治。

五、三度房室传导阻滞

【专家健康指导建议】

　　可出现暂时性意识丧失，甚至阿斯综合征，预后不良，请立即去心血管内科诊断治疗。

【三度房室传导阻滞报告解读】

三度房室传导阻滞是由于房室传导系统某部分的传导能力异常降低，所有来自心房的激动都不能下传至心室而引起完全性房室分离。三度房室传导阻滞在 50 岁以上较多见。男性患者较女性多。见于冠心病、心肌梗死、心肌炎、风湿性心脏病、洋地黄过量等（图 4-5-5）。

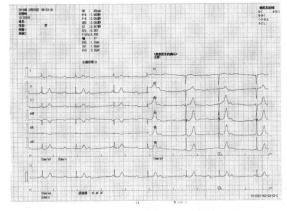

图 4-5-5　三度房室传导阻滞

六、预激综合征

【预激综合征报告解读】

预激综合征为一种先天性异常，是心房激动由异常传导束——旁路提前激动心室，使心电图上有心室预激表现。预激综合征大多无其他心脏异常征象，男性多发，也可见于先天性心血管病、三尖瓣下移畸形、二尖瓣脱垂、各类心肌病，冠心病并发预激综合征，40%~65% 的预激综合征患者为无症状者。具有心室预激表现者，其快速型心律失常的发生率为 1.8%，并随年龄增长而增加，主要表现为阵发性心悸（图 4-5-6）。

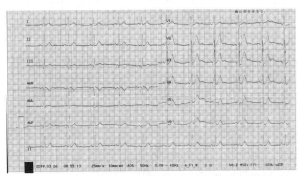

图 4-5-6　预激综合征

【专家健康指导建议】

（1）未有心动过速发作或偶有发作，但症状轻微的预激综合征，并不需要治疗；若心动过速发作频繁，伴有明显症状，应给予治疗。治疗方法，包括药物和导管消融术。消融旁路可根治预激综合征。对于心动过速，发作频繁或伴发房颤或房扑的预激综合征，患者应尽早行导管消融治疗。

（2）暂无条件消融者，为有效预防心动过速的复发，可选用 β 受体阻滞剂，维拉帕米，普罗帕酮或胺碘酮药物进行治疗。

第六节 心室内传导阻滞

一、左前分支传导阻滞

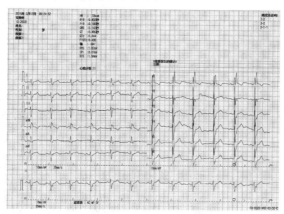

图 4-6-1 左前分束支传导阻滞

【左前分支传导阻滞报告解读】

左前分支传导阻滞以病理性原因居多,最常见的有:充血性心力衰竭、冠心病,心肌梗死,其次是高血压,风湿性心脏病,先天性心脏病等。少数见于健康人(图 4-6-1)。

【专家健康指导建议】

若不合并其他传导阻滞或器质性心脏病,则预后良好。建议定期去心血管内科复查。

二、左后分支传导阻滞

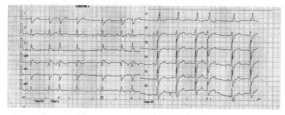

图 4-6-2 左后分支传导阻滞

【左后分支传导阻滞报告解读】

左后分支传导阻滞是一种比较少见的心律失常。在心电图上表现为电轴右偏,多数电轴在 120° 左右,呈 SIQ Ⅲ型、主要常见于健康人,也可能见于长期的冠心病、心肌梗死的患者。有些急性心肌梗死,比如下壁和右室的心肌梗死可能会出现左后分支传导阻滞,有些长期的肺气肿导致肺心病也有传导阻滞的情况发生(图 4-6-2)。

【专家健康指导建议】

若不合并其他传导阻滞或器质性心脏病,则预后良好,建议定期去心血管内科复查。

三、完全性左束支传导阻滞

【专家健康指导建议】

若不合并其他传导阻滞或器质性心脏病,则预后良好,建议定期去心血管内科复查。

【完全性左束支传导阻滞报告解读】

完全性左束支传导阻滞最常见于高血压和冠心病，其次为心肌病、心肌炎、瓣膜性心脏病（尤其是主动脉瓣病变），罕见于高钾血症、细菌性心内膜炎、地高辛中毒等。完全性左束支阻滞极少见于健康人（图 4-6-3）。

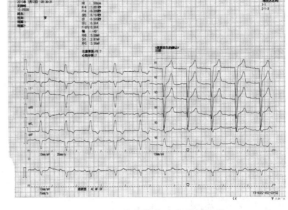

图 4-6-3 完全性左束支传导阻滞

四、不完全性右束支传导阻滞

【不完全性右束支传导阻滞报告解读】

这种心电图多见于正常人。也可见于各种器质性心脏病，如冠心病、心肌梗死、心肌炎等（图 4-6-4）。

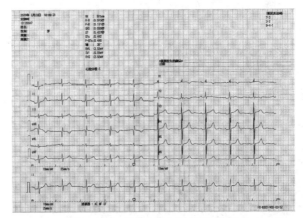

图 4-6-4 不完全性右束支传导阻滞

【专家健康指导建议】

无须治疗。请定期复查心电图。但若有症状，如胸闷、心前区不适时，请到心血管内科就诊。

五、完全性右束支传导阻滞

【专家健康指导建议】

请定期复查心电图。若有症状，如胸闷、心悸、气短时，请到心血管内科进一步诊治。

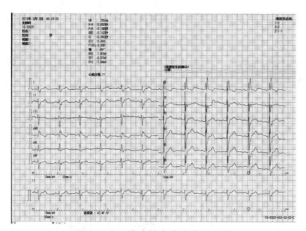

图 4-6-5 完全性右束支传导阻滞

【完全性右束支传导阻滞报告解读】

完全性右束支传导阻滞心电图可见于部分正常人，也可见于风湿性心脏病、高血压性心脏病、冠心病、心肌病、先天性心脏病等（图 4-6-5）。

第七节 电轴与电压

一、心电轴左偏

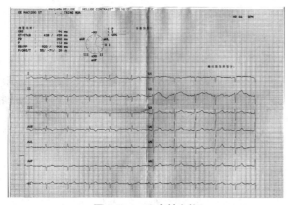

图 4-7-1 心电轴左偏

【心电轴左偏报告解读】

正常人心电轴不是固定的。受年龄、体形、心脏在胸腔内解剖位置等因素有关；心脏某些疾病也会造成心电轴改变（如若左前分支阻滞，左室肥厚等），如有心前区不适，请去心血管内科检查（图 4-7-1）。

【专家健康指导建议】

（1）心电轴代表心脏心电活动综合的方向，一般为偏左下方向，即位于 –30° ~ +90°，当位于 –30° ~ –90°时称为心电轴左偏。生理情况下的心电轴左偏，如矮胖、婴幼儿、心脏先天位置偏左的人，这属于正常现象。

（2）病理情况下心电轴左偏，是患有某些疾病时，会出现心电轴左偏，如左心室肥大、冠心病、心肌炎、高血压等心血管疾病时，损害左前分支，出现心电轴左偏。

所以心电轴对这些疾病有帮助诊断的功能，一旦出现应积极治疗，但心电轴变化本身通常不需特殊治疗。

（3）同样，如果只有心电轴变化而没有其他证据时，此时心电轴无诊断意义，也不需要特殊处置。

二、心电轴右偏

【心电轴右偏报告解读】

正常人心电轴不是固定的。与年龄、体形、心脏在胸腔内解剖位置等因素有关；心脏某些疾病也会造成心电轴改变（如左后分支阻滞、右室肥厚等），如出现中度以上电轴右偏，请到心内科检查咨询（图4-7-2）。

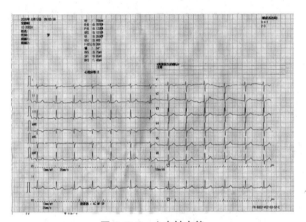

图4-7-2　心电轴右偏

【专家健康指导建议】

（1）心电轴右偏，如果是轻度的，一般范围是在90°～120°之间，一般的见于正常的青少年儿童，没有明显的临床意义。若心电轴是显著的右偏，是指在+120°～+180°之间或者是重度的右偏+180°～+270°之间。无论是显著的还是重度的右偏，大都是病理状态的情况，可见于右室肥大，左后分支传导阻滞等。

（2）对于右室肥大，可有多种原因引起，比如常见的肺源性心脏病，例如慢性支气管炎、哮喘、结核或者胸膜炎等。现在临床比较常见的慢性栓塞性肺动脉高压也可以引起右室肥厚，引起心电轴显著或明显的重度右偏。

（3）对于通过心电图判断有显著或明显的重度右偏则应当给予进一步的积极检查，比如心脏彩超进一步明确心脏累及的形态和功能是否受损，或者积极明确病因，针对病因治疗。

三、左心室高电压

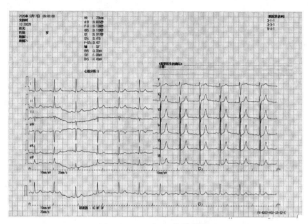

图 4-7-3　左心室高电压

【左心室高电压报告解读】

　　左心室高电压可见于正常人，也可见于左心室肥厚的患者（图 4-7-3）。

【专家健康指导建议】

　　请定期复查心电图，必要时做超声心动图检查，以明确诊断；平时若有胸闷，心前区不适，气短，请到心内科就诊。

四、心脏顺钟向转位

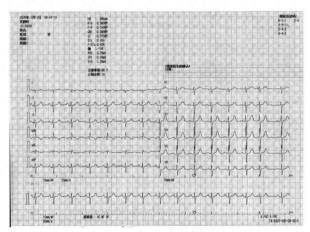

图 4-7-4　心脏顺钟向转位

【心脏顺钟向转位报告解读】

　　心脏轻度顺钟向转位是一种正常变异。重度顺钟向转位见于右室肥大（图 4-7-4）。

【专家健康指导建议】

　　重度顺钟向转位请到心血管内科进一步诊治，行心脏彩超检查。

五、心脏逆钟向转位

心脏轻度逆钟向转位多属正常变异。中、重度逆钟向转位常见于左室肥大（图4-7-5）。

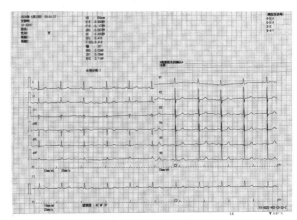

图4-7-5 心脏逆钟向转位

【专家健康指导建议】

重度逆钟向转位请到心血管内科进一步诊治，行心脏彩超检查。

六、肢导联低电压

【肢导联低电压报告解读】

正常人有10%出现肢导联低电压。造成低电压的心外因素有：胸腔积液、肺气肿、全身水肿、气胸、过度肥胖等，造成低电压的心脏疾患有：肺心病、心包积液、广泛前壁心肌梗死等（图4-7-6）。

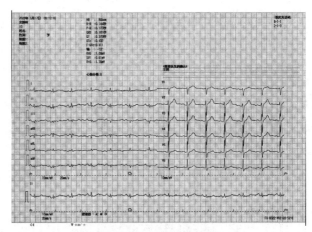

图4-7-6 肢导联低电压

【专家健康指导建议】

如伴有心脏疾患，或所有导联普遍低电压，建议到心血管内科进一步诊治。

第八节　心室肥厚

一、左心室肥厚

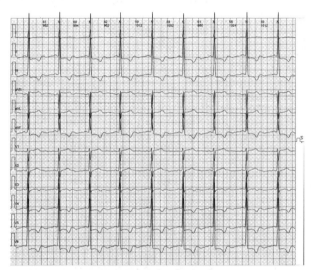

图 4-8-1　左心室肥厚

【专家健康指导建议】

建议做超声心动图检查，明确是否左心室肥厚。如确定左心室肥厚，请到心血管内科进行治疗。

二、右心室肥厚

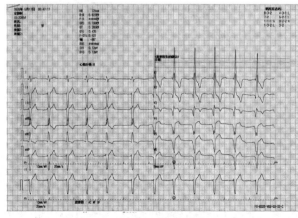

图 4-8-2　右心室肥厚

【右心室肥厚报告解读】

右心室肥厚是因右心室超负荷所引起的，常见的病因有先天性心脏病、肺心病、原发性肺动脉高压等（图4-8-2）。

【专家健康指导建议】

（1）建议做超声心动图检查，明确是否右心室肥厚。如确定右心室肥厚，请到心血管内科或呼吸内科进一步检查，发现原发病，并且积极治疗。

（2）平时要注意合理安排作息时间，参加有氧运动锻炼，戒烟戒酒。

第九节 ST 段、T 波、Q 波

一、异常 Q 波

【异常 Q 波报告解读】

异常 Q 波是指时间大于 0.04 秒，深度大于同导联 R 波 1/4 的 Q 波。异常 Q 波主要见于发生过心肌梗死的心电图，是心肌坏死的标志。另外，在一些疾病也会使心电图出现异常 Q 波，如肥厚型心肌病、预激综合征、心肌炎，还有其他一些少见的疾病也会出现异常 Q 波（图 4-9-1）。

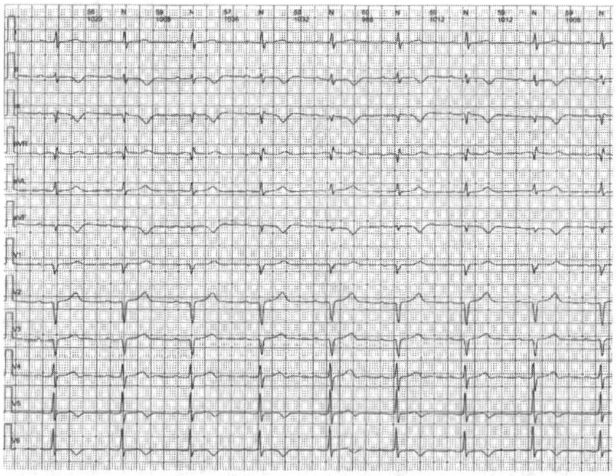

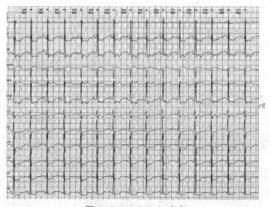

图 4-9-1 异常 Q 波

【专家健康指导建议】

请到心血管内科咨询，并定期复查心电图。

二、ST-T 改变

【ST-T 改变报告解读】

心电图检查中 ST-T 改变可能由于冠心病、瓣膜病、心包炎、心肌炎等疾病导致，还可能由于药物使用，心率快、低钾等因素引起（图 4-9-2）。

图 4-9-2 ST-T 改变

【专家健康指导建议】

若伴有胸闷、气短、心前区不适者，请到心血管内科门诊诊断治疗。无症状者，建议定期复查心电图。

三、Q-T 间期延长 /Q-Tc 值增大

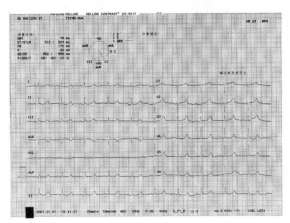

图 4-9-3　Q-T 间期延长

【Q-T 间期延长报告解读】

分为先天遗传性长 QT 综合征和后天获得性长 QT 综合征，先天遗传性长 QT 综合征，临床上多表现为晕厥、猝死的一组综合征。后天获得性长 QT 综合征常见因素为电解质紊乱和药物影响，也可见于饥饿、中枢神经系统损伤、严重心动过缓、心脏神经节炎和二尖瓣脱垂等（图 4-9-3）。

【专家健康指导建议】

目前长 QT 综合征治疗一方面要避免诱因；另一方面可采用药物治疗，必要时可考虑安装埋藏式自动复律除颤器。

四、早期复极

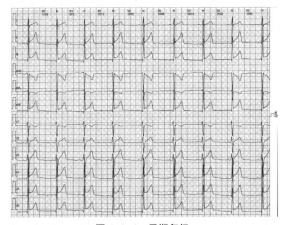

图 4-9-4　早期复极

【早期复极报告解读】

早期复极是部分心室肌提前复极，由于复极不均匀而形成的一种心电图综合征，属于良性的先天性心脏传导或电生理异常。患者常无器质性心脏病征象，多数无任何症状，而在查体时被发现（图 4-9-4）。

【专家健康指导建议】

不需要特殊治疗，若患者感到胸闷、心悸、气短时，

请到心血管内科进一步诊治，并定期复查心电图。

五、心肌梗死

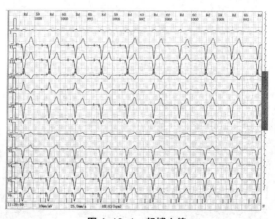

【心肌梗死报告解读】

体检心电图见到的心肌梗死一般为陈旧性心肌梗死。陈旧性心肌梗死患者既往可有急性心肌梗死病史，也可因急性期症状轻或完全无症状而自愈。患者已经没有急性心肌梗死的临床表现及血清心肌酶学改变，心电图仅有持久不变的异常 Q 波或 QS 波，ST-T 波可提示正常或呈慢性心肌供血不足，是心肌梗死后修复后纤维化变的一种残留的心电图改变。（图4-9-5）。

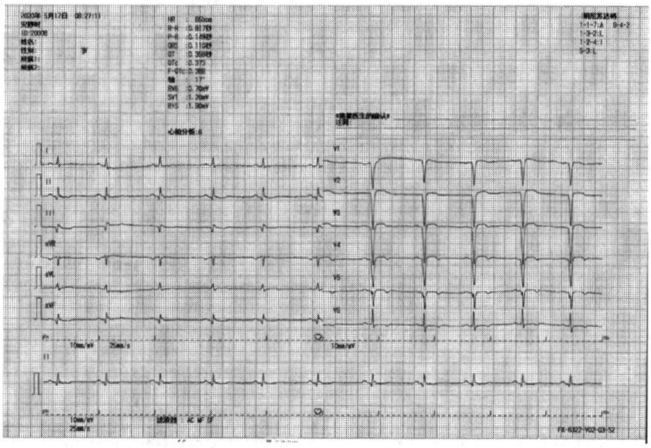

图 4-9-5　陈旧性前壁心肌梗死、陈旧性下壁心肌梗死、陈旧性前间壁心肌梗死

【专家健康指导建议】

（1）请定期到心血管内科复诊。平时忌烟、酒；饮食以低盐、低动物脂肪及易消化食物为主。

（2）避免过度劳累、受凉、过饱、情绪激动等诱发因素。

（3）劳逸结合，适当体育锻炼；在医生指导下服用药物；病情变化随时就诊。

第十节　起搏心律

【起搏心律报告解读】

起搏心律是起搏器的时间间期、特殊功能以及各种参数设置，作用于起搏器患者的自身心律之上所形成的心电图表现（图4-10-1）。

图 4-10-1　起搏心律

【专家健康指导建议】

（1）定期复查起博器并到心血管内科复诊，如有心脏的不适及时就诊。

（2）生活上避免不良情绪、保持身心愉悦，并且避免过劳。避免食用生冷辛辣等不良刺激的食物。

参考文献

[1] 陈灏珠. 内科学 [M]. 9版. 北京：人民卫生出版社，2018：177-212.

[2] 陈新. 黄宛临床心电图学 [M]. 6版. 北京：人民卫生出版社，2009：21-455.

[3] 郭继鸿. 心电图学 [M]. 北京：人民卫生出版社，2002：139-777.

[4] 全军心血管专业委员会心脏无创检测学组. 心电图诊断术语规范化中国专家共识（2019）[J]. 实用心电学杂志，2019，28（3）：161-165.

第五章 内科专科检查

第一节 高血压

【项目介绍】

当我们看体检报告时会有一项提示血压：收缩压 / 舒张压 mmHg。若血压高于 140/90mmHg，考虑血压偏高，建议内科门诊就诊。下面详细介绍血压是什么？正常范围是多少？什么是高血压？高血压会有什么危害和后果？有低血压吗？我们该如何处理？

血压：血管内血液对血管壁的侧压力，这个压力就是血压。由于血管包括动脉、静脉和毛细血管，所以，也就有动脉压、静脉血压和毛细血管压。通常所说的血压是指动脉血压。收缩压与舒张压的差值称为脉搏压，简称脉压。动脉血压在靠近心脏的地方最高，并沿着动脉向远端走行而逐渐降低。一般血压测量是肘关节上方（此处的动脉称为肱动脉），这是目前世界上公认的血压测量位置。

【影响因素】

①血液进入管道的速度：心脏以不同的速度将血液泵入动脉，这取决于正在进行的动作和思维活动；②管道的直径：小动脉有不同的直径，这取决于包绕在动脉周围的肌肉的紧张度，而这种肌肉的紧张度主要由大脑的指令，以及从其他器官中释放的各种化学物质（激素）所决定；③管道壁的摩擦力：动脉血管壁的摩擦力随着血管老化以及粥样斑块（由凝血和胆固醇混合而成）的出现而逐渐增加，造成血压升高，而升高的血压又会加重血管的老化过程，最终形成恶性循环；④血液的黏稠度和容量：血液黏稠度和容量的变化主要取决于盐的摄入量、肾脏的工作效率，以及由缺铁或是血中酒精含量增高而造成的红细胞的

变化。

【前期检查注意事项】

中国高血压防治指南明确对测量血压提出建议：①要求受试者坐位安静休息 5 分钟后测量；②选择定期校准的水银柱血压计，或者经过验证的电子血压计，大多数的使用气囊长 22~26cm，宽 12cm 的标准规格袖带；③以检查者听到的第一个声音和最后一个声音（少数受检者以突然变弱的那个声音确定）来确定收缩压和舒张压水平。连续测量 2 次，每次至少间隔 2 分钟，若 2 次测量结果差别比较大（5mmHg 以上），应再次测量；④首诊时要测量双手臂血压，此后通常测量较高读数一侧的血压；⑤对疑有体位性低血压者，应测量直立位后的血压；⑥在测量血压的同时应测量脉率。

【高血压报告解读】

血液在体内流动有赖于心脏和血压，血压会随着情绪、环境和膳食等波动，调控是必需的。紧张或运动时，血压应该调高，以利于打斗或逃生。而一般人正常血压范围为收缩压 90~140mmHg，舒张压 60~90mmHg。血压 > 140/90 mmHg 高血压；反之血压 < 90/60mmHg 是低血压。

目前我国采用的高血压诊断标准与国际上一致，是指未服抗高血压药物的情况下，收缩压 ≥ 140mmHg 和（或）舒张压 ≥ 90mmHg，既往有高血压史，目前正在使用抗高血压药物，现血压虽未达到上述水平，也应诊断高血压（表 5-1-1）。

表 5-1-1　高血压分级

分类	收缩压（mmHg）	舒张压（mmHg）
理想血压	<120	<80
正常偏高血压	130~139	85~89
高血压 1 级	140~159	90~99
高血压 2 级	160~179	100~109
高血压 3 级	≥ 180	≥ 110
单纯收缩期高血压	≥ 140	<90
亚组（临界）	140~149	<90

【临床表现】

高血压常悄然起病，早期可无明显的临床症状，部分人可表现为头晕、头痛、心悸、胸闷、乏力、颈部僵硬，少数人血压很高也没有不适症状。

血压过高会对动脉血管壁造成损害。如果这种损害长期存在，会增加冠心病、心力衰竭、中风、视网膜出血或脱落、肾功能衰竭等疾病发生的危险。高血压本身并不是一种疾病，而是上述严重疾病的一大病因，这是一种可以治疗的，并且可以在一定程度上预防的病症。如果您患有糖尿病或有吸烟史者，上述危险因素也会相应增高，及时发现靶器官的问题，需进一步检查。

血压增高或降低都具有一定的危险性，低血压多有头晕、乏力、心悸等症状，体位突然变化时可发生晕厥、摔倒，甚至发生意外伤害。有很多年轻女性血压偏低，但只要生活、工作、正常活动无大碍，可以不去管它，因为有一部分人生来就是如此。

【专家健康指导建议】

（1）单纯一次的血压升高不代表高血压，情绪激动、劳累、运动等因素也可引起血压升高，若多次升高，应到医院就诊。第一次体检怀疑高血压，如需确诊，应进一步复查血压或行 24 小时动态血压监测，明确诊断高血压后，进一步检查尿蛋白、肾功能、血钾、肾动脉彩超、肾上腺彩超等来判断是原发性高血压还是继发性高血压，尤其年龄小于 40 岁或血压波动很大的受检者更需要警惕继发性高血压的发生，因为原发性高血压和继发性高血压的治疗有很大的差别。原发性高血压通过改善生活方式及降压药治疗，血压可得到控制但不能完全治愈。继发性高血压是由其他疾病所引发的血压升高，原发病治好了血压就会降下来。

（2）确定为原发性高血压后，需要结合年龄、性别、体质指数、吸烟饮酒情况、缺乏运动、长期精神紧张压力大、动脉硬化、高血压家族史、尿蛋白、肾功能、颈动脉彩超、心电图、心脏彩超等情况，对高血压做出全面评估及危险分层，便于医生为受检者制订出合适的治疗方案。

对于高血压患者，建议：

（1）良好的生活方式很重要，包括：戒烟限酒，坚持合理膳食及适量体力活动，保持正常体重，适当限制钠盐及脂肪摄入，增加蔬菜与水果的摄入，保持健康心态。

（2）家中常备体重计和血压计，经常监测血压。

（3）若收缩压 ≥ 180 mmHg 和（或）舒张压 ≥ 110 mmHg，建议立即就诊。

（4）医生为受检者制订了合理的治疗方案后，受检者需要长期坚持、规律服用治疗高血压药物，并且必须定期进行门诊复查，建议每月一次，最长时间不超过 3 个月，千万不要轻信不正当的广告宣传。

第二节　糖尿病及糖代谢异常

【项目介绍】

糖尿病是以血糖增高为特点的常见疾病，可损害眼、肾、神经、心脏、血管等组织器官，是导致心脑血管疾病、死亡、截肢、失明、肾功能衰竭和心力衰竭等严重疾病的重要原因，从而降低了糖尿病患者的生活质量，严重时可威胁生命安全，并带来严重的家庭和社会经济负担。

确定受检者是否患有糖尿病以及已经患有糖尿病的受检者，需要关注以下检查项目：

（1）空腹血糖：是指在隔夜空腹（至少8~10小时未进食任何食物，饮水除外）后，早餐前采的血所检测的血糖值，为糖尿病最常用的检测指标，反映胰岛β细胞功能，一般反映基础胰岛素的分泌功能。

（2）餐后血糖：餐后血糖一般是指早、中、晚餐后2小时（以吃第一口饭为起点）测定的血糖。餐后血糖代表葡萄糖负荷后的血糖水平，餐后血糖是早期诊断糖尿病的重要指标。

（3）糖化白蛋白：反映过去2~3个星期血糖平均水平的一项指标。

（4）糖化血红蛋白：反映人体过去2~3个月内血糖平均水平。

健康之糖衣炮弹：
尽早识别，全面阻击

【报告解读】

我国成人血糖正常范围：空腹血糖：3.9~6.1mmol/L；餐后2小时血糖：3.9~7.8mmol/L；糖化白蛋白：11%~17%；糖化血红蛋白：4%~6%。如果受检者体检时的检查结果不在上述范围，就需要提高警惕了，可能是糖尿病前期，或者已经患有糖尿病，也可以是糖尿病没有得到很好的控制。

（1）空腹血糖低于3.9mmol/L为低血糖，体检时很少见到，因为低血糖通常会有明显症状，如头晕、心悸、出汗、手抖、饥饿、严重者还可出现精神不集中、躁动、易怒、精神症状甚至昏迷。但是老年人有时反应不敏感，也可能症状不明显。

（2）空腹血糖6.1~7.0mmol/L、餐后血糖7.8~11.1mmol/L：如果以前没有糖尿病，则提示处于糖尿病前期或者已经患了轻度的糖尿病，如果以前有糖尿病，提示血糖控制不是十分的满意。血糖在这个范围的初次受检者可以分为表5-2-1中的三类情况。

（3）空腹血糖超过7.0mmol/L、餐后血糖超过11.1mmol/L：如果是第一次发现这种情况，提示可能患了糖尿病，如果以前已经患有糖尿病，提示血糖控制不满意。

（4）糖化血红蛋白超过6%、糖化白蛋白超过17%，分别提示血糖增高已经持续2~3个月和2~3星期。

表5-2-1　糖代谢异常分类

糖代谢分类	静脉血浆葡萄糖（mmol/L）	
	空腹	OGTT2h
空腹血糖受损	6.1~7.0	<7.8
糖耐量异常	<6.1	7.8~11.1
空腹血糖受损 + 糖耐量异常	6.1~7.0	7.8~11.1

【注意事项】

人体的血糖浓度随着饮食、运动、情绪、气候以及某些疾病等情况不断变化。因此检查血糖时请注意以下几点。

（1）测空腹血糖最好在清晨6：00~8：00取血。

（2）采血前不用降糖药、不吃早餐、不运动。

（3）保证前一日晚餐至当日检查在 8~12 小时之间。

（4）检查前一晚要清淡饮食，不刻意挨饿节食，更不要暴饮暴食，不饮酒，不喝咖啡、浓茶，保证充足的睡眠。

因此，如果受检者体检的血糖相关指标超过上述正常范围，请首先回忆一下体检前晚 10 点以后有没有进食（除白水以外）、有没有聚餐和（或）进食较油腻的食物、饮酒、饮用咖啡或浓茶、熬夜等情况，如有上述情况，请排除上述情况后再复查空腹血糖、糖化血红蛋白。

【临床表现】

（1）糖尿病的常见症状为多饮、多食、多尿、体重下降、乏力、视力模糊或下降、反复皮肤或泌尿道感染、伤口不易痊愈、皮肤瘙痒等，如果有这些不适，体检又发现空腹血糖高于 7.0mmol/L，和（或）餐后血糖高于 11.1mmol/L，则提示得了糖尿病。

（2）糖尿病前期和轻度糖尿病常常没有明显症状，这也是为什么糖尿病常常不能被及时发现的主要原因。如果受检者没有第一点所描述的不适症状，一次血糖值达到糖尿病诊断标准者必须在另一天复查。

（3）急性感染、受伤、手术或身体出现其他严重疾病时可出现暂时血糖增高，不能依据这时候的血糖指标诊断为糖尿病，须在过后复查。检测糖化血红蛋白（HbA1c）有助于诊断。

【专家健康指导建议】

1. 就诊时机

（1）空腹血糖在 5.6~7.0mmol/L 之间，除外上述影响因素，建议择期去医院进行糖耐量试验。

（2）空腹血糖 7.0~11.1mmol/L 之间，除外上述影响因素，应尽快到内科或内分泌科门诊就诊，复查空腹血糖，进一步查糖化血红蛋白、餐后 2 小时血糖，以及胰岛素和 C 肽水平。

（3）空腹血糖在 11.1~13.9mmol/L 之间，建议立即到内科或内分泌专科就诊。

（4）空腹血糖在 13.9mmol/L 以上，建议立即到内科急诊就诊，复查血糖、尿酮体、急诊生化，必要时行动脉血气检查。

2. 糖尿病和糖尿病前期的指导

无论是糖尿病还是糖尿病前期都需要重视、综合管理，只有这样才能很好地预防糖尿病，防止糖尿病渐渐加重损害受检者的重要器官。血糖控制通常从五个方面实施，俗称"五驾马车"。

（1）糖尿病饮食：关键是控制好总热量，在控制总热量的同时延缓饥饿感。饮食种类尽量多样化以保证营养全面均衡，饮食要定时定量，高热量饮食及升糖指数高的饮食尽量少吃或不吃，比如甜点、含糖饮料、油炸食品、肥肉、粥或汤。下面是饮食总热卡的计算方法：

第一步计算理想体重，计算理想体重有 2 种方法：

方法 1：理想体重（kg）= 身高（cm）– 105。在此值 ±10% 以内均属正常范围，低于此值 20% 为消瘦，超过 20% 为肥胖。

方法 2：计算体质指数，体质指数 = 体重 /（身高）^{2}，体质指数 18.5~23.9kg/m^2 为正常，<18.5kg/m^2 属于消瘦，≥24.0kg/m^2 属于超重，≥28.0kg/m^2 为肥胖。

第二步计算总热量：根据理想体重和参与体力劳动的情况计算，每日所需的总热量 = 理想体重 × 每公斤体重需要的热量（表 5-2-2）。

表 5-2-2　不同体力劳动的热量需求表（kcal/kg/d）

劳动强度	举例	消瘦	正常	肥胖
卧床休息		20~25	15~20	15
轻体力劳动	办公室职员、教师、售货员、简单家务或与其相当的活动量	35	30	20~25
中体力劳动	学生、司机、外科医生、体育教师、一般农活，或与其相当的活动量	40	35	30
重体力劳动	建筑工、搬运工、冶炼工、重的农活、运动员、舞蹈者，或与其相当的活动量	45	40	35

（2）糖尿病运动：运动锻炼在2型糖尿病患者的综合管理中占重要地位。规律运动有助于控制血糖，减少心血管危险因素，减轻体重，提升幸福感，而且对糖尿病高危人群的一级预防效果显著。

1）运动治疗的禁忌证

FPG>16.7mmol/L、反复低血糖或血糖波动较大、有糖尿病酮症酸中毒等急性代谢并发症，合并急性感染、增殖性视网膜病变、严重肾病、严重心脑血管疾病（不稳定性心绞痛、严重心律失常、一过性脑缺血发作）等情况下禁忌运动，病情控制稳定后方可逐步恢复运动。

2）运动中的注意事项

①运动的选择应简单和安全。运动的时间和强度相对固定，切忌运动量忽大忽小。

②注射胰岛素的患者，最好将胰岛素注射在身体的非运动区。因为肢体的活动使胰岛素吸收加快、作用加强，易发生低血糖。

③有条件者最好在运动前和运动后各测一次血糖，以掌握运动强度与血糖变化的规律，还应重视运动后的迟发低血糖。

④在正式运动前应先做低强度热身运动5~10分钟。

⑤运动过程中注意心率变化及感觉，如轻微喘息、出汗等，以掌握运动强度。若出现乏力、头晕、心慌、胸闷、憋气、出虚汗，以及腿痛等不适，应立即停止运动，原地休息。若休息后仍不能缓解，应及时到医院就诊。

⑥运动时要及时补充水分，以补充汗液的丢失。

⑦运动即将结束时，再做5~10分钟的恢复整理运动，并逐渐使心率降至运动前水平，而不要突然停止运动。

⑧运动后仔细检查双脚，发现红肿、青紫、水疱、血疱、感染等，应及时请专业人员协助处理。

（3）糖尿病药物治疗：此外需戒烟、限酒、定期复查血糖相关指标，当通过上述饮食、运动等改善生活方式不能控制血糖时，务必及时就诊，在医生的指导下选择合适的药物治疗方案。

糖尿病是甜蜜的慢性健康杀手，我们要在战略上藐视它、战术上重视它，如果体检时发现了血糖异常，请一定要重视，及时就医，未病防病、遇病早治、已病治病。

第三节　冠状动脉粥样硬化性心脏病

【项目介绍】

冠状动脉粥样硬化性心脏病（简称冠心病）是由于冠状动脉粥样硬化使管腔狭窄或阻塞，或者因冠状动脉功能性改变（痉挛）导致心肌缺血、缺氧或坏死而引起的心脏病。冠心病分型包括隐匿性或无症状性心肌缺血、心绞痛、心肌梗死、缺血性心肌病、猝死，近年来趋于分为急性冠脉综合征（包括不稳定心绞痛、急性心肌梗死）和慢性冠脉病。

冠心病

一、实验室检查

（1）稳定性心绞痛患者请在医生指导下定期监测血脂、血压、血糖、肝肾功能、血常规、尿常规、便常规等。

（2）急性冠脉综合征实验室检查数据包括血常规、心肌酶、肌钙蛋白、脑钠肽、凝血功能、D-二聚体等相关指标。

二、心电图检查

（1）稳定型心绞痛患者需要完善心电图检查。静息心电图可作为病情发生变化的心电参照，亦为既往存在心肌梗死提供证据。

（2）急性冠脉综合征患者不仅需要完善心电图检查，而且要在医生指导下动态监测心电图变化，心电图可以为正在发生的心肌梗死提供证据。

注意事项：充分暴露前胸、手腕、脚踝部；平稳呼吸；放松肌肉；避免寒冷；建议穿着宽松上衣，不要穿连裤袜。

三、超声检查

静息经胸超声心动图可帮助了解心脏结构和功能。尤其是有陈旧心肌梗死患者建议至少每年检查一次心脏彩超。

四、冠状动脉 CTA、冠状动脉造影

如果上述检查有问题，结合临床症状，医生会建议完善冠状动脉 CTA 或者冠状动脉造影，进一步明确血管病变，冠脉造影是诊断冠心病的"金指标"。

【临床表现】

1. 冠心病中最常见的一大类型就是心绞痛

以下介绍心绞痛发生的特点：

（1）疼痛的部位和时间。典型的心绞痛疼痛的部位在胸部正中胸骨后，疼痛可以放射到左手臂、背部、下颌、颈部及上腹部、胃部。疼痛有紧缩感和压迫感。患者胸前区疼痛或不适可持续 3~5 分钟，但很少超过 15 分钟。

（2）诱发因素，如运动、情绪激动、饱餐后、用力大便等。

（3）缓解方式，停止活动或舌下含服硝酸甘油可迅速缓解。

2. 急性心肌梗死是冠心病最为凶险的一类

以下介绍心肌梗死的临床特点：

（1）前驱症状，最常见的是心绞痛症状加重。

（2）疼痛特点，突然发作的剧烈而持久的胸骨后或心前区压榨样疼痛，常伴有烦躁、大汗、恶心、呕吐、恐惧或濒死感。有些心肌梗死患者可表现为腹胀、恶心、呕吐等。高龄患者可出现神志障碍。有些患者可表现为意识丧失、休克等。

（3）缓解方式：含服硝酸甘油无效。

【专家健康指导建议】

冠心病治疗主要包括药物治疗、手术治疗和生活方式改变。

（1）稳定性心绞痛患者治疗目的是减少心绞痛的发作，避免出现急性心肌梗死，所以长期口服药物治疗，定期监测各项指标达标。

（2）不稳定心绞痛、急性心肌梗死患者要及时到有能力介入治疗的医院就诊，"时间就是心肌，心肌就是生命"，心肌梗死发生后 6 小时，是黄金抢救期。

【冠状动脉 CTA 及造影报告解读】

一、实验室检查

（1）稳定性心绞痛：实验室检查可以完全正常，主要监测血脂、血糖、血压达标，不同人群达标标准不同，请心内科就诊。

（2）急性心肌梗死：肌酸激酶（CK）、肌酸激酶同工酶（CK-MB）、肌钙蛋白（TNT、TNI）的升高最有意义。

CK ≥ 310IU/L，CK-MB ≥ 24IU/L，提示心肌酶升高。

影响因素：CK-MB 在急性心肌梗死发生后 3~6 小时开始升高，且有动态演变过程，24 小时达到峰值；其他疾病如肾病、脑血管病、肠梗阻、手术均可导致 CK 升高。

二、心电图检查

（1）稳定性心绞痛静息心电图可以完全正常也可以有不同程度的 ST 段压低。

（2）急性冠脉综合征时心电图可呈现心肌缺血的表现。典型表现为 ST 段水平型、下斜性压低，急性心肌梗死时可出现 ST 段抬高、压低等表现，且有动态变化。当心绞痛缓解后上述异常也常随着改善或者消失。

影响因素：很多正常人可以有 ST-T 的轻度改变，某些药物和体内代谢的改变也会引起上述变化，如，洋地黄类药物，另外一些疾病会引起心电图出现继发性的改变，如心律失常、心包炎、心肌炎等。

三、心脏彩超

（1）稳定性心绞痛患者心脏彩超可以无特殊表现，有部分患者可以看到局部室壁活动异常。

1. 药物治疗

药物治疗是冠心病病情控制的基础。

（1）减轻症状，改善缺血的药物：

例如：β受体阻断剂、硝酸酯类药物、钙离子通道阻滞剂等。

（2）预防心肌梗死、改善预后的药物：

例如：抗血小板药物、β受体阻断剂、他汀类药物等。

注意事项：冠心病是不能治愈的疾病，一旦诊断明确，需要长期用药，而且在疾病的不同时期，需要不同种类药物以及调整剂量。请到心内科就诊，定期复查。

2. 手术治疗

手术治疗主要为了冠脉血运重建，包括经皮冠脉介入（支架植入）和冠脉旁路移植术（搭桥术）。

注意事项：术后遵医嘱，按时服药，定期复查。

如果出现剧烈胸痛，疑似急性缺血性胸痛应立即停止活动，休息，并立即向急救中心呼救。无禁忌证的患者应立即舌下含服硝酸甘油0.3~0.6mg。每5分钟重复一次，总量不超过1.5mg。

注意事项：不是所有的胸痛都是心绞痛或者心肌梗死，频繁大量含服硝酸甘油有低血压风险。

3. 生活方式治疗

（1）冠心病的饮食：冠心病患者在选择食物时，避免或减少精加工碳水化合物、红肉、乳制品和饱和脂肪摄入，应以水果、蔬菜、豆类、纤维、多不饱和脂肪、坚果、鱼类为主。每周摄入酒精需小于100g或每天15g。饮食多样、荤素搭配，保持健康食谱。最重要的是每餐不要过饱。

（2）冠心病的运动：运动对冠心病患者有好处，可以减少心脏病的发病率和死亡率。但运动不当，也会带来危害。推荐在完成心肺功能试验后明确运动强度，在心脏康复门诊由专业医生指导下安全运动。冠心病患者在参加运动时，必须注意以下问题：

1）运动前后避免情绪激动，对于心绞痛发作3天之内，心肌梗死半年内，不宜做比较剧烈的运动。

（2）急性冠脉综合征患者心脏彩超可表现出室壁运动异常、心功能下降，以及是否出现机械并发症。

影响因素：心脏彩超不能诊断冠心病，一些心肌病也可以表现出室壁活动异常。

四、冠状动脉CTA或者冠脉造影

该项检查需要心内科专科评估。

影响因素：本检查需要应用含碘造影剂，请务必提供是否有过敏史。

2）运动前不宜饱餐。

3）运动规律，运动要循序渐进，持之以恒，平时不运动者，不要突然从事剧烈运动。

4）运动后避免马上洗热水澡。

5）有氧运动与抗阻运动相结合，每次运动时都应进行 5~10 分钟的热身和整理活动，必须注意所有动作不能憋气。每周至少 5 天保持 30~60 分钟中等强度有氧运动。

第四节　脑卒中

讲一讲卒中筛查与预防

【项目介绍】

脑卒中俗称脑中风，是一种突然发生的，因各种因素引起的脑血管破裂或堵塞后而发生的一系列脑功能障碍的疾病，分为缺血性和出血性两大类，包括脑梗死、脑出血、蛛网膜下腔出血等。主要病因为动脉粥样硬化，此外还包括心脏病、先天性脑动脉畸形、动脉瘤、动脉炎、肿瘤、外伤、血液病等。除了单一的危险因素是来自严重的遗传缺陷外，一般认为脑卒中主要是多种危险因素相互协同或作用的结果，有高危因素和家族史应高度重视，早筛查、早预防尤为重要。

如果有意筛查脑卒中，医生会询问受检者的性别、年龄、生活习惯（饮食偏好、运动、吸烟、酗酒等情况），有无卒中家族史、既往病史；测体重、身高计算体质指数，测血压、问话同时观察言语是否流利、面纹及双侧肢体活动是否对称、有无平衡障碍等；听诊心脏有无杂音、心律是否规整、颈部血管是否有杂音；化验血常规、血脂、血糖、凝血功能、同型半胱氨酸（HCY）是否异常；心电图检查是否窦性心律、有无房颤、颈部血管超声是否有斑块及狭窄等。

以上如有异常，医生可能会建议进一步至专科医生处就诊筛查，如心脏彩超观察心脏瓣膜结构有无附壁血栓，脑 CT/MRI 平扫观察脑组织病变，进一步观察脑血管有无病变：经颅多普勒超声（TCD）、CT 脑血管成像（CTA）或核磁共振脑血管成像（MRA），必要时做数字剪影脑血管成像（DSA），以及脑血流的评估：CT 灌注成像（CTP）、核磁共振灌注成像、PET、SPECT 等。

【前期准备】

受检者检查前一天要避免剧烈运动及情绪激动、忌酒及油腻饮食，需要禁食 10 小时以上（检查前一晚的 22 时后不要进食）；当日不要穿高领紧身套头衣服，最好宽松便于解脱挽袖的服装；到达医院时需要平静休息 10 分钟以上再开始逐项检查；测血压前避免憋尿。

表 5-4-1 CHA2DS2-VASc

CHA2DS2-VASc	分值 / 分
心力衰竭	1
高血压	1
年龄 ≥ 75 岁	2
糖尿病	1
既往卒中 /TIA 病史	2
周围血管病	1
年龄 65~74 岁	1
女性	1

【临床表现】

（1）请先对照下表作一下自我评估，如果属于高危人群，请注意阅读完体检报告后至医生处就诊（见表 5-4-2）。

表 5-4-2 卒中风险评估卡

脑卒中危险因素	指标情况
血压	≥ 140/90mmHg
血脂异常	四项中任何一项异常
糖尿病	有
心脏病	房颤或瓣膜性心脏病
吸烟	有
体育活动	很少
体重	超重或肥胖
卒中家族史	有

【脑卒中报告解读】

（1）年龄和性别：年龄是动脉粥样硬化的重要危险因素，粥样硬化程度随年龄增高而增高，脑卒中发病率、患病率、死亡率随年龄增长而增加。女性中风发病率低于男性，两者为不可控因素。

（2）肥胖和超重：两者均为缺血性卒中的危险因素，与出血性卒中无关，体质指数（BMI）= 体重（kg）/ 身高（m^2），正常（18.5~23.9kg/m^2），BMI ≥ 24kg/m^2 是超重，≥ 28kg/m^2 是肥胖，腹围中国男性 >90cm，女性 >85cm，称之为腹型肥胖，缺血性卒中和肥胖之间存在等级正相关。所以如果属于超重或肥胖人群应减轻体重，腹围达标，有利于控制血压、糖尿病、代谢综合征等可减少缺血性卒中风险。

（3）遗传因素：遗传因素是脑卒中发病的独立危险因素，家族史有助于识别卒中风险高的个体，如果有罕见的卒中遗传病因，可以考虑进行遗传咨询。一级亲属有≥ 2 例蛛网膜下腔出血或颅内动脉瘤、≥ 1 名亲属患常染色体显性遗传多囊肾并蛛网膜下腔出血或并颅内动脉瘤患者，建议进一步至有条件医院行 CTA 或 MRA 筛查是否有未破裂颅内动脉瘤可能。如果确定颅内有未破裂动脉瘤，则要到脑外科或介入科，请医生评估给出下一步治疗意见。有家族史也不要过分悲观，脑卒中是多个危险因素共同作用的结果。

（4）口服避孕药：如果您是一位育龄女性受检者，并且在口服避孕药或准备口服避孕药，需要了解口服避孕药是女性独有的卒中危险因素，应在用药前测量血压，并请医生来充分评估卒中危险因素，如高血压、糖尿病、高脂血症、肥胖、偏头痛等。有这些情况会明显增加卒中风险，不推荐 35 岁以上、有吸烟、高血压、糖尿病、偏头痛或高凝状态等危险因素女性使用口服避孕药。

（5）睡眠呼吸暂停综合征（OSAS）：如果有夜间打鼾（家人甚至发现有呼吸暂停）、白日困倦嗜睡，有顽固性高血压、血糖控制不佳，建议进一步行睡眠监测筛查，因为 OSAS 是卒中的独立危险因素。

（6）偏头痛：在年轻女性中，偏头痛尤其先兆偏头痛与缺血性脑卒中具有相关性，偏头痛在老年人群中不增加卒中风险，但在吸烟老年人群中，偏头痛与卒中风险有相关性，故建议有先兆头痛的女性和老年患者戒烟，进行先兆偏头痛的治疗可减少卒中风险。

（7）高血压：高血压是脑卒中最重要的危险因素，大约 1/3 的脑卒中归因于高血压。如果本次体检发现血压 ≥ 140/90mmHg，推荐家庭自测血压（上臂式血压计）有利于依从性及血压控制。诊断高血压后，使用降压药使血压达标 <140/90mmHg，伴糖尿病或肾功能不全患者依其耐受性可进一步降低。65 岁以上老年人推荐血压为 <150/90 mmHg，若能耐受可至 140/90mmHg，选用特定药物成功降压以降低卒中风险很重要，是预防缺血与出血性卒中的重点，应基于患者特点和药物耐受性在心内科或全科医生指导下进行个体化治疗。

（8）颈动脉狭窄：如果体检报告提示有颈动脉杂音，需要进一步行颈动脉彩超检查（目前 40 岁以上人群基本均建议检查），如果发现有颈动脉狭窄，且有脑卒中症状（可能是反复发作可以缓解的表现），需要马上至神经内科或介入科医生处就诊，由医生判断进行 MRA、CTA 甚至 DSA 等检查，决定下一步的治疗方案，如果目前无以上症状则属于无症状颈动脉狭窄，建议无症状颈动脉狭窄（≥ 50%）服用阿司匹林及他汀药物治疗，狭窄 60%~99% 预期寿命 >5 年情况下，需要去有条件医院（围手术期卒中和死亡发生率 <3% 的医院）行颈动脉内膜剥脱术或颈动脉支架植入治疗。

（9）糖尿病：糖尿病和糖尿病前期是卒中发病的独立危险因素，糖尿病发生卒中年龄较为年轻，缺血性卒中更常见，反复发作，进行性加重，预后差。血糖正常值范围：空腹

每一个风险因素为 1 分，≥ 3 分即是高危，发生过脑卒中或 TIA 患者均属高危。

（2）急性脑卒中临床可能会有头痛、头晕（或眩晕）、言语不清（或说不出话）、肢体麻木无力、口角麻木、口眼歪斜、流口水、记忆力下降、晕倒、嗜睡或昏睡、看东西重影、走路不稳等一系列症状。

（3）初步判断急性脑卒中"120"简单三步法：

1 看，看一张脸，请对着镜子微笑，观察是否一侧面部僵硬，或眼睑口角下垂。

2 查，请将双臂抬高平举，观察两只胳膊是否一侧无力而下落。

0 听，家人"聆听"说话是否流利、内容是否可以理解。

如果出现上面任何一个症状，请立即拨打"120"急救电话，记住发作的准确时间，告知接诊的医护人员。

【专家健康指导建议】

健康"四大基石"：合理膳食，适量运动，戒烟限酒，心理平衡。

（1）饮食和营养：饮食清淡有节制，增加水果、蔬菜和奶制品摄入，减少饱和脂肪酸和反式脂肪酸摄入。建议降低钠摄入量和增加钾摄入量，有益于降低血压，从而降低卒中风险，推荐的食盐摄入量 ≤ 6g/d。

建议 40 岁以上中年人把握膳食结构与数量的"十个网球"原则：每天不超过 1 个网球大小的肉类，相当于 2 个网球大小的主食，要保证 3 个网球大小的水果，不少于 4 个网球大小的蔬菜。"四个一"：每天 1 个鸡蛋、1 斤牛奶、1 小把坚果、1 块扑克牌大小的豆腐。

（2）戒烟：若属于吸烟人群，缺血性脑卒中的风险要增加 90%，蛛网膜下腔出血的风险增加近 2 倍，被动吸烟同样会增加脑卒中的风险，吸烟是卒中的独立危险因素，吸烟者应戒烟，不吸烟者应避免被动吸烟。

（3）限酒：饮酒与卒中危险存在确定的剂量反应关系。饮酒者应减少酒精摄入量或戒酒，男性每日饮酒精含量不应超过 25g，女性减半。

（4）坚持规律锻炼身体：规律的日常身体活动可降

低卒中风险，不受性别和年龄影响，健康成人每周应至少运动 3~4 次、每次至少持续 40 分钟中等或以上强度的有氧运动，包括耐力型（消耗性）：快走、慢跑、游泳、舞蹈、太极拳、"模拟"跳绳；力量型：器械、哑铃、拉力器、俯卧撑、仰卧起坐等。重要的是养成习惯很重要：坚持 3 周就能形成初步习惯，坚持 3 个月就能形成稳定习惯，坚持半年就能形成牢固习惯。

（5）心理平衡：控制情绪，避免激动，心平气和，遇事要想开，不要总钻"牛角尖"，避免不必要的后果。

总结脑卒中综合预防要点：饮食清淡，戒烟限酒，防止便秘、坚持体育锻炼、注意气候变化、保持情绪平稳、控制高血压、防治糖尿病、定期体检最重要！

第五节　高尿酸血症和痛风

【项目介绍】

高尿酸血症是嘌呤代谢紊乱引起的尿酸在血液中集聚过多的一种代谢性疾病，当血尿酸超过其在血液或组织液中的饱和度会在关节处沉积，引起炎症反应和组织破坏，就会形成痛风。此外尿酸还可以在肾中沉积，引起肾结石和肾损害。高尿酸血症和痛风的检查方法包括：

（1）空腹血尿酸浓度：空腹血尿酸浓度是生化检验中的一项重要指标，空腹血尿酸浓度增高是高尿酸血症诊断的唯一依据。

（2）24 小时尿酸排泄量：是指受检者 24 小时排出的尿液中所含的尿酸的总量，这项检查并不是常规的体检项目，只有在明确有高尿酸血症后用于判断高尿酸血症的原因，对于高尿酸血症的治疗有着重要的指导意义。

（3）肾脏尿酸排泄分数：是尿酸清除率与肌酐清除率的比值，不属于常规检查项目，如何计算这里不详细介绍，它也是用于判断高尿酸血症的原因从而指导治疗。

（4）关节超声检查：这项检查用于判定关节或关节周围有没有尿酸盐沉积，是痛风尤其是没有症状的亚临床痛风的非常重要的诊断方法。

血糖：3.9~6.1mmol/L；餐后 2 小时血糖 3.9~7.8mmol/L；如果血糖不在以上区间，请及时到医院就诊明确糖尿病诊断，便于早期控制血糖，预防卒中。

（10）血脂异常：对于动脉粥样硬化脑血管病风险高危或极高危患者，除治疗性生活方式的改变外，推荐他汀类药物一级预防卒中。血脂以 LDL-C 为干预靶点：极高危者 <1.8mmol/L，高危者 <2.6mmol/L，基线值较高不能达标者，至少降低 50%，极高危基线值在目标值以内者，仍应降低 30% 左右。

（11）高同型半胱氨酸血症（HHCY）：高同型半胱氨酸血症是卒中的危险因素，空腹血浆总 HCY 成人正常值：0~15μmol/L，理想值 <10μmol/L，> 15μmol/L 为高同型半胱氨酸血症，采用小剂量叶酸或联合维生素 B_6、维生素 B_{12} 预防 HHCY 患者卒中很可能有效。

（12）心房纤颤：没有治疗的房颤首次发生卒中的风险为 5%，单纯房颤脑卒中年发生率 4.5%，随着年龄增长发生率越来越高，合并高血压和糖尿病发生率上升至 8%~9%，房颤患者终生的脑卒中风险为 30%，建议 65 岁以上老人应行积极的房颤筛查，推荐脉诊加心电图检查，高危患者推荐长程心电监测。CHA2DS2-VASc 评分≥ 2 分且出血风险较低的非瓣膜病心房颤动患者，推荐口服药物抗凝治疗。因此如果体检报告中出现心房纤颤（房颤）字眼时，可能患卒中的风险是正常人的 5 倍，请及时至心内科医生处就诊，根据合并症情况由医生评估是否启动抗凝治疗（表 5-4-1）。

高尿酸血症和痛风

（5）双能 CT 或 X 线：这项检查的意义和关节超声检查相同。

【影响因素】

（1）饮食结构（特别是食用高嘌呤饮食）、饮酒、禁水、利尿或饮用大量含有果糖的饮料、处于应激状态等，血清尿酸水平可能升高。

（2）药物：很多药物如抗结核药物中的吡嗪酰胺，利尿药氢氯噻嗪、呋塞米等；喹诺酮类抗生素左氧氟沙星、环丙沙星；水杨酸类阿司匹林；抗肿瘤药物中的羟基脲、门冬酰胺酶、巯嘌呤；降糖药格列本脲，烟酸以及维生素 C 等可以影响血清尿酸浓度。

（3）尿酸偏低的常见原因：测评因素、环境因素；患者自身因素：如消耗性疾病、营养不良等均有尿酸偏低的现象。其中营养不良是最常见的，因此，尿酸偏低患者可优化饮食结构，适当增加饮食中蛋白类食物比例。

【临床表现】

（1）单纯的高尿酸血症和亚临床痛风，患者没有不适症状。

（2）痛风常表现为突然发生的一个或多个关节的剧烈疼痛，疼痛的关节红肿、发热，最初常只有一个关节发病，可以在 2 周内自行缓解，但如果病情加重且不积极治疗，会发展成多个关节，病程延长，甚至发展成慢性，关节变形不能活动，此外痛风石是痛风的典型表现，耳廓最常见，也可出现在关节周围。

（3）高尿酸血症是一种慢性、全身性疾病，可导致多个靶器官的损伤，如肾结石、慢性肾病，而且是心脑血管疾病、糖尿病等疾病的独立危险因素。

【高尿酸血症和痛风报告解读】

无论男性受检者还是女性受检者，空腹血尿酸浓度超过 420μmol/L，就提示可能患有高尿酸血症，如果另选一天复查，仍然高于 420μmol/L 就可以确定受检者患有高尿酸血症。

【专家健康指导建议】

1.体检发现尿酸异常的就诊时机

（1）无症状高尿酸血症患者以下情况需择期门诊就诊：血尿酸水平 420~540 μmol/L 或血尿酸水平 360~480 μmol/L 且有下列情形之一的：高血压、脂代谢异常、糖尿病、肥胖、脑卒中、冠心病、心功能不全、尿酸性肾石病、

肾功能损害 (≥ CKD2 期)。

（2）无症状高尿酸血症患者出现下列情况时尽快门诊就诊：血尿酸水平 ≥ 540 μmol/L 或血尿酸水平 ≥ 480 μmol/L 且有下列情形之一：高血压、脂代谢异常、糖尿病、肥胖、脑卒中、冠心病、心功能不全、尿酸性肾石病、肾功能损害 (≥ CKD2 期)。

（3）痛风患者以下情况需择期门诊就诊：血尿酸水平 360~480μmol/L 或血尿酸水平 300~420 μmol/L 且有下列情形之一：高血压、脂代谢异常、糖尿病、肥胖、脑卒中、冠心病、心功能不全、尿酸性肾石病、肾功能损害 (≥ CKD2 期)。

（4）痛风患者以下情况需尽快门诊就诊：血尿酸水平 ≥ 480μmol/L 或血尿酸水平 ≥ 420 μmol/L 且有下列情形之一：高血压、脂代谢异常、糖尿病、肥胖、脑卒中、冠心病、心功能不全、尿酸性肾石病、肾功能损害 (≥ CKD2 期)。

2. 高尿酸血症的健康指导

建议所有高尿酸血症与痛风患者保持健康的生活方式：

（1）控制体重、规律运动，痛风急性期禁止运动。

（2）限制酒精及高嘌呤、高果糖食物的摄入。

（3）适量饮水：每日 2000~2500mL。

（4）鼓励奶制品和新鲜蔬菜的摄入。

（5）不推荐也不限制豆制品 (如豆腐) 的摄入。

（6）无症状患者干预后 1 个月复查血尿酸，达标后 3~6 个月复查；有症状患者 2 周复查，达标后 1~3 个月复查，稳定后可 6 个月复查。

3. 药物治疗

通过优化生活方式控制 3 个月，若不达标请到内科或内分泌代谢科就诊。

4. 低嘌呤饮食

科学的饮食应该符合能量守恒定律且营养全面，碳水化合物、蛋白类、油脂类、纤维素类均需按比例摄入，而酒精不在营养必须之列，尤其是啤酒对高尿酸血症和痛风的危害很大，因此推荐戒酒。在其他食物中选择嘌呤含量低的种类，食物嘌呤含量表见附录 2。

第六节　甲状腺功能减退和甲状腺功能亢进

【项目介绍】

甲状腺的功能检测通常包括甲状腺激素及甲状腺相关抗体两部分，甲状腺激素包括总甲状腺素（TT4）、游离甲状腺素（FT4）、总三碘甲状腺原氨酸（TT3）、游离三碘甲状腺原氨酸（FT3）、促甲状腺激素（TSH）；甲状腺素相关抗体包括抗甲状腺球蛋白抗体（TG-Ab）、抗甲状腺过氧化物酶抗体（TPO-Ab）或抗甲状腺微粒体抗体（TM-Ab）、促甲状腺素受体抗体（TR-Ab），甲状腺激素反映了甲状腺的功能，甲状腺素相关抗体水平则反映甲状腺的病因。

【操作准备和注意事项】

甲状腺功能检查不需空腹，但通常体检时有血糖、血脂、肝功等生化项目需要空腹检查，因此甲状腺功能检查对是否进食无特殊要求。但少数甲状腺功能减退症（简称甲减）需要服用左甲状腺素钠片者，建议检查前不要服用，采血后再服。

【影响因素和临床表现】

1. 甲减的常见原因和临床表现

（1）甲减常见原因：甲减病因复杂，以甲状腺自身疾病（也就是原发性甲减）最多见，包括桥本甲状腺炎、甲状腺手术后和甲亢 I131 治疗。其次可见于下丘脑和垂体病变引起的中枢性甲减或继发性甲减，垂体外照射、垂体大腺瘤、颅咽管瘤及垂体缺血性坏死是中枢性甲减的较常见原因。

（2）甲减临床表现：甲减发病隐匿，病情轻的早期患者可以没有症状，病情加重后症状和体征也常常不典型，可以表现为怕冷、乏力、手足肿胀感、嗜睡、记忆力减退、少汗、关节疼痛、体重增加、便秘、女性月经紊乱或者月经过多、不孕，典型患者可有表情呆滞、反应迟钝、声音

【甲状腺功能减退和亢进报告解读】

（1）甲状腺功能正常范围：

① TT4：64~154nmol/L（5~12μg/dL）；

② FT4：9~25pmol/L（0.7~1.9ng/dL）

③ TT3：1.2~2.9nmol/L（80~190ng/dL）；

④ FT3：2.1~5.4pmol/L（0.14~0.35ng/dL）

⑤ TSH：0.3~4.8mIU/L

（2）甲状腺相关抗体正常范围：

① TPO-Ab：0~12IU/mL

② TG-Ah：0~34IU/ml

③ TM-Ab：0~50IU/mL

④ TR-Ab：0~1.75μIU/mL

（3）由于不同的实验室采用的检测方法或试剂不同，甲状腺功能的正常范围在不同的实验室可能会存在差异，因此以每张检验报告中标注的参考范围为准。

（4）促甲状腺素水平增高和（或）甲状腺素水平低于正常提示甲状腺合成的甲状腺激素少，称为甲状腺功能减退。TT4、FT4、TT3、FT3正常、TSH 增高称为亚临床甲减，其中 TSH 不超过 10mIU/L 称为轻度亚临床甲减；TSH ≧ 10mIU/L 称为重度亚临床甲减。TT4、FT4、TT3、FT3 低于正常且 TSH 增高称为临床甲减。

（5）相反，促甲状腺素水平降低和（或）甲状腺素水平增高提示甲状腺合成的甲状腺激素过多，称为甲状腺功能亢进。TT4、FT4、TT3、FT3正常、TSH 减低称为亚临床甲亢。TT4、FT4、TT3、FT3 增高且 TSH 减低称为临床甲亢。

嘶哑、听力障碍，面色苍白、颜面和（或）眼睑水肿、唇厚舌大、常有齿痕，皮肤干燥、粗糙、脱皮屑、皮肤温度低、水肿、手脚掌皮肤可呈姜黄色，毛发稀疏干燥，跟腱反射时间延长，脉率缓慢。少数病例出现胫前黏液性水肿。本病累及心脏可以出现心包积液和心力衰竭。重症患者可以发生黏液性水肿昏迷。

2. 甲亢的常见原因和临床表现

（1）甲状腺功能亢进症（简称甲亢）。常见原因：Graves病是甲亢最常见的原因，Graves病为自身免疫性疾病，在具有遗传易感的人群（特别是女性）中，环境因素如吸烟、高碘饮食、应激、感染、妊娠等可促进发病。其次多结节性毒性甲状腺肿、甲状腺自主高功能腺瘤、长期大量摄碘或使用含碘药物（如胺碘酮）、 垂体TSH腺瘤都可引起甲亢。此外，桥本甲状腺炎、亚甲炎早期可出现甲状腺激素水平增高及TSH降低的类似甲亢的表现。

（2）甲亢临床表现：包括乏力、怕热、多汗、皮肤温暖、潮湿、低热、食欲亢进、大便次数增多或腹泻、心悸、气促、心率增快、体重下降、易怒、失眠、紧张、焦虑、烦躁、注意力不集中，伸舌或双手平举可见震颤、突眼，眼部可有异物感、胀痛、畏光、流泪、复视、视力下降、眼睑肿胀、结膜充血水肿、眼球活动受限，严重者眼球固定、眼睑闭合不全、角膜外露而形成角膜溃疡、全眼炎，甚至失明。严重者可发生心肌缺血、心脏增大、心力衰竭。 部分患者有轻度贫血，外周血白细胞和血小板计数可有轻度降低。女性常表现为月经量减少、周期延长，甚至闭经。男性可出现乳房发育、阳痿等症状。由于骨代谢转换加速，可引起低骨量或骨质疏松症，少数患者可表现为反复发作的四肢对称性瘫痪，以下肢瘫痪更为常见。补钾即能缓解症状。严重低钾血症可造成呼吸肌麻痹，引起呼吸困难。

【专家健康指导建议】

甲状腺功能异常的症状不典型，容易被忽视。但甲状腺功能异常不及时治疗可能给患者带来严重的不良影响。严重的甲亢可以导致甲亢性心脏病、甲亢危象；甲减可以引起脂代谢紊乱，是冠心病的独立危险因素，此外可引起

（6）甲状腺功能减退和甲状腺功能亢进是完全不同的情况，但是两者都可出现甲状腺肿大，有时可在颈前部看到或外科体检时触诊到。甲状腺彩超常可见"弥漫性病变"。

说说甲状腺体检

不孕不育、胎停、流产，婴幼儿、儿童及青少年的生长发育迟缓。因此体检发现甲状腺功能异常的受检者建议到内分泌内科就诊。

1. 就诊时机

（1）TSH 降低或 TSH 2.5~10mIU/L，已经妊娠的受检者或有上述甲减、甲亢症状者立即到内分泌内科就诊。

（2）TSH ≧ 10mIU/L 的受检者尽快到内分泌内科就诊。

（3）TSH 4~10mIU/L 无妊娠计划且无上述甲减、甲亢症状的受检者择期到内分泌内科就诊。

（4）TSH 降低的受检者，请尽快到内分泌科就诊。

2. 生活方式指导

（1）饮食：甲状腺功能异常的患者首先应重视含碘食物的摄入，甲亢患者需要禁止碘的摄入：需要使用无碘盐，进食不含碘的食物、药物；原发性甲减患者需要低碘饮食，不吃海产植物（海带、紫菜、海苔）、海产干货（如海产的虾米、虾皮、鱼干、贝干）以及海鲜自助餐，此外甲状腺疾病患者需戒烟且注意避免吸入二手烟。

（2）运动：有明显症状的甲亢及甲减患者均应避免剧烈运动。

3. 药物治疗

（1）甲减最常见的治疗是左甲状腺素的补充或替代治疗，服用左甲状腺素需在早餐前 0.5 小时或睡前口服，最好是早餐前 1 小时口服，且早餐不要喝牛奶、豆浆以免影响左甲状腺素的吸收。

（2）甲亢常见治疗方法包括药物治疗、I131 治疗及手术治疗，我国目前以药物治疗为主，常用药物包括他巴唑、甲巯咪唑、丙硫氧嘧啶，药物治疗需注意监测中性粒细胞绝对值、肝功能、有无皮疹、咽痛等不适。

4. 定期检查

无论是甲亢还是甲减，治疗过程中，患者需严格遵从内分泌内科医生的嘱咐定期复诊，按时复查甲状腺功能、血常规、肝功能等。

第七节　血脂异常

【项目介绍】

血脂异常为动脉粥样硬化性心血管疾病（Athero-sclerotic cardio vascular disease，ASCVD）发生发展中最主要的致病性危险因素之一。血脂是指血液中的胆固醇、甘油三酯（TG）和类脂（磷脂、糖脂、固醇）的总称，与临床关系密切的是胆固醇和 TG。

成人血脂异常

血脂检查包括以下几方面：总胆固醇（TC）、甘油三酯（TG）、高密度脂蛋白胆固醇（HDL-C）、低密度脂蛋白胆固醇（LDL-C）、脂蛋白（Lp）、载脂蛋白（Apo）。

【影响因素】

（1）血脂异常的筛查：

①建议 20~40 岁成年人至少每 5 年检测一次血脂。

②建议 40 岁以上的男性和绝经期后女性每年检测血脂。

③ASCVD 患者及其高危人群，应每 3~6 个月检测 1 次血脂。

④因 ASCVD 住院患者，应在入院时或入院 24 小时内检测血脂。

（2）血脂检查的重点对象：

①有 ASCVD 病史者。

②存在一项 ASCVD 危险因素者（如高血压、糖尿病、吸烟、肥胖 BMI ≥ 28kg/m^2 等人群）。

③有早发心血管疾病家族史（男性一级亲属在 55 岁以前或女性一级亲属在 65 岁以前患者有缺血性心血管病）。

④有皮肤或跟腱黄色瘤及跟腱增厚者。

⑤有家族性高脂血症患者。

【注意事项】

（1）检查前一晚 20 点后禁食、禁水，抽取空腹 12 小时以上的静脉血。

（2）采血前维持原来的规律饮食，并保持体重恒定。

（3）抽血前 4~6 周内应无急性病发作，生理和病理状态稳定。

【血脂异常报告解读】

根据生化检查的结果，主要分为以下四种情况：

（1）高胆固醇血症：TC ≥ 6.2 mmol/L 和（或）LDL-C ≥ 4.1 mmol/L。

（2）高 TG 血症：TG ≥ 2.3 mmol/L。

（3）混合型高脂血症：TC ≥ 6.2mmol/L 和（或）LDL-C ≥ 4.1 mmol/L 伴有 TG ≥ 2.3mmol/L。

（4）低 HDL-C 血症：HDL-C < 1.0mmol/L。

不同人群血脂达标指标不同，不能仅仅依靠化验单诊断，请参考表 5-7-1。

（4）检查前一晚一定要休息好。

表 5-7-1　我国 ASCVD 一级预防血脂合适水平和异常分层标准（mmol/L）

分层	TC	LDL-C	HLD-C	TG
理想水平	–	< 2.6	–	–
合适水平	< 5.2	< 3.4	–	< 1.7
边缘水平	≥ 5.2 且 < 6.2	≥ 3.4 且 < 4.1	–	≥ 1.7 且 < 2.3
升高	≥ 6.2	≥ 4.1	–	≥ 2.3
降低	–	–	< 1.0	–

【临床表现】

高脂血症本身的症状很少。主要表现在高脂血症引起的不良反应。例如，黄色瘤、动脉粥样硬化以及眼底改变。严重时还可以引起急性胰腺炎。

【专家健康指导建议】

（1）血脂异常推荐以 LDL-C 为首要治疗目标。

不同的人群 LDL-C 目标值不同。建议发现血脂异常后尽快医院就诊，医生会结合个体情况进行危险分层并确定治疗的目标值（表 5-7-2）。

表 5-7-2　血脂异常危险分层以及目标值

危险分层	疾病或危险因素	目标 LDL-C 水平
极高危	ASCVD 患者	< 1.8mmol/L
高危	LDL-C ≥ 4.9mmol/L 或 TC ≥ 7.2mmol/L	< 2.6mmol/L
	糖尿病患者 1.8mmol/L ≤ LDL-C < 4.9 mmol/L 或 3.1mmol/L ≤ TC < 7.2mmol/L 且年龄 ≥ 40 岁	
中危	高血压 +2 项及以上危险因素 无高血压 +2 项以上危险因素 高血压 +1 项危险因素	< 3.4mmol/L
低危	无高血压 +0~1 项危险因素 高血压 + 无危险因素	< 3.4mmol/L

注：ASCVD 包括急性冠脉综合征、稳定性冠心病、血运重建术后、缺血性心肌病、缺血性脑卒中、短暂性脑缺血发作、外周动脉粥样硬化病等。危险因素：男性 > 45 岁、女性 > 55 岁，吸烟、HDL-C < 1.0mmol/L

（2）当 TG > 5.6mmol/L 时，需立即降低 TG，预防急性胰腺炎。

（3）对于 HDL-C < 1.0mmol/L 者，主张控制饮食和改善生活方式。

（4）坚持健康的生活方式，管住嘴，迈开腿。

1）饮食方面，食物多样，控制饮食中胆固醇的摄入，建议每天胆固醇摄入 < 300mg，每日饮食中包含 25~40g 膳食纤维，脂肪的摄入应优先选择富含不饱和脂肪酸的食物；要求平均每天摄入 12 种以上食物，每周 25 种以上。

2）多吃蔬菜、奶类、大豆，保证每天摄入蔬菜 300~500g；每天摄入新鲜水果 200~350g；每天奶类摄入 300g。

3）适量鱼、禽、蛋、瘦肉。每周摄入鱼类 280~525g、家禽肉类 280~525g、蛋类 280~350g。切记吃鸡蛋不弃蛋黄。

4）少油少盐，控糖限酒。食盐每天不超过 6g、糖不超过 50g，最好控制在 25g 以下。足量饮水，成年人每天 1500~1700mL。饮酒量酒精男性不超过 25g，女性不超过 15g。

5）坚持规律的中等轻度运动，建议每周运动 5~7 天，每次 30 分钟，对于冠心病患者应先进行心肺功能试验，充分评估安全性后再进行运动；主动运动，减少久坐时间，每小时起来动一动。

6）维持健康体重，体质指数 20~23.9kg/m^2。完全戒烟和有效控制吸入二手烟。

7）坚持良好心理状态。

（5）药物治疗

1）他汀类：抑制胆固醇合成，主要降低 TC、LDLD-C 水平，也能降低 TG 和轻度升高 HDL-C 水平。大部分他汀类药物建议晚上服用，阿托伐他汀、瑞舒伐他汀可在任何时间段服用。每天服用一次。

2）胆固醇吸收抑制剂：主要降低胆固醇，与他汀联合应用可产生良好的协同作用。

3）贝特类药物：可降低 TG 和升高 HDL-C 水平。

4）普罗布考：影响脂蛋白代谢，主要适用于高胆固醇血症。

5）PCSK9 抑制剂：与 LDL-C 受体结合。用于经大剂量强效他汀治疗后仍不能达标的极高危心血管病患者。

注意事项：药物治疗需要综合临床疾病及血脂情况考虑，并且长期服药有不良反应，建议发现血脂代谢异常后到内科就诊。

（6）血脂异常治疗后复查

1）药物治疗开始后 4~8 周复查血脂、肝功能、肌酸激酶。

2）若无特殊情况且血脂达标可每 6~12 个月复查 1 次。

3）长期达标可每年复查 1 次。

4）如血脂未达标，每当调整降脂药种类或剂量时，都应在治疗 6 周内复查。

第八节　慢性肾脏疾病

【项目介绍】

慢性肾脏病是指各种原因导致的肾脏结构或功能异常 ≥ 3 个月，常见病因为高血压、糖尿病、慢性肾小球肾炎、慢性肾盂肾炎等。尿常规及肾功能检查是慢性肾脏病的最常用的监测手段。尿常规包括尿液性状、生化分析、沉渣有形成分显微镜检查。肾功能包括血清尿素氮、肌酐，与尿常规共同判定肾脏功能情况。

【注意事项】

（1）尿常规：体检前洗澡保证会阴部清洁，取中段尿液，避免尿杯接触会阴皮肤及黏膜造成污染，女性尤其注意避免阴道分泌物混入造成污染。

（2）血清尿素氮、肌酐：建议空腹抽血，前一天 22 时后避免进食，可少量饮水。

【检查结果数据分析】

（1）尿液性状：正常尿液性状为淡黄色，清澈透明，若尿液浑浊，建议结合蛋白质情况及沉渣镜检综合分析。尿液颜色异常：①红色：应首先除外色素及服药影响。当尿液内含有一定量的红细胞时尿液呈红色，医学上称为血尿。常见于病理性情况，如泌尿系感染、泌尿系统结核、结石等情况，建议尽快就医；②酱油色或浓茶色：通常见于溶血或剧烈运动后横纹肌溶解，为病理情况，需尽快就医；③乳白色：正常尿中，如含多量磷酸盐时，尿液可呈乳白色，尤其是在冬季气温低时最为多见。病理情况多见于泌尿系感染或丝虫病、占位病变、结核、胸腹部创伤或某些原因引起肾周围淋巴循环受阻；④黄色：常见于饮水过少导致尿液浓缩，此时尿液比重会升高。病理情况多见于黄疸，因为尿内含有大量的结合胆红素而造成的。也可见于在服用某些药物后，如核黄素、黄连素等。

（2）尿比重：正常人在 1.003~1.03 之间。尿比重的高低多与尿量的多少有关，一般情况下，尿量越多，尿比重就越低。病理情况下，尿比重增高多见于急性肾炎、糖尿病、休克或脱水患者，尿比重减低多见于慢性肾炎、尿崩症患者。

（3）尿液酸碱度：正常值为 5~8，其改变可受用药、饮食及疾病的影响。尿液 pH < 5，常见于糖尿病、痛风或服用某些药物（如氯化铵）等。尿液 pH > 8，常见于膀胱炎、碱中毒或服用某些药物（如碳酸氢钠）等。

（4）蛋白质：当尿蛋白含量大于 100mg/L，尿蛋白定性试验呈阳性反应时，称为蛋白尿。健康人剧烈运动后可能出现蛋白尿。病理情况多见于泌尿系感染及肾脏慢性病变及部分血液病或风湿免疫病。因尿蛋白阳性混杂因素较多，可择日复查，如仍阳性，建议及时就医。

（5）葡萄糖：正常人尿液内可有较低浓度的葡萄糖，定性结果为阴性。如尿葡萄糖呈阳性，建议结合血葡萄糖测定综合判断，仅尿葡萄糖阳性不能确诊为糖尿病。

（6）酮体：酮体为脂肪代谢未完成的产物，如尿中出现酮体成为酮尿。正常人在节食、过度饥饿等情况下会出现。急性胃肠炎、妊娠剧吐、糖尿病，也可出现酮尿，如合并以上情况，建议就医。

（7）亚硝酸盐：正常值为阴性。阳性常提示泌尿系感染，如合并有尿频、尿急、尿痛、血尿症状，建议就医。

（8）胆红素：正常人为阴性。若阳性，常提示肝脏及胆道系统病变的可能，需与血清胆红素结合判断，建议就医。

（9）尿胆原：为胆红素代谢产物，正常为阴性或弱阳性。慢性便秘患者可能为阳性。可能提示肝功能受损或溶血性疾病。必要时就诊。

（10）尿的显微镜检查：包括细胞、管型和结晶。

①细胞：当尿沉渣红细胞超过参考值，但尿的颜色未发生变化，称为镜下血尿。如除外月经期，考虑病理情况，如肾小球肾炎、泌尿系感染、肾结核、肾占位等，建议就医。当尿沉渣镜检白细胞超过参考值，提示泌尿道存在感染情况，如合并尿路刺激症状，如尿频、尿急、尿痛等，建议就医。正常人尿液中可有正常脱落的尿道上皮细胞，但出现大量上皮细胞提示泌尿系感染。

②管型：是蛋白质在肾小管内凝固形成的蛋白聚体。当尿液中出现管型，常提示肾脏病变，建议就医。

③结晶：健康人尿液中可有少量结晶，但当结晶大量出现，需除外病理情况，建议就医。

（11）血清尿素氮、肌酐：尿素氮是除蛋白质以外的含氮化合物的人体最终代谢产物，肌酐是人体肌肉代谢产物。其两者可较直观反映肾脏的滤过功能。因肌酐受人体肌肉量的影响，故肌肉较少的人常在体检中发现肌酐偏低，不必惊慌。如体检前摄取了大量蛋白质食物、剧烈运动导致脱水，可能出现肌酐及尿素氮的升高。如既往曾合并糖尿病、高血压、肾小球肾炎、肾盂肾炎、尿路结石等慢性疾病，出现尿素氮及肌酐的升高，可能提示肾脏器质性病变，建议尽快就医。

【专家健康指导建议】

（1）避免剧烈运动。

（2）控制钠盐摄入，避免食用腌制食物、罐头等含盐量高的食物及蚝油、酱油等调料。

（3）在医生指导下，依据病情控制蛋白质摄入总量，摄取优质动物蛋白。

（4）加强原发病控制，如高血压、糖尿病等。

（5）注射疫苗，避免流感、肺炎等感染诱发疾病加重。

（6）定期监测尿常规及肾功能变化。

第九节　肺部听诊异常

【项目介绍】

肺部听诊主要包括肺部呼吸音、湿啰音、干啰音。

【操作步骤及注意事项】

取坐位或仰卧位，充分暴露胸部，保持呼吸均匀，必要时遵医生指导做深呼吸、屏气或咳嗽后听诊。

注意事项：

（1）保持室内安静，温度适宜。

（2）受检者保持安静，放松，充分暴露胸部。

【呼吸科常见疾病】

1. 慢性支气管炎

简称慢支，气管、支气管黏膜及周围组织的慢性非特异性炎症。临床以咳嗽、咳痰为主要症状，每年发病持续3个月，连续2年或2年以上。其特点是缓慢起病，病程长，反复急性发作而病情加重。肺部听诊呼吸音粗或者正常，部分患者可闻及湿啰音。

2. 慢性阻塞性肺气肿

不是一种独立的疾病，而是一种解剖/结构术语，是慢性支气管炎或其他慢性肺部疾患发展的结果。主要是肺组织终末支气管远端部分包括呼吸性细支气管、肺泡管、肺泡囊和肺泡的膨胀和过度充气，导致肺组织弹力减退，容积增大。此阶段在咳嗽咳痰的基础上出现了逐渐加重的呼吸困难。最初仅在劳动、上楼或登山时有气促，随着病变发展，在平地活动时，甚至在静息时也感觉气短。肺部听诊呼吸音减低，部分患者可闻及湿啰音。

3. 慢性阻塞性肺疾病

简称：COPD，是一种可防可治的肺部疾病。其特征在于持续的呼吸道症状和气流受限，包括慢性支气管炎和（或）肺气肿。COPD患者通常有以下症状，静息或活动后气短、咳嗽、气喘、乏力和（或）分泌物增加，并且难以缓解。这是一个慢性病，因此意味着疾病将长时期持续。呼吸困难和乏力的症状不会完全消退，当采用戒烟、规律

【肺部听诊异常报告解读】

1. 正常情况描述：双肺呼吸音清，未闻及干湿啰音。

2. 常见异常情况：

（1）呼吸音粗：支气管黏膜轻度水肿或炎症造成不光滑或狭窄，气流进出不畅形成。常见于急性支气管炎、肺部炎症早期。

（2）呼吸音增强：双侧肺泡呼吸音增强，与呼吸运动及通气功能增强，使进入肺泡的空气流量增多或进入肺内的空气流速加快有关。

①机体需氧量增加，引起呼吸深长和增快，如运动、发热或代谢亢进等；

②缺氧兴奋呼吸中枢，导致呼吸运动增强，如贫血等；

③血液酸度增高，刺激呼吸中枢，使呼吸深长，如酸中毒等。一侧肺泡呼吸音增强，见于一侧肺病变引起肺泡呼吸音减弱，此时健侧肺可发生代偿性肺泡呼吸音增强。

（3）呼吸音减低或消失：与肺泡内的空气流量减少或进入肺内的空气流速减慢及呼吸音传导障碍有关。可在局部、单侧或双肺出现。

发生的原因有：

①胸廓活动受限，如胸痛、肋软骨骨化和肋骨切除等；

②呼吸肌疾病，如重症肌无力；

③支气管阻塞，如慢性支气管炎、支气管狭窄等；

④压迫性肺膨胀不全，如胸腔积

液或气胸等;

⑤腹部疾病,如大量腹水、腹部巨大肿瘤等。

(4)湿啰音(又称水泡音):吸气时气体通过呼吸道内的稀薄分泌物而产生的声音,多见于支气管炎、肺炎、肺水肿及支气管扩张。

(5)干啰音(又称哮鸣音):是由于气管、支气管或细支气管狭窄或不完全阻塞,气流吸入或呼出时发生湍流所致。多见于支气管哮喘、咳嗽变异性哮喘以及其他过敏性疾病。

服用药物以及进行肺康复措施后,可以得到控制症状和改善生活质量。

COPD 的一般预防措施:

(1)戒烟是预防 COPD 的重要措施,也是最简单易行的措施,在疾病的任何阶段戒烟都有益于防止慢性阻塞性肺气肿的发生和发展。

(2)控制职业和环境污染,减少有害气体或有害颗粒的吸入,可减轻气道和肺的异常炎症反应。

(3)积极防治婴幼儿和儿童期的呼吸系统感染,可能有助于减少以后 COPD 的发生。

(4)流感疫苗、肺炎链球菌疫苗等对防止 COPD 患者反复感染可能有益。

(5)加强体育锻炼,增强体质,提高机体免疫力,可帮助改善机体的一般状况。

此外,对于有 COPD 高危因素的人群,应定期进行肺功能监测,以尽可能早期发现 COPD 并及时予以干预。

4. 支气管哮喘

支气管哮喘是一种以气道慢性炎症反应、气道高反应、可逆性气流受限为特征的慢性气道疾病。其特征为可逆性气道阻塞、气道炎症和对多种刺激的气道反应性增高。

典型表现为发作性呼气性呼吸困难或发作性胸闷和咳嗽,伴有哮鸣音。严重者呈强迫坐位,端坐呼吸,甚至出现发绀等;干咳或咳大量白色泡沫样痰。部分患者仅以咳嗽为唯一症状。哮喘发作时胸部呈过度充气状态,肺部听诊有哮鸣音,呼气音延长。严重者可出现心率快、奇脉、胸腹反常运动和发绀。但在轻度哮喘或非常严重哮喘发作时,哮鸣音可不出现。

以下情况须尽快去正规医院就医:

(1)反复发作咳嗽、喘息,甚至能听到吹哨声,咳大量白痰等疑似哮喘表现。

(2)哮喘发作较以往频繁、症状趋于加重、使用药物的次数和量增加。

(3)出现其他严重、持续或进展性症状。

支气管哮喘的预防:

（1）一级预防：旨在通过去除危险因素而预防哮喘。

（2）二级预防：是在无症状时进行早期诊断和治疗，防止哮喘病情发展。

（3）三级预防：积极地控制哮喘症状，防止病情恶化，减少并发症。

【专家健康指导建议】

（1）戒烟，减少肺部损害，保持居家空气清洁。

（2）饮食清淡可口、易消化，含高蛋白、高脂肪、低碳水化合物，保证充足的水、能量和蛋白质。

（3）选择适合的运动方式、锻炼强度、锻炼方式：如散步、快走、太极拳、游泳等。

（4）坚持服药，不要擅自增减药物，定期随访。

（5）肺部听诊出现异常者，建议及时到正规医院就诊。

第十节　成人幽门螺杆菌感染

【项目介绍】

1. 幽门螺杆菌（Helicobacter Pylori，Hp）

幽门螺杆菌是一种革兰染色阴性螺旋状细菌，主要通过口－口、粪－口途径在人与人之间传播。亲密接触，尤其是家庭内父母与孩子之间的亲密接触，可能是导致 Hp 感染的非常重要的因素。目前研究发现，Hp 感染后可引起大部分胃黏膜的活动性炎症改变，上消化道许多疾病如慢性胃炎、消化性溃疡、胃癌等都与这种细菌的存在有关。除此之外，Hp 感染也与一些胃肠外的疾病发生有关，如不明原因缺铁性贫血、特发性血小板减少性紫癜等。所以，Hp 感染是许多疾病发生的重要危险因素。

成人幽门螺杆菌感染

2. Hp 检测方法

包括非侵入性方法和侵入性方法两类：

（1）非侵入性方法：包括尿素呼气试验（^{13}C 或 ^{14}C–UBT）、Hp 粪便抗原（HpSA）检测和血清学抗体检测等。其中 UBT 是临床上最受推荐的方法，具有 Hp 检测准确性相对较高、操作方便和不受 Hp 胃内灶性分布的限制等优点。所以，^{13}C 或 ^{14}C–UBT 方法尤其适用于无相关

【成人幽门螺杆菌感染报告解读】

1. 若符合下述 3 项之一，可判断为 Hp 现症感染

（1）经侵入性方法获得的黏膜组织 RUT、病理组织切片染色或细菌培养 3 项中任一项结果为阳性。

（2）经非侵入性方法检查 ^{13}C 或 ^{14}C-UBT 阳性。

（3）经非侵入性方法查血清 Hp 抗体检测阳性多提示曾经感染过 Hp，若从未检查及治疗过 Hp，临床可视为现症感染。

2. 关于 UBT 检查方法以及 ^{13}C-UBT 报告解读

（1）检查方法：在做此项检查之前，需服用稳定的同位素 ^{13}C 或 ^{14}C 来标记尿素的药丸。用来收集呼出的气体，测定其中的 $^{13/14}C$ 标记的 $^{13/14}CO_2$，就可准确地判断有没有 Hp 感染。正常人是没有 Hp 的，而 Hp 感染者呼出的气体中就有 $^{13/14}CO_2$。

（2）^{13}C-UBT 与 ^{14}C-UBT 的区别：^{14}C-UBT 中的 ^{14}C 没有 ^{13}C-UBT 中的 ^{13}C 稳定，存在极少量的放射性，优点是较为经济。^{13}C-UBT 中的 ^{13}C 是稳定性核素，没有放射性，对人体无损害。

（3）^{13}C-UBT 呼气试验的测定结果以超基准值 DOB(Delta Over Baseline) 来表示。^{13}C-UBT 诊断标准：DOB 值 ≥ 4，诊断 Hp 阳性；DOB 值 <4，诊断 Hp 阴性。

病史，无任何临床症状的健康体检者。临床及体检中多以 ^{13}C-UBT 多见。

（2）侵入性方法：主要依靠对受检者在接受胃镜检查时进行胃黏膜活检获取的标本进行检测，主要包括病理组织学检测、快速尿素酶试验（RUT）、Hp 细菌培养和聚合酶链反应（PCR）检测等。侵入性检测方法临床上推荐 RUT 以及病理组织学检测。侵入性 Hp 检测方法除检测 Hp 以外，还可以通过清晰可靠的胃镜检查进一步了解胃内的病变情况，同时还以对可疑病变部位采取活检组织进行病理分析，明确病因。

【影响因素和注意事项】

（1）尿素呼气试验（^{13}C 或 ^{14}C-UBT）一般在检查当日上午进行，在做此项检查前需空腹或禁食三小时以上（尽量前一天 22 时后禁食，可少量饮水）。胃肠动力较差或其他原因导致食物不能较快排空者，应适当延长禁食时间，幽门梗阻导致食物不能完全排空的患者禁止行此项检查。

（2）在做 ^{13}C 或 ^{14}C-UBT 过程中，尿素胶囊需用温水完整口服，切忌咬碎，以免影响检测结果的准确性。

（3）如果近期服用过抗生素、铋剂、质子泵抑制剂（PPI）等药物可能会影响 UBT 以及 RUT 等检测的诊断结果。建议在 UBT 检测前须停用 PPI 至少 2 周，停用抗菌药物、铋剂和某些具有抗菌作用的中药至少 4 周；进行 RUT 检测前，如有服药史，一定要提前向医生说明。血清学试验检测 Hp 抗体，基本不受这些药物的影响，如果只做 Hp 抗体的检测，无须停用上述药物。

（4）某些疾病或身体的特殊情况会影响 Hp 检测结果，例如，上消化道急性出血可使幽门螺杆菌受抑制，所以如有明确的消化道出血，应在出血停止一周以后再进行 UBT 检测。若之前因胃部疾患曾做过胃部分或大部切除手术，这种情况下，可能会造成同位素从胃中快速排空，将影响 UBT 的检测效果。孕妇以及哺乳期妇女以及有严重心肺功能不全的受检者应避免进行 UBT 及 RUT 等检查。如有以上情况或有以上未提及的其他疾病病史，应在检查前向医生详细说明。

（5）如前述，常规的血清学试验检测 Hp 抗体 IgG，其阳性不一定是现症感染，不能用于根除治疗后复查。若既往未检测亦未接受过抗 Hp 治疗，Hp 抗体阳性可视为现症感染。

【关于 Hp 根除和专家健康指导建议】

（1）Hp 相关性胃炎作为一种感染性疾病，似乎所有的 Hp 感染者均有必要治疗。但数据表明，目前我国 Hp 感染率仍达约 50% 以上，是由于我们的饮食行为多聚餐，无分餐的习惯，存在 Hp 交叉感染的风险，所以，临床主动筛查所有的 Hp 感染者并进行治疗并不现实。

（2）若经检测 Hp 阳性，需去正规医院消化科门诊就诊，咨询医生，在明确 Hp 根除指征（表 5-10-1）以及除外相关药物过敏等情况后，遵医嘱选择适合的药物及方案，切不可私自开药、盲目治疗。《第五次全国幽门螺杆菌感染处理共识报告》推荐对符合根除指征的 Hp 感染者使用含铋剂四联方案（PPI+ 铋剂 +2 种抗生素）作为主要的经验性治疗根除 Hp 方案。

（3）如表 5-10-1 所示，若已被证实患有消化性溃疡或胃 MALT 淋巴瘤，且经检测 Hp 阳性，强烈推荐进行 Hp 根除治疗。这是因为，根除 Hp 可促进消化性溃疡愈合和降低溃疡并发症、发生率，预防溃疡复发；根除 Hp 可使约 80% 早期胃 MALT 淋巴瘤获得缓解。这与无症状或无并发症的其他 Hp 感染者相比，根除 Hp 的获益显然更大。

（4）如果有胃癌家族史、早期胃癌内镜下切除术后和胃黏膜萎缩和（或）肠化生等情况，我们在临床上称这样的群体为胃癌发生高风险个体。胃癌发生高风险个体根除 Hp 预防胃癌的获益高于低风险个体。

表 5-10-1 幽门螺杆菌根除指征

幽门螺杆菌阳性者并证实有以下情况	强烈推荐	推荐
消化性溃疡（不论是否活动和有无并发症史）	√	
胃 MALT 淋巴瘤	√	
慢性胃炎伴消化不良的症状		√

续表

幽门螺杆菌阳性者并证实有以下情况	强烈推荐	推荐
慢性胃炎伴胃黏膜萎缩、糜烂		√
早期胃肿瘤已行内镜下切除或胃次全手术切除		√
长期服用质子泵抑制剂		√
胃癌家族史		√
计划长期服用非甾体类抗炎药（包括低剂量阿司匹林）		√
不明原因的缺铁性贫血		√
特发性血小板减少性紫癜		√
其他幽门螺杆菌相关性疾病（如淋巴细胞性胃炎、增生性胃息肉、Menetrier 病）		√
证实有幽门螺杆菌感染		√

（5）Hp 感染是胃肠道相关器质性疾病的独立可控的危险因素，所以，对于存在胃肠道症状的受检者临床检查的首要目标是明确症状的根本原因，而不是仅限于发现幽门螺杆菌感染。对于有胃肠道相关症状，怀疑有器质性疾病的受检者，建议进行内镜检查明确诊断，而不是仅进行非侵入性、无创的幽门螺杆菌检测。

（6）上文提及的含铋剂四联方案的 Hp 根除率基本可达 80% 以上，但近年来，随着细菌耐药等情况的发生，Hp 根除的难度在逐年增加，临床会有部分根除失败的情况发生。若首次服用标准含铋剂四联方案根除 Hp 失败，请勿自行再次服用相同的药物或增加药物剂量或疗程进行盲目治疗，盲目治疗有可能会增加耐药概率。这时，请务必去医院就诊，医生会结合实际情况，更换药物后再次进行根除治疗。若多次根除 Hp 失败，再次根除治疗的难度将增加，这时，需要评估治疗的获益 – 风险比，进行个体化处理。

（7）成人的幽门螺杆菌感染很大一部分是在儿童期获得，虽然幽门螺杆菌感染是消化性溃疡和胃癌的重要病因，但与成人不同，儿童和青少年感染者很少会发生这些严重的并发症。此外，在儿童期感染幽门螺杆菌，还可能有利于感染者生命后期免疫系统的发育。因此，在决定对儿童（年龄小于 14 岁）进行幽门螺杆菌感染的检测和治疗之前，应明确该决定是否使儿童能够获益。

（8）老年人（年龄 >70 岁）根除 Hp 治疗的药物不良反应风险增加，因此，若年龄 >70 岁，应去医院就诊，由医生进行获益 – 风险综合评估后进行个体化处理。

（9）推荐在根除治疗后行 Hp 复查。多数无症状受检者根除 Hp 治疗后不需要复查胃镜，可采用非侵入性方法检测 Hp，UBT 是其中的最佳选择。复查及评估应在根除治疗结束后 4~8 周进行，此期间服用抗菌药物、铋剂和某些具有抗菌作用的中药或 PPI 均会影响检测结果。若属于上文提及的胃癌高风险人群，建议在根除 Hp 治疗后，遵医嘱定期随访检测 Hp。

【健康管理】

（1）避免家庭性感染：Hp 感染主要在家庭内聚集传播，避免导致母婴传播的不良喂食习惯，并减少外出聚餐，提倡分餐制以减少感染 Hp 的机会，餐具应定期消毒。

（2）保持口腔健康，戒烟。

（3）改善饮食习惯：避免喝生水、吃生的食物，同时食物应多样化，避免偏食，注意补充多种营养物质；不吃霉变食物；少吃熏制、腌制、富含硝酸盐和亚硝酸盐的食物，多吃新鲜食品；避免食用性状过于粗糙、味道浓烈、辛辣的食物及长期大量饮酒。

（4）保持良好心理状态及充足睡眠。

第十一节　便潜血试验及其临床意义

【项目介绍】

1. 便潜血

是指消化道少量出血，红细胞被消化破坏，粪便外观无异常改变，肉眼和显微镜下均不能证实的出血。便潜血是消化道异常的早期预警，所以对怀疑有消化道慢性出血的患者，都应进行便潜血的检查。消化道肿瘤早期，有 20% 的患者可出现便潜血试验阳性，晚期患者的便潜血试验阳性率可达到 90% 以上，并且可呈持续性阳性。因此便潜血检查对消化道恶性肿瘤（如胃癌、大肠癌）以及息肉、腺瘤的早期筛查意义重大，并可作为消化道肿瘤患者筛查的首选指标。

2. 便潜血试验（facal occult blood test，FOBT）

该试验是用来检查粪便中隐匿的红细胞或血红蛋白、转铁蛋白等的一项实验。

3. 检测方法

包括化学法和免疫法两类：

（1）化学法：传统化学法包括还原酚酞法、联苯胺法、邻甲苯胺法、无色孔雀绿法等；全新化学法是四甲基联苯胺法（便潜血检测试纸），较传统化学法更为准确、快速、有效鉴定便标本中是否含有隐血。

（2）免疫法：包括血红蛋白检测法（FOB）以及转铁蛋白检测法。血红蛋白检测法检测粪便中的血红蛋白（Hb），转铁蛋白检测法检测粪便中的转铁蛋白。我院采用 FOB 来进行便潜血试验。

【影响因素及注意事项】

（1）建议在留取便标本时尽量留取新鲜粪便进行检验，并尽量使用采便棒多点取样后以增加送检标本的阳性率。为了减少检测结果假阴性的出现，可使用不同方法联合检测便潜血。

（2）便潜血检测只能定性筛选大便潜血的存在与否，不能确定标本中的血量。

（3）如果正处于月经期或有血尿、口鼻腔出血等情况，建议推迟或暂时取消此项检查，因为上述情况都可能会引起该项检查假阳性结果。

（4）FOB 特异性强：只针对人血红蛋白进行检测，与动物血红蛋白没有交叉。故 FOB 基本不受饮食、药物等因素的干扰而出现假阳性。

（5）在粪便形成的过程中，少量的消化道出血不一定与之均匀混合，使消化道出血具有间断性。所以，若深度怀疑自己有消化道少量出血，为增加检查的阳性率，可以选取一日内几次的标本或不同日的标本连续多次送检，以获得更为准确的结果。但只要有一次结果为阳性，我们就可以认为该送检标本中有隐血。

（6）大约有 40%~50% 的上消化道出血患者不能由 FOB 检出，原因是①便标本放置时间过长，血红蛋白或红细胞经过消化酶降解或消化殆尽，已经不具有原来的活性；②消化道大出血，过量的血红蛋白导致反应体系中抗原过剩出现前滞现象；③患者血红蛋白的抗原与单克隆抗体不匹配。例如，若出现了柏油样的黑便，医生根据病史及临床表现考虑可能存在较为严重的上消化道出血。但此时若送检的便标本中血红蛋白浓度过高，就可能因为前滞现象，出现假阴性结果，此时应将标本稀释后重复送检，并结合其他检查结果综合判断。

【专家健康指导建议】

（1）若体检报告提示便潜血阳性，请不要紧张。便潜血检查只是一项筛查手段和辅助诊断依据，并不是确诊疾病的金标准。即便是便潜血结果多次阳性，也不能代替临床内镜（胃肠镜等）、影像学检查等其他辅助检查。若便潜备阳性，且不能用其他能够导致假阳性的情况解释，请及时去正规医院消化内科或肛肠外科就诊，临床医生会结合实际情况，做进一步检查以确诊。例如：血常规、血生化、凝血、自身抗体等血液检查以及腹部超声、腹部 CT 等影像学检查乃至内镜（如肛门镜、胃肠镜）等侵入性检查方法等。

（2）便潜血阳性有可能发生的疾病有：消化道出血、消化性溃疡、消化道息肉、腺瘤等，严重者存在消化道肿瘤（如胃癌、大肠癌）的可能。除此之外，可导致粪便中出现较多红细胞的疾病，如痢疾、直结肠息肉、克罗恩病、溃疡性结肠炎、痔疮、肛裂出血等也有可能会导致便潜血试验阳性反应。上述疾病，除消化道息肉、早期消化道肿瘤外，绝大多数会合并有发热、纳差、腹部不适、腹痛、恶心呕吐、腹泻、黏液脓血便、消瘦等的临床表现，若在便潜血检查前已确诊患有上述疾病，且便潜血试验结果阳性，应及时去正规医院消化内科或肛肠外科就诊并进行相应的治疗。

【便潜血报告解读】

检验结果依据检验试纸色带的显示情况进行阳性判定，结果标记为阳性（+）、阴性（−）、可疑阳性（±）或无效。若结果标记为阳性（+），考虑送检标本中含有隐血；标记为阴性（−）的，考虑送检标本中不含有隐血；标记为可疑阳性（±）的，考虑送检标本中可疑含有隐血；标记为无效的，考虑存在标本留取不合格的可能，应重新留取标本进行测试。

（3）另外，便潜血试验检测结果阳性，有一部分可能是由于服用了某些药物，如非甾体抗炎药（阿司匹林、双氯芬酸、布洛芬等），这类药物刺激胃肠道可以造成胃肠黏膜急慢性损伤，形成隐性出血。若长期服用此类药物，并已行内镜检查明确诊断，并除外其他出血原因的，可尝试在医生的指导下停用此类药物一段时间，并加用抑制胃酸分泌药物及胃黏膜保护药物，多数情况下，胃黏膜损伤、出血会逐渐好转，便潜血结果转阴。

第十二节　消化内镜检查及胃肠道恶性肿瘤筛查

消化内镜检查及胃肠道
恶性肿瘤筛查

【项目介绍】

消化内镜是应用各类微型摄像头经消化道直接或间接获取图像，以诊断和治疗消化系统疾病的一组设备。我们运用消化内镜不仅能够直接观察到消化道的真实情况，而且还可以对观察到的可疑病变部位活检，进行病理及细胞学检查，从而进一步明确诊断。消化内镜按检查所用内镜属性可分为食管镜、胃镜、十二指肠镜、结肠镜、小肠镜、内镜超声、胶囊内镜等；按检查部位和功能分为上消化道内镜、下消化道内镜、内镜逆行胰胆管造影（ERCP）等；按临床应用分为诊断性消化内镜和治疗性消化内镜；按照内镜过程中是否进行麻醉，可分为普通消化内镜、无痛消化内镜等。在实际临床工作及体检中最常见的诊断用消化内镜内镜主要为胃镜及结肠镜。

1. 胃镜

胃镜检查时从口腔进入，经过食管、胃，到达十二指肠球部、降部，常用来诊断上消化道疾病，如上消化道炎症、溃疡、肿瘤、息肉、憩室、狭窄、畸形或异物等。

（1）胃镜检查的适应证：

①存在上消化道症状（如烧心、吞咽困难、上腹痛、呕吐等），怀疑有食管、胃、十二指肠病变。临床需要确诊者。

②已确诊的上消化道病变，如消化性溃疡、息肉、食管癌、胃癌等疾病治疗后需要随访或观察疗效者。

③有呕血、黑便等上消化道出血症状，但病因及部位不明者。

④影像学检查发现上消化道病变，需要明确性质者。

⑤上消化道异物者。

⑥需要对已发现的病变进行内镜下治疗者。

⑦有胃癌家族史及其他胃癌高危人群。

⑧存在幽门螺杆菌感染，需要明确是否有胃黏膜病变者，或者需要进行幽门螺杆菌培养及药物敏感性试验以指导治疗者。

⑨体检。

（2）胃镜检查的禁忌证：

1）绝对禁忌：

①严重心肺疾患或严重心肺功能衰竭，无法耐受内镜检查。

②怀疑有休克或消化道穿孔急性期等危重患者。

③患有精神疾病，不能配合内镜检查者。

④消化道急性炎症，如腐蚀性食管损伤的急性期。

⑤急性重症咽喉疾患内镜不能插入者。

⑥明显的胸腹主动脉瘤。

⑦急性脑卒中患者。

2）相对禁忌：

①轻中度心肺功能不全。

②消化道出血，血压波动较大或不稳定。

③高血压患者，血压偏高。

④凝血功能障碍或有严重出血倾向者。

⑤高度脊柱畸形。

⑥消化道巨大憩室。

2. 结肠镜

结肠镜检查时从肛门进入，可以观察包括直肠、乙状结肠、降结肠、横结肠、升结肠、盲肠至回肠末端的肠道黏膜，主要用于诊断大肠息肉、结肠直肠肿瘤、大肠炎症性疾病如溃疡性结肠炎、慢性结直肠炎等。

（1）结肠镜检查的适应证：

①原因不明的中下腹疼痛及腹泻、便血、黑便、便秘、

腹胀、排便异常等。

②原因不明的腹部肿块，怀疑结直肠及回肠末端病变，经影像学检查不能确诊，需进一步明确者。

③经检查提示便潜血阳性，及不明原因贫血等。

④疑有慢性肠道炎症性疾病。

⑤结肠癌手术前确定病变范围，结肠癌、息肉术后复查及疗效随访。

⑥原因不明的低位肠梗阻。

⑦体检。

（2）结肠镜检查禁忌证：

除胃镜检查的禁忌证外，结肠镜检查的相对禁忌证还包括炎症性肠病的重症病例，有严重基础疾病的病例；结肠镜检查的绝对禁忌证还包括溃疡性结肠炎、中毒性巨结肠、消化道穿孔以及对肠道清洁剂成分过敏等情况。

3. 无痛胃肠镜

所谓无痛胃肠镜检查，就是麻醉胃肠镜，使用一种安全高效的镇静催眠药物，使患者在很短时间内进入浅睡眠状态，全身放松后再进行胃肠镜检查，几乎感觉不到任何不适，检查完成后，很快清醒，在休息一段时间后即可离院回家，整个过程大约需要 30 分钟左右。无痛胃肠镜相比于普通胃肠镜，它具有以下优点：首先无痛胃肠镜检查因患者处于睡眠状态，能很好地配合检查，使医生检查时间缩短，更容易到达敏感部位，有利于病情的诊断和治疗。无痛胃肠镜检查特别适于精神极度紧张恐惧者、对疼痛刺激特别敏感者、高血压及心脏病患者、老年人、不能自主配合检查的小儿患者。

（1）无痛胃肠镜的适应证和禁忌证：

无痛胃肠镜的适应证和普通胃肠镜检查基本相似。但也要注意，无痛胃肠镜因检查过程中需要麻醉，故存在一定的麻醉风险，术前需要进行严格的麻醉评估。除了胃肠镜检查的禁忌证以外，年龄过大、患有心动过缓、严重高血压、心肺疾病、心肺功能衰竭者不宜进行无痛胃肠镜检查。其次，并发胃潴留的消化系统疾病，液体反流容易引起窒息，也不宜选择无痛胃镜。再次，严重鼾症及过度肥胖患者检查时也有发生窒息的风险，也应慎重选择无痛胃镜。最后，为了避免麻醉药物的影响，孕妇及哺乳期妇女也不宜选择无痛胃肠镜。

（2）无痛胃肠镜检查后注意事项：

①检查后3小时内需有人陪护。

②检查后8小时内禁食辛辣食物，不能饮酒。

③检查后8小时内不得驾驶机动车辆、进行机械操作和从事高空作业，以防意外。

④检查后8小时内最好不要做需要精算和逻辑分析的工作。

4. 胶囊内镜

胶囊内镜检查是一种新型无创的消化道无线监测系统，属于非侵入性检查，最先应用于小肠检查，填补了胃镜和结肠镜对小肠检查的空白。随着技术的发展，目前胶囊内镜除了小肠检查以外，还开发了用于食管、胃及大肠的磁控胶囊内镜检查等。胶囊内镜通过口服内置摄像与信号传输装置的智能胶囊，借助消化道蠕动功能，使之在消化道内运动、拍摄图像，并以数字信号传输图像给患者体外携带的图像记录仪，进行存储记录。新型磁控胶囊内镜内植永久性微型磁极，依靠体外磁场，精确控制进入人体内的胶囊内镜的运动、姿态和方向，实现主动控制、精准拍摄的功能。医生通过影像工作站分析所记录的图像，了解患者的整个消化道情况，从而对病情作出诊断。

胶囊内镜的优点：检查无痛苦，不用麻醉；检查用胶囊一次性使用，无交叉感染风险；对于一部分小肠疾病可作为先期检查，为下一步小肠的双（单）气囊内镜检查和治疗提供帮助；解决了部分人因恐惧心理不愿意做普通消化内镜的问题。

胶囊内镜的缺点：除磁控胶囊外，普通胶囊无动力，需借助胃肠动力运行；而且胶囊内镜不能避开或冲洗胃肠内的血迹和分泌物，拍照清晰度较差，病变容易遗漏；对观察到的消化道病变不能进行病理活检；消化道动力较差以及消化道尤其是小肠狭窄的患者存在胶囊滞留的风险，发生胶囊滞留后需要经小肠镜或外科手术取出；价格较为昂贵。

（1）胶囊内镜的适应证：

①可作为消化道疾病尤其是小肠疾病诊断的首选方法。

②原因不明的消化道出血，尤其是经上、下消化道内镜检查无阳性发现者。

③其他检查提示的小肠影像学异常。

④各种炎症性胃肠病，但不含肠梗阻者及肠狭窄者。

⑤怀疑为小肠器质性病变导致的腹痛、腹泻。

⑥消化道肿瘤。

⑦不明原因的缺铁性贫血。

⑧多发性息肉、克罗恩病的复查。

⑨肠营养吸收不良疾病。

（2）胶囊内镜的禁忌证：

①发生在胶囊内镜检查失败或摄像胶囊排出障碍的高危人群。

②年老体弱和病情危重者。

③有吞咽困难者。

④胃肠道梗阻，消化道畸形、狭窄、穿孔或瘘管。

⑤急性肠炎、放射性结肠炎。

⑥患者体内如有心脏起搏器或已植入其他电子医学仪器者。

⑦无手术条件者及拒绝接受任何外科手术者（胶囊嵌顿需外科手术取出）。

⑧妊娠及哺乳期。

【胃肠道恶性肿瘤筛查及建议】

（1）胃肠道恶性肿瘤：包括食管、胃和结直肠癌，是严重危害我国人民健康的疾病。根据世界卫生组织的实时数据，我国食管癌新发病例和死亡病例占全球的55%左右；我国每年胃癌的新发病例和死亡病例占全球的40%左右；结直肠癌也是我国常见恶性肿瘤，现已跃居城市恶性肿瘤发病率第2位，死亡率第4位，而且随着人们生活水平的提高，近几年我国结直肠癌的发病率仍呈逐年攀升趋势。

（2）随着近些年技术的发展，胃肠道早癌通常经内镜下治疗即可根治，疗效与外科手术相当，且具有创伤小、恢复快的优势。

　　早期诊断、早期治疗对降低消化道恶性肿瘤病死率、改善患者预后以及减轻患者疾病负担具有重要意义。临床常见的检查如 B 超、血液化验检查甚至 CT、MRI、PET 等检查，都难以发现早期消化道肿瘤。目前在临床工作中消化道早癌筛查的主要手段就是消化内镜检查。

　　（3）根据我国国情和食管癌流行病学，以下符合第 1 项和 2~6 项中任一项者应列为食管癌高危人群，建议作为筛查对象：

　　①年龄超过 40 岁；②来自食管癌高发区；③有上消化道症状；④有食管癌家族史；⑤患有食管癌前疾病或癌前病变者；⑥具有食管癌的其他高危因素（吸烟、重度饮酒、头颈部或呼吸道鳞癌等）。

　　（4）根据我国国情和胃癌流行病学，以下符合第 1 项和 2~6 项中任一项者均应列为胃癌高危人群，建议作为筛查对象：

　　①年龄 40 岁以上，男女不限；②胃癌高发地区人群；③ Hp 感染者；④既往患有慢性萎缩性胃炎、胃溃疡、胃息肉、手术后残胃、肥厚性胃炎、恶性贫血等胃癌前疾病；⑤胃癌患者一级亲属；⑥存在胃癌其他高危因素（高盐、腌制饮食、吸烟、重度饮酒等）。

　　（5）我国结直肠癌普通人群筛查方案：推荐对年龄在 40~74 岁的一般人群每 5~10 年进行 1 次全结肠镜检查。如筛查对象拒绝直接接受结肠镜检查，可采用问卷风险评估（结直肠癌筛查高危因素量化问卷）和粪便免疫化学测试（FIT）进行初筛，对初筛阳性者（判定为结直肠癌高危人群或 FIT 阳性）行结肠镜检查。若筛查对象依从性差，对初筛阳性者或拒绝初筛患者可行多靶点粪便 DNA 检测，阳性者建议结肠镜检查。

　　符合以下任何一项或以上者，列为结直肠癌高危人群：

　　1）一级亲属有结直肠癌史。

　　2）本人有癌症史（任何恶性肿瘤病史）。

　　3）本人有肠道息肉史。

　　同时具有以下两项及两项以上者，列为结直肠癌高危人群：

1）慢性便秘（近两年中每年持续两个月以上发生便秘）。

2）慢性腹泻（近两年来腹泻累计持续超过 3 个月，每次发作持续时间在 1 周以上）。

3）黏液血便。

4）不良生活史（发生在近 20 年内，并在事件发生后对调查对象造成较大精神创伤或痛苦）。

5）慢性阑尾炎或阑尾切除术史。

6）慢性胆道疾病史或胆囊切除史。

（6）我国结直肠癌高危人群筛查技术方案：

1）若筛查对象的两个一级亲属确诊结直肠癌或进展性腺瘤（或 1 个一级亲属确诊年龄 <60 岁），建议从 40 岁开始或比家族中最早确诊结直肠癌的年龄提前 10 年开始，每 5 年进行 1 次结肠镜检查。

2）对于腺瘤性息肉综合征患者或致病突变携带者，建议应每年进行 1 次全结肠镜检查。

3）对于遗传性非息肉病性结直肠癌（Lynch 综合征）家系中携带致病突变者，建议自 20~25 岁开始接受结肠镜检查，每两年 1 次，直到 40 岁，然后每年接受 1 次结肠镜检查。

参考文献

［1］便隐血检测试纸（胶体金免疫层析法）说明书［Z］.核准日期 2016 年 4 月 13 日；修改日期 :2017 年 11 月 15 日.

［2］国家基本公共卫生服务项目基层高血压管理办公室.国家基层高血压防治管理指南［J］.中国循环杂志,2017,32(11):1041-1048.

［3］霍勇.内科学［M］.8 版.北京：人民卫生出版社,2013：257-268.

［4］尚红,王兰兰,尹一兵.实验诊断学［M］.3 版.北京：人民卫生出版社,2016：196-211.

［5］石晶,赵连爽,祁虹,等.便潜血单克隆抗体法与联苯胺法的对比试验［J］.中国医科大学学报,1997,26（2）:214-215.

[6] 杨月欣.中国食物成分表标准版［M］.6 版.北京：北京大学医学出版社，2018：196-211.

[7] 中国卒中协会.中国脑血管病临床管理指南（2019）［J］.中国卒中杂志，2019，14（7）：709-725.

[8] 中华医学会.甲状腺功能亢进症基层诊疗指南（2019 年）［J］.中华全科医生杂志，2019，18（12）：1118-1128.

[9] 中华医学会.血脂异常基层治疗指南［J］.中华全科医生杂志，2019，18（5）：406-416.

[10] 中华医学会.幽门螺杆菌感染基层诊疗指南［J］.北京：中华全科医生杂志，2020，19（5）：397-402.

[11] 中华医学会内分泌学分会.成人甲状腺功能减退症诊治指南［J］.中华内分泌代谢杂志，2017，33（2）：167-180.

[12] 中华医学会内分泌学分会.中国高尿酸血症与痛风诊疗指南（2019）［J］.中华内分泌代谢杂志，2020，36（1）：1-13.

[13] 中华医学会内镜学分会.中国早期食管癌筛查及内镜诊治专家共识意见［J］.中国实用内科杂志，2015，35（4）：320-336.

[14] 中华医学会糖尿病学分会.国家基层糖尿病防治管理指南（2018）［J］.中华全科医生杂志，2018，57（12）：885-893.

[15] 中华医学会消化病学分会.第五次全国幽门螺杆菌感染处理共识报告［J］北京：中华消化杂志，2017，37（6）：364-378.

[16] 中华医学会消化内镜学分会.中国早期胃癌筛查及内镜诊治共识意见［J］.中华消化杂志，2014，34（7）：433-448.

[17] 中华医学会心血管病学分会.稳定性冠心病诊断与治疗指南［J］.中华心血管病杂志，2018，46（9）：680-694.

[18] 中华医学会肿瘤学分会.中国结直肠癌早诊早治专家共识［J］.中华医学杂志，2020，100（22）：1691-1698.

[19] NICOLA L, JONES. Joint ESPGHAN/NASPGHAN Guidelines for the Management of Helicobacter pylori in Children and Adolescents （Update 2016）［J］. J Pediatr Gastroenterol Nutr, 2017, 64（6）：991-1003.

第六章　外科专科检查

第一节　皮肤病

【项目介绍】

皮肤病是发生在皮肤、邻近黏膜和皮肤附属器官疾病的总称。皮肤是人体最大的器官，约占总体重的 16%。皮肤位于人体体表，可以反映全身的健康状况，所以可以说皮肤是人体健康的一面镜子。皮肤出现的变化可以是全身性疾病的先兆或指征，出现严重的系统性疾病，皮肤可以作为第一症候。在体检过程中，观察皮肤表面的病理变化，可以及早发现变态反应、细菌和真菌感染、皮肤肿瘤及其他异常，给受检人群提供及时的、合理的建议。古人说：君有疾在腠理，不治将恐深。及早发现并治疗皮肤疾病对于全身健康是非常重要的。

【前期准备与操作步骤】

（1）检查前应嘱受检者沐浴及清洗患处，面部不可以化浓妆，患处不可以使用带颜色的外用药如紫药水涂抹。

（2）视诊：检查皮肤时光线要明亮，最好是自然光，其次是日光灯。除皮肤外，还应检查毛发、指（趾）甲及黏膜。对怀疑是接触性皮炎及寄生虫病的人群还应检查其衣服，另外还可借助放大镜来观察皮损。通过视诊明确皮损的性质、分布与排列、数目、颜色、边缘与界限、有无鳞屑及结痂等信息。

（3）触诊：通过触摸了解皮损的坚硬度、温度、与周围组织的关系以及附近淋巴结有无肿大。

（4）皮肤镜检查：对于怀疑是皮肤肿瘤者还应借助皮肤镜观察以获得更多信息。

体检解读：皮肤病篇

【常见皮肤疾病介绍】

一、特应性皮炎

【影响因素】

特应性（湿疹、哮喘或变应性鼻炎）家族史，以及参与皮肤屏障功能的丝聚蛋白基因存在功能性突变，是特应性皮炎的主要危险因素。

【专家健康指导建议】

患者每天用温水浸浴或淋浴 5~10 分钟，应用中性至低 pH 值、无香料、无皂基的清洁剂。洗浴后立即外用保湿润肤剂。如果需要外用糖皮质激素或其他抗炎药治疗，应该在洗浴后立即使用，再使用润肤剂。轻到中度特应性皮炎患者可外用皮质类固醇及润肤剂进行治疗。对于外用皮质类固醇不能控制的面部或皮肤皱褶处的特应性皮炎，建议外用钙调磷酸酶抑制剂（他克莫司或吡美莫司）。中到重度的特应性皮炎可外用中至高效价皮质类固醇进行积极主动的间歇治疗。如果局部治疗无法控制，可能需要光疗或全身性免疫抑制剂治疗。

【特应性皮炎报告解读】

特应性皮炎是一种慢性、瘙痒性、炎症性皮肤病，最常见于儿童，但也可累及成人。基本特征是皮肤干燥和严重瘙痒。根据患者年龄的不同，可分为婴儿期、儿童期、青少年和成人期。在每个阶段，患者可能出现急性、亚急性和慢性湿疹样病变。急性皮损表现为水疱、渗出和浆液性结痂，亚急性皮损表现为红斑和鳞屑及结痂，慢性皮损表现为增厚的斑块，伴苔藓化和鳞屑。

二、慢性手部湿疹

【影响因素】

日常生活接触及职业暴露接触的各类过敏原及刺激物，比如洗涤剂、水泥、消毒剂、染发剂、杀虫剂、柴油、金属镍等，均会导致湿疹的复发及加重。

【专家健康指导建议】

患者应避开刺激物和变应原，采取皮肤保护措施和抗炎治疗。建议外用强效或超强效皮质类固醇作为一线治疗药物。

【慢性手部湿疹报告解读】

慢性手部湿疹是一种累及手部皮肤的常见炎症性疾病，主要表现是皮肤脱屑、增厚和皲裂。

三、淤积性皮炎

【影响因素】

慢性静脉功能不全。

【淤积性皮炎报告解读】

淤积性皮炎又称淤积性湿疹，是一种发生于慢性静脉功能不全患者的常见下肢炎性疾病。通常表现为长期水肿的下肢出现发红、脱屑和湿疹性斑块或斑片症状。慢性患者可出现色素沉着过度（图6-1-1）。严重者可进展为皮肤溃疡。

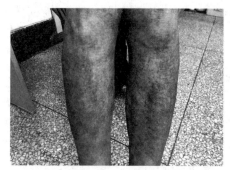

图6-1-1　慢性淤积性皮炎

【专家健康指导建议】

患者应使用加压袜，定期参加体育运动，减轻体重，休息时抬高患肢。全身治疗包括静脉活性药物（七叶皂苷钠、地奥司明等）。局部治疗首先需要加强皮肤护理，可使用温和的润肤剂。对于有渗出性湿疹的患者可以外用盐水湿敷。急性淤积性皮炎患者可外用皮质类固醇激素，但应避免长期使用，以免皮肤萎缩和形成溃疡。

四、脂溢性皮炎

【影响因素】

皮脂过多及共生的糠秕马拉色菌与该病的发生直接相关。

【脂溢性皮炎报告解读】

脂溢性皮炎是一种常见的复发性皮肤病，表现为富含皮脂腺区域的红色脱屑性斑块，如鼻两侧与鼻唇沟、眉毛与眉间、耳后皮褶与头皮。少数患者有胸背部和腋窝受累。头皮屑是一种轻度的脂溢性皮炎。

【专家健康指导建议】

（1）去头屑可使用抗真菌洗发水，包括酮康唑洗剂、二硫化硒洗剂等。

（2）对于存在鳞屑、炎症和瘙痒的中度至重度头皮脂溢性皮炎患者，建议联合强效外用皮质类固醇洗剂、喷雾剂或泡沫剂。

（3）面部脂溢性皮炎建议使用低效价外用皮质类固醇乳膏（如地奈德乳膏）联合外用抗真菌剂（如酮康唑乳膏）进行治疗。

五、足癣

【影响因素】

缺乏皮脂腺和穿封闭性较高的鞋子造成的湿润环境是

造成本病的最重要因素。真菌感染可能由赤脚在公共设施上行走所引起。

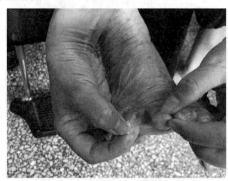

图6-1-2　趾间型足癣

【专家健康指导建议】

（1）勤洗脚，穿透气性好的鞋袜。用可有效治疗足癣的局部外用药物，包括唑类（如酮康唑）、布替萘芬、环吡酮胺等。局部抗真菌治疗一般一日1~2次，持续4周。

（2）口服抗真菌治疗通常使用特比萘芬、伊曲康唑或氟康唑。一般疗程为2~4周。

六、手癣

【影响因素】

手癣通常由自身足癣扩散而来，也可能由接触到外界环境中的皮肤癣菌孢子引起。

【专家健康指导建议】

（1）用可有效治疗手癣的局部药物，包括唑类（如酮康唑），布替萘芬、环吡酮胺等。局部抗真菌治疗一般一日1~2次，持续4周。

（2）口服抗真菌治疗通常使用特比萘芬、伊曲康唑或氟康唑。

七、甲癣

【影响因素】

影响因素包括高龄，游泳，足癣、糖尿病等。

【甲癣报告解读】

甲癣是指由真菌引起的指（趾）甲感染，病原菌包括皮肤癣菌和酵母菌等。红色毛癣菌是最常见的致病微生物。除了引起指（趾）甲外观的改变外（图6-1-3），还可以引起局部疼痛，伴发细菌感染，并可能成为皮肤真菌感染的感染源，而且容易造成家庭内部人员的密切接触传染。

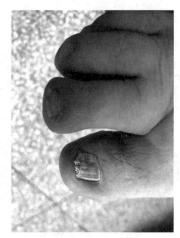

图6-1-3　甲癣

【专家健康指导建议】

（1）外用和全身性使用抗真菌药物是主要的治疗方法。特比萘芬是治疗轻度至中度皮肤癣菌、甲真菌病的一线治疗药物，对于不能耐受特比萘芬或者特比萘芬治疗无效的患者，可使用伊曲康唑替代治疗。

（2）一线的外用治疗药物包括阿莫罗芬和环吡酮胺等。外用抗真菌药物疗效一般不佳，因为难以渗透甲板。

八、股癣

【股癣报告解读】

股癣是累及腹股沟区及臀部的皮肤癣菌感染，典型损害为境界清楚，具有隆起，附着有鳞屑的活动性边缘的红斑，伴有瘙痒。

【影响因素】

股癣往往是由于同时存在的足癣感染播散所致，易感因素包括多汗、肥胖、糖尿病和免疫缺陷等。

【专家健康指导建议】

（1）注意袜子和内裤分开洗涤。日常生活中注意接触了足癣部位的双手要及时清洗，并避免接触腹股沟区域。局部抗真菌药物能有效治疗股癣，如酮康唑乳膏，布替萘芬乳膏，环吡酮胺乳膏等。

（2）如果局部治疗未缓解，可以采用口服抗真菌药物。复发性股癣非常常见，应在治疗同时降低足癣和股癣复发的危险。

九、银屑病

【影响因素】

危险因素包括遗传因素以及非遗传因素，如吸烟、药物和酒精、维生素 D 缺乏等。链球菌感染是点滴状银屑病发作公认的促发因素。

【专家健康指导建议】

（1）治疗的首要目标是控制疾病，虽然治疗能大幅改善银屑病，但是无法治愈它。局限性皮肤病变通常可以采用外用药物治疗，外用药物包括强效外用皮质类固醇，如卤米松乳膏，联合应用卡泊三醇乳膏或他扎罗汀乳膏。

（2）中至重度病变患者可能需要光照疗法或全身性治疗，例如口服维 A 酸类或甲氨蝶呤、环孢素等免疫抑制剂。用于治疗银屑病的生物药物包括：抗 TNF 药物阿达木单抗、依那西普、英夫利昔单抗、抗 IL−17 抗体苏金单抗等。

【银屑病报告解读】

银屑病是一种常见的慢性炎症性皮肤病，可以严重影响生存质量。是免疫介导的多基因遗传病。临床表现为局限性或泛发的边界清楚的红色斑块，上覆云母状白色鳞屑。

十、白癜风

【影响因素】

该病的发生与遗传、外伤、日晒、精神创伤、疾病、妊娠等因素有关。

【专家健康指导建议】

（1）治疗白癜风收效缓慢。快速进展的白癜风患者可以全身性应用皮质类固醇（口服泼尼松龙片等）来稳定病情。

（2）对于受累面积小于 10% 的白癜风患者，建议局部应用皮质类固醇乳膏，如糠酸莫米松乳膏，每日一次，连用 3 个月，然后间断 1 个月。

（3）对于受累面积为 10%~40% 的白癜风患者，建议采用窄谱 UVB 光疗，同时联用皮质类固醇或钙调磷酸酶抑制剂（如他克莫司，吡美莫司等）。局限性、难治性白癜风患者可以采用健康黑素细胞自体移植的外科疗法。

【白癜风报告解读】

白癜风是一种获得性的由于功能性黑素细胞缺失而以局限性脱色斑为特征的疾病。其特点是皮肤上出现界限清楚的白斑，呈完全脱色（牛奶白或粉笔白）的斑点或斑片。常伴随自身免疫性甲状腺疾病。

十一、瘢痕疙瘩

【影响因素】

常形成于手术创面、裂伤处、烧伤处，或者是有炎症或感染性皮肤问题的部位（如痤疮、毛囊炎、疫苗接种）。具有家族倾向性，并与性激素水平相关。

【专家健康指导建议】

（1）瘢痕疙瘩最常用的治疗方法是皮损内注射曲安奈德，多需要重复注射，药物剂量过大容易导致真皮萎缩。

（2）必要时也可以采用手术治疗方式，但手术治疗复发率高达100%，手术后联合放射治疗可以降低复发率。

十二、毛囊炎

【影响因素】

危险因素包括毛囊阻塞、多汗症，长期外用皮质类固醇、口服抗生素治疗痤疮，暴露于热水浴缸或热水游泳池等。

【专家健康指导建议】

（1）对于很多细菌性毛囊炎，外用抗生素治疗已经足够，首选的一线药物为夫西地酸乳膏及莫匹罗星乳膏等。皮肤广泛受累的患者，可接受口服抗生素治疗，如红霉素、米诺环素、克林霉素等。

（2）反复发生脓肿的患者可采取去定植方案，如5日疗程的鼻腔局部用莫匹罗星软膏以及每日用氯己定清洗剂对个人物品进行消毒。马拉色菌性毛囊炎患者可以口服氟康唑和伊曲康唑，外用二硫化硒洗剂及酮康唑乳膏。蠕形螨毛囊炎可以外用5%扑灭司林乳膏，硫磺乳膏及口服甲硝唑片。

十三、痤疮

【影响因素】

奶类和高血糖指数膳食有促进疾病发生的作用。痤疮患者可以出现严重的心理问题。影响患者的社交生活和就业。痤疮瘢痕可以毁容。尽管各种疾病导致的雄激素过度可引起痤疮，但是大多数痤疮患者的雄激素水平是正常的。

【专家健康指导建议】

（1）限制辛辣甜腻食物及牛奶摄入，注意面部清洁，保湿，保持大便通畅。轻度痤疮可以外用维A酸（如阿达帕林凝胶）和抗生素（如夫西地酸乳膏）或其他抗菌药物（如过氧化苯甲酰软膏），中到重度炎性痤疮需要口服抗生素，最常用的是米诺环素和红霉素。

（2）结节性痤疮可以单用口服异维A酸治疗。

（3）女性重度痤疮可以采用口服激素（包括口服避孕药和螺内酯）治疗。

（4）暴发性痤疮以口服糖皮质激素和异维A酸为主。痤疮形成脓肿的，应该抽脓灌洗，再注射糖皮质激素。

十四、鱼鳞病

【影响因素】

绝大多数鱼鳞病是遗传的，目前已经发现多达50多种致病性基因突变。寻常型鱼鳞病是最常见的遗传性鱼鳞病，丝聚蛋白功能缺失、突变均可引起寻常型鱼鳞病。

【专家健康指导建议】

使用润肤剂、保湿剂和角质剥脱剂治疗可以改善临床症状。

【鱼鳞病报告解读】

鱼鳞病是一组以全身皮肤不同程度脱屑为特征的异质性疾病。临床表现为白色到灰色的细鳞屑，以腹部及四肢伸侧最明显，许多患者出现毛周角化病。

十五、脂溢性角化病

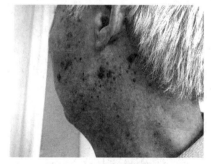

图6-1-4　脂溢性角化病

【脂溢性角化病报告解读】

脂溢性角化病也叫老年疣，是常见的表皮良性肿瘤。一般发生于50岁以后，但也可见于中青年。临床表现为边界清楚、圆形、伴有黯淡、疣状表面和典型的黏附样外观（图6-1-4）。通常无症状。

【影响因素】

衰老和日光暴露。

【专家健康指导建议】

（1）通常不需要治疗。

（2）如果病变有症状或影响美观时可以移除。常用的治疗包括冷冻疗法、激光和手术等。

第二节　浅表淋巴结检查

【项目介绍】

淋巴结检查：是指通过视诊及触诊，对全身浅表淋巴结进行检查。

【检查步骤】

全身体格检查时，淋巴结的检查应在相应身体部位检查过程中进行。头颈部淋巴结的检查顺序是：耳前、后，枕部，颌下，颏下，颈前、后，锁骨上淋巴结。上肢的检查顺序是：腋窝淋巴结、滑车上淋巴结。下肢淋巴结的检查顺序是：腹股沟淋巴结、腘窝淋巴结。

【主要疾病介绍】

一、非特异性淋巴结炎

【影响因素和临床表现】

淋巴结炎多继发于其他感染性病灶，由致病菌沿淋巴管侵入淋巴结所致，常见于颈部、腋窝和腹股沟部。

【非特异性淋巴结炎报告解读】

肿大的淋巴结单个或多个出现，彼此界限清楚，质地柔软、有压痛，表面光滑、与周围无粘连。

【专家健康指导意见】

（1）治疗时，首先要及时处理原发病灶。局部淋巴结炎症可采用热敷或外敷药物进行治疗。一旦形成脓肿，行切开引流术，术后定期换药，直至伤口愈合。

（2）如有全身症状，如发热、血白细胞计数升高时，加用抗菌药。

二、淋巴结结核

【影响因素和临床表现】

患者多为儿童和青年人，30岁以上比较少见，以颈部多发。初期，肿大的淋巴结相互分离，可移动，无疼痛，逐渐形成淋巴结周围炎，淋巴结相互粘连，融合成团，与皮肤和周围组织粘连。晚期，淋巴结破溃，形成不易愈合的窦道或溃疡。

患者多无明显全身症状，无高热。

【专家健康指导意见】

本病单纯依靠查体不能确诊，需行穿刺或切除活检病理检查方可确诊。治疗分全身治疗及局部治疗。

三、恶性淋巴瘤及转移癌

【专家健康指导意见】

（1）单纯依靠查体不能确诊。医生通过病史和体检，得出初步印象，然后根据病情需要，进行各种必要的检查，包括实验室检查、影像学检查和病理学检查等，并根据病理检查结果确定治疗方案。

（2）如诊断为转移癌，尽量找到原发灶，并根据肿瘤进展情况，选择手术、化疗或放疗的治疗方式。

（3）如病理检查为恶性淋巴瘤，化学治疗为基础治疗，并根据肿瘤的病理分型及肿瘤分期，行放射治疗，一般不选择手术治疗。

第三节　甲状腺体格检查及常见疾病介绍

【项目介绍】

甲状腺是成年人最大的内分泌腺，位于颈前部，呈"H"形，由左右两叶、峡部及锥状叶组成。甲状腺左右叶呈锥体形，贴于喉和气管的侧面，长约5cm，宽约2.4cm，其内侧面附着于环状软骨，因此，在吞咽时，甲状腺可随喉结上下移动。甲状腺有合成、贮存和分泌甲状腺激素的功能。甲状腺激素的主要作用是促进机体新陈代谢，维持机体的正常生长发育，对于骨骼和神经系统的发育有较大的影响。甲状腺结节是外科医生经常碰到的一个问题，成人发病率约4%。流行病学研究在富碘地区人群中约5%的女性和1%的男性可扪及甲状腺结节，经高分辨率超声可在19%~67%随机人群中探及甲状腺结节。在众多良性结节中5%~15%为甲状腺癌，如何鉴别至关重要。为避免

【淋巴结结核报告解读】

肿大的淋巴结常发生于颈部血管周围，多发性，质地稍硬，大小不等，可相互粘连，或与周围组织粘连，如发生干酪性坏死，则可触及波动感。晚期破溃后形成瘘管，愈合后可形成瘢痕。

【恶性淋巴瘤及转移癌报告解读】

肿大的淋巴结质地坚硬，或有橡皮样感，表面可光滑或突起，与周围组织粘连，不易推动，一般无压痛。

漏诊恶性结节，病史和体格检查是十分重要的环节。不少患者并无症状，而在体格检查时偶然发现。一般来讲，对于甲状腺结节，男性更应得到重视。体格检查发现明显的孤立结节是最重要的体征。

【前期准备】

检查当日不要穿高领衣服，最好穿开衫或低领上衣。

【操作步骤】

①暴露颈部；②与医生面对面进行甲状腺视诊；③检查者可以站在受检者前面或站在受检者的后面进行甲状腺的触诊；④甲状腺听诊，当触到甲状腺肿大的时候，用听诊器直接放在肿大的甲状腺上，听是否有杂音。

【检查方法及内容】

甲状腺体格检查方法主要从视诊、触诊和听诊三个方面进行。

甲状腺视诊主要是观察甲状腺的大小和对称性，嘱受检者做吞咽动作，可见甲状腺随吞咽动作而上下移动。甲状腺肿大的分度是评价甲状腺疾病严重程度和观察治疗效果的一项重要指标。根据甲状腺肿大情况将其分为三度。①甲状腺Ⅰ度肿大：从颈部看不出肿大，但触诊能摸到肿大的甲状腺；②甲状腺Ⅱ度肿大：颈部可以看到肿大的甲状腺，触诊也能摸到肿大的轮廓，甲状腺肿大尚未超过胸锁乳突肌外缘；③甲状腺Ⅲ度肿大：肿大的甲状腺超过胸锁乳突肌外缘。

甲状腺的触诊是通过触摸判断甲状腺组织有无增厚，并配合受检者的吞咽动作，判断腺体有无增大和结节。对于触诊可及的肿块，需要详细描述结节大小、质地，表面是否光滑，边界是否清楚，是否随吞咽上下移动，表面有无震颤。无论结节大小，良性结节往往是表面光滑，边界清楚，可以随吞咽上下移动。恶性结节大多是表面不光滑，边界不清楚，质硬且固定，腺体在吞咽时上下移动性减小。

对于肿大的腺体需要进行听诊，如听到有连续的静脉嗡鸣音，对诊断甲状腺功能亢进有很大的帮助。

【常见疾病介绍】

一、单纯性甲状腺肿

俗称"大脖子病"，随着加碘盐的普及，发病率已明显下降。最常见的病因是碘缺乏和碘过量。早期症状不明显，多在体检时被发现。女性多见，一般无全身症状。当发生囊肿样变的结节内并发囊内出血时，可引起结节迅速增大。甲状腺不同程度的肿大和肿大结节对周围器官引起的压迫症状是本病主要的临床表现。

【专家指导意见】

（1）甲状腺肿者，避免领口紧束感的衣物。

（2）多数单纯性甲状腺肿患者的甲状腺功能是正常的，并不需要药物治疗。

（3）当出现以下几种情况时，应该采取手术治疗：

①结节性甲状腺肿，压迫气管、食管、喉返神经或交感神经引起吞咽或呼吸困难。

②胸骨后甲状腺肿。

③巨大甲状腺肿影响正常工作和生活。

④继发功能亢进或疑有恶变。

二、慢性淋巴细胞性甲状腺炎

又称桥本甲状腺炎，是一种自身免疫性疾病，也是甲状腺功能减退最常见的原因。本病发病年龄多为中青年女性，临床表现多为无痛性弥漫性甲状腺肿，对称，质硬，表面光滑，较大腺肿可有压迫症状。

【专家指导意见】

（1）本病发展缓慢，通常无须治疗。

（2）如果甲状腺肿大，无功能异常，建议适当限碘，可以食用加碘食盐，但适当限制海带、紫菜、海苔等富碘食物的摄入。

（3）如甲状腺肿大伴有功能异常，建议到内分泌科就诊。

（4）如果甲功正常，甲状腺肿大明显，出现颈部压迫症状，有呼吸和（或）吞咽困难症状，需要外科就诊。

【单纯性甲状腺肿报告解读】

甲状腺体格检查在单纯性甲状腺肿患者往往只提示甲状腺饱满，或甲状腺肿大，根据肿大的情况分为三度。如肿大同时发现结节，结节往往是多发的，表面多是光滑的，质地中等偏硬，边界清楚，可随吞咽上下移动。如触诊发现甲状腺震颤或听诊有杂音，提示可能存在甲状腺功能亢进。

【慢性淋巴细胞性甲状腺炎报告解读】

体格检查可发现甲状腺弥漫性肿大，无触痛，伴或不伴有结节，甲状腺随吞咽上下移动。化验检查甲状腺功能正常、升高或降低均有可能。超声检查往往提示甲状腺弥漫性改变，伴或不伴结节。

（5）如肿大伴有结节，需要超声检查对结节进行TIRADS分类，TIRADS分类3级及以下，且甲功正常患者，定期观察，每半年复查一次；TIRADS分类4级及以上，且甲功正常，尽快到甲状腺外科就诊。

三、甲状腺腺瘤

【甲状腺腺瘤报告解读】

体格检查可发现颈前单发结节，表面光滑，边界清楚，无压痛，质地稍硬，可随吞咽上下移动。

甲状腺腺瘤是最常见的甲状腺良性肿瘤。多见于40岁以下的女性，颈部出现圆形或椭圆形结节，大部分患者无任何症状，腺瘤生长缓慢。当发生囊内出血时，肿瘤可在短期内迅速增大，局部出现胀痛。甲状腺腺瘤有引起甲亢（发生率约为20%）和恶变（发生率约为10%）的可能，故应早期进行手术治疗。

【专家指导意见】

（1）如颈部突发的肿物伴疼痛，多可能是腺瘤或结节性甲状腺肿囊内出血，需及时就诊外科，行超声检查，明确病因。

（2）如不明原因出现心悸、易怒、多汗、消瘦等症状，需要就诊内科或外科，行甲状腺功能及超声检查，必要时需要行核素显像，明确结节是否为高功能性腺瘤。如既往甲状腺结节病史，短期内颈前肿物明显增大，不除外腺瘤癌变的可能，需要及时到甲状腺外科就诊。

四、甲状腺癌

【甲状腺癌报告解读】

明显的孤立结节是甲状腺癌最重要的体征。大部分甲状腺癌表现为单一结节，有一部分表现为多发结节。大于1cm的甲状腺结节在体格检查时容易被发现，结节多质硬，表面不光滑，边界不清楚，如癌肿侵犯周围组织并粘连固定，则不随吞咽上下移动或移动度减小。

甲状腺癌是最常见的甲状腺恶性肿瘤，约占全身恶性肿瘤的1%，近年来呈上升趋势。甲状腺内发现肿块是最常见的表现。随着病程进展，肿块增大可出现压迫症状，包括呼吸障碍、吞咽障碍、声音嘶哑、Horner综合征及耳、枕、肩等处疼痛。局部淋巴结转移可出现颈淋巴结肿大，有的患者以颈淋巴结肿大为首要表现。晚期常转移到肺、骨等器官，出现相应临床表现。特殊类型的甲状腺癌，可有腹泻、面部潮红和多汗等类癌综合征或其他内分泌失调的表现。

【专家指导意见】

（1）甲状腺癌的确切病因并不确定，因此目前本病无预防方案，可通过定期体检和筛查及早发现，提高治愈和生存率。

（2）注意避免放射线暴露，控制摄入碘盐，健康饮食，以减少甲状腺疾病的发生。

第四节　乳腺体格检查及常见疾病介绍

【项目介绍】

正常未生产的妇女乳房呈半球形，其外形变异很大，受地区、种族、家族、生理周期等因素的影响。青春期卵巢功能逐渐成熟，受性激素的影响乳房开始发育；妊娠期和哺乳期，乳房增大并具备泌乳的功能；停止哺乳后，乳腺复旧，乳房变小；老年期，卵巢功能衰退，乳房萎缩而下垂。乳房的变化几乎伴随女性的全生命周期。乳房的皮肤与身体其他部位的皮肤一样，是对称、光滑平整的，一旦乳房疾病发生，乳房的皮肤就会发生肉眼能够看见的特殊变化。乳头和乳晕的皮肤较薄，易受损伤而感染。平时触摸到的柔软且有弹性的乳腺组织是乳房的主要成分，乳腺组织的表面及其深面包裹着一层又薄又白的包膜，它们通过许多短小的韧带使乳房组织悬挂在胸壁上。当病变侵犯到这些韧带时，会引起它们缩短，使光整的乳房皮肤上出现某一处的凹陷，就像人脸上的酒窝，因此医学上称之为"酒窝征"。男性乳腺组织出生后就基本退缩，仅限于乳晕范围残留少许乳腺组织，一般很少发育。乳房淋巴主要通过腋窝淋巴管回流到淋巴总站，乳腺癌癌细胞的转移常常是通过淋巴管通道进行的。淋巴管道上有很多淋巴结，就像高速道路上的检查站。癌细胞进入淋巴管后，会破坏相应位置的淋巴结，临床上表现为淋巴结肿大。乳腺癌的淋巴结转移常发生在腋窝。乳房作为胸壁表面的器官，体格检查是发现其病变的最主要、最直接的检查手段。

【前期准备】

检查当日穿宽松上衣或开衫便于进行乳房检查。

【操作步骤】

（1）受检者采用端坐和仰卧位检查，两侧乳房充分暴露，以利进行乳房视诊。

乳房，你好

（2）同样体位进行乳房扪诊，检查者采用手指掌面循序对乳房外上（包括腋尾部）、外下、内下、内上各象限及中央区作全面检查，轻挤乳头，若有溢液，依次挤压乳晕四周，并记录溢液来自哪一根乳管。

（3）直立位检查腋窝，检查者面对患者，以右手扪其左腋窝，左手扪其右腋窝。先让患者上肢外展，以手伸入其腋顶部，手指掌面压向患者的胸壁，然后嘱患者放松上肢搁置在检查者的前臂上，用轻柔的动作自腋顶部从上而下扪查腋顶部淋巴结，然后将手指掌面转向腋窝前壁，扪查胸大肌深面淋巴结。站在患者背后，扪摸背阔肌前内侧淋巴结。最后检查锁骨下及锁骨上淋巴结。

【乳房体格检查方法及内容】

乳房体格检查主要从视诊和扪诊两方面进行，同时包括腋窝淋巴结检查。

乳房视诊：主要观察两侧乳房的形状大小是否对称，有无局限性隆起或凹陷，皮肤有无红肿及"橘皮样"改变，浅表静脉是否扩张。两侧乳头是否在同一水平，如乳头上方有癌肿，可将乳头牵向上方，使两侧乳头高低不同。乳头内陷可为发育不良所致，若是一侧乳头近期出现内陷，则有临床意义。还应注意乳头、乳晕有无糜烂。

乳房扪诊：发现乳房肿块后应注意肿块大小、硬度、表面是否光滑、边界是否清楚以及活动度如何。轻轻捻起肿块表面皮肤明确肿块是否与皮肤粘连。如有粘连而无炎症表现，应警惕乳腺癌的可能。一般来说，良性肿瘤的边界清楚，活动度大。恶性肿瘤的边界不清，质地硬，表面不光滑，活动度小。肿块较大者，还应检查肿块与深部组织的关系。让受检者两手叉腰，使胸肌保持紧张状态，若肿块活动度受限，表示肿瘤侵及深部组织。

腋窝淋巴结检查：当发现有肿大淋巴结时，注意其大小、质地，有无压痛，有无融合、活动或者固定。

【乳房常见疾病介绍】

一、多乳头、多乳房畸形

多乳头、多乳房畸形占总人口的 1%~5%，一般沿乳头垂直线分布，可为单侧或双侧。副乳腺畸形的发生率为1%~2%，多见于腋窝。副乳腺可以发生与正常乳房一样的乳腺。

【专家指导意见】

副乳腺与正常乳房一样可以出现同样的疾病，包括增生、纤维瘤、恶性肿瘤等。当体格检查发现副乳腺内结节，需要联合超声检查进一步评价结节的 BIRADS 分级，3 级及以下定期复查，每 3~6 个月 1 次，4 级及以上则需要尽快去乳腺外科就诊。

二、乳腺囊性增生病

乳腺囊性增生病是妇女的多发病，常见于中年女性。一侧或双侧乳房胀痛和肿块是本病的主要表现，部分患者症状具有周期性。乳房疼痛在月经前明显，月经后减轻，严重者整个月经周期都有疼痛。体检发现一侧或双侧乳房有大小不一、质韧的单个或为多个的结节，可有触痛，与周围分界不清，亦可表现为弥漫性增厚，少数患者可有乳头溢液，多为浆液性或浆液血性液体。本病病程较长，发展缓慢。

【专家指导意见】

（1）乳腺增生可分为生理性增生和病理性增生，正常乳房每个月都要随着性激素水平的改变出现增生和复旧，这是生理性增生。增生属于病理学概念，当组织病理发现细胞不典型增生时则为病理性增生，而病理性增生属于癌前病变。乳腺囊性增生病临床表现多样，多数患者以乳房疼痛就诊，或自我检查时发现结节，或乳头有溢液。以上症状同样可以出现在乳腺恶性肿瘤。乳腺增生与乳腺癌可同时存在，两者临床表现相似，不易区分。一旦出现上述症状应积极前往乳腺外科就诊，排除恶性疾病。

（2）单纯的生理性增生属于正常生理现象，睡眠障碍、高脂高糖饮食、焦虑抑郁情绪等均可能导致自主神经系统的紊乱及性激素水平的变化，从而引发乳房的不适。所以，平时要拒绝常规的高脂高糖饮食，保证充足的睡眠（每天8 小时），保持情绪舒畅，如发现乳房疼痛不随月经周期变化而变化、乳房结节和（或）乳头溢液等症状，应及时

【多乳头、多乳房畸形报告解读】

多在腋窝、乳房的外上方或下方的垂直线上发现乳头样形态，触诊可及皮下组织内增厚、质韧的腺体组织。体格检查与正常乳房一样需要鉴别副乳腺内有无肿块。

【乳腺囊性增生病报告解读】

体格检查发现乳房对称，表面无红肿，无局限性凹陷，乳头位于同一水平，扣诊可及乳房腺体条索样增厚，腺体表面结节样改变，轻触痛。腋窝可伴有单个或多个淋巴结肿大，光滑，活动度好，边界清楚。

到乳腺外科就诊。注重每年一次的常规体检。

三、乳房肿瘤

女性乳房肿瘤的发病率甚高，良性肿瘤中以纤维腺瘤为最多，约占良性肿瘤的3/4，其次为乳管内乳头状瘤（intraductal papilloma），占良性肿瘤的1/5，恶性肿瘤的绝大多数（98%）是乳腺癌（breast cancer），肉瘤甚为少见（2%）。男性患乳房肿瘤者极少，男性乳腺癌发病率约为女性的1%。

1. 乳房纤维腺瘤

【乳房纤维腺瘤报告解读】

体格检查可扪及单个或多个结节，质硬，表面光滑，界限清楚，活动度好。

本病是女性常见的乳房肿瘤，高发年龄是20~25岁，其次为15~20岁和25~30岁，好发于乳房外上象限，约75%为单发，少数属多发。除肿块外，患者常无明显自觉症状。肿块增大缓慢，质似硬橡皮球的弹性感，表面光滑，易于推动。月经周期对肿块的大小并无影响。由于妊娠可使纤维腺瘤增大，所以在妊娠前或妊娠后发现的纤维腺瘤一般都应手术切除。

【专家指导意见】

纤维腺瘤属于良性病变，但可恶变，原则上建议手术治疗。尤其是出现以下情况：①短期内生长迅速；②可疑恶变；③该病引发了焦虑情绪；④计划妊娠。

2. 乳管内乳头状瘤

【乳管内乳头状瘤报告解读】

体格检查时，因肿瘤小，常不能触及。大乳管乳头状瘤可在乳晕区扪及直径为数毫米的小结节，多呈圆形、质软、可推动，轻压肿块，常可从乳头溢出血性液体。

乳管内乳头状瘤多见于经产妇，40~50岁居多。一般无自觉症状，常因乳头溢液污染内衣而引起注意，溢液可为血性、暗棕色或黄色液体。肿瘤小，常不能触及，偶有较大的肿块。乳管内乳头状瘤一般属良性，恶变率为6%~8%，尤其对起源于小乳管的乳头状瘤应警惕其恶变的可能。

【专家指导意见】

（1）建议日常穿浅色内衣，当出现乳头溢液时可以被及时发现。

（2）乳头溢液最佳的检查方式是电子乳腺内镜检查，可以直观地发现溢液乳管的内壁有无炎症、狭窄和增生性肿物，并且可以对病灶进行定位，做到精确手术切除。

3. 乳腺癌

乳腺癌是女性最常见的恶性肿瘤之一。在我国占全身各种恶性肿瘤的 7%~10%，呈逐年上升趋势。部分大城市报告乳腺癌占女性恶性肿瘤之首位。20 岁前本病少见，20 岁以后发病率逐渐上升，45~50 岁较高。与西方国家相比，我国乳腺癌的发病年龄更低。

【专家指导建议】

1. 乳腺癌的病因尚不清楚

乳腺是多种内分泌激素的靶器官，如雌激素、孕激素及泌乳素等，其中雌酮和雌二醇与乳腺癌的发病有直接关系。月经初潮年龄早、绝经年龄晚、不孕及初次足月产的年龄与乳腺癌发病均有关。不要自行干预绝经年龄，如需激素替代治疗，需要到妇科内分泌科就诊，在专业医生的指导下应用药物。一级亲属中有乳腺癌病史者，发病危险性是普通人群的 2~3 倍，故该类人群需要更加注重乳房的体检，治疗更加积极。营养过剩、肥胖、高脂饮食可加强或延长雌激素对乳腺上皮细胞的刺激，从而增加发病机会，日常生活中应该尽量避免。环境因素及生活方式与乳腺癌的发病有一定关系，如吸烟饮酒、电离辐射等，详见【日常生活中如何保养乳房】。

2. 当出现以下情况时，需要及时到乳腺外科就诊

（1）洗澡或更衣时无意中发现乳房肿物。

（2）乳房皮肤出现局部凹陷或橘皮样变。

（3）不明原因出现乳头凹陷。

（4）单侧乳头乳晕湿疹，短期治疗无效。

（5）非哺乳期乳房红肿。

（6）不明原因腋窝淋巴结肿大。

【日常生活中如何保养乳房】

乳腺是女性发生疾病的多灾之地，和身体的其他器官一样，乳房也需要细心呵护。了解乳房的保健常识，防微杜渐，避免讳疾忌医，爱护乳房、拯救乳房，从每个人自己做起。健康的饮食、规律的作息、良好的心态、放松的精神和适度的锻炼都是健康的基础，是防病去病不可缺少的法宝，当然对乳腺疾病的预防也不例外。

【乳腺癌报告解读】

体格检查需详细观察乳房外观有无橘皮样改变，有无局限性凹陷，有无乳头内陷，有无非哺乳期乳房红肿，这些阳性体征均提示乳房内病变。扣诊发现的乳房结节，多为质硬，表面不光滑，边界不清，活动度差，可伴有乳头溢液。早期腋窝肿大淋巴结可活动，当出现腋窝淋巴结转移症状时，则淋巴结可融合固定。乳头乳晕区的湿疹样病变，尤其是单侧病变，需高度怀疑为乳头湿疹样癌的可能。

（1）高脂饮食会使儿童快速生长而加速初潮的发生，以及日后身材的肥胖。而月经初潮提前（12岁以前）和超重会增加乳腺疾病的患病风险，因此学校、父母应减少孩子的高脂、高胆固醇饮食，鼓励孩子每天进行有规律的运动。适当的娱乐活动可以适当延迟月经初潮并控制体重。

（2）吸烟、饮酒过多（每天3杯以上）会增加乳腺癌患病风险。众所周知，烟草中含有大量致癌物质，其对肺癌等恶性肿瘤的发病影响重大，乳腺组织对致癌物质的敏感性较高，所以，吸烟对身体的负面影响同样应该受到广大女性的重视。现已有充足的证据表明，偶尔饮酒不会增加乳腺癌的危险性；中度饮酒也就是每日都少量饮酒会轻微增加乳腺癌的危险性；长期大量饮酒则使乳腺癌的危险性明显增加。所以，建议有饮酒嗜好的女性限制乙醇（酒精）摄入量，选择适量饮酒。

（3）多吃白菜和豆制品，多吃鱼，每天5种水果或蔬菜的健康饮食，增加膳食纤维，保证充足的维生素A、维生素C、维生素E，减少咖啡因摄入，如咖啡、巧克力等，通过膳食改善可以减少乳腺癌发生的可能。蔬菜的作用要比水果好，而蔬菜中绿色蔬菜的作用更好。豆类产品对乳腺的保护作用正受到人们的关注，可能与其中的植物雌激素含量较高有关。实验显示，植物雌激素可以通过多种机制对乳腺起到保护作用。

（4）适度的体育锻炼。年轻女性参加体育锻炼往往会使月经初潮推迟，而这可能会降低乳腺癌发生的危险性。同时体育锻炼会减少中老年女性的脂肪储存，而脂肪恰恰是绝经后女性体内雌激素的重要来源。因此，建议女性朋友每周至少运动5天，每天运动30~45分钟甚至更长时间。

（5）精神压力大、焦虑、抑郁等往往会导致内分泌紊乱，增加各种妇科疾病和乳腺疾病的发病风险。因此，调整生活节奏，适当的娱乐活动、积极的体育锻炼、精神放松和适当的睡眠是必需的。对于乳房疼痛、已经患有乳腺良性疾病并感焦虑的女性朋友，更应该积极进行心理调节，必要时可咨询心理医生。

（6）远离电离辐射。电离辐射的确可以增加乳腺癌的风险，且暴露于放射线的年龄越小危险性越大。有些女性担心乳腺钼靶检查会增加乳腺癌的发生率，这种危险性的确存在，但在所有乳腺癌患者中，由诊断放射导致的乳腺癌比例不足1%。乳腺钼靶检查能提供大量有用信息，从而便于乳腺癌的早期诊断和早期治疗，相比之下乳腺钼靶检查利远大于弊。青少年女性（尤其10~14岁）应尽量避免暴露于电离辐射或尽可能减少辐射量。因为少女的乳房比成年女性更容易受到影响，可在初次暴露的几十年后发生乳腺癌。

（7）妊娠期和哺乳期保持乳头和乳房的清洁，将乳汁用吸奶器吸净，可以预防急性乳腺炎的发生，以免影响对婴儿正常的哺乳。

（8）坚持定期的乳房自我检查，这是非常关键的，包括观察乳房、体会自觉症状的变化，掌握乳房自我检查的方法，参加乳腺普查活动，并积极与乳腺专科医生交流。

【生育与乳房健康的关系】

适龄生育（一般不超过35岁），坚持母乳喂养。妊娠期胎盘产生的孕激素具有保护乳腺的作用，从未生育的妇女患乳腺癌的危险性比已生育的妇女高30%。另外，产后极少哺乳或从未哺乳的妇女很容易导致乳房积乳，患乳腺癌的危险性也会增加。有研究显示，所有经产妇女每增加12个月的母乳喂养时间，其乳腺癌的累计发病率就会降低4%。另有研究显示，女性乳腺癌的发病率随产次的增加而降低。

由于妊娠期和哺乳期乳腺组织的改变，容易增加乳腺疾病诊断的困难程度。因此，妊娠前或第一次产检最好做全面的乳房检查，评估乳房健康状态，及时发现和处理乳房疾病，并在妊娠期间进行短期的体检随访。

自然或人为使绝经年龄过晚（大于55岁）可能使乳腺癌发病率增加。每延迟1年，可能增加3%的发病风险。虽然激素替代疗法可以缓解绝经过渡期和绝经后期的绝经相关症状，但是鉴于有增高乳腺癌发生的风险，使用激素替代治疗前应该咨询医生，个体化评估危险和受益比（尤其评价乳腺和子宫内膜），决定用药的途径、最低有效剂量、疗程，监测治疗目的是否达到和有无不良反应，并尽量避免长期使用雌激素（<1年），避免联合使用孕激素。

【男性也要关心乳腺健康】

男性的乳腺疾病虽然比较少见，但也有一定的发生。它包括男性乳房发育、乳腺脓肿、乳腺转移癌、男性乳腺癌等，有时与男性身体其他器官疾病有关联，有时可由药物引起，因此，应该对其有足够的认识。

（1）男性乳房发育：男性乳房发育好发于婴儿期、青春期和老年期。30%~60% 的青春期男孩会有男性乳房发育的表现，一般 12 岁开始，16~17 岁退化。若为青春期男性，可以就诊乳腺专科医院行一般的乳房体检和必要的检查，如果没有发现异常，则不必过于担心，定期门诊随访就可以了。如果病因是使用与男性乳房发育相关的药物，应予停药或改用其他对乳房不良反应小的药物。因前列腺疾病服用雌激素者也会导致乳房发育。停药或改药后，乳房疼痛和乳房发育一般会在 1 个月内缓解。若与药物无关，发现乳房增大、柔软，伴有疼痛，应及时就诊，检查脑垂体、甲状腺、肝脏、肾上腺、睾丸等有无异常以明确病因。如果原因未找到，又因为疼痛和乳房增大感到尴尬，可以使用他莫昔芬等实验性药物治疗，或行保留乳头的外科手术切除。

（2）男性乳腺癌：男性乳腺癌极少见，主要发生于 60~70 岁之间，未婚男性、有乳腺病家族史、过去曾患乳腺疾病的男性、曾因胸部疾病接受放疗、肝病（如肝硬化）、因前列腺增生长期服用雌激素等因素会增加患病风险。

【如何在饮食中预防乳腺癌】

（1）选择各种蔬菜和水果、豆类的植物性膳食，并多食用粗加工的谷类。

（2）建议不饮酒，尤其禁饮烈性酒。如要饮酒，则每天男性限制在 2 杯以内，女性限制在 1 杯以内（1 杯酒相当于 250mL 啤酒或 100mL 葡萄酒或 25mL 白酒）。

（3）控制肉摄入量，特别是减少红肉摄入量，最好选择鱼、禽肉取代红肉（牛、羊、猪肉）。

（4）限制脂肪含量高，特别是动物性脂肪含量高的食物。脂肪为多种肿瘤提供适宜的生长环境，避免油炸或其他脂肪含量较高的食物。选择植物油，特别是单不饱和脂肪酸含量高、氢化程度低的植物油。

（5）限制腌制食物和食盐摄入量。

（6）避免食用被真菌毒素污染而在室温长期储藏的食物。

（7）注意易腐败食物的冷藏。

（8）少喝咖啡，咖啡、可可等有较高含量的咖啡因，可促使乳腺增生。

（9）坚持适当的体育活动，均衡饮食，避免体重过重。

第五节　体表肿瘤

【项目介绍】

体表肿瘤是指来源于皮肤、皮肤附件、皮下组织等浅表软组织的肿瘤。所谓体表肿物，一般是指肉眼可以直接看到，或者通过简单触诊就能摸到的身体表面的肿物。表皮囊肿、脂肪瘤、纤维瘤、血管瘤、色素痣、腱鞘囊肿等等，都是常见的体表肿物。由于这类肿物的发病率非常高，而且许多患者常常为这些普通的肿块而担忧，所以，医务工作者有责任对这些肿物做出准确的判断。其诊断主要通过体格检查，必要时结合彩超，如需最终确诊，则可能进行手术切除的方式。体表肿物体检的主要目的是发现可疑病灶，并明确性质。

【前期准备】

着宽松且易穿脱的衣服和鞋帽，检查室内光线明亮，注意保护患者隐私。

【操作步骤】

（1）受检者充分暴露全身皮肤，进行视诊。

（2）如发现肿物，进行触诊。

【体表肿物体格检查方法及内容】

体表肿物体格检查主要靠视诊和触诊，对发现的异常体表肿物进行详细的描述，包括大小、色泽，形态是否规则，表面有无红肿，是否光滑，是否破溃，质地、边界是否清楚，有无周围组织浸润。体表肿物检查主要目的是发现有恶性或潜在的恶性病变。良性病变往往是色素对称、形态规则、表面光滑、质地软、境界清楚。恶性病变大多是形态不规则、表面不光滑、质硬、边界不清楚，且向周围组织浸润。

【常见体表肿物临床表现】

一、皮脂腺囊肿

皮脂腺囊肿又称粉瘤，非真性肿瘤，是皮脂腺排泄受阻所形成的潴留性囊肿，多发于皮脂腺集中的头面及背部，囊内为皮脂与表皮角化物集聚的油脂样"豆渣物"，易继发感染伴奇臭，感染控制后行手术切除治疗。

【专家指导意见】

（1）请勿人为挤压，以免诱发感染。

（2）如肿物生长在背部等易被压迫或摩擦的部位或面颈部，影响美观，建议外科就诊，必要时手术治疗。

二、脂肪瘤

脂肪瘤是正常脂肪样组织的瘤状物，多发于四肢、躯干皮下组织内，多数为单发、质软，与周围不粘连，境界清楚，呈分叶状，可有假囊性感，无痛。生长缓慢，但可达巨大体积。表面皮肤正常，肿瘤较大时可见局限性皮肤隆起。有的全身可达数十个或上百个，称为多发性脂肪瘤。深部者可恶变，应及时切除。多发者瘤体常较小，常呈对称性，有家族史，可伴疼痛（称痛性脂肪瘤）。

【专家指导意见】

无痛性脂肪瘤多无须治疗，临床观察即可。当出现以下情况时，建议外科就诊，必要时手术治疗：

（1）颜面部影响美观。

（2）关节部位影响活动。

（3）腰背部长期压迫不适感。

（4）短期内生长迅速。

（5）引发焦虑情绪。

（6）痛性脂肪瘤。

三、腱鞘囊肿

俗称"筋疙瘩"，是关节囊或腱鞘发生黏液性变，常见于手腕、手指、足背等部位。

【专家指导意见】

在不影响关节活动情况下，给予热敷，止痛等对症支持治疗；当影响关节活动时，积极就医，明确诊断，必要时行手术等有创治疗。

【腱鞘囊肿报告解读】

体格检查时发现关节处圆形或条形结节，与皮肤不粘连，与底部粘连，弯曲关节时突出明显。

第六节　四肢关节检查

【项目介绍】

四肢关节脊柱的检查方法主要就是通过观察包括肌肉的张力，关节的活动度，脊柱是不是出现畸形，活动有无受限等来判断四肢脊柱是否存在疾病。

【前期准备 / 操作步骤】

检查前无需特殊准备。检查时需要去除衣物，暴露躯干四肢。按照医生要求主或被动活动。

【临床表现】

（1）关节疼痛及压痛：疼痛在各个关节均可出现，其中以髋、膝及指间关节最为常见。初期为轻度或中度间断性隐痛，休息后好转，活动后加重。疼痛常与天气变化有关，寒冷、潮湿环境均可加重疼痛。骨关节病晚期可以出现持续性疼痛或夜间痛。关节局部可有压痛，在伴有关节肿胀时尤其明显。

（2）关节活动受限：常见于髋、膝关节。晨起时关节僵硬及发紧感，俗称晨僵，活动后可缓解。关节僵硬持续时间一般较短，常为几至十几分钟，极少超过 30 分钟。患者在疾病中期可出现关节绞锁，晚期关节活动受限加重。最终导致残疾。

（3）关节畸形：膝关节因骨赘形成或滑膜炎症积液也可以造成关节肿大。

（4）骨摩擦音（感）：常见于膝关节骨关节病。由于关节软骨破坏，关节面不平整，活动时，可以出现骨摩擦音（感）。

（5）肌肉萎缩：常见于膝关节骨关节病。关节疼痛和活动能力下降可以导致受累关节周围肌肉萎缩，关节无力。

【专家健康指导建议】

骨关节炎是退行性骨关节疾病，对于症状轻的患者，建议患者改变不良的生活及工作习惯、避免长时间跑、跳、蹲，同时减少或避免爬楼梯、爬山等。减轻体重不但可以改善关节功能，而且可减轻关节疼痛。

浅谈骨关节炎诊疗

1. 运动治疗

（1）低强度有氧运动：采用正确合理的有氧运动方式可以改善关节功能，缓解疼痛。

（2）关节周围肌肉力量训练：加强关节周围肌肉力量，既可改善关节稳定性，又可促进局部血液循环，但应注重关节活动度及平衡（本体感觉）的锻炼。常用方法：股四头肌等长收缩训练、直腿抬高加强股四头肌训练、臀部肌肉训练、静蹲训练、抗阻力训练等。

（3）关节功能训练：主要指膝关节在非负重位的屈伸活动，以保持关节最大活动度。常用方法包括：①关节被动活动；②牵拉；③关节助力运动和主动运动。

2. 物理治疗

主要是通过促进局部血液循环、减轻炎症反应，达到减轻关节疼痛、提高患者满意度的目的。常用方法包括水疗、冷疗、热疗、经皮神经电刺激、按摩、针灸等。

3. 行动辅助

通过减少受累关节负重来减轻疼痛，患者必要时应在医生指导下选择合适的行动辅助器械，如手杖、拐杖、助行器、关节支具等。

4. 药物治疗

5. 对于保守治疗无效的患者或症状持续性加重者，如影响日常生活的，可行手术治疗。

第七节 脊柱的检查

【临床表现】

临床常表现为腰痛，下肢放射性疼痛、麻木、无力，可能表现出脊柱侧凸、腰椎活动度减少、肌肉萎缩或肌力下降等。重度椎间盘突出症患者将出现大小便障碍、鞍区感觉异常。典型症状：腰痛是大多数患者所具有的症状，常为首发症状，多数患者先有反复的腰痛，此后出现腿痛。部分患者腰痛与腿痛同时出现，也有部分患者只有腿痛而无腰痛。

【专家健康指导建议】

该病治疗以非手术治疗为主，尤其对于症状较轻，病程较短的患者首选非手术治疗（包括生活管理、物理治疗、药物治疗等）。对于非手术治疗无效的患者，可以根据病情考虑进行脊柱微创技术治疗，尤其是经皮脊柱内镜治疗。而对于部分病情严重，无微创技术治理适应证的患者，可以考虑开放手术治疗。对于初次发作或症状较轻、病程较短的患者，休息后症状可以自行缓解的患者，由于全身疾病，有局部皮肤疾病不能实行手术和不同意手术治疗的患者可以采用保守治疗。具体治疗方案包括：卧床休息，一般严格卧床 3~4 周，腰围保护、适当下地活动；非甾体类消炎镇痛药物治疗；理疗、针灸、按摩（专业医生指导下）、运动治疗、医疗体操等。

第八节 骨密度检查

【项目介绍】

骨密度检查：是诊断骨质疏松的一项重要检查项目。目前临床常用的骨密度测量方法有双能 X 线吸收检测法（Dual Energy X-ray Absorptiometry，DXA）、定量计算机断层照相术（Quantitative Computed Tomography，QCT）、外周 QCT（Peripheral Quantitative Computed Tomography，PQCT）和定量超声（Quantitative Ultrasound，QUS）

等。目前公认的骨质疏松症诊断标准是基于 DXA 测量的结果。

【前期准备 / 操作步骤】

此项检查前期无需特殊准备。但需将衣物上的金属异物取下。如果近期接受过钡餐检查（通常在诊断胃肠道疾病的消化道造影中使用）或者在进行 CT 检查时使用过造影剂，请告知医生。

定量超声骨密度检测：患者坐好，将手腕平放于机器检查平台上，等候医生操作指令，结束后可收回手臂。

X 线吸收检测法：患者检查时平躺于机器检查床上，按照医生指示摆好体位，待机器检测完成后听到医生指令后方可下床。

【临床表现】

骨质疏松症初期通常没有明显的临床表现，因而被称为"寂静的疾病"或"静悄悄的流行病"。但随着病情进展，骨量不断丢失，骨微结构破坏，患者会出现骨痛，脊柱变形，甚至发生骨质疏松性骨折等后果。部分患者可没有临床症状，仅在发生骨质疏松性骨折等严重并发症后才被诊断为骨质疏松症。

（1）疼痛：骨质疏松患者可出现腰背疼痛或全身骨痛。疼痛通常在翻身时、起坐时及长时间行走后出现，夜间或负重活动时疼痛加重，并可能伴有肌肉痉挛，甚至活动受限。

（2）脊柱变形：严重骨质疏松症患者，因椎体压缩性骨折，可出现身高变矮或驼背等脊柱畸形。多发性胸椎压缩性骨折可导致胸廓畸形，甚至影响心肺功能；严重的腰椎压缩性骨折可能会导致腹部脏器功能异常，引起便秘、腹痛、腹胀、食欲减低等不适。

（3）骨折：骨质疏松性骨折属于脆性骨折，通常指在日常生活中收到轻微外力时发生的骨折。骨折发生的常见部位为椎体（胸、腰椎）、髋部（股骨近端）、前臂远端和肱骨近端；其他部位如肋骨、跖骨、腓骨、骨盆等亦可发生骨折。骨质疏松性骨折发生后，再骨折的风险显著增加。

（4）对心理状态及生活质量的影响：主要的心理异常包括恐惧、焦虑、抑郁、自信心丧失等。老年患者自主生活能力下降，以及骨折后缺少与外界接触和交流，均会给患者造成巨大的心理负担。

【专家健康指导建议】

骨质疏松症的防治包括基础措施及药物治疗。

1. 基础措施

（1）加强营养，均衡膳食：建议摄入富含钙、低盐和适量蛋白质的均衡膳食，推荐每日蛋白质摄入量为0.8~1.0g/kg 体质量，并每天摄入牛奶 300mL 或相当量的奶制品。

（2）充足日照：建议上午 11:00 到下午 3:00 间，尽可能多地暴露皮肤，于阳光下晒 15~30 分钟（取决于日照时间、维度、季节等因素），每周两次，以促进体内维生素 D 的合成。但需注意避免强烈阳光照射，以防灼伤皮肤。

（3）规律运动：运动可改善机体敏捷性、力量、姿势及平衡等，减少跌倒风险。有助于增加骨密度。适合于骨质疏松症患者的运动包块负重运动及抗阻运动。

（4）戒烟。

（5）戒酒。

（6）避免过量饮用咖啡。

（7）避免过量饮用碳酸饮料。

（8）尽量避免或少用影响骨代谢的药物。

2. 药物治疗

包括钙剂、维生素 D 及抗骨质疏松症药物等，建议到外科根据具体病情，具体分析给药治疗。

第九节　下肢表浅静脉检查

【项目介绍】

下肢表浅静脉检查：通过查体以发现原发性下肢静脉曲张。包括大隐静脉及小隐静脉曲张。

下肢静脉超声检查：常用的观察下肢静脉功能的检查项目。

【前期准备及注意事项】

（1）检查日下身着装以容易穿脱的裤子或裙子为宜，建议着三角内裤。

（2）如着弹力袜建议检查前脱掉。

【检查步骤】

（1）受检人员下身仅着三角内裤站立于光线良好温暖室内，暴露下肢，便于医生观察。

（2）询问受检人员是否存在下肢沉重、乏力，观察下肢浅静脉扩张、迂曲，踝部水肿，足靴区皮肤营养性变化：皮肤色素沉着、皮炎湿疹、皮下脂质硬化和溃疡形成。

【下肢表浅静脉检查报告解读】

（1）下肢静脉曲张：一般指单纯的大隐静脉或小隐静脉曲张（图6-9-1）。

（2）踝部皮肤营养性改变：皮肤萎缩脱屑，瘙痒，色素沉着，皮肤和皮下组织硬结，甚至湿疹和溃疡形成，有时可并发出血及血栓性静脉炎。

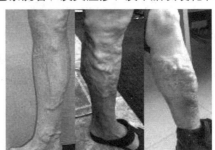

图6-9-1 下肢静脉曲张模式图

【影响因素和临床表现】

老年人、肥胖人群、孕妇、持久从事站立工作和体力劳动的人群以及生活习惯不良者易发，有一定的遗传倾向。

临床表现下肢沉重、乏力，观察下肢浅静脉扩张、迂曲，踝部水肿，足靴区皮肤营养性变化：皮肤色素沉着、皮炎湿疹、皮下脂质硬化和溃疡形成。

大隐静脉曲张主要分布于下肢内侧，并延伸至前面和后面。由于小腿程度与范围都比大腿严重，其分支比主干更为严重。大腿静脉明显曲张时，往往提示其主要瓣膜功能不全。小隐静脉曲张主要分布在小腿后面和下部，并延伸至外侧和足背。单纯原发性静脉曲张，又无踝部交通支瓣膜功能不全，多不发生肿胀；如果有交通支瓣膜功能不全，也可出现轻度肿胀，其特点是经一天活动后出现，休息一夜后即减轻或消失。

【专家健康指导及意见】

（1）非手术疗法：患肢穿医用弹力袜或弹力绷带，

借助远侧高而近侧低的压力差,使曲张静脉处于萎靡状态,此外还应避免久站久坐,需要间歇性抬高患肢。药物包括:地奥司明、迈之灵等。非手术疗法仅能改善症状,适用于症状轻微又不愿手术者;妊娠期发病,鉴于分娩后症状有可能消失,可暂行非手术疗法。

（2）硬化剂注射和压迫疗法：利用硬化剂注入排空的曲张静脉后引起的炎症反应使之闭塞。也可作为手术的辅助疗法，处理残留的曲张静脉。硬化剂注入后，局部用纱布卷压迫自足踝至注射处，近侧穿弹力袜或缠绕弹力绷带，立即开始主动活动。大腿部维持压迫一周，小腿部6周左右，应避免硬化剂渗漏造成组织炎症、坏死或进入深静脉并发血栓形成。

（3）手术疗法：诊断明确且无禁忌者都可实行手术治疗,大隐或小隐静脉高位结扎及主干与曲张静脉剥脱术。已经确定交通静脉瓣膜功能不全的，可选择筋膜外、筋膜下或借助内镜做交通静脉结扎术。

第十节 肛门检查

【项目介绍】

肛门检查介绍：肛门检查包括肛门视诊及肛门指检。肛门视诊就是检查者通过视诊观察肛门周围的形态和外观，局部皮肤有没有红肿，有没有结节，有没有皮肤赘生物，有没有瘘管，有没有破溃。肛门指检是医生使用手指，一般是食指插入检查者肛门内,指检简易易行却又非常重要。

【前期准备及检查前注意事项】

（1）不必空腹，无需禁食、灌肠等其他特殊准备。

（2）患者需排空大、小便，直肠内有大便会影响观察。

（3）如有以下情况如肛门严重狭窄、肛裂、肛周感染等疾病导致肛门剧烈疼痛、女性月经期及无法配合检查等禁止肛门指检。

【检查步骤】

（1）向患者说明肛门指诊的意义和必要性，取得患者的理解和同意。

（2）准备好肛门指诊所使用的物品，如石蜡油、一次性手套、卫生纸等。

（3）根据被检查者的身体情况及检查的目的要求摆好不同的体位。①左侧卧位：被检查者向左侧卧位，左下肢略屈，右下肢屈曲贴近腹部行肛门指检。②胸膝卧位：被检查者双膝跪于检查床上，头颈部及胸部垫枕，双前臂屈曲于胸前，臀部垫高，进行肛门指检，胸膝卧位是常用的肛门指检体位，肛门部位显露清楚，亦是前列腺检查常用体位。③截石位：患者仰卧于专门的检查床上，双下肢抬高并外展，屈髋屈膝，尤其女性需要双合诊时，常用此体位。④蹲位：取下蹲排大便姿势，用于检查内痔，脱肛及直肠息肉等。⑤弯腰前俯位：双下肢略分开站立，身体前倾，双手扶于支撑物上，此法是肛门视诊常见的体位。首先视诊观察患者肛门周围有无异常，如肛裂、痔疮、湿疹、红肿、血、脓、粪便、黏液、瘘口疣状物、溃疡、肿块及直肠黏膜脱垂等。

（4）润滑手指，轻松按摩肛门括约肌使其放松，然后将食指轻柔地插入患者的肛门内，进行全方位的指诊。

【主要疾病介绍】

一、肛裂

【肛裂报告解读】

肛裂是肛管皮肤的破裂或撕裂，最常见于肛管的后正中部位，方向大都与肛管的纵轴平行，长0.5~1.5cm，呈梭形或椭圆形。

【常见诱因】

肛裂常见的诱因包括长时间的便秘或腹泻、肛门的外伤、肛交或异物自慰、女性的分娩等。炎性肠病、艾滋病、性病（梅毒、衣原体感染等）、肠结核、肛管癌等诱因较少见。

【专家健康指导及意见】

1. 保守治疗

（1）增加膳食纤维和水的摄入，少食或不食辛辣刺激的食物。

（2）局部坐浴，保持清洁卫生。

（3）规律排便，让患者养成良好的排便习惯，定时排便。

2. 手术治疗

采取手术进行治疗的肛裂多属于药物等保守治疗无效的患者。

二、痔疮

【影响因素和临床表现】

诱发因素：

（1）不良排便习惯：排便用力、长时间排便等。

（2）慢性疾病：长期腹泻或便秘，慢性心脏病或肝脏疾病。

（3）饮食习惯：低纤维饮食。

（4）妊娠、前列腺增生或盆腔巨大肿瘤，局部感染等因素致直肠静脉回流障碍而扩张弯曲形成痔。

临床主要表现为便血，痔块脱垂，疼痛及瘙痒。

（1）内痔主要表现为出血和痔赘脱出，间断性便后鲜血最为常见，一般无疼痛。血液鲜红，在排便结束时覆盖在大便表面，有时会成滴滴下。严重者可表现为喷射状出血。大的内痔可能从肛门脱出，严重的需要在排便后将其从肛门手动推回复位；有的痔赘从肛门脱出没有及时回缩而卡顿住，则痔的血液供应中断，称为绞窄性痔，引起组织坏死甚至感染，伴剧烈疼痛。

（2）外痔主要表现是肛门不适、持续潮湿不洁，有时瘙痒，痔赘外露。如果伴有炎症，则肛周疼痛明显。有时血液淤积在皮下，形成疼痛的肿块，称为血栓痔或凝血痔，这类痔极易出血，且伴有剧痛。

（3）混合痔为内痔和外痔表现同时存在。混合痔逐渐加重，呈环状脱出肛门外，称为环状痔。脱出痔赘如果不能及时还原到肛门内，则可致绞窄性痔或嵌顿性痔，可能出现水肿、瘀血，甚至坏死，此时经常伴有剧痛。

【专家健康指导及意见】

（1）保守治疗：没有症状的痔没有必要通过药物或手术治疗，以生活习惯改善为主；有症状的痔重在减轻和消除症状，而不一定非要根治；痔的治疗以非手术治疗为主，绞窄性痔、嵌顿性痔发生坏死、Ⅱ度以上内痔及混合

【痔疮报告解读】

痔是最常见的肛肠疾病，由于肛管或直肠下端的静脉丛充血或瘀血并肿大，继而形成俗称的"肉赘儿"即为痔疮。痔可分为外痔、内痔和混合痔。①内痔：位于齿状线以上，即直肠下端，一般不会经肛门缘露出，严重者脱出。②外痔：位于齿状线以下，即肛管内，常常在肛门缘可以摸到痔赘，患者会感觉肛周疼痛、肿胀、异物感和瘙痒。混合痔：在齿状线附近，由内、外静脉丛曲张并相互吻合贯通形成，同时具有内、外痔特征。

痔可考虑手术治疗。

（2）调整饮食结构、纠正排便习惯和保持良好生活方式：多饮水，多摄入膳食纤维素；限制高脂肪食物和饮酒；规律运动，保持有规律的胃肠蠕动，促进排便；调整不正常的排便习惯，如用力排便、久坐、久蹲，尽量缩短排便时间，排便时间3分钟，每天排便1次为好。抬举重物时尽量避免长时间屏气；痔疮发作时，尽量避免长时间坐着或者站着不活动；注意肛周的清洁，避免频繁摩擦，尽量不使用肥皂等有刺激性或过敏风险的产品；必要时使用温水坐浴，每天2~3次，水中不需要加肥皂和沐浴液等物质；妊娠期人群应当侧睡，通过降低骨盆血管压力减轻痔疮。

（3）手术治疗：保守治疗无效时应选择手术治疗。

三、直肠息肉

【直肠息肉报告解读】

直肠息肉泛指直肠黏膜表面向肠腔突出的隆起性病变。它可分为炎性、增生性、腺瘤性和错构瘤性息肉。

【影响因素和临床表现】

直肠息肉常见原因：

（1）炎症感染。

（2）遗传因素。

（3）肥胖及年龄增长。

（4）长期食用腌制，油炸食品或肉制品。

（5）吸烟、酗酒。

临床表现为便血、脱垂及肠道刺激症状。无痛性便血是直肠息肉的主要临床表现。便血特点为大便带血，而不发生滴血。脱垂息肉较大或数量较多时，由于重力关系牵拉肠黏膜，使其逐渐与肌层分离而向下脱垂。肠蠕动牵拉息肉时，可出现如腹部不适、腹痛、腹泻、脓血便、里急后重等肠道刺激症状。

【专家健康指导及意见】

（1）养成良好的饮食习惯，多吃新鲜蔬菜和水果，增加膳食纤维的含量，减少有毒有害物质与肠壁接触的机会和时间，尽量少吃油炸、烟熏和腌制的食品。养成良好的生活习惯，增加体育锻炼，从而提高机体免疫力。对于有结直肠息肉家族史及息肉史的人群应定期检查，以便早期发现息肉并及时处理。

（2）手术治疗：粗蒂或基底较广的息肉疑有恶变以及较大的息肉距肛门 6~7cm 者，可在麻醉下经肛门在息肉根部缝扎并切。肛门内镜显微手术（TEM）来切除广基无蒂的直肠息肉，微创、无皮肤切口，显露良好、切除精确，可以切除较高部位的直肠息肉，还可以获取高质量的手术标本。

四、肛瘘

【影响因素和临床表现】

常见诱因：

（1）不良饮食习惯和长期辛辣、油腻饮食可导致便秘或腹泻，增加了肛周脓肿及肛瘘的发生率。

（2）不良的生活习惯：久坐、熬夜、嗜烟酒、过度劳累导致肛门内持续高压，熬夜、劳累可致胃肠道功能紊乱，排便习惯改变，继而出现肛周疾病，增加肛周脓肿及肛瘘的患病概率。

肛瘘主要表现为：

（1）肛瘘外口持续或间断流出少量脓性、血性、黏液性分泌物。

（2）分泌物刺激肛周皮肤引起瘙痒，少部分患者并发肛周湿疹。

（3）部分较大的高位肛瘘，因无括约肌限制，其瘘外口可有粪便、气体排出。

（4）当瘘外口愈合，瘘管中脓肿形成、引流不畅，患者可感到明显疼痛，同时可伴发全身感染症状，切开排脓后症状缓解。以上症状反复发作、难以自愈是肛瘘最主要的临床特点。

（5）检查时可见：肛周乳头状突起或肉芽组织隆起外口，按压有少量脓性分泌物溢出。

（6）肛门指诊可在齿状线附近扪及轻压痛硬结状内口，若瘘管位置较低，自外口向肛门方向皮下可触及条索样瘘管。

【专家健康指导及意见】

（1）养成良好的生活习惯，调整生活方式如避免久

【肛瘘报告解读】

肛瘘是肛门直肠瘘的简称，是发生在肛门直肠周围的脓肿溃破或切口引流的后遗病变。

典型的肛瘘就是一根通畅的完整的管道，一头在肛窦，一头在肛缘外，或在直肠壁。非典型肛瘘一般只有内口而没有外口；或虽有内口又有外口，但中间瘘管闭塞；或只有外口，内口找不到；或干脆就只有一硬结。

坐；避免熬夜、劳累；忌吸烟。

（2）改善饮食结构，不可过度摄入辛辣食物，多食用新鲜瓜果蔬菜；限酒，忌过量饮酒。

（3）规律排便，便后坐浴保持肛门清洁；防止便秘及腹泻，避免用力排便。

（4）肛瘘发作期间需注意休息，避免疲劳；间歇期需注意保持肛周清洁。

（5）保持健康体重，进行适当的体育运动。

（6）肛瘘发作初期可用药液如高锰酸钾坐浴，中草药熏洗，外敷抗菌药膏，症状加重时需手术治疗。

第十一节　前列腺检查

【项目介绍】

前列腺检查是通过直肠指诊来进行检查的。这项检查主要是评估前列腺大小、质地、有无压痛和结节等，在进行直肠指诊的同时，还应检查肛门括约肌的收缩力。

【前期准备/操作步骤】

在进行直肠指诊前，患者应该将膀胱排空，一般在检查时会采用胸膝位（患者跪卧床上，两腿稍分开，大腿与床面垂直，胸部和膝部贴在检查床上），也可采用弯腰站立或侧卧位等不同的检查体位。检查者在佩戴橡胶手套后，在示指涂上润滑油后用指腹贴放在肛门表面，等被检查者的肛门括约肌松弛时，指尖下压，手指缓缓滑入肛门。

【主要疾病介绍】

一、良性前列腺增生

【良性前列腺增生报告解读】

报告提示前列腺增生，前列腺体积增大，还需要进一步的检查，以确定具体病因。检查项目包括：PSA（前列腺特异性抗原）、尿常规、前列腺彩超、尿流率以及尿动力学检查。

正常前列腺表面光滑，质地柔软似橡皮，纵径约2.5cm，横径约3.5cm，约"栗子"大小。

【临床表现】

前列腺增生症是老年男性常见病。易出现在50岁以上的男性群体中。长期梗阻可使膀胱形成小梁，小室，最终可导致肾功能损害。临床症状和前列腺大小不是对应关系。临床上可表现为：

（1）尿频、尿急： 早期临床表现为尿频，尤其夜间排尿次数增多，随诊病情进展，可伴尿急、甚至出现急迫性尿失禁。

（2）排尿梗阻症状：排尿踌躇、尿线细而无力，排尿中断，排尿时间延长，终末滴沥，有排尿不尽感。

（3）尿潴留：梗阻达一定程度，排尿不尽，出现膀胱残余尿，过多的残余尿可使膀胱逼尿肌失去收缩力，发生尿潴留及充盈性尿失禁。

（4）其他症状：合并感染时可出现尿急、尿频、尿痛膀胱炎症状，合并泌尿系结石时症状更加明显，并可出现血尿，亦可出现无痛性肉眼血尿或镜下血尿，晚期可出现肾积水和弥漫性肾功能不全。

（5）部分患者长期增加腹压排尿时，可出现腹股沟疝、脱肛、痔疮等。

【专家健康指导建议】

良性前列腺增生药物治疗的短期目标是缓解下尿路症状；长期治疗目标是延缓疾病的临床进展，预防并发症发生；其总体目标是在控制药物不良反应的同时，保持患者较高的生活质量。前列腺增生症有很多治疗措施：

（1）观察

观察是一种非药物非手术的治疗措施，每年重复监测尿流率、血清 PSA（前列腺特异性抗原，< 4.0ng/mL 为正常），直肠指诊，B超及国际前列腺症状评分（I-PSS）。改善生活方式。包括：①减少前列腺压迫：避免长期久坐，避免久坐软沙发、长时间开车、骑自行车等；②避免烟酒、辣椒等刺激性食物；③多休息。

（2）药物治疗

①5α- 还原酶抑制剂：可使前列腺体积缩小以减轻膀胱出口梗阻现象，使尿液更加流畅。适合体积 > 30mL 前列腺增生病例。代表药物有：非那雄胺。

②肾上腺素能 α 受体阻滞剂：主要解决前列腺、膀胱颈处平滑肌张力，以减轻排尿阻力。使尿液更加流畅。代表药物有：坦洛新、特拉唑嗪，哈乐等。

③植物药物：前列欣胶囊、癃闭舒，舍尼通等中药应用。

（3）手术治疗

手术治疗通常用于患者反复尿潴留、反复血尿，反复尿失禁、反复感染、上尿路扩张伴（或不伴）肾功能损害以及经保守或药物治疗后无法缓解的下尿路症状和残余尿增多。最常见的两种手术方法是经尿道前列腺切除术（TURP）和经尿道前列腺切开术。

①经尿道前列腺切除术：是治疗 BPH 的经典术式，应优先考虑。主要适用于治疗前列腺体积在 80mL 以下的 BPH 患者。

②经尿道前列腺切开术：适用于前列腺体积在 30mL 以下且无中叶增生的 BPH 患者。

③开放性前列腺摘除术：主要适用于治疗前列腺体积大于 80mL 的患者，特别是合并膀胱结石或膀胱憩室需一并手术者。

二、前列腺癌

【前列腺癌报告解读】

前列腺癌患者的前列腺腺体内会有坚硬如石的不规则结节，并且腺体边缘轮廓消失。

前列腺彩超提示前列腺外周区低回声病变。血清总 PSA（前列腺特异抗原，tPSA）升高（tPSA < 4.0ng/mL 为正常）> 4.0ng/mL。tPSA 介于 4~10ng/mL 时，游离 PSA(fPSA) 水平与前列腺癌发生率负相关，国内推荐 fPSA/tPSA > 0.16ng/mL 为正常参考值。需要进一步检查：前列腺 MRI，核素检查，前列腺穿刺活检等，以确定前列腺癌的诊断及分级、分期。

【临床表现】

前列腺癌在欧美男性的恶性肿瘤中排第一位，我国发病率虽低于欧美国家，但上升趋势明显。前列腺癌患者多为老年男性，高发年龄为 75~79 岁，50 岁以下男性少见。

早期前列腺癌常无症状，常在直肠指诊、前列腺彩超或者前列腺手术标本中偶然发现。当前列腺癌增大阻塞尿道时，可引起尿急、尿频、尿流中断、排尿不尽、排尿困难、尿潴留等。但血尿不常见。晚期可出现腰骶部、腿部疼痛；直肠受累者可表现为排便不畅或肠梗阻；转移性病变时常有下肢水肿、淋巴结肿大、贫血、骨痛、病理性骨折、截瘫等。

【专家健康指导建议】

前列腺癌治疗的目标是延缓疾病的临床进展，保持患者较高的生活质量。前列腺癌的治疗方案选择应根据临床分期、患者年龄、全身状况、预期寿命等综合考虑。

（1）根治性前列腺切除术：手术方式包括开放手术、腹腔镜手术，机器人辅助手术。

（2）放射治疗：早期前列腺癌单纯放射治疗疗效和

根治性手术切除相同，推荐近距离放射治疗（永久放射粒子种植治疗）。

（3）内分泌治疗：包括去势治疗和抗雄激素治疗。

（4）全身化疗：如 PSA 快速升高，虽无症状但病变广泛，或有症状的转移，内脏转移，伴贫血时可化疗。

（5）伴有骨转移的前列腺癌的治疗目的主要是缓解骨痛、预防和降低骨性相关事件（病理性骨折，脊髓压迫，高钙血症等）的发生率，提高生活质量，提高生存率。

参考文献

［1］陈孝平.外科学［M］.8 版.北京：人民卫生出版社，2013：237-260.

［2］陈孝平.外科学［M］.3 版.北京：人民卫生出版社，2018.

［3］李汉忠.泌尿外科诊治常规［M］.北京：中国医药科技出版社，2012：11.

［4］沈坤炜.专家细说乳腺疾病［M］.上海：上海科学技术文献出版社，2011：10-120.

［5］汤钊猷.现代肿瘤学［M］.3 版.上海：复旦大学出版社，2011：1602-1642.

［6］万学红，卢雪峰.诊断学［M］.8 版.北京：人民卫生出版社，2013：98-102.

［7］万学红，卢雪峰.诊断学［M］.9 版.北京：人民卫生出版社，2018.

［8］吴阶平，裘法祖.黄家驷外科学［M］.6 版.北京：人民卫生出版社，2000：84，804.

［9］吴孟超，吴在德，吴肇汉.外科学［M］.9 版.北京：人民卫生出版社，2018.

［10］吴在德，吴肇汉，郑树.外科学［M］.7 版.北京：人民卫生出版社，2008：614-615.

［11］徐兵河.乳腺癌合理用药指南［M］.北京：人民卫生出版社，2019：1-4.

［12］徐孟廷，陈富军.肛瘘的诊断现状［J］.现代中西医结合

杂志，2009（8）：36-938.

[13] 赵辩.中国临床皮肤病学［M］.南京：江苏科学技术出版社，2011：205-207.

[14] 赵玉沛，于学忠，于晓初.北京协和医院医疗诊疗常规·血管外科诊疗常规［M］.北京：人民卫生出版社，2012：107-109.

[15] 中国痤疮治疗指南专家组.中国痤疮治疗指南［J］.临床皮肤科杂志，2015，44（1）：52-57.

[16] 中华医学会皮肤性病学分会免疫学组.中国特应性皮炎诊疗指南［J］.中华皮肤科杂志，2020，53（2）：83.

[17] 朱学骏.皮肤病学与性病学［M］.北京：北京医科大学出版社，2002：2.

[18] BOLOGNIA JL, SCHAFFER JV, CERRONI L, 著，朱学骏，王宝玺，孙建方，等主译.皮肤病学［M］.4版.北京：北京大学医学出版社，2019：253-255.

第七章 妇科检查

第一节 项目介绍

【项目介绍】

（1）妇科检查：也称为盆腔检查，是指通过阴道窥器检查及双合诊或三合诊对外阴、阴道、宫颈、宫体及双侧附件进行检查。无性生活史者，可以行直肠－腹部诊。

（2）阴道分泌物常规检查：为常用的妇科检查项目，包括清洁度、真菌、滴虫、BV 等，主要用来判断女性白带是否异常。

（3）子宫颈细胞学检查（一般是指 TCT）：是以细胞形态学的变化来评估宫颈细胞病变的发生发展，是筛查宫颈癌及癌前病变最常用的方法。目前准确性及检出率比较高，结果的评价系统也较完善。但此检查只是作为一项筛查方法，不能作为宫颈疾病的确定诊断。

（4）人乳头瘤病毒（HPV）检测：人乳头瘤病毒是一种 DNA 病毒，主要感染生殖道上皮细胞，目前研究认为，持续的高危型人乳头瘤病毒感染，是引起宫颈癌及癌前病变的首要因素。根据致病性将 HPV 分为高危型和低危型。

（5）妇科超声检查：为妇科辅助检查的首选及必不可少的筛查手段，可以对子宫及卵巢的大小、位置、形态、内部结构及与周围的关系进行检测，并判断盆腔是否有肿块，肿块的形态、大小、内部结构等。检查途径包括经腹、经阴道、经直肠。

【前期准备及检查前注意事项】

（1）检查前 72 小时避免性生活。

（2）检查前 72 小时不要冲洗阴道或阴道上药，也不要做阴道内诊。

（3）如有炎症先治疗，然后再做宫颈细胞学及人乳头瘤病毒检查，以免影响诊断结果。

（4）检查最好安排在非月经期进行。

（5）经腹部超声检查是通过充盈的膀胱来观察子宫及双侧附件区的情况，因此检查前需要饮水，待膀胱充分充盈后才能进行。

【检查步骤】

（1）有性生活的受检者如行妇科检查，应先排空膀胱，如大便充盈也应排便后再检查。如体检项目中包括尿液检查，建议可先行尿液检查后再行妇科检查，避免体液污染尿液标本；无性生活女性不行此项检查。

（2）检查前应更换一次性臀垫，避免交叉感染。

（3）检查时采用截石位，受检者平躺于检查床上，臀部放于检查床边缘，头部抬高，两手平放于身旁，目的在于检查阴道、宫颈、宫体、输卵管、卵巢、宫旁结缔组织以及骨盆内壁有无异常。

（4）已婚者可行经阴道超声检查；未婚女性可选择行经直肠超声检查或充盈膀胱后经腹部超声检查。

【检查后的注意事项】

（1）进行妇科相关检查后部分女性可能有不适感，休息后会消失。

（2）宫颈细胞学或 HPV 检测后可能会有少许出血，此种出血一般 1~2 天后就会自止。偶尔出血增多或淋漓不尽，出现腹痛、分泌物异味，可能是发生了感染，需要及时到医院就诊。

第二节　主要疾病介绍

一、阴道炎

外阴及阴道炎症是妇科最常见疾病，不同年龄阶段的女性均有可能患此类疾病。常见的阴道炎包括念珠菌性阴道炎、细菌性阴道病和滴虫性阴道炎等。

（一）念珠菌性阴道炎

【影响因素和临床表现】

本病的病原体为假丝酵母菌，是一种条件致病菌，酸性环境下容易生长繁殖，平时寄生在阴道、肠道、口腔内。常因大剂量使用雌激素、广谱抗生素、免疫抑制剂、妊娠或血糖控制不好的糖尿病、穿紧身化纤内裤或过于肥胖导致局部温度、湿度增加等致病。

受检者自身主要表现为外阴瘙痒、灼痛及白带增多，部分可伴有尿频、尿痛及性交痛等。

【专家健康指导建议】

（1）念珠菌性阴道炎，是一种常见外阴阴道炎症。

（2）患有念珠菌性阴道炎者，首先应积极查找并消除诱因，例如控制血糖、避免不合理使用抗生素、保持外阴阴道清洁、注意对日常使用的卫生巾或者棉条的选择及保存（建议随买随用，不建议长期储存）、内裤要单独清洗并进行阳光下晾晒，并同时使用局部抗真菌药物治疗，如局部治疗效果差，或未婚、反复发作者也可全身用药，受检者性伴侣除特殊情况一般无需常规用药，复发性念珠菌性阴道炎（一年发作四次以上）可根据培养及药敏进行强化治疗与巩固治疗。

（二）滴虫性阴道炎

【影响因素和临床表现】

本病病原体为阴道毛滴虫，以性接触为主要传播方式，也可间接传播。滴虫性阴道炎常于月经前后发作，容易同时合并细菌性阴道病。

受检者主要表现为阴道分泌物增多、有异味，外阴痒，也可出现灼热、性交痛等。

【专家健康指导建议】

（1）为了防止外源性病原体的入侵，要避免不洁性生活；在使用公共浴池、浴盆、游泳池、马桶、浴巾等时需更加注意卫生情况。阴道毛滴虫可以吞噬精子，其不仅寄生于阴道，还常侵入尿道、膀胱，甚至肾盂，故治疗滴虫感染不单为阴道用药，需要全身用药。

（2）为避免重复感染，对内裤、毛巾等密切接触的

【念珠菌性阴道炎报告解读】

受检者阴道分泌物报告提示真菌（+）；妇科检查发现外阴、阴道黏膜红肿、糜烂、浅表溃疡，严重时可因瘙痒出现外阴抓痕、表皮脱落，阴道分泌物白色稠厚，为豆渣样或凝乳状。

【滴虫性阴道炎报告解读】

受检者的阴道分泌物提示滴虫（+）；妇科检查发现阴道分泌物为稀薄脓性、泡沫状、有异味，阴道黏膜充血，严重时有散在出血点，甚至宫颈可见出血点，形成典型的"草莓样"改变。

用品应高温消毒；性伴侣应同时进行治疗，并在治疗期间避免性行为。

（三）细菌性阴道病

【影响因素和临床表现】

阴道并不是无菌的，正常情况下女性的阴道内存在很多微生物，它们之间形成了一个动态的平衡系统。因频繁性交、反复阴道灌洗等因素破坏，导致阴道微生态失衡，从而使其他微生物大量繁殖，如加德纳菌、厌氧菌、人型支原体等，引发细菌性阴道病。

受检者主要表现为分泌物稀薄，量增多，带有鱼腥臭味，可以有轻度外阴瘙痒或烧灼感，性交后症状加重。

【专家健康指导建议】

细菌性阴道病治疗可选用抗厌氧菌药物，对于复发者，除了可选择与初次治疗不同的抗厌氧菌药物以外，也可试用阴道乳杆菌制剂帮助恢复并重建阴道的微生态平衡。如不积极治疗，细菌性阴道病可能导致子宫内膜炎、盆腔炎性疾病等。

二、宫颈炎

子宫颈是女性的一道重要防线，阻挡着各种致病因素对内生殖器的侵袭。而宫颈黏膜本身却较容易受到病原体的感染导致炎症。宫颈炎可分为急性和慢性两种。

（一）急性宫颈炎

【影响因素和临床表现】

急性宫颈炎是指子宫颈发生的急性炎症，它可由多种病原体感染（多为沙眼衣原体或淋病奈瑟菌）引起，也可以由于一些化学药物刺激或手术等造成的机械性子宫颈损伤、异物导致感染等所致。

受检者有些并没有明显症状，有些可有阴道分泌物增多，并引起外阴痛痒或不适，也可有同房后出血，经间期出血的表现，也可以因合并泌尿道感染而出现尿急、尿痛及排尿困难等症状。

【专家健康指导建议】

（1）受检者应进一步进行沙眼衣原体和淋病奈瑟菌、

【细菌性阴道病报告解读】

受检者阴道分泌物常规提示线索细胞（+），pH值大于4.5；妇科检查可见到呈灰白色、稀薄、均匀一致的阴道分泌物黏附在阴道壁上。如将阴道分泌物加入10%氢氧化钾溶液1至2滴，可以产生烂鱼肉样腥臭气味。

【急性宫颈炎报告解读】

受检者妇科检查可发现子宫颈充血、水肿，子宫颈管外口见到脓性或黏液脓性分泌物，擦拭子宫颈时，容易诱发子宫颈出血。行宫颈管分泌物或阴道分泌物检查示白细胞明显增多。

细菌性阴道病及阴道毛滴虫病的检查，因急性宫颈炎有可能是上生殖道感染（子宫内膜炎）的征兆，故也应进行盆腔炎体征评估检查，如有这些疾病要针对其进行治疗。

（2）如未行病原体检测，对于有性传播疾病高危因素的受检者可采用经验性抗生素治疗。对于有衣原体或淋病奈瑟菌感染的受检者，为了避免再次感染，对于性伴侣应进行积极检查及治疗，并在治疗期间禁止性生活。

（二）慢性宫颈炎

【影响因素和临床表现】

慢性宫颈炎为急性宫颈炎迁延而来，也可为病原体持续感染所致，其病原体与急性宫颈炎相同。

受检者一般没有症状，有些可有阴道分泌物增多，刺激外阴引起瘙痒或不适；部分受检者也可有腰骶部坠痛等症状。

【专家健康指导建议】

子宫颈如有感染，不易彻底清除。子宫颈裂伤或外翻，雌激素的刺激，盆腔充血等原因可以引起子宫颈分泌物过多。当月经量过多或经期延长时，子宫颈长期受其刺激也可发生炎症。因此平时应做到：

（1）注意个人卫生，建立安全的性行为，以避免生殖道感染及感染性传播疾病等。

（2）积极治疗月经失调。

（3）及时、有效地采取避孕措施，以减少人为造成创伤和感染的机会。

（4）避免随意阴道冲洗及上药，以防破坏阴道自净功能。

对于有症状的慢性宫颈炎受检者，需要根据不同病因采用不同的治疗方法。如发现宫颈息肉，建议手术摘除，以免发生恶变。摘除后需送病理检查。另外，已婚女性定期进行宫颈防癌筛查，有助于早期发现和早期诊断宫颈病变。

三、宫颈癌筛查

宫颈癌是常见的妇科恶性肿瘤之一，严重威胁女性的健康。目前医学研究已明确宫颈癌的主要病因为高危型

【慢性宫颈炎报告解读】

妇科检查可见多种体征，如宫颈肥大、糜烂、纳囊或宫颈息肉，具体表现及解读如下：

慢性子宫颈管黏膜炎：妇科检查时可见黄色分泌物覆盖子宫颈口，或从子宫颈口流出，宫颈糜烂样改变的同时伴有子宫颈充血、水肿、脓性分泌物，可有接触性出血。

宫颈息肉：为慢性宫颈炎的常见表现。妇科检查见表面光滑、常有蒂与颈管内膜相连的宫颈赘生物，一般为几毫米到几厘米大小。

宫颈肥大：妇科检查时见宫颈呈不同程度的肥大，硬度增加，但目前无统一标准，一般为经验性诊断。

两种特殊类型：

宫颈柱状上皮异位：既往也称"宫颈糜烂"，并把"宫颈糜烂"等同于宫颈炎，其实，随着医学科学的进步，目前认为此表现实际上是一种生理情况，现称之为：宫颈柱状上皮外移。在青春期、生育期由于受雌激素分泌的影响，宫颈鳞状上皮和柱状上皮交界的部位外移，局部就呈现了糜烂样改变，绝经后，女性雌激素水平下降，柱状上皮又退回到宫颈管内，"糜烂面"就看不到了。但柱状上皮异位和子宫颈上皮内瘤变及早期子宫颈癌都可使子宫颈呈糜烂样改变，仅以肉眼无法判断。因此对于子宫颈糜烂样改变者就需进行子宫颈细胞学检查和（或）HPV检测，必要时行阴道镜下宫颈活检来除外病变的存在。

子宫颈腺囊肿：也多是生理性改变，表浅的子宫颈腺囊肿妇科检查时看到子宫颈表面突出的青白色小囊泡。一般是子宫颈转化区内鳞状上皮取代柱状上皮过程中，腺体分泌物引流受阻，或子宫颈局部损伤、慢性炎症使腺管口堵塞而形成的。子宫颈腺囊肿一般不需处理，但也应与子宫颈腺癌鉴别。

宫颈癌和HPV的那些事

【宫颈癌筛查报告解读】

解读：即宫颈细胞学检查没有发现病变，不需要特殊处理。

解读（1）：此结论并不是宫颈炎的确定诊断，宫颈炎的确诊还需要结合妇科检查、白带常规及临床症状。由于宫颈细胞学检查是为了看宫颈脱落细胞有没有病变，如果炎性背景太严重，有可能会影响观察的视野，以致影响宫颈脱落细胞的最终诊断。

解读（2）：表示有滴虫、真菌、细菌等病原体感染。

ASC-US解读：是指有宫颈细胞发生了一些变化，但这些变化不能明确诊断，有异常的风险。

ASC-H解读：表示倾向于有癌前病变。表明发现一些不能明确意义进行诊断的细胞，但这些细胞的改变具有癌前病变的特征，不能除外病变可能，要引起重视。

LSIL解读：表示宫颈有异常细胞，可能会存在低级别的宫颈癌前病变，需要进一步检查。

HSIL解读：表示有可疑的高级别的癌前病变，程度要超过LSIL。需要尽快确诊+治疗，避免病情进展。

HPV持续感染。

目前宫颈癌常规筛查方法主要有两个：宫颈脱落细胞学检查和HPV的检测。但不管是哪种检查，都只是作为一项筛查，受一些条件影响，化验检查可能会有假阴性或者假阳性，不能作为疾病的确定诊断。取得结果后应及时去医院就诊，专业的医生会根据个人具体情况（如年龄、临床表现、是否妊娠、标本采集、细胞学检查质量等）来进行个体化处理，不能一概而论。

下面简单地为大家解释一下检查结果：

（一）液基薄层细胞学检查（TCT）（根据TBS分期）

1.未见上皮内病变及恶性病变

建议：定期进行检查即可。

（1）宫颈轻度/中度/重度炎症。

建议：治疗后复查。

（2）真菌、滴虫感染、细菌过度繁殖等。

建议：门诊就诊行白带常规检查，然后根据检查结果进行治疗。

2.非典型鳞状上皮细胞

（1）细胞学结论为ASC-US（不能明确诊断意义的非典型鳞状上皮细胞）。

建议：一般建议进行HPV检查。如果高危HPV阳性，做阴道镜活检；如果高危型HPV阴性，可以6~12个月复查。如仍有ASC-US或严重于ASC-US的结论，建议阴道镜检查。如果无条件行HPV分型或检测时建议行阴道镜检查。

（2）ASC-H（非典型鳞状上皮细胞不排除高度鳞状上皮内病变）。

建议：不论是否有高危型HPV感染，均建议进行阴道镜+宫颈活检。

（3）LSIL（低级别鳞状上皮内病变）。

建议：不论是否有高危型HPV感染，均建议进行阴道镜+宫颈活检。

（4）HSIL（高级别鳞状上皮内病变）。

建议：不论是否有高危型HPV感染，尽快行阴道镜+

宫颈活检明确诊断，必要时行诊断性锥切。

（5）AGC，非典型腺细胞。

建议：行 HPV 检查，B 超检查子宫内膜，并尽快行阴道镜检查 + 宫颈活检 + 宫颈管搔刮术以明确诊断，如大于35 岁或有子宫内膜瘤变风险者建议子宫内膜取样，如果细胞学报告为考虑子宫内膜来源的非典型腺细胞，可先行诊断性刮宫或宫腔镜检查排除内膜病变，如无异常再行阴道镜检查。

> 解读：表示腺上皮病变可能，包括宫颈来源和宫腔来源等。

（6）鳞状细胞癌、腺癌。

建议：尽快行阴道镜 + 宫颈活检。

> 解读：高度可疑宫颈癌。

（二）HPV 检测

研究认为，持续的高危型 HPV 感染，是宫颈癌及癌前病变的首要因素。如果 HPV 检测呈阳性，不用过于紧张，当然也不能置之不理。一般高危型的 HPV 持续感染，才会导致宫颈病变发生发展甚至进展为宫颈癌。

目前 HPV 检测结果阳性人群的分流管理如下：

（1）行 HPV16、18 分型检测，若 HPV16 或 18 阳性，直接推荐进行阴道镜检查、宫颈活检。

（2）如果其他高危型别检查阳性，则应用细胞学筛查来进行分流，检测结果为 ASC-US 及以上时，直接行阴道镜检查；如果细胞学检测结果正常则在一年后随访，复查细胞学及 HPV 检测。

（3）如未分型方法检测 HPV 阳性，同样应用细胞学筛查进行分流，检测结果为 ASC-US 及以上时，直接行阴道镜检查；如果细胞学检测结果正常则在一年后随访，复查细胞学及 HPV 检测。

> 【HPV 检测报告解读】
> （1）阴性：说明目前未被 HPV 感染，建议以后定期进行检查。
> （2）HPV 低危型阳性：包括 6、11、42、43、44、81 型等，主要引起尖锐湿疣和低级别宫颈上皮内瘤变（CIN-1）。
> （3）HPV 高危型阳性：包括16、18、31、33、35、39、45、51、52、53、56、58、59、66、68、73、82 型，持续同种高危型感染，可引起宫颈癌变。高危型 HPV 阳性，尤其是 16、18 亚型，应采取积极的干预措施，需进行阴道镜检查，早期病变进行治疗可避免宫颈癌的发生发展。

【影响因素和临床表现】

受检者一般无特殊的自觉症状。偶有阴道排液增多，伴或不伴异味。也可在性生活或妇科检查后发生接触性出血。

在进行 TCT 及 HPV 检查时，有些情况可能影响检测结果或造成假阴性。

【专家健康指导建议】

（1）虽然宫颈癌的发病率较高、危害性较大，但是经过定期检查、早期发现、早期治疗、避免高危因素、注意改善不良的生活习惯等，还是可以预防的。

（2）宫颈癌从宫颈感染 HPV 到真正发生癌变，这个过程可以历经数年甚至二十余年，在这个发展过程中大多数受检者无特殊症状，如果等出现症状才去检查，有可能病情已经进展，错过了最佳治疗机会。因此，定期筛查，早诊早治，积极预防非常重要。

可以采取的预防措施如下：

（1）建立安全的性行为，长期并且正确使用避孕套，减少性伴侣数、推迟首次性行为年龄，这些都可以预防 HPV 感染。

（2）预防和早诊治生殖道感染及性传播疾病，可以改善阴道环境，减少 HPV 感染发生的危险。

（3）戒烟。吸烟会降低机体的免疫功能，增加 HPV 感染率。

（4）有性生活的女性建议定期体检进行宫颈癌筛查。

（5）接种宫颈癌疫苗。但 HPV 疫苗并不能覆盖所有的高危型 HPV，并且一些少见的病理类型的宫颈癌与 HPV 感染并无关系，接种后切记仍需定期进行宫颈癌筛查。

四、慢性盆腔炎

盆腔炎是指女性上生殖道感染性疾病，包括子宫内膜炎、输卵管炎、输卵管卵巢脓肿、盆腔腹膜炎等。为多种病原体感染所致。

【慢性盆腔炎报告解读】

妇科检查：子宫可呈倾后屈，活动受限或粘连固定，宫骶韧带增粗、变硬、有触痛，附件区增厚、压痛，脓肿形成时可在盆腔一侧或两侧触及囊性肿物，活动多数受限。

超声检查：可见输卵管积水、输卵管卵巢脓肿、附件炎性肿块等表现。输卵管积水表现为一侧或双侧附件区出现迂曲腊肠样，囊壁薄，光滑，边缘清晰的囊性暗区，与同侧卵巢有明显界限（图 7-2-1）。

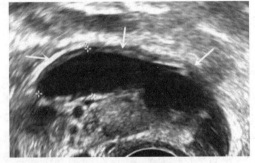

图 7-2-1 输卵管积水

【影响因素和临床表现】

盆腔炎性疾病的病原体有外源性和内源性两个来源，

可单独存在，但经常是混合感染，外源性感染的病原体多为衣原体、淋病奈瑟菌、支原体，内源性病原体为寄居于阴道内的微生物群，包括需氧菌及厌氧菌。

导致盆腔炎发生的高危因素主要包括：年龄、性活动、下生殖道感染、子宫腔内手术操作、不良性生活、邻近器官炎症直接蔓延、盆腔炎性疾病反复急性发作等。

受检者经常表现为白带增多，长期感到下腹或腰骶部胀痛，当卵巢功能损害时可有月经失调，输卵管粘连、堵塞导致不孕或输卵管妊娠，盆腔炎反复发作等情况。

【专家健康指导建议】

女性生殖系统有自身的防御系统，当这个防御系统功能遭到破坏，或机体免疫功能降低、外源性病原体入侵时均可导致炎症发生。急性盆腔炎需要及时治疗，使用正确、合理的抗生素进行积极的治疗，必要时需手术治疗。慢性盆腔炎需根据不同情况采取不同的治疗方法。因盆腔炎长期困扰女性，严重影响妇女的健康，需要日常生活中做好一些防护措施来积极预防，如：

（1）注意个人卫生，勤换洗内裤，保持会阴部清洁、干燥，不穿不透气的紧身裤。

（2）建立安全卫生的性行为，减少下生殖道感染及性传播疾病发生，一旦发生疾病积极治疗。

（3）妇科手术操作可造成生殖道损伤，导致盆腔感染，避免不必要的检查和操作，做好避孕工作，尽量减少人工流产术带来的创伤。

（4）月经期、人流等妇科手术后注意保健，这些情况下一定要禁止性生活，禁止游泳、盆浴，勤换卫生巾，避免因机体抵抗力下降导致致病菌乘虚而入。

（5）保持良好心态及生活习惯，保证睡眠、锻炼身体、合理饮食。

（6）避免经常久坐不动。

（7）积极规范地治疗盆腔炎性疾病，防止后遗症发生。

五、子宫肌瘤

子宫肌瘤是常见的女性生殖器良性肿瘤。多见于30~50 岁女性，30 岁以上的妇女的发病率为 20%。

根据子宫肌瘤与子宫肌壁的关系可分为四类：肌壁间肌瘤、浆膜下肌瘤、黏膜下肌瘤、阔韧带肌瘤，其中以肌壁间肌瘤最常见。

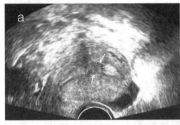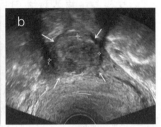

图 7-2-2　　a. 黏膜下子宫肌瘤；b. 浆膜下子宫肌瘤

【子宫肌瘤报告解读】

妇科检查：子宫增大。根据子宫肌瘤大小不同，子宫会有不同程度的增大。如果子宫肌瘤小于 3cm，妇科检查子宫也可显示正常大小。

超声表现：常见子宫增大、子宫形态不规则，一般超声下的瘤体回声常见有以下 3 种。

（1）低回声结节：最为常见，瘤体回声比子宫回声弱（图 7-2-2）。

（2）中高回声结节：与子宫回声相同或增强。直径 < 1cm 的黏膜下肌瘤常表现为中高回声，不易与内膜息肉区别。

（3）混合回声结节：肌瘤回声不均质，可见大小不等的低回声、中等回声及稍强回声团混合，其后方回声衰减。

超声下有时可见肌瘤发生玻璃样变、囊性变、红色样变、脂肪样变、肉瘤变和钙化等变性改变。其中体检时发现肌瘤钙化较常见，尤以老年女性多见。

【影响因素和临床表现】

子宫肌瘤主要与肥胖、流产、未生育、晚育、摄入外源性雌激素及不良的心理状态等多种因素有关，此外年龄大于 40 岁、子宫肌瘤家族史也是其发病的高危因素。

子宫肌瘤多无明显症状，其症状出现与肌瘤的部位、生长速度及肌瘤变性有密切关系。主要表现为月经增多、经期延长、淋漓出血及月经周期缩短，严重时可发生继发性贫血。也可出现阴道分泌物增多或阴道排液。肌瘤较大时可能扪及腹部包块，清晨膀胱充盈时更明显。肌瘤较大时也可压迫膀胱、直肠或输尿管等出现相应的压迫症状。黏膜下肌瘤可引起痛经，经量增多；浆膜下肌瘤蒂扭转可出现急腹痛。子宫肌瘤可影响宫腔形态，阻塞输卵管开口或压迫输卵管使之扭曲变形等均可能导致不孕。

【专家健康指导建议】

（1）子宫肌瘤极少发生恶变，其恶变率一般 <0.5%。无症状的子宫肌瘤患者一般不需要治疗，每 3~6 个月随访一次。

（2）若肌瘤明显增大或出现症状时可考虑相应的处理，包括药物治疗和手术治疗。子宫肌瘤患者准备妊娠时，若肌瘤直径 >4cm 建议剔除，绝经后未行激素补充治疗，但肌瘤仍生长也建议手术治疗。具体情况可咨询妇科医生。

（3）平时要合理饮食，控制体重，加强锻炼，改善体质。尽量多吃蔬菜水果，减少外源性类激素的摄入，避免食用激素饲养的禽、畜及其肉、蛋；勿滥用各种药物或激素类减肥、丰乳、护肤等美容保健品；避免多次流产。调节自身情绪，保持豁达开朗的心态；不能过度劳累；改善自己的卫生习惯，保持外阴清洁，经期禁房事，定期体检。

六、子宫内膜异位症和子宫腺肌病

子宫内膜异位症（内异症）和子宫腺肌病是育龄女性最常见的疾病之一，是指具有生长功能的子宫内膜组织（腺体和间质），出现在子宫腔被覆内膜以外的其他部位时，称为子宫内膜异位症。子宫腺肌病是指有活性的子宫内膜腺体和间质存在于子宫肌层中。两者可独立存在，也可同时并存。

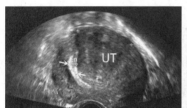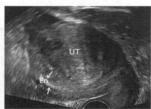

图 7-2-3 子宫腺肌病

【影响因素和临床表现】

内异症是激素依赖性疾病，与遗传、免疫、炎症及在位内膜的特异性等因素有关。生育少、生育晚的女性是此病的高危人群。绝经后或切除双侧卵巢后，异位内膜组织可逐渐萎缩吸收；妊娠或使用性激素抑制剂抑制卵巢功能，可暂时阻止此病的发展。

该病临床虽是良性，但确有增生、浸润、转移及复发等恶性行为，部分患者无症状。典型的症状表现为继发性、周期性、进行性痛经，慢性盆腔痛、性交痛，如果子宫内膜异位囊肿破裂会出现急腹痛；此外会有月经量增多、经期延长或月经淋漓不尽等症状；部分内异症患者会有不孕。具有生长种植性的异位子宫内膜可侵犯全身多脏器，

【子宫腺肌病报告解读】

受检者行妇科检查时可在阴道后穹窿扪及触痛的结节，宫颈或可见紫蓝结节，子宫可正常或增大，质硬，有压痛，子宫后壁下段或盆腔可扪及触痛结节，一侧或双侧附件触肿块，活动度差，有轻压痛。

超声表现：超声检查对卵巢子宫内膜异位囊肿和子宫腺肌病有诊断价值，子宫腺肌病超声常见子宫均匀增大，宫腔线前移或后移。肌层回声不均匀，病灶呈低回声，边界无包膜。由于肌束交错分布，产生典型的栅栏样声影。有时结节状病灶向子宫表面隆起，似有包膜其间呈稍高回声，酷似子宫肌瘤，在声像图上，不易与子宫肌瘤区别（图7-2-3）。

子宫内膜异位囊肿的超声表现详见十（三）卵巢子宫内膜异位囊肿。

从而出现相应的症状。

【专家健康指导建议】

（1）子宫腺肌病及子宫内膜异位症者，有时血清CA-125会升高，其升高多见于中重度内异症。但CA-125的特异性和敏感性均局限，且与多种疾病有交叉阳性反应，因此不能单独用于诊断或鉴别诊断。

（2）目前该病尚无根治的有效药物，可根据患者病情的不同程度采取以下措施：如果无症状、无生育要求可观察，定期3~6个月行妇科及超声检查。症状较轻者，可止痛对症治疗。症状严重者如慢性盆腔疼痛或痛经明显伴附件囊肿>4cm，又无生育要求或药物治疗无效，可采用全子宫切除术。

（3）宫内放置曼月乐环也可以改善子宫腺肌病引起的月经量多和痛经。

该病重症者可影响生活质量，需要积极预防，可采取以下预防措施：

（1）经期避免不必要的妇科检查及宫腔操作，防止经血逆流。

（2）采取有效的避孕方法，避免人工流产带来的伤害；口服避孕药的避孕方法可抑制排卵、促使子宫内膜萎缩，降低内异症的发病风险。

（3）提倡自然分娩；尽量避免多次的宫腔手术操作等以避免医源性种植。

（4）注意经期卫生，经期禁止性生活。

七、子宫内膜息肉

【子宫内膜息肉报告解读】

妇科检查：多无异常表现，大多都在体检妇科超声时发现。

超声表现：在子宫内膜间可见单个或多个中高回声，呈椭圆形或水滴状，多 < 1cm。伴子宫内膜增厚者，息肉常被增厚的内膜覆盖不易分辨，不典型和多发的息肉可表现为宫腔杂乱，内膜回声不均，有时较难与子宫内膜癌区别（图7-2-4）。

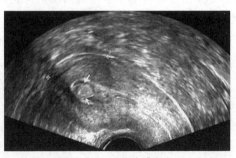

图7-2-4 子宫内膜息肉

子宫内膜息肉是体检中较为常见的妇科疾病，因子宫内膜基底层局部增生过长，内膜慢性炎性刺激或内膜脱落受阻所致。

【影响因素和临床表现】

子宫内膜息肉可发生在任何年龄的女性，常见于月经失调和不孕症的女性。部分女性可出现月经淋漓不尽或经间期出血等症状，但多数小息肉并不引起月经异常及其他不适。内膜息肉绝大多数为良性，少数可发生恶变。

【专家健康指导建议】

（1）一旦发现，需要积极就诊明确诊断，可行宫腔镜检查来明确诊断及治疗。对于患有息肉的不孕女性，手术切除息肉有助于受孕或辅助生殖受孕的成功。

（2）对于小的、无症状的息肉，可以进行保守治疗，定期复查，复查时应选择于月经干净后3天。体积较大、有明显症状及有恶变可能的内膜息肉，应积极行宫腔镜检查并切除息肉行病理学检查，术后放置曼月乐环可以减少复发。

八、子宫内膜增厚

有月经的女性的子宫内膜随月经周期发生变化。月经后子宫内膜的厚度可从0.3 cm增厚到黄体期的1.5cm。

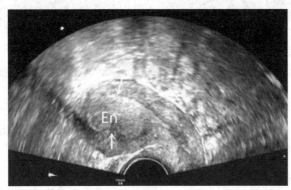

图7-2-5　子宫内膜增厚

【影响因素和临床表现】

子宫内膜增厚主要与雌激素水平的波动有关。子宫内膜受大量雌激素作用所致内膜过度增生，多见于青春

【子宫内膜增厚报告解读】

受检者在行妇科检查时一般无异常表现，子宫可正常大小或有增大。

超声表现：见子宫内膜回声弥漫性或局灶性增厚。内膜回声均匀增强，也可不均匀伴有小的囊腔。常伴有单侧或双侧卵巢增大或卵巢潴留囊肿（图7-2-5）。

期和更年期。常表现为月经不规则出血，闭经或绝经后出血等。

【专家健康指导建议】

（1）正常子宫内膜在绝经后第一年较绝经后多年的内膜厚，这反映了雌激素水平的波动。绝经前子宫内膜增厚多属生理性改变，建议月经净后3天再次复查，如连续2至3次复查仍有子宫内膜增厚，建议药物治疗或诊断性刮宫以明确诊断。

（2）绝经后子宫内膜增厚＞0.5cm，内膜回声均匀，临床表现无阴道流血，可以继续定期复查。如果绝经后有阴道出血症状，超声检查子宫内膜＞0.5cm，或伴有内膜回声不均，建议行诊断性刮宫以明确诊断。

更年期女性的
健康与保健

九、多囊卵巢综合征

多囊卵巢综合征PCOS是一种最常见的妇科内分泌疾病之一。患病率为5%~10%，主要以雄激素过高的临床或血生化表现、持续无排卵、卵巢多囊样改变为特征，常伴有胰岛素抵抗和肥胖。

【多囊卵巢综合征报告解读】

受检者行妇科检查一般无明显异常。

超声表现：见卵巢体积增大（＞10mL），包膜回声增强，包膜下卵泡数增多，大于12个，卵泡直径为0.2~0.9cm，卵泡常围绕卵巢边缘，呈车轮状排列（图7-2-6）。

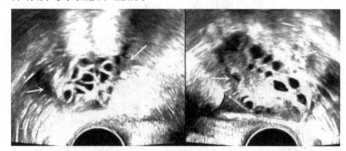

图7-2-6　卵巢多囊改变

【影响因素和临床表现】

病因至今尚不明确。与遗传因素、环境因素、肥胖患者的胰岛素抵抗相关。

PCOS受检者常表现为多毛、痤疮、月经失调、不孕、肥胖、黑棘皮等，严重者远期可发生子宫内膜癌、糖尿病、心血管系统疾病。PCOS的国内诊断标准是：

（1）稀发排卵或无排卵：月经失调。

（2）高雄激素的临床表现和（或）高雄激素血症：

多毛、痤疮等。

（3）超声提示：卵巢多囊改变。

以上3项中符合2项并排除其他高雄激素病因，如先天性肾上腺皮质增生、库欣综合征、分泌雄激素的肿瘤等即可诊断。

【专家健康指导建议】

（1）本病不能仅依靠超声检查，超声所表现的卵巢多囊样改变并不能确诊 PCOS，如体检超声发现卵巢多囊样改变需门诊进一步检查，并排除其他高雄激素病因才能确诊。

（2）本病目前无治愈方案，但作为一种慢性内分泌代谢性疾病，自青春期发病，并将影响女性一生健康，因而需要根据女性各个生理阶段进行积极对症处理来进行有效的控制。

（3）确诊的女性可通过调整生活方式，如控制饮食，适量运动，改善不良的生活习惯和心理状态，并根据临床表现及治疗需求的不同，予以不同的方法来进行治疗。

（4）同时要预防远期并发症：2型糖尿病、心血管病变及子宫内膜癌。

十、卵巢囊肿

本节所谈及的卵巢囊肿多指良性，一般无症状，常在体检时发现。滤泡囊肿和黄体囊肿往往为生理性改变，在随后的复查时可自行消失。

（一）滤泡囊肿

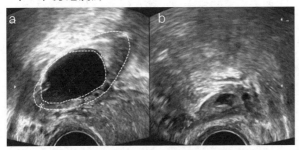

图 7-2-7　滤泡囊肿（a.滤泡囊肿；b.正常卵巢）

【滤泡囊肿报告解读】

受检者行妇科检查时可于一侧附件触及囊性包块，界限清楚，活动好，可无压痛或有轻压痛。

超声表现：卵巢内见圆形或椭圆形的无回声区，边界清晰，囊壁光滑，囊内透声好，多为单发，直径一般3~5cm，少数可达甚至超过8cm。CDFI 检查，囊壁上无血流信号（图7-2-7）。

【影响因素和临床表现】

卵巢滤泡囊肿多无临床症状，常在体检时检出。主要为卵泡未发生破裂及排卵，卵泡液潴留在卵泡腔内形成。

【专家健康指导建议】

（1）卵巢滤泡囊肿较常见，一般在6~8周可自行消失。多为卵巢正常功能发生改变而引起的，建议2~3个月后于月经净后一周内复查妇科超声，观察囊肿是否自行消失。如出现增长速度较快、突发下腹部阵发性绞痛，应考虑卵巢囊肿蒂扭转等情况需积极手术治疗。

（2）如在体检时发现卵巢囊肿，建议去医院就诊，根据临床症状、年龄等不同情况进行不同的处理。

（二）黄体囊肿

【黄体囊肿报告解读】

受检者行妇科检查时可发现一侧附件区可触及囊性包块，界限清楚，活动好，可无压痛或有轻压痛。

超声表现：不同阶段的黄体囊肿有多种不同的超声表现，大多数可归为囊性、囊实性和实性3种。CDFI检查部分黄体囊肿的周边可见典型的环状或半环状血流，黄体血流一般在排卵后1~2天出现，一周左右达高峰，频谱显示为低阻血流（图7-2-8）。

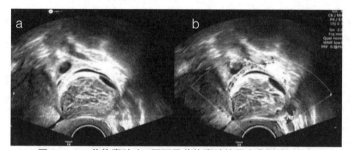

图7-2-8 黄体囊肿（b图可见黄体囊肿的周边典型的环状血流）

【影响因素和临床表现】

女性在排卵之后会形成黄体，黄体因某种外力或自发性因素的影响，导致囊肿的内壁破裂，血液从血管中漏出，积存于囊内，当其直径 > 3cm 时，称为黄体囊肿或黄体血肿。多为单侧。

一般无明显临床表现，多在体检时发现。

【专家健康指导建议】

（1）黄体囊肿属生理性囊肿，多数黄体囊肿可自行消失。于下次月经净后一周内复查即可。较大的囊肿可自发破裂，发生急腹痛。

（2）一旦出现急性腹痛，请及时就医。

（三）卵巢子宫内膜异位囊肿

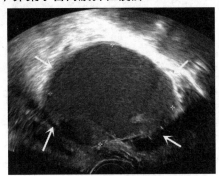

图 7-2-9　卵巢子宫内膜异位囊肿

【卵巢子宫内膜异位囊肿报告解读】

受检者行妇科检查发现一侧或双侧附件可及囊性包块，界限清楚，活动欠佳，有压痛。

超声表现：卵巢异位囊肿多呈圆形或椭圆形，可以单发或多发，双侧多见，中等大小，内部为细密点状回声，囊内壁毛糙，CDFI：囊肿壁上可见少许血流信号，一般囊内无血流信号（图 7-2-9）。

【影响因素和临床表现】

影响因素详见前述的子宫内膜异位症相关内容。

具有活性的子宫内膜组织侵犯卵巢所致，多数累及双侧卵巢。因为囊内含巧克力样陈旧性血液，常称为巧克力囊肿，囊肿直径一般为 5~6cm，＞10cm 者较少，但易发生破裂。少数人可无症状，多数典型特征为继发性、进行性、周期性痛经，可以出现经期延长、经量增多，合并感染或破裂时可引起突发性腹痛，一部分人可合并不孕。

【专家健康指导建议】

（1）积极就诊，根据不同情况采取药物保守治疗或手术治疗。避免经期性生活，提倡自然分娩，注意避孕，防止医源性子宫内膜种植，积极治疗引起经血逆流的疾患。

（2）药物保守治疗可以采用药物避孕的方法：口服避孕药可抑制排卵、促使子宫内膜萎缩，降低内异症的发病风险。如症状严重、痛经明显伴囊肿 >4cm，可考虑手术治疗。

十一、卵巢肿瘤

卵巢肿瘤是常见的妇科肿瘤，分类复杂。根据组织学和超声影像学有不同的分类。超声检查对区别卵巢良恶性肿瘤具有极为重要的意义。根据肿瘤的声像表现，可将卵巢肿瘤分为三类：囊性、实性、囊实性。

【卵巢肿瘤报告解读】

受检者行妇科检查发现在子宫一侧或双侧可及球形肿块，如提示为囊性，表面光滑、活动、与子宫无粘连，多考虑为良性卵巢肿瘤。恶性肿瘤一般可在阴道后穹窿触及盆腔内肿块，多为双侧，实性或半实性，表面凹凸不平，不活动，常伴有腹水。

1. 囊性卵巢肿瘤的超声图像

囊性肿块的超声特点：一般为圆形或椭圆形的液性暗区，边界清晰，壁薄，或局部增厚，囊壁整齐光滑，囊内呈无回声或有细小回声点，有的囊肿内部有分隔，分隔厚薄不一。卵巢囊腺瘤和卵巢囊腺癌多见于此类超声影像（图7-2-10至图7-2-11所示）。

2. 实性卵巢肿瘤的超声图像

卵巢实质性肿瘤较卵巢囊性肿瘤少见，其图像有形态规则或不规则，边界清晰，不光滑或模糊不清，内部回声有均匀性弥漫性的密集回声或不均匀回声团，当有出血坏死囊性变时，实质内有不规则无回声暗区为非均质性。根据其内部组织结构不同分为实质均质性（良性卵巢纤维瘤）和非均质性（各种卵巢恶性肿瘤）（图7-2-12所示）。

3. 囊实性卵巢肿瘤的超声图像

囊实性肿瘤又称混合性肿块，根据肿瘤内部的回声表现，可分以囊性为主和以实性为主两种表现。以囊性为主者，形态多数较规则，体积较大，囊壁光滑完整，无回声暗区中有局灶性规则的偏强回声点；以实质为主的肿块，大部分为规则或不规则的偏强回声团，其内可见小部分无回声。常见的囊实性肿瘤是卵巢畸胎瘤。其分为成熟畸胎瘤（囊性或囊性为主）和不成熟畸胎瘤（实质性或实质为主）（图7-2-13至图7-2-15）。

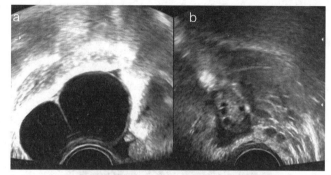

图 7-2-10　囊性卵巢囊肿（a. 卵巢囊肿；b. 正常的卵巢表现）

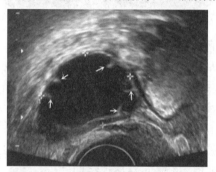

图 7-2-11　卵巢囊肿囊壁可见乳头样突起

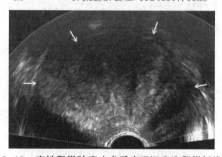

图 7-2-12　实性卵巢肿瘤（术后病理证实为卵巢纤维瘤）

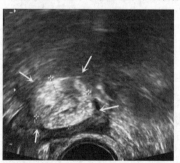

图 7-2-13　卵巢成熟畸胎瘤图像（实性为主）

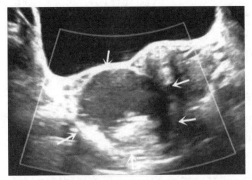

图 7-2-14 卵巢成熟畸胎瘤图像（囊性为主）

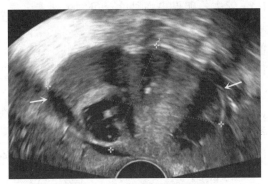

图 7-2-15 卵巢囊实性包块

【影响因素和临床表现】

卵巢肿瘤无论良恶性，早期肿瘤较小，多无症状，常在妇科检查时偶然发现。当肿瘤增至中等大小时，会感到腹胀，可自行扣及腹部肿块，出现压迫症状可有尿频、便秘、气急、心悸、腹痛、腰疼、下肢痛等，因卵巢癌在早期无症状，一旦发现已属晚期，晚期恶性肿瘤可表现为消瘦，严重贫血等恶病质征象。

临床上卵巢肿瘤根据组织学分类主要分为：

（1）卵巢上皮性肿瘤：主要有浆液性肿瘤、黏液性肿瘤、子宫内膜样瘤及纤维上皮瘤等，这类肿瘤的性质分为良性、交界性及恶性。

（2）性索间质肿瘤：颗粒细胞瘤、卵泡膜细胞瘤及纤维瘤等。

（3）生殖细胞肿瘤：畸胎瘤、无性细胞瘤、内胚窦瘤及胚胎性癌等。

（4）继发性肿瘤：其原发部位多为胃肠道、乳腺及生殖器官。

卵巢癌是妇科恶性肿瘤引起死亡的主要原因，其5年生存率为30%，这与早期诊断率低有关。

卵巢肿瘤常见的并发症主要有：

（1）蒂扭转：为常见的妇科急腹症，部分肿瘤常在突然改变体位、妊娠期、产褥期子宫大小、位置改变时发生。

（2）破裂：3%卵巢肿瘤可能发生破裂。

（3）感染：较少见，多因肿瘤扭转或破裂后引起。

（4）恶变：卵巢良性肿瘤也可发生恶变，早期恶变无症状，不易发现。

【专家健康指导建议】

（1）卵巢良性肿瘤直径＜5cm，疑为瘤样病变可做短期观察，一经确诊卵巢良性肿瘤，应手术治疗。

（2）交界性肿瘤手术是最重要的治疗，手术的目标是将肿瘤完全切除。

（3）恶性肿瘤的治疗原则是手术为主，辅以化疗、放疗及其他综合治疗。

恶性卵巢肿瘤的种类繁多，病因复杂，早期无明显临床症状，一般较难预防，但是也可以采取一些措施：

（1）高危人群应严密监测：40岁以上每年应行妇科检查；高危人群每半年检查一次，以便早期发现或排除卵巢肿瘤，若配合超声检查、CA-125检测更好。

（2）体检发现异常应及时就诊，早期诊断及处理：发现卵巢实性肿物及囊肿直径>5cm者，应及时手术切除。如在青春期前，绝经后或生育年龄口服避孕药的妇女发现卵巢增大，应及时明确诊断。对于盆腔肿块诊断不清或治疗无效者，应及早行腹腔镜或剖腹探查，以明确诊治。

（3）患有乳腺癌和胃肠癌的女性患者，治疗后应严密随访，定期作妇科检查，确定有无卵巢转移癌。

（4）对BRCA1（＋）的HOCS家族成员可以考虑行预防性卵巢切除。

十二、盆腔器官脱垂

盆底的多层肌肉及筋膜组织起着承托子宫、膀胱和直肠等盆腔脏器的作用，并使其保持正常位置。由于盆底组织退化、创伤等因素使其支持功能减弱，盆腔脏器移位，导致盆腔脏器功能发生异常的一组疾病称为盆底器官脱垂。

【影响因素和临床表现】

以下因素可以增加盆腔器官脱垂的风险：

（1）多次妊娠、分娩或难产、产后过早体力劳动等。

（2）年龄增长后，尤其绝经后雌激素水平下降，出现支持结构的萎缩。

（3）慢性咳嗽、肥胖、持续负重或便秘等导致腹腔内压力增加。

（4）医源性原因：包括没有充分纠正手术时造成的盆腔支持结构的缺损。

受检者能看到或感觉到组织膨出阴道口，可伴有下坠感或腰部酸痛，站立过久或劳累后症状明显，阴道前壁膨出常伴有尿频、活动后漏尿、排尿困难等情况，阴道后壁膨出常表现为便秘、排便困难。器官脱出后轻者经卧床休息，能自行回纳，随着病情进展，重症者则不能还纳。暴露在外的宫颈和阴道壁因摩擦可致溃疡及出血。子宫脱垂一般不影响月经，轻度子宫脱垂也不影响受孕、妊娠和分娩。

【专家健康指导建议】

（1）盆腔器官脱垂会导致膀胱、直肠及性功能障碍，肿物脱出于阴道口影响日常生活，严重影响生活质量。目前治疗方案包括非手术治疗及手术治疗。对于无症状者不建议手术治疗，可行随访观察或者保守治疗。

（2）保守治疗包括应用子宫托、盆底康复治疗和行为指导。轻度盆底脱垂者可采用盆底肌肉锻炼和物理疗法增加盆底肌肉群的张力，如 Kegel 运动，还可以生物反馈治疗或电刺激等方法治疗。

（3）同时建议积极改善生活方式，避免增加腹压，

【盆腔器官脱垂报告解读】

受检者行妇科检查时可见到阴道前、后壁或子宫颈及宫体脱出阴道口外。脱垂的阴道前后壁、宫颈常见组织增厚并角化，甚至可见溃疡和出血。体检时应在放松、向下屏气或加腹压时可判断脱垂的最重程度，并予以分度。现常用盆腔器官脱垂定量分期法（POP-Q）进行分度。

超声检查时可根据超声下 Valsalva 试验动态测定盆底肌肉功能。

如减少负重、防治慢性咳嗽等；保持水分摄入并规律排空膀胱；排便困难者，建议平时多吃一些富含膳食纤维的食物、改善排便习惯、防治便秘；肥胖者建议减低体重。

（4）对于保守治疗无效或不愿意保守治疗的有症状者，可行手术治疗。当全身状况不适宜手术时可以使用子宫托。

参考文献

［1］郎景和，崔恒，戴毅，等.子宫内膜异位症的诊治指南［J］.中华妇产科杂志，2015，50（3）：857-861.

［2］刘晓娟，范爱萍，薛凤霞.2015年美国疾病控制和预防中心关于盆腔炎性疾病的诊治规范解读［J］.国际妇产科学杂志，2015，42（6）：674-675，684.

［3］沈铿，马丁.妇产科学（全国高等学校教材）［M］.3版.北京：人民卫生出版社，2017：307-310，355-364.

［4］夏玉洁，王宝晨，薛凤霞.2015年美国疾病控制和预防中心关于宫颈炎症的诊治规范解读［J］.国际生殖健康／计划生育杂志，2015，34（6）：501-502.

［5］谢幸，孔北华，段涛.妇产科学［M］.9版.北京：人民卫生出版社，2018：226-229，238-249，247-250，251-258，278-284.

［6］中国优生科学协会阴道镜和宫颈病理学分会专家委员会.中国子宫颈癌筛查及异常管理相关问题专家共识（一）［J］.中国妇产科临床杂志，2017，18（2）：180-192.

［7］中华医学会妇产科学分会妇科盆底学组.盆底器官脱垂的中国诊治指南（草案）［J］.中华妇产科杂志，2014，49（9）：647-651.

［8］中华医学会妇产科学分会感染性疾病协作组.盆腔炎症性疾病诊治规范（2019修订版）［J］.中华妇产科杂志，2019，54（7）：433.

［9］中华医学会妇产科学分会内分泌学组及指南专家组.多囊卵巢综合征中国诊疗指南［J］.中华妇产科杂志，2018，53（1）：2-6.

［10］中华预防医学会疫苗与免疫分会．子宫颈癌等人乳头瘤病毒相关病免疫预防专家共识［J］中华预防医学杂志，2019，53（8）：761-791．

［11］子宫肌瘤的诊治中国专家共识专家组．子宫肌瘤的诊治中国专家共识［J］．中华妇产科杂志，2017，52（12）：793-800．

［12］LIZNEVA D，SUTURINA L，WALKER W, et al. Criteria, prevalence and phenotypes of polycystic ovary syndrome［J］. Fertil Steril, 2016, 106（1）：6-15.

［13］TEEDE HJ, MISSO ML, BOYLE JA, et al. Translation and implementation of the Australian-led PCOS guideline: clinical summary and translation resources from the International Evidence – based Guideline for the Assessment and Management of Polycystic Ovary Syndrome［J］. Med J Austra, 2018, 209 (7): S 3-S 23.

第八章　耳鼻咽喉科检查

第一节　耳鼻咽喉科常用的检查方法

一、鼻部检查

（1）前鼻镜检查：应用前鼻镜观察鼻腔黏膜色泽、鼻甲形态、鼻道结构和是否有分泌物及分泌物性质，鼻腔内是否有新生物。判断是否存在鼻炎、鼻窦炎、鼻中隔偏曲、鼻息肉、鼻腔肿物等疾病的可能性。

（2）鼻内镜检查：鼻内镜包括0°、30°、70°等多种视角镜，一般常配备有照相、显示和录像装置。主要观察鼻腔内黏膜形态、分泌物性质、有无糜烂血管，各鼻道内结构的形态，如钩突大小、鼻窦的开口、鼻腔肿物等，鼻咽部各壁的情况。

【检查步骤】

（1）前鼻镜检查：受检者端坐，放松。检查者将前鼻镜的两叶合拢伸入鼻前庭，勿超过鼻阈，然后张开前鼻镜两叶，抬起鼻翼，扩大前鼻孔，调整角度依次检查鼻腔、鼻中隔、下鼻甲、下鼻道、中鼻甲、部分中鼻道、嗅区、总鼻道。

（2）鼻内镜检查：受检者坐位或仰卧位，放松，张口呼吸。检查前先用1%麻黄碱收缩鼻腔黏膜，持镜沿鼻底轻柔进入，依次检查鼻中隔和中鼻道内的各结构，如钩突、额窦、前组筛窦和上颌窦的开口，蝶筛隐窝、蝶窦开口和后组鼻窦的开口等。

二、咽喉部检查

（1）口咽部检查：应用压舌板观察口咽部舌腭弓、

咽腭弓黏膜颜色，是否存在粘连和瘢痕，观察扁桃体色泽、形态、隐窝口是否有分泌物及分泌物性质，观察口咽部是否有新生物。判断是否有咽炎、扁桃体炎、咽部肿物、扁桃体肿物等口咽部疾病。

（2）间接喉镜检查：应用间接喉镜观察喉部结构形态，黏膜颜色、充血、水肿、增生、溃疡、新生物、异物等，会厌、杓状软骨、室带及声带活动度，梨状窝形态及有无积液等。

（3）间接鼻咽镜检查：应用间接鼻咽镜观察软腭背面、鼻中隔后缘、鼻咽部结构形态，黏膜充血、粗糙、出血、增生、浸润、溃疡、新生物等，重点察看咽隐窝。

（4）纤维鼻咽喉镜检查：应用纤维鼻咽喉镜观察鼻咽部和咽喉部结构形态和黏膜状态。纤维鼻咽喉镜检查的优点在于创伤小，受检者痛苦少、配合度高；镜管末端可接近解剖结构和病变部位，观察更清晰。

【检查步骤】

（1）口咽部检查：受检者端坐，放松，自然张口。检查者用压舌板轻压舌前 2/3 处，依次检查软腭、舌腭弓、咽腭弓、腭垂、扁桃体、咽后壁。

（2）间接喉镜检查：受检者端坐，张口，将舌伸出。检查者左手持纱布包裹受检者舌前部，把舌拉向前下方，右手持间接喉镜放入咽部，依次检查舌根、扁桃体、会厌谷、喉咽后壁、喉咽侧壁、会厌舌面及游离缘、杓状软骨、梨状窝等结构，嘱其持续发"咦"声，检查会厌喉面、杓会厌襞、杓间区、室带与声带及其闭合情况等。

（3）间接鼻咽镜检查：受检者端坐、头微前倾，放松，用鼻轻轻呼吸。检查者左手持压舌板轻压舌前 2/3 处，右手持间接鼻咽镜至软腭与咽后壁之间，依次检查软腭背面、鼻中隔后缘、后鼻孔、各鼻道及鼻甲后端、咽鼓管咽口、圆枕、咽隐窝、鼻咽顶部及腺样体。

（4）纤维鼻咽喉镜检查：受检者坐位或仰卧位，放松。检查前在鼻、咽喉部进行表面麻醉，检查者持镜轻柔送入鼻腔，沿鼻底经鼻，鼻咽部进入咽喉部，依次检查鼻咽顶后壁、鼻咽侧壁、咽隐窝、圆枕、咽鼓管咽口、舌根、会厌谷、会厌、梨状窝、室带、喉室、声带、前联合、后联合和声门下区。

三、耳部检查

（1）电耳镜检查：应用电耳镜观察耳廓及耳周的颜色、形态、大小和位置，外耳道的颜色，是否有分泌物及分泌物性质，鼓膜的形态结构。判断是否有耵聍栓塞、外耳道炎、鼓膜炎、分泌性中耳炎、化脓性中耳炎等耳部疾病。

（2）耳内镜检查：耳内镜包括0°、30°、70°等视角，常配备有照相、显示和录像装置。主要观察外耳道及鼓膜的细微病变和治疗操作。

（3）听力检查

①纯音听阈测试：纯音听阈测试是测定受试耳对一定范围内不同频率纯音的听阈。主要反映是否有听力障碍，判断听力障碍的性质、病变部位及程度。

②声导抗检测：声导抗检测是客观测试中耳功能、内耳功能、听神经以及脑干听觉通路功能的方法，分为鼓室导抗测量和镫骨肌声反射。鼓室导抗测量能比较客观地反映鼓室内各种病变的情况，镫骨肌声反射应用较广，主要用于估计听敏度、鉴别传导性聋和感音神经性聋、识别非器质性聋、为蜗后听觉通路及脑干疾病诊断提供参考等。

③耳声发射：耳声发射是由耳蜗螺旋器中外毛细胞的主动运动所产生，由内耳向中耳、外耳道逆向传播，在一定意义上反映耳蜗的功能状态。耳声发射的检测具有客观、简便、省时、无创、灵敏等特点，在临床上常用的耳声发射分为瞬态诱发性耳声发射和畸变产物耳声发射，可用于器质性耳聋、功能性耳聋、伪聋的鉴别；耳蜗病变与蜗后病变的鉴别；对突发性耳聋的病因及预后的估计；各类人的客观听力评价；婴幼儿听觉系统成熟情况的研究。

【检查步骤】

（1）电耳镜检查：受检者端坐，放松。检查者单手检查耳廓，然后检查者单手将耳廓向后、上、外方轻轻牵拉，使外耳道变直，用另一手持电耳镜观察，依次检查耳廓、外耳道、鼓膜。

（2）耳内镜检查：受检者端坐，放松。检查者单手将耳廓向后、上、外方轻轻牵拉，使外耳道变直，用另一手持耳内镜近距离依次检查耳廓、外耳道、鼓膜的细微病变。

（3）听力检查

①纯音听阈测试：检查前确定受检者外耳道清洁通畅、鼓膜表面无覆盖物，摘除助听器、头面装饰物及眼镜，然后受检者放松坐在环境噪声达标的隔音室内或自由声场内，佩戴头戴式耳机，按要求在听到规定声音时手按信号按钮做出反应。

②声导抗检测：检查前确定受检者外耳道清洁通畅、鼓膜表面无覆盖物，摘除助听器、头面装饰物及眼镜，然后受检者放松坐在环境噪声达标的室内，将前端配有柔软且有弹性耳塞的探头置于受检者外耳道内，进行检查。

③耳声发射：检查前确定受检者外耳道清洁通畅、鼓膜表面无覆盖物，摘除助听器、头面装饰物及眼镜，然后受检者放松坐在环境噪声达标的隔音室内或自由声场内，将前端配有海绵或橡胶耳塞的探头置于受检者外耳道内，进行检查。

四、多导睡眠监测

多导睡眠监测可持续同步记录受检者脑电图、眼动电图、下颌肌电图、心电图、呼吸气流、呼吸运动、鼾声、脉搏氧饱和度、体位及胫前肌电图，分析睡眠监测中得到的参数，对睡眠分期、呼吸事件、心脏事件、运动事件及体位等进行判读。协助诊断睡眠相关呼吸障碍、异态睡眠或行为异常、睡眠相关症状的神经肌肉疾病及其他睡眠相关疾病。

【注意事项】

提前预约确定监测日期，监测当日禁止自行服用任何中枢兴奋药或抑制药，避免饮酒、咖啡、茶等兴奋性饮料；尽量不要午睡；18：00后避免剧烈活动；监测前需洗澡、剪指甲、男士刮胡须、女士卸指甲油；监测前更换睡觉时穿的舒适衣物。睡眠监测室环境须安静、舒适，检查者为受检者进行脑电电极、眼电电极、下颌肌电电极、心电电极、鼻气流传感器、鼾声传感器、脉搏血氧传感器及体位传感器安装,检查安装达标后患者在睡眠监测室床上入睡,通过电极及传感器记录睡眠中数据。次晨到达规定时间后取下电极及传感器,受检者离开医院,检查者分析数据作出诊断。

第二节 耳鼻咽喉科的主要疾病介绍

一、鼻部疾病

(一)过敏性鼻炎

【临床表现】

过敏性鼻炎的典型症状为阵发性喷嚏、清水样涕、鼻痒和鼻塞等。可伴有眼部症状,包括眼痒、流泪、眼红和灼热感等。部分患者伴发支气管哮喘。

【专家健康指导建议】

(1)过敏性鼻炎发作期患者,建议应用抗过敏药物控制症状。过敏原诊断明确的患者可以采用脱敏治疗。

(2)对花粉过敏的患者,进行户外活动时,需要避开致敏花粉播散的高峰期,以减轻过敏症状,同时还可以使用口罩、特制的眼镜、鼻腔过滤器、花粉阻隔剂及惰性纤维素粉等减少致敏花粉吸入鼻腔或与眼结膜接触,缓解鼻、眼症状。

(3)对于尘螨过敏的患者,应保持室内清洁,空气流通,控制室内湿度,勤晒被褥,定期清洗空调过滤网,远离毛绒玩具,不便用地毯。

(4)对于真菌过敏的患者,及时清理室内垃圾、发霉的书籍、报纸、食物等,不要在室内摆放盆栽植物,尽量保持浴室、厨房等区域的干燥。

(二)急性鼻窦炎

【临床表现】

(1)局部症状:鼻塞、流脓鼻涕、嗅觉减退或消失,前额、鼻根、眼球后、面颊部或枕部疼痛,部分伴有恶心症状。

(2)全身症状:严重的患者伴有烦躁不适、畏寒、

浅谈过敏性鼻炎

【过敏性鼻炎报告解读】

(1)鼻部检查:过敏性鼻炎发作时,前鼻镜检查鼻腔可观察到双侧鼻腔黏膜苍白、肿胀,下鼻甲、中鼻甲黏膜苍白水肿,下鼻道、总鼻道狭窄并有大量水样分泌物附着,黏膜肿胀时不能观察到中鼻道和嗅区。

(2)过敏原检测:皮肤试验或抽血检查过敏原,至少一种过敏原阳性。

【急性鼻窦炎报告解读】

(1)鼻部检查:前鼻镜检查鼻腔可观察到双侧鼻腔黏膜急性充血、肿胀,中鼻甲黏膜红肿,中鼻道狭窄并有多量脓性分泌物流向总鼻道,黏

发热、头痛、精神萎靡及嗜睡等症状。

【专家健康指导建议】

（1）急性鼻窦炎多为细菌感染导致的感染性炎症。主要采用药物治疗。

（2）根据血常规结果和局部体征，选择对症的抗生素口服或者注射治疗；服用黏液促排剂，促进鼻腔分泌物排出；鼻塞严重患者用血管收缩剂滴鼻改善鼻腔通气和引流。

（3）鼻窦炎伴随眼眶、颅内并发症时，需要适时采用手术治疗。

（三）慢性鼻窦炎

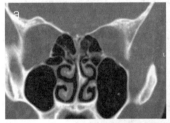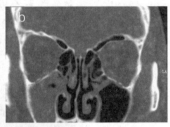
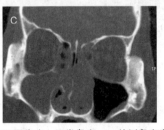

图8-2-1　鼻窦CT图像（a.正常鼻窦；b.单侧鼻窦炎；c.双侧鼻窦炎）

【临床表现】

主要症状：鼻塞，黏性或黏脓性鼻涕。次要症状：头面部胀痛、嗅觉减退或丧失。诊断时以主要症状的两种或两种以上相关症状为依据。

【专家健康指导建议】

（1）慢性鼻窦炎是耳鼻喉科的常见病，其病因学及病理生理机制复杂。药物治疗采用鼻用糖皮质激素喷鼻，改善鼻腔局部黏膜炎症；大环内酯类抗生素小剂量长期口服，疗程不少于12周；黏液促排剂口服，促进分泌物排出；中成药口服，鼻腔冲洗辅助治疗。

（2）药物治疗无效后，内镜下鼻窦手术是首选的外

膜肿胀时不能观察到嗅区。严重者受累鼻窦体表区可有压痛。

（2）血常规检查：轻症患者可以没有异常改变，重症患者白细胞总数和（或）中性粒细胞百分比升高，提示细菌感染。

（3）鼻窦CT检查：症状严重或需要明确受累鼻窦位置时需要做此项检查，可显示受累鼻窦黏膜肥厚，部分有分泌物堵塞。

【慢性鼻窦炎报告解读】

（1）鼻部检查：前鼻镜检查鼻腔可观察到双侧鼻腔黏膜慢性充血、肿胀，部分伴有鼻息肉，中鼻甲黏膜红肿、中鼻道狭窄并有黏脓性分泌物流向总鼻道。

（2）鼻窦CT检查：受累鼻窦黏膜肥厚，鼻窦内有分泌物堵塞（图8-2-1）。

科治疗手段。

（四）鼻前庭炎

【临床表现】

急性期患者感觉鼻前庭处疼痛剧烈，慢性期患者感觉鼻前庭处发热、发干、发痒，有触痛。

【专家健康指导建议】

（1）鼻前庭鼻炎是鼻前庭皮肤的弥漫性炎症，主要由于鼻腔内分泌物刺激鼻前庭皮肤所致，长期的有害粉尘刺激、挖鼻或摩擦损伤鼻前庭继发感染也是病因之一。

（2）治疗上必须要彻底消除鼻腔内刺激分泌物，避免有害粉尘的刺激，改变不良挖鼻习惯，急性期可用全身抗生素治疗，慢性期可局部涂抹抗生素软膏。

（五）鼻中隔偏曲

【临床表现】

（1）鼻塞：是最常见的症状，多呈持续性鼻塞。若一侧偏曲为单侧鼻塞，若Ｓ形偏曲则为双侧鼻塞。若双侧鼻腔交替性鼻塞则提示并发慢性鼻炎。

（2）鼻出血：偏曲的凸起处黏膜较薄，受吸入气流刺激易发生糜烂出血。

（3）反射性头痛：偏曲的凸起部位与下鼻甲或中鼻甲接触甚至相抵，可引起同侧反射性头痛。

（4）鼻窦炎：偏曲部位压迫中鼻甲导致中鼻道狭窄，妨碍鼻窦引流，可诱发鼻窦炎，并出现各种症状。

【专家健康指导建议】

（1）鼻中隔偏曲是指鼻中隔形态不平整，弯曲或局部突起，并引起鼻腔功能障碍的一种疾病。诊断明确后，患者如有明显的鼻塞、鼻痛、头痛、鼻出血或鼻窦炎的症状，应予对症治疗。

（2）保守治疗无效者可选择鼻中隔偏曲矫正术，矫正后仍有鼻腔通气障碍者，需要同时行下鼻甲外移术或下鼻甲部分切除术。

（六）鼻息肉

【临床表现】

鼻息肉一般双侧发生，也有单侧发生者，常见症状为

【鼻前庭炎报告解读】

（1）鼻部检查：急性期检查见鼻前庭内及其与上唇交界处皮肤弥漫性红肿，或有皲裂及浅表糜烂，鼻毛上沾有黏脓痂块。慢性期检查见鼻前庭鼻毛稀少，局部皮肤增厚，有痂皮形成，清除痂皮后可有小出血创面。

（2）血常规检查：一般没有异常改变，重症患者白细胞总数和（或）中性粒细胞百分比升高，提示细菌感染。

【鼻中隔偏曲报告解读】

鼻部检查：前鼻镜检查鼻腔可发现鼻中隔偏曲的类型和程度，鼻中隔凸起面可见黏膜充血糜烂。鼻中隔偏曲明显者两侧鼻腔大小不等，一侧鼻腔明显狭窄，双侧鼻甲常有代偿性肥大。

持续性或渐进性鼻塞，鼻腔分泌物较多，伴有喷嚏或鼻痒，多有嗅觉减退，严重者说话时有鼻音、睡眠时有打鼾，若鼻息肉堵塞咽鼓管口可引起耳鸣、耳闷，甚至听力下降。

【专家健康指导建议】

（1）鼻息肉是鼻腔鼻窦黏膜的慢性炎症性疾病，特征是炎症黏膜上高度水肿的炎性组织。致病因素包括感染、非感染性炎症、解剖异常、免疫异常、遗传因素等。

（2）药物治疗可以用鼻用糖皮质激素喷鼻，改善鼻腔局部黏膜炎症，严重者可用口服糖皮质激素治疗。合并感染者用抗生素治疗。

（3）药物控制效果不良者可内镜下手术切除鼻息肉。

（七）鼻出血

【临床表现】

鼻出血根据病因不同，其表现各异，多数鼻出血为单侧，可反复间断出血也可持续性出血，出血量轻则涕中带血，重则可达几十毫升甚至数百毫升以上，导致失血性休克。

【专家健康指导建议】

（1）鼻出血是耳鼻喉科的常见病、多发病，同时也是其他临床科室疾病的一种常见伴随症状。鼻出血病因较多，针对出血凶猛、病情危急的患者应首先进行紧急救治，寻找出血点控制出血之后再详细进行系统检查，稳定后针对病因进行治疗。比如鼻中隔偏曲引起的反复出血者，症状较轻的可在局部使用油性药膏或者滴剂，保护局部黏膜。

（2）如果保守治疗没有效果，则需要手术，进行鼻中隔黏膜下偏曲矫正术，去除病因，减少出血。

（八）鼻腔肿物

【临床表现】

（1）鼻腔血管瘤主要症状有进行性鼻塞，反复鼻出血，肿瘤发展可压迫并破坏骨质，引起面部畸形、眼球移位、头痛等症状，长期反复的小量出血可引起贫血，严重大出血可致失血性休克。

（2）鼻腔乳头状瘤一般为单侧进行性加重的鼻塞，流黏脓涕时带血，偶有头痛和嗅觉异常，伴肿瘤扩大和累积病变部位不同时，可出现其他症状和体征。

【鼻息肉报告解读】

（1）鼻部检查：鼻腔内一个或多个灰白、淡黄、半透明新生物，表面光滑、柔软、不痛、不易出血。鼻腔内有透明或白色分泌物或脓性分泌物。病史较长或反复发作或巨大的双侧鼻息肉，可引起外鼻畸形。

（2）鼻窦CT检查：在对应位置可见息肉形成的软组织影。合并鼻窦炎者受累鼻窦黏膜肥厚，鼻窦内有分泌物堵塞。

【鼻出血报告解读】

（1）全身检查：一般状况，如体温、脉搏、呼吸、血压、营养状况、精神和神态面容等。

（2）鼻部检查：在检查之前先清除鼻腔凝血块，前鼻镜下重点查看出血位置，黏膜状态，结构形态，有无新生物。

（3）血常规检查：轻症患者可以没有异常改变，重症患者血红蛋白数值下降。

【鼻腔肿物报告解读】

（1）鼻部检查：鼻腔血管瘤检查可见鼻中隔或下鼻甲前端生长的颜色鲜红或暗红，质软有弹性，易出血的组织。

（2）鼻腔乳头状瘤检查可见鼻前庭、鼻中隔前部肿瘤体较小、质硬、色灰，局限而单发，呈桑葚状新生物；鼻腔内的瘤体较大，质软、色红、多呈弥漫性生长，有细蒂或广基，触之易出血。

（3）鼻腔恶性肿瘤检查可见鼻腔中菜花状、基底广泛，表面伴有溃疡及坏死组织、易出血的新生物。

（3）鼻腔恶性肿瘤早期为单侧进行性加重的鼻塞、涕中带血、恶臭脓涕或肉色水样涕，可伴有头胀、头痛、嗅觉减退或丧失，晚期由于肿瘤侵入鼻窦、眼眶、颅内，表现为视力减退、面部疼痛、头痛等症状。

【专家健康指导建议】

（1）鼻腔肿物以良性肿瘤多见，原发性恶性肿瘤较少见。

（2）鼻腔常见良性肿瘤有血管瘤、乳头状瘤、前者多见于青壮年。鼻腔乳头状瘤、血管瘤以手术切除为主要治疗方式。

（3）鼻腔内原发的恶性肿瘤较少见，以鳞状细胞癌为主。根据肿瘤性质、大小、侵犯范围以及患者承受能力，多主张早期采用以手术为主的综合治疗方法，包括术前放射治疗、手术彻底切除癌肿原发病灶，必要时可行单侧或双侧颈淋巴结清扫术以及术后放疗、化学疗法等。

（九）嗅觉障碍

【临床表现】

（1）嗅觉减退和嗅觉丧失。

（2）嗅觉过敏：患者对气味的敏感性增强，轻微的气味即感极其强烈。

（3）嗅觉倒错：患者感受到的气味与正常人相反。

（4）幻嗅：患者在没有气味的环境下，闻到恶臭或奇香等异味。

【专家健康指导建议】

（1）临床上嗅觉减退和嗅觉丧失较常见，嗅觉过敏、嗅觉倒错和幻嗅较为少见。嗅觉减退或丧失，出现在以鼻塞为主要症状的疾病，如鼻甲肥大、鼻息肉、鼻内肿瘤等，导致带着气味的气流不能到达嗅区黏膜。

（2）有某一些疾病，如过敏性鼻炎、慢性鼻窦炎，虽然在减充血剂治疗下保持鼻腔的通畅，但是嗅区黏膜水肿引起嗅神经功能异常影响嗅觉；上呼吸道病毒感染、萎缩性鼻炎、嗅神经炎、化学气体损伤、颅内疾病、颅底骨折等疾病也可使嗅神经、嗅中枢萎缩或失用而导致嗅觉减退或丧失。

【嗅觉障碍报告解读】

鼻部检查：前鼻镜检查鼻腔结构及黏膜可有多种变化。无异常改变；鼻腔黏膜苍白、肿胀，鼻甲黏膜苍白水肿，鼻道狭窄并有多量水样分泌物附着；鼻腔黏膜红肿，鼻甲黏膜充血，鼻道狭窄并有多量黏脓性分泌物附着；总鼻道甚至嗅区新生物堵塞等。

（3）嗅觉过敏一般是暂时性的，往往发生于嗅神经炎恢复期、鼻部炎症、妊娠期、月经期和更年期等。嗅觉过敏和幻嗅常见于癫痫、精神分裂症等。所以嗅觉障碍的诊治要重点察看鼻部情况，但又不能只局限于鼻部。

二、咽喉部疾病

（一）慢性咽炎

【临床表现】

咽部长时间反复轻微疼痛，干燥、瘙痒、灼热感、异物感，反复存在少量白痰等分泌物，轻微咳嗽，做刷牙或为咳出分泌物使劲咳嗽等刺激咽喉的动作时容易恶心、干呕等不适。

【专家健康指导建议】

（1）慢性咽炎是咽部黏膜、黏膜下及淋巴组织的慢性炎症，常为上呼吸道慢性炎症的一部分，本病多见于成年人，病程长、症状顽固、易反复发作。

（2）治疗主要以祛除病因为主，戒除烟酒，避免粉尘及有害气体环境，积极治疗鼻和鼻咽部慢性炎症，有胃酸反流患者服用抑酸药物。对症药物以中医中药的清咽润喉药物为主，局部可以含清咽滴丸等中成药丸。

（二）慢性扁桃体炎

【临床表现】

常有急性扁桃体炎反复发作，发作时咽痛明显，发作间隙期可有咽干，咽痒，异物感，刺激性咳嗽等轻微症状。若扁桃体隐窝内潴留干酪样腐败物或有厌氧菌感染，则可出现口臭。有些患者尤其是小儿患者，由于扁桃体过度肥大，可出现睡眠打鼾、呼吸不畅、吞咽或言语共鸣障碍。

【专家健康指导建议】

（1）慢性扁桃体炎是扁桃体的持续感染性炎症，通常发生在大龄儿童和年轻人中，多由于急性扁桃体炎反复发作或因扁桃体隐窝引流不畅，隐窝内细菌、病毒滋生感染，而演变为慢性炎症，是临床上最常见的疾病之一。

（2）急性发作时，建议对症抗感染治疗。间歇期时建议患者加强体育锻炼，增强体质，提高抗病能力。过度肥

【咽喉部疾病报告解读】

口咽部检查：咽腔黏膜慢性充血、增厚、干燥，局部血管扩张，咽后壁有散在的淋巴滤泡增生，部分散在淋巴滤泡凸起并融合成块，部分还有黏稠的分泌物或者带臭味的黄褐色痂皮附着在黏膜表面。

【慢性扁桃体炎报告解读】

口咽部检查：咽部黏膜慢性充血，扁桃体表面可见瘢痕收缩，凹凸不平与腭舌弓可有粘连。隐窝口常有碎屑或化脓性物质，挤压腭弓时隐窝口可见黄白色干酪样点状物溢出，常可见下颌角淋巴结肿大。

大影响呼吸、吞咽、语言，成为引起其他脏器病变的病灶，与邻近组织器官的病变有关连时，考虑实行扁桃体切除手术。

（三）阻塞性睡眠呼吸暂停（OSA）

【阻塞性睡眠呼吸暂停报告解读】

（1）全身检查：较肥胖或明显肥胖，颈围较大。

（2）鼻腔检查：鼻中隔偏曲、鼻甲肥大、鼻息肉及鼻腔肿瘤等阻塞鼻腔，影响气流正常通过。

（3）口咽部检查：口咽腔狭窄、扁桃体肥大、软腭松弛、腭垂过长或过粗、咽部肿瘤、咽腔黏膜肥厚、舌体肥大等。

（4）面部检查：部分患者有上下颌骨发育异常、小颌畸形等颅面发育畸形。

（5）多导睡眠监测：确诊睡眠呼吸暂停及其严重程度（图8-2-2）。

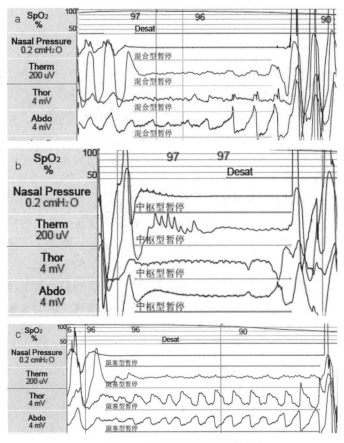

图 8-2-2　阻塞型睡眠呼吸暂停多导图

【临床表现】

睡眠时打鼾，鼾声大且不规律，并有部分呼吸暂停的情况出现，严重者暂停时间超过10秒，夜间有窒息感或易憋醒；睡眠结构紊乱，浅睡眠增多，容易觉醒，导致白天出现嗜睡、注意力不集中等，妨碍正常社交和职业活动；记忆力下降，严重者出现认知功能下降、行为异常等。这些表现的出现有很大的个体差异，可只有一项或同时多项，也可没有。同时，普遍认为OSA是一种全身性疾病，与高血压、冠心病、心力衰竭、心律失常、糖尿病密切相关，也是引起猝死、道路交通事故的重要原因，因而是一个严重的社会问题。

【专家健康指导建议】

（1）高危因素控制：超重者均应有效控制体重，包括饮食控制、加强锻炼，超重严重者需要在正规医院营养科医生指导下科学饮食及锻炼，甚至药物及外科干预。戒酒、戒烟，慎用镇静、催眠、肌肉松弛药及其他可引起或加重OSA的药物。

（2）病因治疗：纠正引起OSA或使之加重的基础疾病，如治疗心功能不全、脑卒中等。

（3）体位治疗：侧卧位睡眠，对轻度OSA患者可能有效，包括体位报警器、颈部振动设备、侧卧定位器等，但其疗效还需要进一步观察和评估。

（4）持续气道正压通气：就是无创呼吸机，是目前世界公认的、相对有效的治疗OSA的方法，是中重度OSA患者的首选治疗。但是无创呼吸机的使用必须在专业医务人员的指导下实施，并定期到医院复查仪器参数。

（5）口腔矫治器：适用于单纯鼾症及轻中度的OSA患者，特别是有下颌后缩者。

（6）外科治疗：主要包括耳鼻喉科手术和口腔颌面外科手术两大类，适用于手术确实可解除上气道阻塞的患者，需严格掌握手术适应证。

（7）药物治疗：目前尚无疗效确切的药物可以使用。

（8）合并症的治疗：给予相应治疗。

（四）咽部肿物

【临床表现】

肿瘤较小时多无自觉症状，常于体检或检查咽部其他疾病时，偶然发现。肿瘤较大时可出现咽部异物感，甚至可引起吞咽障碍、呼吸及发音功能障碍。

【专家健康指导建议】

（1）口咽良性肿瘤，常见的有乳头状瘤、纤维瘤及潴留囊肿等。

（2）瘤体较小时可采用激光、电凝、冷冻等治疗，瘤体较大时需采用外科手术治疗。

【咽部肿物报告解读】

乳头状瘤可见腭垂、扁桃体、腭弓等处表面呈颗粒状、色白或淡红色瘤体。纤维瘤发生部位同乳头状瘤，肿瘤大小不一，呈圆形突起，表面光滑，触之较硬。潴留囊肿多见于软腭、咽后壁、咽侧壁及扁桃体，呈圆形，表面光滑。

三、耳部疾病

（一）耵聍栓塞

【临床表现】

可出现轻度听力下降等症状。

【专家健康指导建议】

量较少时可自行轻柔棉签擦拭取出，量较多或自行擦拭疼痛时，建议耳科门诊取出耵聍。

（二）外耳道炎

【临床表现】

（1）局限性外耳道炎耳痛剧烈，咀嚼或张口时加重，疖肿阻塞外耳道可致听力下降。

（2）急性弥漫性外耳道炎自觉症状包括耳痒、疼痛、灼热、听力减退等。

（3）慢性弥漫性外耳道炎主要症状为耳痒、皮肤脱屑、耳胀感。

【专家健康指导建议】

（1）局限性外耳道炎，早期脓肿未成熟期局部敷用鱼石脂软膏或抗生素软膏，疖肿成熟后如果未能自行溃破，可以切开引流。

（2）急性弥漫性外耳道炎首先清洁外耳道，选择广谱抗生素滴耳液治疗，外耳道红肿时，局部敷用鱼石脂甘油纱条，可起到消炎消肿的作用。

（3）慢性弥漫性外耳道炎清洁外耳道分泌物以及上皮脱屑时，用皮质类固醇软膏局部涂抹。

（三）慢性化脓性中耳炎

【临床表现】

（1）耳部流脓：间歇性或持续性。

（2）听力下降：可有不同程度的传导性或混合性听力损失。听力下降的程度和性质与鼓膜穿孔的大小、位置、听骨链的连续程度有关。

（3）耳鸣：部分患者有耳鸣。

【专家健康指导建议】

（1）治疗原则：治疗原则为控制感染、通畅引流，

【耵聍栓塞报告解读】

电耳镜检查见外耳道褐色团块状、片状或黏稠油性物质堵塞。外耳道软骨部皮肤具有耵聍腺，分泌淡黄色黏稠液体，称耵聍。有的耵聍状如黏液，俗称"油耳"。正常情况下耵聍可借咀嚼、张口等下颌运动以薄片形式自行排出，若耵聍逐渐凝聚成团，阻塞外耳道，称耵聍栓塞。

【外耳道炎报告解读】

（1）局限性外耳道炎又叫外耳道疖肿，初期可见外耳道皮肤局限性红肿，逐渐隆起，成熟后顶部软化，破溃流出少量黏稠脓液。牵拉耳廓或按压耳屏可引起疼痛。

（2）急性弥漫性外耳道炎可见外耳道充血肿胀，表面分泌物，外耳道可变窄。

（3）慢性弥漫性外耳道炎可见外耳道皮肤充血、增厚，可见分泌物，外耳道深部可见上皮脱屑积聚，有时有肉芽生长。

【慢性化脓性中耳炎报告解读】

（1）电耳镜检查：鼓膜充血，鼓膜可见穿孔，外耳道可见脓性分泌物。

（2）X线或颞骨CT检查：可见中耳、乳突病变及程度。

清除病灶，恢复听力，消除病因。

（2）病因治疗：积极治疗引起中耳炎的上呼吸道的病灶性疾病。

（3）药物治疗：选择敏感药物。轻者耳道局部用药，可用3%过氧化氢溶液清洗，然后用棉签拭净脓液后，方可滴药。如合并全身症状，需全身应用抗生素。

（4）必要时手术治疗。

（四）分泌性中耳炎

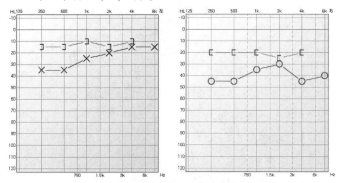

图8-2-3　传导性听力损失听力图

【分泌性中耳炎报告解读】

1、电耳镜检查：鼓膜内陷、充血，亦可见鼓室积液，鼓膜活动度降低。

2、听力检查：纯音测听多为轻度传导性聋（图8-2-3）；声导抗鼓室图为B型。

【临床表现】

分泌性中耳炎的临床表现主要为听力下降，可随体位变化而变化，轻微的耳痛、耳鸣、耳闷胀和闭塞感。

【专家健康指导建议】

（1）保守治疗可酌情予以鼻腔收缩剂、黏液促排剂、抗生素、鼻用糖皮质激素等药物治疗，必要时可行咽鼓管吹张。

（2）如果保守治疗无效或反复发作，可予以鼓膜穿刺、鼓膜置管等手术治疗。

（五）老年性聋

【临床表现】

双耳渐进性听力下降，以高频下降为主，多数人有高调耳鸣。它主要是因为听觉器官的退化所致。

【专家健康指导建议】

（1）老年人如果发现自己听力下降，应去医院检查，并配合医生接受检查和治疗。

（2）老年性聋属不可逆的退行性变化，目前没有很好的改善方法，患者可以选配合适的助听器，以此提高生活质量。

【老年性聋报告解读】

（1）电耳镜检查：鼓膜、外耳道未见异常。

（2）听力检查：纯音测听示感音神经性听力下降，多数先有高频听力下降（图8-2-4）。

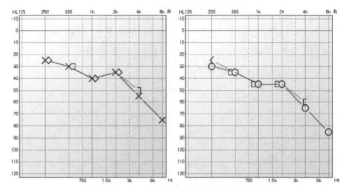

图 8-2-4 感音神经性听力损失听力图

（六）突发性聋

【临床表现】

（1）突然发生的听力下降。

（2）耳鸣（约90%）。

（3）耳闷胀感（约50%）。

（4）眩晕或头晕（约30%）。

（5）听觉过敏或重听。

（6）耳周感觉异常（全聋患者常见）。

（7）部分患者会出现精神心理症状，如焦虑、睡眠障碍等，影响生活质量。

【突发性聋报告解读】

（1）电耳镜检查：鼓膜外耳道无异常。

（2）听力检查：纯音测听示感音神经性听力下降；声导抗检查鼓室图正常。

（3）对伴有眩晕需要进一步明确诊断和治疗的患者，应根据其具体情况进行前庭和平衡功能检查。

【专家健康指导建议】

（1）改善内耳血液微循环药物和糖皮质激素对各型突发性聋均有效，合理的联合用药比单一用药效果要好。高压氧的疗效国内外尚有争议，不建议作为首选治疗方案，如果常规治疗效果不佳，可考虑作为补救性措施。

（2）引导患者建立良好积极的心态，充分休息、适度运动，避免过度劳累及熬夜等不良习惯，治疗期间定期复查听力，及时了解治疗效果及听力恢复情况。

（七）良性阵发性位置性眩晕

【临床表现】

典型的良性阵发性位置性眩晕发作是由于患者相对于

重力方向改变头部位置所诱发的、突然出现的短暂性眩晕。其他症状可包括恶心、呕吐等自主神经症状，头晕、头重脚轻、漂浮感、平衡不稳感等。

【专家健康指导建议】

（1）该病具有自限性，患者不必过分紧张，且部分患者可自愈。临床治疗方法主要为耳石复位，包括手法复位和仪器复位，绝大部分患者经过复位可治愈。

（2）一般不需要药物治疗；当合并其他疾病时，应该接受原发疾病的药物治疗；复位后如有头晕、平衡障碍等可应用改善内耳微循环的药物，如倍他司汀、银杏叶提取物等。

（八）梅尼埃病

【临床表现】

典型的梅尼埃病有如下症状：

（1）眩晕：多为突然发作的旋转性眩晕。常伴恶心、呕吐、面色苍白、出冷汗、血压下降等自主神经反射症状。双侧梅尼埃病患者可表现为头晕、不稳感、摇晃感。

（2）听力下降：一般为波动性感音神经性听力下降。

（3）耳鸣及耳闷胀感：发作期常伴有耳鸣和（或）耳胀满感。

【专家健康指导建议】

（1）治疗目的是减少或控制眩晕发作，保存听力，减轻耳鸣和耳闷感。

（2）目前多采用改善内耳微循环、减轻内耳迷路积水为主的药物治疗，必要时手术治疗。

参考文献

［1］黄选兆，汪吉宝，孔维佳.实用耳鼻咽喉头颈外科学［M］.北京：人民卫生出版社，2021.

［2］孔维佳，周梁.耳鼻咽喉头颈外科学［M］.3版.北京：人民卫生出版社，2015.

［3］中国医师协会睡眠医学专业委员会.成人阻塞性睡眠呼吸暂停多学科诊疗指南［J］.中华医学杂志，2018，98（24）：

【良性阵发性位置性眩晕报告解读】

（1）电耳镜检查：鼓膜、外耳道未见异常。

（2）变位试验：阳性。

【梅尼埃病报告解读】

（1）电耳镜检查：鼓膜、外耳道未见异常。

（2）听力检查：纯音测听示感音神经性聋，可为波动性，发作期听力下降，而间歇期可部分或完全恢复。

1902-1914.

［4］中华耳鼻咽喉头颈外科杂志编辑委员会，中华医学会耳鼻咽喉科学分会 . 良性阵发性位置性眩晕诊断和治疗指南（2017年）［J］. 中华耳鼻咽喉头颈外科杂志，2017，52（3）：173-176.

［5］中华耳鼻咽喉头颈外科杂志编辑委员会，中华医学会耳鼻咽喉科学分会 . 梅尼埃病诊断和治疗指南（2017年）［J］. 中华耳鼻咽喉头颈外科杂志，2017，52（3）：167-170.

［6］中华耳鼻咽喉头颈外科杂志编辑委员会，中华医学会耳鼻咽喉科学分会 . 突发性聋诊断和治疗指南（2015年）［J］. 中华耳鼻咽喉头颈外科杂志，2015，50（6）：443-447.

［7］中华耳鼻咽喉头颈外科杂志编辑委员会鼻科组，中华医学会耳鼻咽喉头颈外科学分会鼻科学组 . 鼻出血诊断及治疗指南（草案）［J］. 中华耳鼻咽喉头颈外科杂志，2015，50（3）：265-267.

［8］中华耳鼻咽喉头颈外科杂志编辑委员会鼻科组，中华医学会耳鼻咽喉头颈外科学分会鼻科学组 . 中国变应性鼻炎诊断和治疗指南（2022年，修订版）［J］. 中华耳鼻咽喉头颈外科杂志，2022，57（2）：106-129.

［9］中华耳鼻咽喉头颈外科杂志编辑委员会鼻科组，中华医学会耳鼻咽喉头颈外科学分会鼻科学组 . 中国慢性鼻窦炎诊断和治疗指南（2018）［J］. 中华耳鼻咽喉头颈外科杂志，2019，54（2）：81-100.

［10］中华耳鼻咽喉头颈外科杂志编辑委员会咽喉组，中华医学会耳鼻咽喉头颈外科学分会咽喉学组，中华医学会耳鼻咽喉头颈外科学分会噪音学组 . 咽喉反流性疾病诊断与治疗专家共识（2022年，修订版）［J］. 中华耳鼻咽喉头颈外科杂志，2022，57（10）：1149-1172.

第九章　眼科检查

【项目介绍】

1.视力检查

观察视力检查是心理物理检查，评价结果时应当考虑这一点。它可判断视网膜黄斑是否有器质性病变和屈光不正。

2.裂隙灯检查

（1）眼睑检查：①眼睑皮肤有无充血、水肿、压痛，有无皮疹、溃疡、瘢痕、肿物及皮下出血等；②注意眼睑形态、睑裂大小、有无上睑下垂、缺损或闭合不全；③注意睑缘有无内外翻、充血、肥厚及炎症；④注意睫毛有无乱生、倒睫、睫毛根部皮肤有无充血、鳞屑、溃疡和脓痂。

（2）泪器检查：流泪、溢泪及眼干，怀疑有泪器炎症或肿瘤，泪器损伤。①泪腺有无肿物、脱垂、炎症；泪液分泌试验；泪膜破裂时间测定。②泪小点有无外翻、狭窄、闭塞或增生；泪囊区有无红肿、压痛或瘘管；按压泪囊区有无分泌物自泪点流出；冲洗泪道观察是否通畅。

（3）结膜、角膜、巩膜检查：观察结膜是否有充血、出血、炎症；角膜大小、形态、透明度、曲度、表面是否光滑、有无混浊、水肿、浸润、异物、云翳、瘢痕、新生血管或血管翳、角膜后是否有沉淀物（KP）等；巩膜颜色、充血、局部结节、隆起、穿孔和肿瘤等。

（4）前房、虹膜、瞳孔、晶状体：观察前房深浅（筛查闭角性青光眼）、房水有无混浊、闪光、浮游物、渗出物、积血或脓肿；虹膜注意色泽、纹理、形态，有无色素增生及脱失、萎缩、缺损、结节、新生血管、前后粘连、瞳孔残膜、虹膜震颤和根部离断；瞳孔注意大小、位置、形态、边缘是否整齐，光反射是否灵敏；晶状体要了解晶体的位置、密度、透明度、是否混浊及混浊的部位和形态。

3. 检眼镜检查

观察玻璃体有无混浊、液化、积血、后脱离屈光间质混浊时无法检查眼底可用眼超声等其他检查方法；检查眼底（可借助前置镜或三面镜）观察视乳头大小、形态、颜色、盘沿和凹陷；视网膜血管粗细、形态、颜色、管壁反光、动静脉比例及相互关系；黄斑部有无水肿、渗出、出血、瘢痕、色素改变和中心凹反射是否存在；视网膜有无渗出、出血、色素改变或脱离等。

4. 非接触眼压计检查

主要是判断眼压，是否正常或青光眼、角膜较厚；另外还可查昼夜眼压来判断是否开角型青光眼。

5. 眼底照相检查

它可以更直观观察眼底的病变，如：①视网膜屏障的破坏是否有出血、渗出、水肿及玻璃体积血；②视网膜色素改变，视网膜色素上皮层（RPE）对损伤的反应；③视网膜增殖性病变：出血、外伤、炎症可形成视网膜裂孔及增殖性病变形成视网膜前膜；④视网膜乳头血管病变；⑤视网膜脱离及肿瘤。

6. 光学相干断层扫描（OCT）检查

它用于眼前节（角膜厚度及病变、前房角宽窄）和眼后节（黄斑部病变、视乳头病变、视网膜神经纤维层厚度分析及动态监测、对视乳头杯盘比动态监测）的检查。

7. 视野计检查

用来普查及特殊职业人员体检，检查可疑青光眼者、确诊青光眼随诊情况，检查神经科疾患、视路疾患和黄斑部病变。

8. 色觉检查

因职业或从事特殊工作需要体检者；色盲者或色盲家族史者；一些视网膜和视神经疾病患者，如颅脑疾病、全身疾病、中毒及青光眼患者。

【检查步骤】

（1）视力检查：受检者距离视力表5米远，先检查右眼后检查左眼，每个字母辨认时间不超过5秒。

（2）裂隙灯检查：受检者坐在裂隙灯前，调整座椅、检查台、下颌托高度，使受检者下颌置于下颌托上，前额贴于额带上；前后、左右及上下调节操纵杆使裂隙灯光线聚焦于检查部位，由前到后的顺序进行检查。依次眼睑、泪器、结膜、角膜、前房、房水、瞳孔、虹膜、晶状体。

（3）检眼镜检查：受检者端坐向前方注视，检眼镜距受检眼 10~20cm，分别检查后部玻璃体、视神经乳头，再沿血管走行观察视网膜后极部，最后检查黄斑部。

（4）非接触眼压计检查：受检者坐在眼压计前，将其额部贴在额带上，向前注视，尽量睁大眼睛。调节手柄，将眼压计对准待测眼角膜，眼压计显视屏上自动显示待测眼眼压。将测量结果打印出来。

（5）眼底照相检查：受检者坐在眼底照相机前，调整座椅、检查台、下颌托，使受检者下颌置于下颌托上，前额贴于额带上；前后、左右及上下调节操纵杆使光线通过瞳孔聚焦于视网膜上，进行彩色拍摄（拍摄模式有彩色、红光、绿光、蓝光、荧光）；立体拍摄拼图（图9-1）。检查角度（有 45° 和 30°）拍摄，分析并打印。

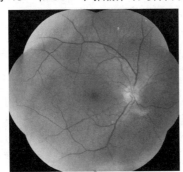

图9-1　正常眼底拼图

（6）光学相干断层扫描（OCT）检查：受检者坐在OCT前，调整座椅、检查台、下颌托，使受检者下颌置于下颌托上，前额贴于额带上；前后、左右及上下调节操纵杆将光线通过瞳孔射入眼底，选择适当扫描方式开启扫描；分析数据并打印检查报告。

（7）视野计检查：开启视野机，选择恰当程序；遮盖一眼，将受检者头部置于球壳前下颌托上，使其坐后，受检眼固视于视野屏十字中心，告知受检者每当察觉视野

屏上出现闪亮光点时，请立即按压一下手柄按钮，不能漏按或多按，检查过程中受检眼始终保持注视正前方的固视点。检查完毕视野机将自动记录结果，存盘并打印。

（8）色觉检查：在明亮弥散光下展开检查图，受检者双眼距离图 60~100cm；任选一组图让受检者读出图上的数字或图形；在 3 秒内读出，最长不能超过 10 秒。检查时不能戴有色眼镜。

第一节　眼睑疾病

一、睑腺炎

【睑腺炎报告解读】

眼部检查：裂隙灯观察到眼睑患处红肿，有硬结，压痛（+），多由葡萄球菌，特别是金黄色葡萄球菌引起的化脓性感染（图9-1-1）。

实验室检查：检查血白细胞数和分类。白细胞增多，分类。

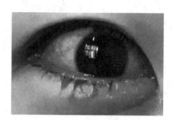

图 9-1-1　睑腺炎

【临床表现】

患处有红、肿、热、痛急性炎症表现。患眼眼睑可触及硬结。伴有同侧淋巴结肿大和触痛。2~3 日后硬结逐渐软化，有脓点时可自行破溃，随后炎症减轻、消退。

【专家健康指导建议】

（1）因为身体抵抗力低下、经常熬夜、脏手揉眼、饮食不当，容易引起感染。建议早期局部冷敷，每日2~3次，每次 20~30 分钟。用抗生素眼液滴眼和涂抗生素眼膏。若局部炎症反应明显，可口服抗生素药物。到医院眼科门诊就诊，若有脓肿形成，可切开引流。感染严重时需行手术治疗。

（2）平时一定要养成良好的生活习惯，注意眼部卫生，合理安排作息时间，矫正屈光不正，清淡饮食，预防感染。

二、睑缘炎

【临床表现】

常见症状有眼痒、眼红、眼干、烧灼感、流泪、异物感、畏光。睑缘充血、眼睑红肿、结膜充血及睫毛痂皮。睫毛易脱落和倒睫，但可再生。睑板腺开口堵塞或引起麦粒肿或睑板腺囊肿。慢性炎症引起角膜上皮病变。

【专家健康指导建议】

（1）首先，建议寻找并消除引起疾病的病因和各种诱因，去除刺激因素。

（2）其次，局部清洁睑缘后涂抹抗生素眼膏，可热敷 5~10 分钟，点抗生素眼液，待炎症消退后需持续用药 2~3 周，以防复发。

（3）同时，可口服维生素 B_2、超声波熏蒸双眼，目的溶解睑板腺阻塞，预防干眼。严重时建议专科治疗。

三、病毒性睑皮炎

【临床表现】

（1）单纯疱疹病毒性睑皮炎：常有感冒发热史。自觉眼睑患处刺痒和烧灼感。眼睑或睑缘部出现多个针尖大小、半透明的疱疹，7 日后结痂，不留痕迹。鼻翼皮肤及唇部也可出现疱疹。严重者耳前淋巴结肿痛。

（2）带状疱疹病毒睑皮炎：多有发热、乏力、全身不适的前驱症状。随后病变区出现神经痛和皮肤知觉减退。数日后出现额部和眼睑皮肤潮红、肿胀，出现一簇的透明的小泡。结痂后皮肤出现永久性的瘢痕。病变局限单侧，以颜面正中为分界线。常合并角膜炎、虹膜炎。

【专家健康指导建议】

（1）适当的休息，提高机体免疫力。必要时给予镇痛剂或镇静剂。患处可涂抗病毒眼膏。若继发感染可用抗生素治疗。

（2）伴有角膜炎、虹膜炎时，按角膜炎虹膜炎治疗。辅助治疗包括维生素 B_1 或维生素 B_{12} 等治疗。

【睑缘炎报告解读】

眼部检查：裂隙灯观察到睑缘红肿、充血、睫毛根部有痂皮、睑内缘可见珍珠样改变，多为葡萄球菌特别是金黄色葡萄球菌侵入并感染。

【病毒性睑皮炎报告解读】

眼部检查：裂隙灯观察到眼睑皮肤小泡，局部红肿、发痒，伴有疼痛，病毒感染（单纯疱疹、带状疱疹）。

（1）单纯疱疹病毒性睑皮炎：由单纯疱疹病毒 I 型感染引起，病毒潜伏在体内，上呼吸道感染、紧张、劳累后也可引发，且容易复发。

（2）由水痘－带状疱疹病毒感染了三叉神经的半月神经节结或三叉神经第一支所致。然后病毒潜伏，抵抗力下降、容易复发。

四、睑内翻

【临床表现】

先天性常为双眼，痉挛性和瘢痕性均为单眼。睑板，特别是睑缘部向眼球方向卷曲。睫毛内翻摩擦角膜，角膜上皮可脱落，荧光染色（+）。患眼有畏光、流泪、刺痛、眼睑痉挛等症状。

【专家健康指导建议】

（1）先天性的人群随着年龄增长可自行消失，无须手术治疗。

（2）痉挛性的可行手术切除多余的松弛皮肤和切断部分眼轮匝肌纤维。瘢痕性的必须手术治疗，可采用睑板楔形切除术。

五、睑外翻

【临床表现】

轻者仅有睑缘离开眼球，重者则睑缘外翻，部分结膜暴露在外，使睑结膜失去泪液湿润，造成局部结膜充血、分泌物增加、高度肥厚、泪溢。严重的造成闭合不全，角膜失去保护，角膜上皮干燥脱落，导致暴露性角膜炎或溃疡。

【专家健康指导建议】

（1）瘢痕性睑外翻需要手术治疗。

（2）老年性睑外翻可行整形手术。

（3）麻痹性睑外翻关键在于治疗面瘫，可涂用眼膏。

六、倒睫

【临床表现】

倒睫多少不一，少的仅1~2根，多则全部睫毛受累。常有眼痛、流泪和异物感。睫毛长期摩擦眼球后，导致结膜充血、角膜浅层混浊。

【专家健康指导建议】

（1）仅有1~2根倒睫，可用拔睫镊拔除。在2~3周倒睫会再生，可再次拔除。

（2）也可以采用电解法，破坏倒睫的毛囊。减少倒

【睑内翻报告解读】

眼部检查：裂隙灯观察睑缘向眼球方向卷曲，并常与倒睫同时存在。可分为三类：

（1）先天性睑内翻：多见婴幼儿。

（2）痉挛性睑内翻：常见老年人。

（3）瘢痕性睑内翻：主要由沙眼造成的，此外结膜烧伤也可以发生。

【睑外翻报告解读】

眼部检查：裂隙灯观察眼睑缘向外翻转离开眼球，结膜暴露常合并睑裂闭合不全，可分为三类：

（1）瘢痕性睑外翻：皮肤面瘢痕性收缩所致。

（2）老年性睑外翻：为老年人眼轮匝肌功能减弱，眼睑皮肤及外眦韧带较松弛，使睑缘不能紧贴眼球所致。

（3）麻痹性睑外翻：仅限于下眼睑，由于面神经麻痹，眼轮匝肌收缩功能丧失所致。

【倒睫报告解读】

眼部检查：裂隙灯观察眼睑睫毛不规则生长，由于睑内翻各种因素造成的倒睫，如沙眼、睑缘炎、睑腺炎、睑外伤或睑烧伤等。

睫再生。倒睫较多时，可手术矫正。

第二节　泪器疾病

一、泪道阻塞

【临床表现】

流泪可造成内眦皮肤潮红、粗糙，甚至出血糜烂。常伴有结膜炎、湿疹性皮炎。泪道冲洗不通或不畅，冲洗液可反流，甚至有分泌物或脓性分泌物。

【专家健康指导建议】

（1）泪小点阻塞可以用泪点扩大器扩大泪点。泪小管阻塞先滴用抗生素眼液，再用泪道探针探通。

（2）泪囊鼻泪管狭窄阻塞先滴用抗生素眼液，再用泪道探针探通或采用激光泪道疏通术治疗。

（3）伴有慢性泪囊炎者行鼻腔泪囊吻合术。

二、慢性泪囊炎

【临床表现】

泪溢，并有黏液或脓性分泌物自泪小点溢出。挤压泪囊区有分泌物溢出，有轻度压痛，泪小管堵塞者可触及囊性肿物，即黏液性囊肿。冲洗泪道不通畅，并有黏液或脓性分泌物反流。可见结膜充血，下睑皮肤出现湿疹。

【专家健康指导建议】

（1）眼部滴用抗菌眼液，每日 4~6 次，滴眼药前先挤出分泌物。可用生理盐水＋抗生素滴眼液冲洗泪道，每周 1~2 次。

（2）在上述治疗的基础上，待泪囊冲洗干净后可采用激光泪道疏通治疗。

（3）上述治疗无效时，可行手术治疗。常采用鼻腔泪囊吻合术。

【泪道阻塞报告解读】

眼部检查：裂隙灯观察到泪点、泪小管、泪囊、鼻泪管等部位的阻塞，因先天因素、创伤、烧伤、炎症黏连、异物、肿瘤或手术后瘢痕等造成。

【慢性泪囊炎报告解读】

眼部检查：泪道外伤、鼻炎、鼻中隔偏曲、下鼻甲肥大等，由于泪液潴留于泪囊内，伴感染或阻塞，常见致病菌为肺炎双球菌、链球菌、葡萄球菌等，多见中老年女性。

第三节　结膜疾病

一、干眼

【临床表现】

有干涩感、异物感、眼刺激感或烧灼感、眼痒、眼红、视物模糊、视疲劳等症状。对烟雾、风、热、湿度低或长时间用眼等敏感。单眼或双眼发病。泪膜破裂时间缩短，< 10 秒。泪液分泌试验（Schirmer test）：≤ 10mm/5min。泪河高度：< 1 mm。结膜囊和角膜前泪膜中有较多黏液或分泌物碎屑，角膜有丝状物附着。

【专家健康指导建议】

（1）物理治疗是通过清洁睑缘、热敷、按摩眼睑使睑板腺开口通畅、腺体排出正常。

（2）滴人工泪液。

（3）消除致病因素。

（4）睡眠时涂眼膏。

（5）超声波熏蒸溶解睑板腺阻塞；环孢霉素滴眼液可促进泪液分泌。

（6）泪道栓塞术治疗中重度干眼。也可用湿房镜。严重患眼可试行颌下腺移植手术。

二、急性细菌性结膜炎

【临床表现】

发病急，潜伏期 1~3 天，两眼同时或间隔 1~2 天发病。发病 3~4 天时病情达到高峰，以后逐渐减轻。眼红、眼痛、流泪、异物感、灼热感或刺痛感等。结膜表面分泌物，先为黏液性随后是脓性分泌物。因分泌物多，早晨起床时睁眼困难。偶可并发卡他边缘性角膜浸润或溃疡。

【专家健康指导建议】

（1）多见于春秋季节，发病急。本病具有自限性，病程 10~14 天痊愈。用药后 1~3 天恢复。

（2）分泌物多时，以生理盐水或 3% 的硼酸水冲洗

【干眼报告解读】

1. 眼部检查

眼部有异物感、灼伤感、眼痒等症状，裂隙灯观察结膜充血、荧光染色可见结膜、角膜点状染色（+），泪河 < 1mm，泪膜破裂时间 < 10 秒，是由泪液质量或动力学异常导致的泪膜不稳定而引起的眼表病变的一类疾病。根据病因分四类：

（1）水样液缺乏性干眼症（泪腺功能低下所致）。

（2）黏蛋白缺乏性干眼症（Stevens-Johnson 综合征和化学烧伤所致）。

（3）脂质性缺乏性干眼症（睑板腺功能障碍引起）。

（4）泪液动力学异常干眼症（眼睑缺损、睑内外翻导致）。

2. 实验室检查

血清学检查、类风湿因子。

【急性细菌性结膜炎报告解读】

眼部检查：裂隙灯观察到眼睑肿胀、结膜充血、分泌物等，常见病原菌为肺炎球菌、葡萄球菌、Kock-Weeks 杆菌等。

实验室检查：结膜刮片和分泌物涂片，细菌培养＋药敏试验。

结膜囊。选用敏感的抗生素滴眼液，睡前涂抗生素眼膏，切勿包扎患眼。并发角膜炎时按角膜炎处理。

（3）严格搞好个人和集体卫生。在与医护人员接触之后必须洗手消毒，以防交叉感染，严格消毒使用过的医疗器皿。

三、流行性出血性结膜炎

【临床表现】

潜伏期短，约 24 小时内发病。多为双眼，一般持续 10 天左右。有畏光、流泪、眼红、异物感和眼痛等症状。眼睑红肿、结膜充血、结膜下出血、睑结膜滤泡明显增生。有浆液性分泌物。部分患者有发热、咽喉痛、耳前淋巴结肿大。

【专家健康指导建议】

（1）传染性极强，容易在夏秋季节、人口稠密、卫生差的地区暴发流行。以眼部治疗为主，滴抗病毒眼药水或凝胶，当有角膜浸润时，可滴用糖皮质激素滴眼液。为预防细菌感染，可用抗生素滴眼液。眼部冷敷和使用血管收缩剂，可缓解症状。发病后 7~10 天为传染期，避免接触患者的物品，如洗脸盆、毛巾、门把手、公用电话等。

（2）不去公共场所游泳。不要用手揉眼睛，勤剪指甲，饭前便后勤洗手。

四、过敏性结膜炎

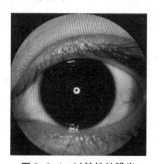

图 9-3-1　过敏性结膜炎

【临床表现】

眼痒、畏光、流泪、异物感和水性分泌物。眼睑红肿、

【急性出血性结膜炎报告解读】

眼部检查：有眼红、异物感、眼痛等症状，裂隙灯观察眼睑肿胀、结膜充血明显，有的还伴有结膜下出血，是由 8、19、29 和 37 型腺病毒引起的传染病。

实验室检查：分泌物涂片镜检。

【过敏性结膜炎报告解读】

眼部检查：有眼痒、畏光、流泪及异物感等症状，裂隙灯观察可见眼睑肿胀、眼睑皮炎、结膜充血及水肿，结膜滤泡及乳头。由于接触药物或其他抗原物质而引起（图 9-3-1）。

实验室检查：过敏原检测、皮肤试验或抽血检查过敏原。

结膜水肿、结膜乳头。耳前淋巴结无肿大。眼痒使注意力不集中，影响学习和工作，形成症状－生活－精神或心理的恶性循环。有失眠、心情差、精神分散等。

【专家健康指导建议】

（1）消除过敏因素。

（2）冷敷可以缓解症状。滴用肥大细胞稳定剂及血管收缩剂。

（3）对于病情较重者，滴用糖皮质激素眼液，脱敏治疗。

（4）必要时可口服抗组胺药同时滴用人工泪液。花粉浓度高时，应减少外出，佩戴口罩和护目镜。提前2周用抗过敏药物。良好的睡眠可以减少过敏症状。

五、结膜下出血

【结膜下出血报告解读】

　　眼部检查：裂隙灯观察到结膜任何部位都可以发生结膜下出血，因腹内压增高（如咳嗽、打喷嚏或便秘）导致静脉压升高，可由突然球结膜小血管破裂或渗透压增加而引起（图9-3-1）。

　　实验室检查：血凝功能、血压监测。

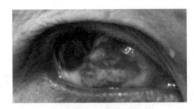

图9-3-2　结膜下出血

【临床表现】

单眼发病，易发生于年龄较大的动脉硬化、糖尿病、血液病、外伤或某些传染性疾病，出血部位鲜红色，范围不等，随着血液的吸收逐渐变浅。出血一般在7~12天内自行吸收。无明显症状，当不明情况时，会造成精神紧张。

【专家健康指导建议】

（1）若患者因出血而严重忧虑。医生会作出相应解释，消除顾虑。寻找出血原因，针对原发病进行治疗。出血后局部冷敷，3天后热敷。每天2~3次，可促进血液吸收。

（2）反复双眼出血时应除外血液病。

第四节　角膜及虹膜疾病

一、细菌性角膜炎

1. 匍行性角膜溃疡

【临床表现】

多在角膜损伤后 48 小时内发生，病变发展迅速。眼部出现异物感、畏光、流泪和视力下降等症状。角膜受损部位首先出现灰白色，随之坏死脱落，形成溃疡；溃疡可以向周围及深部进展，多潜于角膜基质中呈匍行性。

【专家健康指导建议】

（1）应该及时做细菌培养＋药敏试验。选择敏感的抗生素。根据前房反应，选用散瞳剂，减少炎症反应。前房积脓明显者可行前房穿刺术。

（2）口服维生素 B、维生素 C 有助于角膜溃疡愈合。

（3）药物治疗无效，角膜溃疡发生穿孔者，应行角膜移植术。

2. 铜绿假单胞菌性角膜溃疡

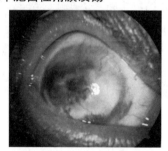

图 9-4-1　细菌性角膜炎

【临床表现】

潜伏期短，起病急、病情发展迅速。预后较差。眼部剧烈疼痛，畏光、异物感、流泪、眼睑痉挛和视力减弱。眼睑红肿、结膜充血水肿、角膜病变处呈现灰白色浸润，后弹力层可见皱褶。角膜浸润区很快形成溃疡，坏死的组织上附有黄绿色分泌物，不易擦去。前房内可有黄绿色积脓。若治疗不及时很快发生角膜穿孔，甚至可以发生化脓性全眼球炎。

【匍行性角膜溃疡报告解读】

眼部检查：可有异物感、畏光流泪、视力下降等症状，裂隙灯观察结膜混合充血、角膜水肿及溃疡，主要由金黄色葡萄球菌、肺炎双球菌、溶血性链球菌等毒力较强的细菌感染所致。

实验室检查：进行细菌培养＋药物敏感试验。

【铜绿假单胞菌性角膜溃疡报告解读】

眼部检查：眼部有剧烈疼痛、异物感、畏光流泪、视力下降等症状，裂隙灯观察到眼睑水肿、结膜充血及水肿、角膜浸润及溃疡、黄绿色分泌物是该病的特点，主要由铜绿假单胞菌引起的化脓性角膜感染（图 9-4-1）。

实验室检查：细菌培养＋药物敏感试验。

【专家健康指导建议】

（1）急性期要用抗生素滴眼液滴眼。结膜下注射抗生素药物。随着病情控制，可以逐渐减少药物次数。

（2）口服维生素B、维生素C有助于角膜溃疡愈合。

（3）药物治疗无效，角膜溃疡发生穿孔者，应行角膜移植术。

二、病毒性角膜炎

1.单纯疱疹性角膜炎

【临床表现】

多见幼儿，有发热、耳前淋巴结痛，唇、鼻翼处皮肤及眼部皮肤疱疹。有2/3人出现树枝状角膜炎，低于10%的人有角膜基质炎和葡萄膜炎。抵抗力降低容易发生，复发感染。眼部出现轻度刺激症状，有眼睑痉挛、畏光、流泪及异物感，角膜知觉减退。因病毒感染后在三叉神经节潜伏，5年内有1/3人复发，多次复发导致角膜混浊，影响视力。

【专家健康指导建议】

（1）眼部滴用抗病毒滴眼液（更昔洛韦凝胶）。必要时可口服抗病毒药物（阿昔洛韦）。眼部还可以滴用抗病毒生物制剂（干扰素滴眼液）。眼部滴用抗生素滴眼液，预防继发性细菌感染。当发生角膜基质炎可滴用糖皮质激素。

（2）口服维生素B、维生素C有助于角膜溃疡愈合。并发虹膜睫状体炎时眼部滴用散瞳剂。

（3）炎症稳定后根据角膜混浊程度及视力情况来判断是否行角膜移植术。

2.带状疱疹性角膜炎

【临床表现】

眼睑皮肤出现串珠样疱疹，一般不超过中线，疼痛明显。角膜浅层小泡或类似于单纯疱疹性树枝状角膜炎水肿、浸润。严重者合并虹膜炎、巩膜炎，部分病例可发生继发青光眼。

【专家健康指导建议】

（1）眼部滴用抗病毒滴眼液（更昔洛韦凝胶）。连续 10~14 天。眼部滴用抗生素滴眼液，预防继发性细菌感染。发生角膜深层病变，滴用糖皮质激素。

（2）并发虹膜睫状体炎时，眼部滴用散瞳剂及口服消炎痛。口服维生素 B_1 和 B_{12} 等药物，促进神经营养的恢复。

三、角膜内皮炎

【临床表现】

单眼发病，起病比较急，眼红、眼痛、畏光、流泪、视力下降。角膜基质水肿边界清楚，角膜散在的沉淀物（KP）。累及全层角膜，外观呈毛玻璃样。没有角膜浸润和新生血管。伴有虹膜炎的症状及眼压升高。

【专家健康指导建议】

（1）抑制单纯疱疹病毒增生、消除单纯疱疹病毒抗原（抗病毒药物的应用）。减轻炎症反应和免疫反应（糖皮质激素应用）。局部用药和全身用药。

（2）防止复发、恢复视力（抗病毒＋糖皮质激素）。

四、虹膜睫状体炎

【临床表现】

眼红、眼痛、畏光、流泪及视物模糊。球结膜睫状充血。角膜后有沉淀物（KP），房水中有浮游细胞。虹膜结节（Koeppe/Busacca 结节）是该病的特点。虹膜色素脱失或萎缩，前房有积脓多见于 Behcet 病。虹膜前后粘连和瞳孔的改变、前房角的改变（前房角结节、新生血管）、眼压升高、晶体前囊色素沉着、前玻璃体细胞和混浊、囊样黄斑变性和视乳头水肿。

【专家健康指导建议】

（1）滴用糖皮质激素眼液和非甾体眼液，抗炎。滴用散瞳剂。

（2）防止瞳孔粘连。口服消炎痛。减轻房水浮游细胞。炎症消退，视力恢复。

【角膜内皮炎报告解读】

眼部检查：裂隙灯观察到角膜水肿、累及全层角膜，外观呈毛玻璃样，边界清晰、角膜后 KP、伴有虹膜炎的症状、眼压可以升高。是由单纯疱疹病毒感染引起。

实验室检查：检测房水。

【虹膜睫状体炎报告解读】

眼部检查：眼红、眼痛、视力下降等症状，裂隙灯观察结膜睫状充血、角膜后细小的 KP 及房水浮游物、虹膜结节是该病的特点。大多数是无菌性炎症反应，可能与强直性脊柱炎、反应性关节炎、白塞病、创伤等关联。

实验室检查：血沉和结核菌素试验，对房水、玻璃体进行涂片和培养以确定病原体。

第五节　白内障

一、先天性白内障

【先天性白内障报告解读】

眼部检查：视力下降或正常、屈光的改变，裂隙灯观察晶状体如圆形、盘状、核状等混浊。是由于遗传和孕期头3个月宫内病毒性感染引起。

【临床表现】

单眼或双眼发生；多数为静止性的；晶状体混浊部位、形态和程度不同。

【专家健康指导建议】

先天性白内障不影响视力的不需要治疗，出现影响视力的情况应尽早手术治疗。手术目的是恢复视力，减少弱视和盲目的发生。

二、老年性白内障

【老年性白内障报告解读】

眼部检查：视力下降，裂隙灯观察晶状体皮质混浊、核性混浊和后囊膜下混浊。随着年龄增长患病率明显增加（图9-5-1）。

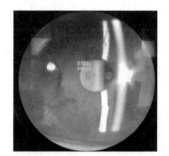

图9-5-1　白内障

【临床表现】

症状：视力下降、对比敏感度下降、屈光改变、单眼复视、眩光、色觉改变、视野缺损。

体征：

（1）皮质性白内障（分为四期）：

初发期：裂隙灯下可见晶状体皮质空泡和水隙形成从周边向中央扩大形成辐射轮状混浊。

膨胀期：晶状体混浊加重，皮质吸水肿胀，晶体体积增大，前房变浅（易发生闭角性青光眼）。

成熟期：晶状体完全混浊，呈乳白色混浊。

过熟期：成熟期白内障未及时手术治疗，进一步发展进入过熟期，晶状体呈棕黄色。

（2）核性白内障：核的混浊进展缓慢，随着病程进展核的颜色逐渐加深。眼底不能窥视。

（3）后囊膜下白内障：后囊膜下由许多黄色小点、小空泡甚至形成锅底状混浊。

核硬度分：Ⅰ度：透明、无核、软性；

Ⅱ度：核呈黄白色或黄色，软核；

Ⅲ度：核呈深黄色，中等硬度核；

Ⅳ度：核呈棕色或琥珀色，硬核；

Ⅴ度：核呈棕褐色或黑色，极硬核。

【专家健康指导建议】

（1）对视力影响不大时，一般不需要治疗，定期随诊观察；减少使用电子产品（如电脑、手机）。

（2）减少户外活动，防止紫外线的照射，需要佩戴太阳镜。明显影响视力时，应尽早选择晶状体切除术。

（3）手术前需要提前3天点抗生素滴眼，术前冲洗结膜囊和泪道。术后尽量不要按压眼球，以免人工晶体脱位。3个月后可验光。

（4）白内障术后发生后囊混浊（后发性白内障）时，可用 YAG 激光治疗，恢复视力。

三、外伤性白内障

【临床表现】

（1）钝挫伤性白内障：有晶体前表面 Vossius 环混浊，严重时晶体囊膜破裂形成白内障。

（2）穿通性白内障：眼球穿通伤引起晶体囊膜破裂水分渗入晶体导致混浊。

（3）爆炸伤性白内障：爆炸时气浪引起类似钝挫伤所致的晶体损伤。

（4）化学性白内障：碱烧伤的碱性化合物快速渗透眼球内部，迅速导致白内障。

（5）辐射性白内障：包括 X 射线、红外线、紫外线等诱发急性白内障。

【外伤性白内障报告解读】

眼部检查：视力下降，裂隙灯观察晶状体混浊，是由于眼球钝挫伤、穿通伤、爆炸伤、化学伤和辐射性引起的晶状体混浊。

【专家健康指导建议】

（1）影响视力不大的，可随诊观察。晶体皮质突入前房，可用糖皮质激素、非甾体抗炎药及降眼压药物治疗。炎症消退后行白内障摘除术。

（2）经治疗炎症反应不减轻，或眼压升高不能控制，应及时摘除白内障。

（3）由于外伤性白内障多为单眼，白内障摘除后应尽可能同时植入人工晶体，恢复立体视觉，减少盲目的发生。停止接触放射线。

四、代谢性白内障

【临床表现】

（1）糖尿病性白内障：与老年性白内障相似，但是发生较早，进展较快，容易成熟。常为双眼发病，灰色或蓝色雪花样或点状混浊，可伴有屈光改变。

（2）手足抽搐性白内障：有手足抽搐、骨质软化，双眼晶体皮质辐射状混浊，间歇发作低血钙。

【专家健康指导建议】

治疗全身性代谢疾病十分重要，糖尿病患者控制血糖是很重要的；对血钙过低应给予足量的维生素 D、钙剂，纠正低血钙。

五、后发性白内障

【临床表现】

视力下降和视物变性。晶体后囊膜出现薄厚不均的机化组织。

【专家健康指导建议】

（1）影响视力时应及时行 YAG 激光晶体后囊膜切开术。

（2）如无条件实施激光治疗，可进行手术剪开后囊膜。

（3）术后眼部滴糖皮质激素或非甾体眼液，预防炎症反应，并观察眼压的变化。

【代谢性白内障报告解读】

眼部检查：视力下降，裂隙灯观察晶状体混浊。是由于：①血糖升高使晶体渗透压增加而吸收水分，纤维肿胀变性导致的混浊；②血清钙过低引起混浊。

实验室检查：血糖检测、血钙检测。

【后发性白内障报告解读】

眼部检查：视力下降，裂隙灯观察晶状体后囊混浊，是由于白内障囊外摘除术后或外伤性白内障部分皮质吸收后所形成后囊膜混浊。

第六节 青光眼

一、原发性闭角型青光眼

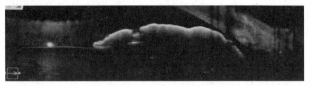

图 9-6-1 前房角窄

【临床表现】

多见于 40 岁以上的中、老年女性，情绪波动者易发病。解剖特征有眼轴短、角膜小、前房浅、前房角窄、晶体厚好发病，常为远视眼，具有遗传倾向，双眼可以先后发病。发病不同时期有不同临床表现。

（1）临床前期：患者前房浅。前房角窄，可以无任何不适。

（2）发作期：眼压急剧升高，患者可有视物模糊、患侧头痛、眼痛、眼胀，伴有恶心、呕吐等症状，眼部结膜有混合充血、角膜水肿、瞳孔散大、对光反应消失。

（3）缓解期：急性期经过治疗后，眼压恢复正常；症状消失，视力可部分或全部恢复。

（4）绝对期：急性期未得到及时恰当的治疗转为眼无光感，眼压持续升高，视神经严重损害，可有大泡性角膜病变。

【专家健康指导建议】

应定期复诊，了解眼压、视乳头和视野状况；伴有白内障的闭角型青光眼应该及时行白内障摘除术 + 人工晶体植入术，达到前房加深，房角开放的治疗效果。甚至可以联合青光眼滤过性手术，才能较好地控制眼压。

（1）临床前期：因无任何症状，所以应尽快进行激光孔治疗。

（2）发作期：挽救视功能和保护房角功能是治疗主要目的，全力抢救，在最短的时间内控制高眼压，减少对

【原发性闭角型青光眼报告解读】

眼部检查：裂隙灯观察：前房周边浅（1/2CT），大部分前房角关闭。眼压检查：眼压可以是正常或升高。眼底检查：C/D > 0.6，视网膜乳头神经纤维层变薄。视野检查：视野正常或缺损。是由于周边部虹膜机械性堵塞前房角，房水外流受阻而引起压升高（图9-6-1）。

视功能的损害并防止房角形成永久性粘连。其次，及时应用保护视神经的药物（缩瞳剂和抗炎药物）。同时合并应用高渗脱水剂和抑制房水生成的药物。如果治疗3天内眼压持续在50mmHg以上，则应考虑及时手术治疗。

（3）缓解期：继续降眼压药物治疗，以控制眼压，阻止病程进展。

（4）绝对期：以解除痛苦为主，可采用睫状体冷冻或睫状突激光光凝术等降低眼压，尽量避免因眼球摘除给患者带来的精神痛苦。

二、原发性开角型青光眼

【原发性开角型青光眼报告解读】

眼部检查：裂隙灯检查：前房深度正常，前房角开放。眼压检查：眼压可以是正常或升高（眼压有昼夜波动和季节波动）；眼底照相：C/D＞0.6，盘沿面积变窄，视盘旁有片状出血，视网膜乳头神经纤维层改变。视野检查：视野正常或缺损（环形、鼻侧阶梯、管状）等。是由于前房角始终开放的情况下，眼压升高引起的视神经乳头萎缩和视野缺损。该病具有遗传因素（图9-6-2）。

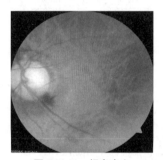

图9-6-2　视盘出血

【临床表现】

原发性开角型青光眼（POAG）通常双眼患病，单眼发病时间不一。发病隐匿，进展缓慢，不易察觉。少数患者可有轻度眼胀、雾视、头痛，多数患者无任何症状。眼压升高，眼压波动幅度大。视神经乳头青光眼性损害（视乳头凹陷扩大、盘沿变窄或缺失、视乳头或盘沿浅层出血、视网膜神经纤维层缺损、视野出现青光眼性缺损，包括旁中心暗点、弧形暗点、环形暗点、鼻侧阶梯和管状视野或颞侧视岛）（图9-6-3）。

【专家健康指导建议】

（1）目前对于POAG治疗无标准化治疗方案，医生应该对每一个患者进行详细评估，确定其个体化治疗方案。

（2）需要考虑的因素包括患者年龄、药物禁忌（肺气肿、哮喘、心脏传导阻滞、心力衰竭、心动过缓的患者应避免使用β受体阻断剂）、眼部疾病（前列腺类药物可加重单纯疱疹性角膜炎与黄斑囊样水肿）、药物过敏史、舒适度、使用方法程度及患者依从性。

（3）最后，还应该考虑药物安全性、药物费用、用药频率、药物副作用和药物疗效。对 POAG 患者定期复诊，了解眼压、视乳头和视野状况。对可疑青光眼每 3 个月或半年追踪眼压及视野的变化，避免损害视功能，保持生活质量。

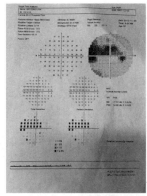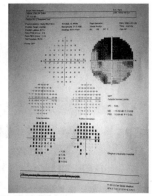

图 9-6-3　青光眼视野缺损

三、青光眼睫状体炎综合征

【临床表现】

主要见于 20~50 岁的青壮年，以睫状体炎伴有明显眼压升高为特征。可以无症状。当眼压升高时，可有轻度不适、眼红、视力减退和雾视。起病甚急，单眼居多，可反复发作，与劳累（尤其是脑力疲劳和精神紧张）、病毒感染有关。视力正常或轻度下降。眼压升高在（40~60mmHg）混合性充血或睫状充血，角膜后羊脂状 KP 一个或几个大小不等，轻度房水闪辉（+），房角为开角，预后较好。

【专家健康指导建议】

控制炎症，降低眼压；尽量选择 β 受体阻断剂（因拉坦前列素可加重炎症反应）。反复发作时有必要做房水病毒检测。明确合并病毒感染应该用更昔洛韦药物治疗。

【青光眼睫状体炎综合征报告解读】

（1）眼部检查：视力正常或下降。裂隙灯检查：角膜后羊脂状 KP、房水有浮游物，前房角开放。眼压检查：眼压可以是正常或升高，是一种特殊的急性、单眼发作、复发性葡萄膜炎。与病毒感染有关，病毒水平增加可能破坏血 - 房水屏障，导致房水流出受阻。

（2）实验室检查：房水（巨细胞病毒）检测。

四、高眼压症

【临床表现】

多数人没有任何临床症状。眼压可以是正常或升高，眼压＞21mmHg，房角开放，角膜厚度存在较大的变异。视神经乳头和视网膜神经纤维层正常或视网膜乳头神经纤维层改变。C/D正常或C/D＞0.6。无视野缺损。

【专家健康指导建议】

应密切随诊观察，个别存在视功能损害，但进展缓慢。大多数不需要治疗。存在高危个体（高眼压、角膜厚度变薄、C/D变大）需要治疗。有视神经损害的需要激光小梁成形术。

第七节　视网膜及视神经疾病

一、视网膜中央静脉阻塞

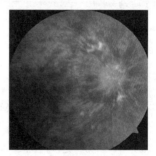

图9-7-1　视网膜中央静脉阻塞

【临床表现】

发生于50岁以上的人群，最常见的病因是高血压、动脉粥样硬化、糖尿病、高胆固醇血症和高脂血症等。无痛性单眼突然视力下降。周边视野可正常或有中心、旁中心暗点。眼底所见：分为缺血性和非缺血性。

（1）视乳头充血、边界模糊。视网膜静脉血流瘀滞，色暗紫、管径不规则、显著扩张。视网膜动脉硬化呈狭窄。

（2）视网膜水肿视网膜布满大小不等的出血斑，黄斑有囊样水肿。

（3）缺血性病变及预后较非缺血性病变严重。

（4）缺血性的病程时间长，可以形成新生血管，后期可以并发新生血管性青光眼。

【专家健康指导建议】

全身治疗高血压、动脉硬化、高血脂、糖尿病、血液情况和感染病灶。早期使用抗凝药物溶栓，降低血液黏稠度、减少血小板聚集。抗炎治疗的同时可以用糖皮质激素。中医中药治疗，以活血化瘀为主。激光治疗：缺血性可做全视网膜光凝术，目的是防止新生血管和新生血管性青光眼。有黄斑水肿的可考虑抗血管内皮生长因子玻璃体腔内注射治疗。保护视力、防止并发症的发生。

二、中心性浆液性脉络膜视网膜病变

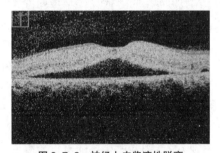

图 9-7-2　神经上皮浆液性脱离

【临床表现】

好发于年轻人、高强度精神和身体压力导致交感紧张有关，还有报告与妊娠、实体器官移植和服用药物（类固醇、西地那非和樟脑）有关，单眼突发轻至中度中心视力减退。视物变形、双眼视物大小有差别，色觉减弱。黄斑后极部圆顶状隆起提示神经上皮脱离（浆液性脱离）。可以遗留视物变形和小视现象。荧光造影检查：病变区强荧光点逐渐扩大呈墨渍弥散型。

【专家健康指导建议】

本病为可自愈病变，应该积极寻找全身有无其他异常。口服维生素 B_1、维生素 C、维生素 E 等药物，增强身体抵抗力，避免过度疲劳和精神紧张。4~6 个月不吸收，可考虑行光凝术，也可以玻璃体腔药物注射治疗。

【中心性浆液性脉络膜视网膜病变报告解读】

眼部检查：单眼视力下降。眼底检查：中心视网膜渗出边界清楚、视物变形。OCT 检查：黄斑中心可见神经上皮层浆液性脱离。是由于感冒、过劳和情绪波动等诱发因素，多见于 20~45 岁青壮年，易反复但有自限性倾向（图 9-7-2）。

三、年龄相关性黄斑变性

【年龄相关性黄斑变性报告解读】

眼部检查：视力下降。眼底检查：①干性（AMD）：视网膜散在的玻璃膜疣，视网膜色素紊乱。②湿性（AMD）：视网膜黄斑部玻璃膜疣融合，黄斑部脉络膜新生血管，视网膜及色素上皮层有浆液性及出血性脱离，视网膜下出血。渗出和机化瘢痕。发病可能与遗传因素、环境影响、慢性光损伤、营养失调等有关（图9-7-3 至图9-7-4）。

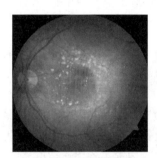
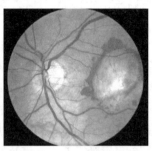

图 9-7-3　干性黄斑变性　　图 9-7-4　湿性黄斑变性

【临床表现】

年龄相关性黄斑变性（AMD），多起病于 50 岁以上，发病率随年龄增加而增加。AMD 是环境因素和遗传因素形成的复杂病变。其他因素包括高血压、心血管疾病和吸烟。紫外线在发病中起一定作用。建议避强光（户外带太阳镜），口服叶黄素阻止病变进展，临床分干性和湿性 AMD。

（1）干性 AMD 眼底改变：几乎是双眼发病，黄斑区色素紊乱，散在玻璃膜疣，视网膜色素上皮增生和萎缩。视力不受影响。

（2）湿性 AMD 眼底改变：随着年龄增长，玻璃膜疣逐渐增多、扩大，相互融合，并集聚色素出现视物变形，黄斑部脉络膜新生血管、视网膜及色素上皮有浆液或出血性脱离、视网膜下出血、渗出和机化瘢痕。

【专家健康指导建议】

（1）长期服用抗氧化剂食物（绿色蔬菜和红酒）或口服维生素 A、维生素 C、维生素 E、叶黄素等，可以降低风险。

（2）在预防 AMD 进展的其他措施中，包括戒烟、心血管疾病及其危险因素的合理控制和戴紫外线防护眼镜。

（3）玻璃体腔注射抗血管内皮生长因子药物，对控制湿性 AMD 有较好的疗效。光动力学治疗可以延缓发展。

四、黄斑部视网膜前膜

【临床表现】

年龄超过 50 岁的患者常见。70%~90% 为单眼发病。

80%~90% 发生玻璃体后脱离。16% 视网膜前膜会出现黄斑水肿。视力下降，视物变形，中心光反射消失，视网膜表面呈金箔反光及视网膜皱褶。血管轻度扭曲，视网膜增厚（黄斑水肿）牵拉黄斑裂孔以及视网膜裂孔 / 脱离。

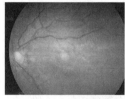 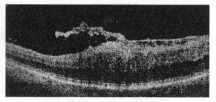

图 9-7-5　黄斑前膜眼底　　　　图 9-7-6　黄斑前膜 OCT

【黄斑部视网膜前膜报告解读】

眼部检查：表现为视力下降或视物变形。眼底检查：表现为视网膜黄斑部反光增强，视网膜皱褶及血管迂曲，黄斑水肿，严重牵拉可造成黄斑裂孔。该结果是由于不明原因引起的视网膜黄斑纤维增生膜所致（图 9-7-5 至图 9-7-6）。

【专家健康指导建议】

（1）因为视网膜前膜常常呈自限性，应根据疾病的严重程度制订相应的随访检查计划。当轻度视网膜前膜不影响或轻微影响视力时，可随诊观察，无须手术治疗。

（2）视力减退，黄斑前膜明显，伴有黄斑水肿时予以玻璃体手术剥离黄斑前膜。

（3）建议避强光（户外戴太阳镜），口服叶黄素，目的是阻止病变进展。

五、糖尿病视网膜病变

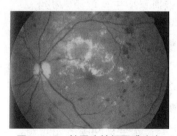

图 9-7-7　糖尿病性视网膜病变

【临床表现】

视力减退，黄斑病变：黄斑区水肿、渗出、出血、缺血及增殖性病变、黄斑前膜等。视乳头病变：视乳头水肿、缺血和视乳头新生血管生成（图 9-7-7）。

（1）非增殖性视网膜病变：

①早期出现微血管瘤、小点状或圆形出血、硬性渗出、棉絮斑。

【糖尿病视网膜病变报告解读】

（1）眼部检查：视力下降。

眼底检查：

①非增殖性病变：微血管瘤、点状及圆形出血、硬性渗出、棉絮状斑。

②增殖性病变：新生血管生成、玻璃体增殖性病变、黄斑水肿、视乳头水肿。病变程度主要取决于病程的长短和血糖控制状况。

（2）实验室检查：空腹血糖、糖化血红蛋白和血脂。

②视网膜血管病变：视网膜小动脉硬化、闭塞。视网膜静脉充盈、扩张、管径不规则和血管白鞘。毛细血管闭锁、代偿性扩张及视网膜内微血管异常，导致渗漏引起视网膜水肿。

（2）增殖性视网膜病变：

①新生血管形成：开始出现在毛细血管无灌注区的边缘。可沿血管生长，可与毛细血管、小动脉及小静脉相连接，受牵拉易于破裂出血。

②玻璃体增殖性病变：新生血管使玻璃体产生后脱离。在玻璃体内形成纤维血管膜，其收缩、牵拉导致玻璃体出血、视网膜脱离，亦可形成视网膜前膜、黄斑皱褶等。

（3）临床分期：

①非增殖性。

Ⅰ期：微血管瘤或合并小点出血。

Ⅱ期：硬性渗出合并Ⅰ病变。

Ⅲ期：棉絮状斑合并Ⅱ期病变。

②增殖性。

Ⅳ期：视乳头病变。视乳头水肿、缺血和视乳头新生血管生成。

Ⅴ期：纤维血管增生，玻璃体机化。

Ⅵ期：牵拉性视网膜脱离。

【专家健康指导建议】

药物治疗：控制高血糖。同时治疗合并有高血压、高血脂及肾病等全身性疾病。激光治疗：

（1）非增生期：做局部激光光凝。

（2）增生期：做全视网膜激光光凝。

（3）冷凝治疗：增生期有虹膜新生血管时，可考虑巩膜外表面冷凝视网膜周边部。

（4）手术治疗：当严重的玻璃体出血、增殖性玻璃体视网膜病变引起牵拉性视网膜脱离、纤维增生膜已侵犯黄斑或发生视网膜裂孔等并发症时需要手术治疗（图9-7-8）。

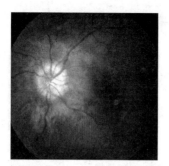

图 9-7-8　视乳头水肿

六、动脉硬化和高血压视网膜病变

【临床表现】

发病因素：高血压、糖尿病、妊娠、肥胖、吸烟、心脏疾病、血脂异常、口服药物（避孕药和类固醇激素）、肾脏疾病。

体征：

Ⅰ级高血压性视网膜病变：早期动脉硬化，表现为异常发亮的小动脉反光。

Ⅱ级高血压视网膜病变：渗出表现为视神经纤维层出血或点/片状出血。AV交叉处可出现Salus征（静脉拱桥）、Bonnet征（静脉压断）和Gunn征（动静脉垂直交叉）的变化。

Ⅲ级高血压性视网膜病变：Ⅱ级高血压视网膜病变的体征伴有动脉铜丝、银丝样反光。

Ⅳ级高血压性视网膜病变：Ⅲ级高血压性视网膜病变加双侧视乳头水肿、黄斑星芒样改变。

【专家健康指导建议】

（1）降低血压是防治眼底病变最根本的措施。高血压伴有全身性及视力模糊者，需做系统的原因检查，针对其主要原因进行治疗，如肾性高血压、妊娠高血压综合征等。

（2）口服维生素 B_1、维生素 C、维生素 E、芦丁、钙剂等。应用中医中药治疗。

【动脉硬化和高血压视网膜病变报告解读】

（1）眼部检查：眼底检查：Ⅰ级：小动脉稍细且反光。Ⅱ级：有动静脉交叉征。Ⅲ级：有动脉金、银丝反光。Ⅳ级：出现视网膜黄斑病变。主要由高血压、糖尿病、妊娠、肥胖、吸烟、心脏疾病、血脂异常、口服药物（避孕药和类固醇激素）、肾脏疾病引起。

（2）血压的监测。

（3）实验室检查：血糖、血脂。

七、视神经炎

（1）眼部检查：视力急剧下降（多累及双眼），眼球后疼痛及压迫感。瞳孔检查：瞳孔散大。眼底检查：视乳头轻度充血水肿及边界模糊、视网膜静脉迂曲扩张、视网膜水肿、渗出、出血。常见病因有脑膜、眼眶及鼻窦等炎症，葡萄膜炎、视网膜等眼内炎症，以及儿童期的某些传染病如麻疹、腮腺炎、水痘等（图9-7-9）。

（2）实验室检查：血常规、血沉等。

（3）影像学检查：MRI检查。

（4）腰椎穿刺检查：确诊感染。

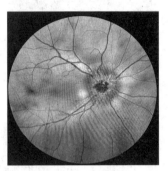

图9-7-9　视神经炎

【临床表现】

多累及双眼，可先后发病。发病初期，可有眼球后疼痛或压迫感。视力急剧下降，严重者可致无光感。早期眼底可以视乳头轻度充血、边界模糊。随着病情发展，视乳头充血明显、扩大、边界极度模糊。乳头隆起，视网膜静脉扩张弯曲，动脉正常或较细；累及视网膜水肿、渗出和出血称为视网膜炎。波及黄斑部渗出可呈扇形或星芒状排列。患眼瞳孔常散大。有相对性传入性瞳孔障碍。晚期视乳头可出现继发性萎缩。呈灰白色，边界不清，视网膜中央动脉变细。视野检查可见向心性缩小。严重者视野全盲。

【专家健康指导建议】

（1）认真寻找病因，针对病因进行治疗。

（2）糖皮质激素及抗菌治疗：开始时全身给予大剂量糖皮质激素。以后根据病情逐渐减量。

（3）有感染者应合并应用抗生素及抗病毒药物。支持疗法：可给予维生素 B 类、肌苷、维生素 E 和烟酸酯等营养神经和扩张血管性药物辅助治疗。尽量保护视功能。

参考文献

［1］北京协和医院.眼科诊疗常规［M］.北京：人民卫生出版社，2007.

［2］第三届全国眼科学术会议.糖尿病视网膜病变分期标准［J］.中华眼科杂志，1985，21（2）：113.

[3] 冯绍鸿，吴培兰，赵黎.糖尿病患者早期荧光眼底血管造影的意义——附 67 例临床报告［M］.中国实用眼科杂志，2007, 25（10）：59.

[4] 葛坚.眼科学（七年制）［M］.北京：人民卫生出版社，2005.

[5] 洪佳旭，徐建江.对比美国眼科临床指南（PPP）过敏性结膜炎分册与《我国过敏性结膜炎诊断和专家共识（2018 年）》［J］.中国眼耳鼻喉科杂志，2018, 18（4）：227-229.

[6] 接英，李思源.重视干眼的规范化诊疗［J］.2019, 28（6）：401-403.

[7] 李美玉.青光眼学［M］.北京：人民卫生出版社，2004.

[8] 刘家骑.实用眼科学［M］.北京：人民卫生出版社，2018.

[9] 刘祖国，姚勇.过敏性结膜炎的临床特点［J］.中国实用眼科杂志，2004, 22（9）：694-697.

[10] 邵毅，石文卿.2018 美国眼科学会干眼指南解读［J］.眼科新进展，2019, 39（12）：1101-1104, 1110.

[11] 余穑婕，干眼的定义与分类的研究现状［J］.中国临床新医学，2019, 12（7）：801-804.

[12] 赵家良.眼科诊疗常规［M］.北京：中国医药科技出版社，2012.

[13] WILKINSON CP, FREDERICK LF, KLEIN RE, et al.Global Diabetic Retinopathy Project Group. Proposed international clinical diabetic retinopathy and diabetic macular edema disease severity scales［J］. Ophthalmology, 2003, 110:1677.

第十章　口腔专科疾病介绍

口腔专科检查是全身体检的组成部分之一，主要是医生通过物理检查手段发现受检者口腔颌面部皮肤、黏膜、牙齿等有无异常情况，提出诊断建议。在体检前建议受检者保持口腔清洁，在体检过程中将平时口腔异常不适情况及时告知医生，充分交流，以减少漏诊漏检的发生。

第一节　龋齿

【龋齿报告解读】

龋齿，俗称"蛀牙"。龋病是含糖食物（特别是蔗糖）进入口腔后，在牙菌斑内致龋菌的作用下，发酵产酸，这些酸（主要是乳酸）从牙面结构薄弱的地方侵入，溶解破坏牙的无机物而产生的牙齿硬组织缺损性损害。医生通过临床物理检查，发现肉眼可见的龋齿并记录牙位。

【项目介绍】

世界卫生组织已将龋齿与肿瘤、心血管疾病并列为人类三大重点防治疾病。因此龋齿是口腔专科的重点检查项目之一（图 10-1-1）。

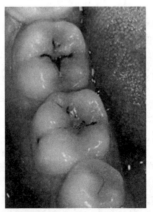

图 10-1-1　龋齿

【影响因素 / 注意事项 / 临床表现】

龋齿是牙齿本身的重要损害，如果不能及时阻止和控制其发展，会进一步损害牙髓，造成牙髓炎及根尖周炎。同时牙体组织逐步崩解，形成残冠、残根，直至消失造成牙齿缺失,影响人们正常的咀嚼功能及美观,影响身心健康。

根据牙齿被损害的程度可分为浅龋、中龋和深龋。浅龋的损害发生在牙釉质或根面牙骨质层内,多数是在常规检查时发现。患者一般无明显自觉症状,探诊时亦无明显反应。中龋:病变的前沿位于牙本质的浅层,临床检查可以看到或探到明显的龋洞,或在 X 线照相时发现。探诊时可有疼痛反应,患者多有自觉症状,主要表现为在进食冷、热或酸、甜食品时,刺激进入洞内引起一过性敏感症状。深龋:病变进展到牙本质深层,临床上可观察到明显的龋洞,很深,接近髓腔,探诊时疼痛更加明显。患者有明显与冷热酸甜刺激后的敏感症状,也可有食物嵌塞时的短暂疼痛症状。

【专家健康指导建议】

患龋齿后应及时治疗,防止龋洞变深变大,因为牙齿发生损害后无法自愈,只能依赖医生给予修复治疗。儿童不要等待换恒牙再治疗,因为小儿龋齿容易并发严重疾病,并可能因患龋齿而影响孩子进餐,造成营养问题,影响到孩子的生长发育,还可因龋齿造成乳牙过早脱落影响恒牙萌出及排列不齐。

龋齿的病因是细菌、宿主、食物和时间多方因素的共同作用,但最主要的因素还是细菌因素和食物,作为普通人群,预防龋齿最直接的方法就是口腔环境的清洁卫生。因此,建议大家:

(1)养成早晚刷牙、饭后漱口的习惯。刷牙时注意方法,要竖刷不要横刷,即上牙向下刷,下牙往上刷,里里外外都要刷到。

(2)少吃零食和糖果,尤其是睡前应禁止吃含淀粉和糖分的零食或吃糖,如果进食了这些食物一定要刷牙。

(3)一颗健康的牙齿到形成明显龋洞的过程大约是 1~2 年时间,因此定期每年做口腔检查非常必要,发现龋齿及时治疗。

(4)未满 16 岁中小学生可以定期到正规牙科医院进行检查,或是及早进行封闭牙齿易藏食物碎屑的窝沟,应用含氟牙膏、含氟泡沫漱口等预防龋齿。

（5）及时矫正排列不齐的牙齿，增强牙齿的自洁能力。

第二节 楔形缺损

楔形缺损是指牙齿的硬组织因长期摩擦后在牙颈部形成的一个小缺口，因为这个缺口的外形酷似木匠的楔子，故得此名。

【项目介绍】

口腔专业常规牙齿疾病的检查。

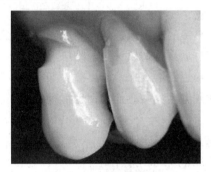

图 10-2-1 楔状缺损

【影响因素 / 注意事项 / 临床表现】

一般认为这种缺损的形成，是由于使用硬毛牙刷，横行刷牙而引起的，如使用的牙膏是劣质打磨料的牙膏，则硬牙刷毛用这种牙膏长期与牙齿摩擦，因牙齿颈部牙釉质较薄，抗磨能力较低，时间长了就形成了一个缺口。

楔形缺损较浅时可无症状，较深时可表现为冷、热、酸、甜及刺激痛，随病情发展还可引发牙髓炎，出现剧烈自发痛。也有些患者由于进程缓慢、痛阈较高，可直至露髓而无明显痛觉。楔形缺损还可伴有牙龈退缩，并可引起牙髓病、根尖周病，严重者可致牙冠折断。

【专家健康指导建议】

（1）纠正不正确的刷牙方法，选用刷毛硬度适当、韧性较好、顶端圆钝的牙刷，刷牙方向为上下方向，用力不宜过大。

（2）对于组织缺损较少而无明显症状者可不予处理。出现牙本质感觉过敏者应做相应脱敏治疗。缺损较大时应采用修复治疗，可用树脂、玻璃离子等充填物充填。出现牙髓、牙周疾病时应作相应治疗。牙冠折断者应根据病情及患者条件决定是否进行根管治疗，保存牙根者视情况修复,不能保存牙根者应拔除后修复缺牙。

第三节 残根、残冠

【项目介绍】
口腔专业常规牙齿疾病的检查。

【影响因素/注意事项/临床表现】
一旦形成了残冠、残根,牙齿的髓腔、根管就暴露于口腔的有菌环境之中,细菌可以通过根管而到达根尖,形成根尖周围炎,使牙齿成为病灶牙,进一步还可以引起全身的其他疾病。

残根残冠继续发展,尖锐的残破牙尖不断刺激邻近的口腔黏膜,造成创伤性口腔溃疡,长期刺激引起局部组织上皮增生甚至恶变,形成口腔癌。

儿童乳牙的残冠、残根可能引起恒牙的牙釉质发育不全,遗留的残根还可以引起恒牙萌出过早或过晚,影响恒牙萌出的时间和位置,导致牙列畸形。

【专家健康指导建议】
由于牙冠被破坏后留下的残冠与残根,可根据具体情况进行处理,并不是要绝对拔除或保留。有的残根残冠得到及时妥善处理,充分利用,会带来很大的益处。

(1)乳牙的残冠、残根,引起根尖周炎,或影响恒牙的萌出时,应予以拔除。

(2)恒牙的残冠、残根,根尖周病损较大,牙周情况不良,或对口腔黏膜有长期慢性刺激时,应予以拔除。对于患有全身性疾病的高龄患者,不能承受拔牙手术,应去除尖耸、边缘锐利的残尖残冠,将其磨光,以免刺激邻近口腔黏膜。

(3)牙周情况较好,根尖周病损不大的残冠,可以先进行彻底的根管治疗,然后可通过根管打桩进行修复,最后进行全冠修复恢复其外型和功能。

(4)牙周情况较好,根尖周病损不大,牙根粗壮的残根,可以先予彻底的根管治疗,后进行桩冠修复,或保留进行覆盖义齿修复。

【残根、残冠报告解读】
牙齿由于龋坏、重度磨耗、外伤等原因而致使牙冠的大部分缺损,称为残冠,而牙冠基本缺失,仅剩余牙根,称为残根。

第四节　牙齿排列不齐

牙齿排列不齐是口腔错殆畸形常见的一种临床表现。错殆畸形是由于先天和后天的各种因素作用于牙、颌、面软硬组织造成形态改变的结果，这些因素通过对骨骼、肌肉及牙齿的影响，造成各种各样的错殆表现。根据对引起错殆畸形的组织表现和定位分析，可分为牙性错殆、骨性错殆、功能性错殆和混合型错殆。

【项目介绍】

口腔专业常规牙齿疾病的检查（图 10-4-1）。

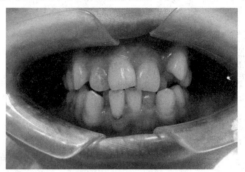

图 10-4-1　牙列不齐

【影响因素／注意事项／临床表现】

（1）易患牙病：牙齿排列不整齐，一方面不易保持口腔清洁，形成细菌滋生繁殖的理想场所，易形成菌斑，牙齿容易发生龋齿；另一方面牙齿间隙、根部易形成牙结石，结石和菌斑长期损害牙龈、牙周膜、牙槽骨等牙周组织造成牙周疾病。

（2）影响功能：牙齿排列不齐，使上下牙接触面积减少或根本无接触，降低咀嚼效率，加重胃肠功能负担引起消化道疾病，进而影响身体健康。严重牙齿排列不齐还可造成发音障碍。

（3）影响发育：某些牙齿排列不齐，会妨碍上下牙弓颌骨的正常发育，使骨性畸形愈来愈严重。

（4）影响美观：牙弓前突或前牙拥挤错乱，会使面部呈现开唇露齿。反殆使面部下颌前突、下嘴唇突出于上嘴唇的前面，俗称"地包天"。

【专家健康指导建议】

（1）牙齿错殆畸形是一个影响一个人一生的病理状态，早发现、早治疗是目前为止的正确选择。首先思想上要重视，从儿童阶段就要引起重视，如父母患有严重的牙列不齐，孩子在乳牙阶段就要与专业口腔正畸人员保持联系，定期检查，早期医疗干预。

（2）对于成年人，建议有错𬌗畸形者及时进行正畸矫治；年龄没有限制，只要牙周基本健康者均可进行。

（3）目前，牙齿排列不齐矫正方法较多，从正畸理念上分为正畸性矫治、功能性矫治、矫形性矫治，正畸手段上大体分为活动矫治与固定矫治。专业正畸医生会根据患者不同情况和要求制订矫正方案，如儿童或青少年时期换牙尚未完成，可通过活动矫治器完成初步矫正，被称为Ⅰ期矫治，待进入青少年或成人期换牙完成后再逐步完善治疗。

（4）目前正畸治疗涉及的领域不只局限于错𬌗畸形的矫治，还存在于牙列缺损的修复、牙周疾病治疗过程、正颌外科术后咬合关系的恢复等诸多领域。从活动矫治、固定矫治，发展到计算机控制的隐形矫治，为广大患者提供了良好的治疗方法。

第五节　阻生牙

【项目介绍】

口腔常规牙齿疾病的检查。

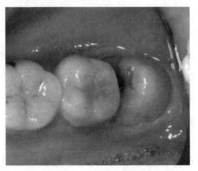

图 10-5-1　下颌第三磨牙阻生齿

【影响因素/注意事项/临床表现】

阻生齿发生的原因主要是人类颌骨退化性表现。随着人类的食物越来越精细，对颌骨的生理刺激逐渐降低，故颌骨的骨量逐步减少，以至于不能满足牙齿的排列要求。

以智齿阻生为例，完全埋藏于颌骨内的智齿一般没有

【阻生牙报告解读】

牙齿在颌骨内因位置不当不能萌出到正常咬合位置，而且以后也不能达到咬合位置的牙齿为阻生齿。常见的阻生齿易发生在成年人的第三磨牙（因此牙一般在 18 岁以后萌出，故亦称智齿）（图 10-5-1）。

明显的临床表现，但有部分可引发颌骨囊肿。部分萌出的智齿，由于其与前牙形成凹陷性间隙，或与牙龈形成盲袋，食物残渣与细菌在此堆积，一旦局部因对侧牙齿压迫形成创伤及全身抵抗力下降时，造成智齿周围软组织炎症（智齿冠周炎），引起肿胀疼痛、张口困难，甚至脓肿形成、间隙感染等，影响患者健康。

第六节　牙齿缺失

【牙齿缺失报告解读】

　　各种原因（主要是牙体及牙周疾病）造成的牙齿缺失。临床上把部分牙齿缺失的状态诊断为牙列缺损，牙齿全部缺失的状态为牙列缺失。

【项目介绍】

口腔专业常规牙齿疾病的检查。

【影响因素 / 注意事项 / 临床表现】

牙齿缺失后易造成以下危害：

（1）功能性危害：牙齿缺失后牙列的完整性遭到破坏，影响咀嚼功能，前牙缺失还可影响发育，若较长时间不修复，邻近的牙齿由于失去了依靠和约束，会变得倾斜，易造成咬合功能的紊乱、牙槽骨均会出现不同程度的废用性萎缩，并且会给后期假牙修复及维持口腔颌面部的平衡和稳定带来巨大困难；牙齿缺失后，余留牙齿发生了一系列变化，使原本良好的咬合关系发生变化，牙齿与牙齿会出现缝隙，容易使食物嵌塞到牙齿间隙里，引起口臭、龋齿、牙周病等；牙齿逐渐松动，导致部分牙齿脱落。

（2）美容性危害：乳牙过早缺失，处理不当会影响相应恒牙的萌出，从而造成牙列不齐；单侧牙齿缺损还会养成偏侧咀嚼的习惯，从而出现面部不对称。

【专家健康指导建议】

　　如果发现缺失了乳牙或恒牙，应该去看牙医，请牙医及早采取补救措施。最常见的修复缺失牙的方法有三种，即活动义齿、固定义齿、种植义齿，它们各有所长。对于过早缺失的乳牙，建议做乳牙间隙保持器，以保存相应恒牙的萌出空间。

（1）活动义齿：由卡环、基托、人工牙、支托组成，其原理是通过卡环"钩住"剩余牙齿来稳定假牙，基托连接人工牙来修复缺失。活动义齿的优点是治疗方便快捷，适用于各种牙列缺损或缺失情况，尤其对高龄老人、身体状况较差的患者。缺点是活动义齿的卡环与基托等附加结构，影响美观、发音，会有异物感，另外，整个假牙每天必须取下清洁刷洗几次，否则食物会进入假牙与牙龈之间，或黏附于假牙表面上，引发口腔疾病，甚至产生口腔异味。活动义齿还易造成承重牙齿异常损伤，甚至松动脱落，有人戏称"慢性拔牙器"。

（2）固定义齿：牙科医生称之为"固定桥"，具体做法是把缺失牙两边的健康牙磨小，变成"桥墩"，然后做牙套套住两边磨小的牙齿，来架住缺失的牙齿（又称桥体），就像架桥一样。这种方法无需每天取下来清洁，咀嚼功能较强，但有一个致命弱点，即为了修复缺失牙，需要磨削两边的健康牙齿，如果选择铸造牙冠还需将两侧牙齿进行牙髓治疗及根管治疗，未镶缺牙而先损好牙，实在可惜。如果恰好邻牙本身就有问题，如龋齿、隐裂或者已经做过根管治疗需要做牙套保护，选择这种方法比较合适。

（3）种植义齿：老百姓称之为"种植牙"，其原理是在缺失牙的部位将纯钛的种植体植入牙床内。3个月后，种植体通过表面的生物活性涂层与周围骨质发生骨融合，然后在种植体上安装牙冠或牙桥，其结构与感觉类似于天然牙齿，无需取戴，咀嚼功能强，既克服了活动义齿的不美观、不舒适、每天需清洗的缺点，又不需要磨削缺牙部位相邻的健康牙。牙列缺失患者亦可采用种植方法进行全口义齿修复，避免了全口义齿使用期间松动、移位等不适问题，提高了舒适感和咀嚼效率。这种镶牙法成为口腔医学界公认的缺失牙的首选修复方法，但建议到有资质的口腔科进行检查和咨询，避免不良后果发生。

任何一种镶牙方式都有自己的优势和适应证，不能解决所有缺牙的修复问题。所以建议有这方面问题的患者如果有修复的要求，一定要到专业的口腔疾病治疗单位进行检查，医生会根据具体情况给予适合的治疗方案。

第七节　牙周疾病

　　牙周疾病是一种较为常见的牙支持组织的疾病，是造成人类牙齿缺失的主要疾病。常见的牙周疾病是牙龈炎和牙周炎。如牙龈炎未能及时治疗，炎症可由牙龈向深层扩散到牙周膜、牙槽骨和牙骨质而发展为牙周炎。

【项目介绍】

口腔专业常规牙周疾病的检查（图10-7-1）。

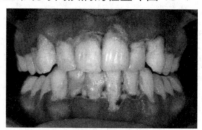

图10-7-1　牙周疾病

【影响因素/注意事项/临床表现】

　　对牙周疾病早期症状并不明显，大多是以牙龈少量出血就诊，并没有严重的自觉症状，如疼痛、发热等，很不容易引起重视。因而必须加强宣教，使患者早期就诊和及时治疗。牙周疾病会逐渐给人造成极大的痛苦，损害健康。轻者牙龈发炎、出血、疼痛、口臭，重者牙周组织被破坏，使牙齿与牙龈分离，甚至脱落。而且还可以诱发或加重许多全身性疾病，如风湿病、抑郁症、心脏病、血液病等。

　　临床表现：

　　早期症状不明显，患者常只有继发性牙龈出血或口臭的表现，与龈炎症状相似。检查时可见龈缘、龈乳头和附着龈的肿胀、质松软，呈深红色或暗红色，探诊易出血。随着炎症的进一步扩散，出现下列症状：

　　（1）牙周袋形成：由于炎症的扩展，牙周膜被破坏，牙槽骨逐渐被吸收，牙龈与牙根分离，使龈沟加深而形成牙周袋。可用探针测牙周袋深度。

　　（2）牙周溢脓：牙周袋壁有溃疡及炎症性肉芽组织形成，袋内有脓性分泌物存留，故轻按牙龈，可见溢脓，并常有口臭。

　　（3）牙齿松动：由于牙周组织被破坏，特别是牙槽骨吸收加重时，支持牙齿力量不足，出现牙齿松动、移位等现象。此时患者常感咬合无力、钝痛，牙龈出血和口臭加重。

当机体抵抗力降低、牙周袋渗液引流不畅时，可形成牙周脓肿，是牙周炎发展到晚期，出现深牙周袋的一个常见的伴发症状。此时牙龈呈卵圆形突起，发红肿胀，表面光亮；牙齿松动度增加，有叩痛；患者伴有局部剧烈跳痛。同时，患者可有体温升高、全身不适，颌下淋巴结肿大、压痛等症状。

【专家健康指导建议】

（1）牙周疾病的病因主要是菌斑、牙石、创伤性咬合及其他如食物嵌塞、不良修复体等局部因素造成的。牙周组织一旦遭到破坏是不可逆的，所以，早期预防和诊疗是非常重要的。

（2）预防牙周疾病，建议每半年到口腔专科进行一次牙周检查，做龈上洁治术或龈下刮治术，必要时调整咬合、消除食物嵌塞和纠正不良修复体、牙齿正畸等。

（3）平日早晚正确刷牙，正确利用牙签、牙线、牙缝刷等工具清洁牙缝。

（4）同时，加强营养，提高机体抵抗力，从而增强牙周组织的抗病能力；努力保持口腔清洁卫生；坚决戒除对牙周组织有害的不良习惯如吸烟、饮酒、单侧咀嚼等。

第八节　口腔黏膜疾病

【项目介绍】

口腔专业常规唇、颊、舌及牙龈等部位的黏膜疾病检查。

【影响因素／注意事项／临床表现】

口腔黏膜疾病的发生绝大部分与全身因素有关。发生口腔黏膜疾病后，最主要的症状是疼痛，可因疼痛影响患者的进食与语言功能。口腔黏膜疾病主要的临床表现有红肿、破溃、皲裂、增生、溃疡、斑纹、水泡、干燥等，医生会根据口腔黏膜各种病理状态、病史及临床检验等做出临床判断，提出诊断和治疗建议。

【专家健康指导建议】

（1）发生口腔黏膜疾病后，建议及时到专业口腔机构及时就诊。对于癌前病变，如口腔红斑、白斑、扁平苔藓等，建议定期复诊检查，必要时要进行手术活检。

【口腔黏膜疾病报告解读】

口腔黏膜疾病种类较多，大致分为口腔黏膜感染性疾病、变态反应性疾病、大疱类疾病、溃疡性疾病、斑纹类疾病、肉芽肿类疾病、唇舌疾病、性传播类疾病、系统性疾病的口腔表现等。

（2）对于长期不愈的口腔溃疡，或在口腔某一固定部位反复发作的溃疡，而且病程逐渐加长者，应引起警惕，必要时行活组织检查。

附录 A 如何阅读总检报告

做完体检，一周后就会拿到一份体检报告，如果没有学习过相关的医学知识，读起来可能有些困难，这里我们将体检报告的组成、内容及大致意义进行详细解释。

一、体检报告的组成

体检报告一般由五部分组成：

（1）第一部分是总检报告，您翻开首页就能看到，是对本次体检的总体的疾病诊断、异常指标提示以及指导建议，这也是体检报告最核心的部分。

（2）第二部分是体格检查，包括内科、外科、眼科、口腔科、耳鼻喉科、妇科的检查情况和科室小结。

（3）第三部分是化验报告，包括血、尿、便常规，血生化，肿瘤标志物等化验检查数据结果。

（4）第四部分是辅助检查报告，包括心电图、B超、X线等仪器检查报告。

（5）第五部分是辅助检查的原始报告单（比如B超、心电图、X线或CT的诊断报告）。

总检报告是对本次健康体检的全面总结，是最值得认真阅读的精华所在。总检报告是遵循循证医学的原则，综合各临床科室检查的结果及结论，对受检者的健康状况进行全面描述并提出有针对性建议的分析报告。

二、总检报告的具体内容

正规的总检报告包括本次体检的疾病诊断、阳性指标、指导建议以及存在的危险因素四个部分的内容。

（一）疾病诊断及阳性指标提示

疾病诊断是临床各科根据受检者的症状、体征及辅助检查对疾病作出的诊断。疾病诊断包括现患病史及既往病史，如高血压、糖尿病、冠心病、脑血管病后遗症、甲状腺功能减低、恶性肿瘤术后等。

阳性指标是本次体检查出的异常情况，具体如下：

如蛋白尿，血尿，肝功能增高，肿瘤标志物阳性，心电图异常，身体某个部位的结节、肿块，B超回声异常，X线片影、结节影、肿块等。

（二）指导建议

指导建议是主检医生针对本次体检发现的疾病、既往病史和阳性指标，提出的具体、实用的诊断建议和健康指导。

（三）存在的危险因素

危险因素包括体检时发现的肥胖、血压高、血脂高、高血糖、高尿酸以及吸烟、饮酒、熬夜、缺少运动、年龄增长等。

三、怎样读懂总检报告

体检中心是非常了解体检者的心情的，所以，在体检报告中，把总检结论放在封面后的第一页，翻开首页就能看到本次体检的诊断及诊断建议。主检医生一般会按照疾病及异常指标的轻重缓急来排序，并给出明确的建议：立即就诊、及时就诊、定期就诊、定期复查等。

如何把握医生的建议，下面逐一说明：

（1）排在第一位的是危及生命的疾病或阳性指标——危急值，主检医生会给出立即就诊的建议。

一般认为，健康体检时不可能出现病情危急的情况，来体检的人一般都是自认为健康的人，怎么会有病情危急的情况？实际情况却不是这样的。

比如，无痛性心肌梗死，可以没有任何感觉；急性脑梗死，恰巧在体检时正好"遭遇"急性发作；急性肝功能损伤、血液指标异常严重，已经处于危险状态，但本人却完全没有表现出相关症状。

因此，为了确保体检者的安全，体检中心制订了"危急值报告制度"。危急值涉及临床各科、检验、B超、放射、心电图。临床及辅助检查各种指标一旦达到危急值，医生将尽可能在第一时间通知，并提出立即就诊的建议。

比如，血压严重增高、心电图提示急性心肌缺血、严重心律失常、白细胞数严重低下、血小板严重低下、肝和肾功能严重超标、肿瘤标志物严重增高、B超及X线典型的癌症征象等。如果在体检时发现，会由主检医生护送体检者去内科急救。后期在体检报告中会再次重点提醒。

（2）排在第二位的是怀疑发生肿瘤可能的重大阳性指标，主检医生会给出及时就诊，进一步检查的建议。

比如，肿瘤标志物明显增高，身体某些部位的结节、肿块，影像提示有异常回声、异常阴影、便潜血阳性等。在体检中发现问题又不能确诊，医生会建议进一步检查，以确定是否为恶性肿瘤。这些都是不容耽误的，虽然不必立即就诊，但也必须做到及时就诊，以免耽误诊断和治疗。进一步检查的部位和方法不同于体检，需要到正规医院找专科医生，用其他方法再进一步做检查。

（3）排在第三位的是控制稳定的慢性病，主检医生会给出定期就诊的建议。

比如当高血压、糖尿病、冠心病、脑血管病等处在稳定期时，主检医生会给出定期就诊的建议。需要定期复查、取药，观察相关指标的变化，随着指标的变化调整治疗。这些疾病，同样需要重视，虽然是"定期"，但不等于不重要。

（4）排在第四位的是诊断不明确、偏向于良性、需要观察的异常指标，主检医生会给出定期复查的建议。

比如肺部阴影、乳腺结节、甲状腺结节、肿瘤标志物轻度增高、胆囊大息肉等。根据不同的情况，主检医生给出的结论不同，有的是3个月复查，有的是半年复查，有的是1年复查，用以观察其生长速度，判断良性和恶性。可以明确的是，给出的复查时间越短，危险性越高，也就是恶性的可能性越大；给出的复查时间越长，良性的可能性就越大。

（5）排在第五位的是发展缓慢并且干预意义不大的慢性病，主检医生会给出定期体检复查的建议。

比如老年性疾病（老年性白内障、前列腺增生）、肝囊肿、肾囊肿等。

（6）最后是本次体检发现的危险因素，比如超重、空腹血糖受损、血压高等，主检医生会建议体检者改变不良的生活习惯，建立良好的生活方式，合理膳食、适量运动、戒烟限酒、维持积极的情绪、保持良好的睡眠，定期健康体检。

总之，越排在前面的信息，越重要，越需要得到重视。

四、异常指标的不确定性

体检指标有很多不确定性。有些检验指标敏感性较高，有些指标呈动态变化，有些随饮食运动而变化，有些受身体状态影响。也就是说因为这些原因，指标容易出现不稳定性。而体检检测到的只是某一阶段的数值，不一定能完全代表身体的正常状态。比如，血常规、尿常规、便常规、血压、血糖、血脂、肝功能的测量值等。所以，一次检查结果异常并不能下诊断结论，需要经常复查，或结合其他检测结果，来综合分析、判断，以鉴别或诊断疾病，从而给予及时治疗。

所以对于异常指标，主检医生通常会提出这样的建议：

（一）发现重大异常 —— 建议进一步检查

无论是化验检查，还是仪器检查，有些指标对疾病具有很强的提示作用。如果这类指标发生异常，就必须用另外的检查方法"进一步检查"。比如，常规影像检查发现有异常，建议用高端影像技术"进一步检查"；检验指标超标，建议增加其他相关指标做"进一步检查"，重大异常指标参见附录 B。

（二）首次发现异常 ——需要"再次复查"

一些体检指标（如血压、血常规、尿常规、血生化检查等），容易受到各种非疾病因素的影响而出现"超标"现象，如饮食、运动、药物、熬夜，甚至生理周期、生活习惯等。

如果体检指标出现轻度异常，应在排除上述干扰因素的情况下，再一次检查，比较两次检查结果，再做出报告分析。

如果复检后恢复正常，就说明没有太大问题，尽可放心；如果仍是异常超标，则根据情况，需要"进一步检查"和"定期动态观察"。

（三）复查后仍异常—— 需要"定期随访观察"

如果有些异常指标经过复查，仍然不正常，并且排除了各种"非疾病"因素，但又没有足以诊断疾病的其他证据，这个时候，体检的建议往往是"定期随访观察"。

定期观察，首先说明暂时"问题不大"；但是，同时也提醒体检者，借助时间来观察变化趋势，用趋势帮助判断。

根据不同情况，随访间隔时间可以是 1 个月、3 个月、半年、1 年。如果异常指标慢慢接近正常参考值了，就是"好趋势"；如果指标继续上升，就是"坏趋势"。一旦指标呈现"坏趋势"，就应该高度警觉，及时处理。

例如，肿瘤标志物轻微超标，为了排除癌变的可能，需要间隔一至两个月进行复查，如果持续升高，就要怀疑有癌症可能，需要进行其他检查来确诊；如果一直没有明显的升高，可以加长复查的间隔时间。假如是癌症患者，手术后发现肿瘤标志物持续增高，就要考虑复发的可能。

需要说明的是，体检报告的结果存在很多不确定性，尤其是对于癌症的诊断，很多时候需要经常复查以及进一步做临床检查，再结合临床症状、体征及定期随访的结果，来综合分析，最后才能明确诊断。同时也是考验主检医生的洞察能力，根据"蛛丝马迹"来捕捉疾病的信息，从而挖掘出身体潜在的疾病。

通过上述的讲解，相信读者应该对体检报告有些初步了解。今后出现任何疑问，可以电话咨询或来体检中心现场咨询，请专家解读。

附录 B 《健康体检重要异常结果管理专家共识 (试行版)》（ 2019 ）要点

重要异常结果的分层管理，A、B 类合并。

一、一般检查

血压：收缩压 ≥ 180mmHg 和 (或) 舒张压 ≥ 110 mmHg 伴急性症状，或安静休息后复测仍达此标准。

二、物理检查

1. 内科

（1）心率 ≥ 150 次 / 分；

（2）心率 ≤ 45 次 / 分；

（3）严重心律失常；

（4）呼吸音消失或明显减弱；

（5）急腹症体征；腹部触诊 (结合腹部超声检查结论)；

（6）触及高度可疑恶性包块的体征；

（7）巨脾。

2. 眼科

（1）疑似青光眼急性发作；

（2）突发视力下降；

（3）疑似流行性出血性结膜炎；

（4）视乳头水肿；眼压 > 25mmHg；

（5）疑似眼眶肿物；

（6）角膜炎；

（7）玻璃体积血 (急性)；

（8）虹膜睫状体炎。

3. 耳鼻喉科

（1）喉头水肿；

（2）活动性鼻出血；

（3）眩晕发作；

（4）外耳道、鼻腔、咽喉部肿物。

4. 口腔科

（1）急性传染病口腔病变的体征；

（2）高度可疑恶性口腔病变的体征。

5. 外科

（1）高度可疑恶性甲状腺、淋巴结、乳腺病变的体征(结合甲状腺、淋巴结、乳腺超声检查结论)；

（2）肛门指诊高度可疑性直肠和前列腺病变的体征(结合前列腺超声检查结论)；

（3）高度可疑恶性外生殖器肿物的体征。

6. 妇科

（1）妇科急腹症(结合盆腔超声检查结论)；

（2）阴道异常出血；

（3）高度可疑恶性的外阴、阴道、宫颈、盆腔肿物的体征(结合盆腔超声检查结论)。

三、辅助检查

1. 心电图检查

（1）疑似急性冠状动脉综合征。

①首次发现疑似急性心肌梗死的心电图改变；

②首次发现疑似各种急性心肌缺血的心电图改变；

③再发急性心肌梗死的心电图改变(注意与以往心电图及临床病史比较)。

（2）严重快速性心律失常。

①心室扑动、心室颤动；

②室性心动过速心室率≥150次/分，持续时间≥30s或持续时间不足30s

伴血流动力学障碍;

③尖端扭转型室性心动过速,多形性室性心动过速,双向性室性心动过速;

④各种类型室上性心动过速,心室率 ≥ 200 次 / 分;

⑤心房颤动伴心室预激,最短 RR 间期 ≤ 250ms。

(3)严重缓慢性心律失常

①严重心动过缓、高度及三度房室阻滞,平均心室率 ≤ 35 次 / 分;

②长 RR 间期 ≥ 3.0s 伴症状;≥ 5.0s 无症状。

(4)其他严重异常

①提示严重低钾血症心电图表现 [QT(U) 显著延长、出现快速性心律失常,并结合临床实验室检查];

②提示严重高钾血症的心电图表现 (窦室传导,并结合临床实验室检查);

③疑似急性肺栓塞心电图表现 (并结合临床及相关检查);

④ QT 间期延长:QTc ≥ 550ms;

⑤显性 T 波电交替;

⑥ R on T 型室性早搏;

⑦心脏起搏器起搏及感知功能障碍 (结合心电图检查结论)。

2. X 线检查

(1)大量气胸:侧胸壁与肺切缘的距离 >2cm,急性气胸,液气胸;

(2)大量胸腔积液:液体上缘可达第二肋间;

(3)肺部占位。

高度可疑恶性病变;中量胸腔积液:积液上缘在第四肋前端平面以上,第二肋前端以下;肺部炎症征象:大片肺实变或渗出性改变;疑似活动性肺结核等肺部传染性疾病;纵隔占位:高度可疑恶性病变;骨骼占位性病变:高度可疑恶性病变。

3. 超声检查

(1)腹部超声

急腹症:腹腔脏器破裂;腹主动脉夹层;腹主动脉瘤;胆囊疑似急性梗阻性胆管炎;胆囊颈部结石伴嵌顿。

肝脏:

①肝囊肿:囊肿直径 ≥ 10cm;单纯性肝囊肿诊断不够明确、不能排除胆管

囊腺瘤（癌）等其他可能者；囊肿合并感染、出血者。

②肝血管瘤：血管瘤直径 >10cm，血管瘤直径 5~10cm 但位于肝缘，有发生外伤性破裂危险，或直径 3~5cm 并有明显临床症状者；血管瘤直径≥ 5 cm 且近 2 年临床随访观察影像学检查提示瘤体直径增大 >1cm。

③肝脏占位：高度可疑恶性病变。

胆囊：

①胆管：高度可疑恶性病变。

②胆囊息肉：单发，病变直径＞ 10mm。

病变直径 >8mm 并伴有：年龄＞ 50 岁；无蒂性或广基病变； 病变在短期内基底变宽、有增大趋势或病灶周围黏膜有浸润、增厚表现。

③胆囊占位：高度可疑恶性病变。

胰腺：

①胰腺囊肿：主胰管扩张 >5mm，囊肿直径≥ 3cm；

②胰腺占位：高度可疑恶性病变；

③疑似急性胰腺炎。

脾脏：

①脾大：中度以上且结合相关检查；

②脾脏占位：高度可疑恶性病变。

肾脏：

①肾囊肿：囊肿直径≥ 5cm；

②肾脏占位：高度可疑恶性病变；

③泌尿系梗阻伴中度以上肾积水；

④腹膜后淋巴结肿大；

⑤胃肠道占位；

⑥其他器官可疑恶性病变者。

（2）盆腔超声

异位妊娠、卵巢囊肿蒂扭转、卵巢囊肿破裂、黄体破裂等。

四、实验室检查危急值报告

（一）常规检查

1. 血常规

血红蛋白 (Hb) ≤ 60g/L， Hb ≥ 200.0g/L；

血小板计数 ≤ 50.0 × 10^9/L，血小板 ≥ 1 000.0 × 10^9/L；

白细胞计数：白细胞 ≤ 2.0 × 10^9/L，中性粒细胞 (NEU) 绝对值 ≤ 0.5 × 10^9/L；

白细胞 ≥ 25.0 × 10^9/L，发现幼稚细胞，白细胞分类严重异常。

2. 尿液常规

尿潜血、尿蛋白 3+(首次)；

尿红细胞满视野 (首次)；

酮体 ≥ 2+。

（二）生化检查：

1. 肝功能

丙氨酸氨基转移酶（ALT）≥ 750（男）/600（女）IU/L；

天冬氨酸氨基转移酶（AST）≥ 600（男）/525（女）IU/L；

总胆红素 ≥ 115μmol/L。

2. 肾功能

血肌酐（Scr）≥ 445μmol/L。

3. 血糖

空腹血糖（FPG）≤ 2.8mmol/L；

FPG ≥ 16.7mmol/L；

FPG ≥ 13.9mmol/L，合并尿酮体。

（三）细胞学检查（薄层液基细胞检测）

（1）鳞状上皮细胞异常：不能排除高级别鳞状上皮内病变不典型鳞状细胞（ASC–H）；

（2）低级别鳞状上皮内病变（LSIL）；

（3）高级别鳞状上皮内病变（HSIL）；

（4）鳞状细胞癌；

（5）腺上皮细胞异常：不典型腺上皮细胞（AGC）；

（6）腺原位癌（AIS）；

（7）腺癌；

（8）其他恶性肿瘤。

（四）肿瘤标志物

（1）甲胎蛋白（AFP）：AFP > 400ng/mL。

（2）前列腺特异性抗原（PSA）、游离前列腺特异性抗原（fPSA）：PSA > 10μg/L 和（或）fPSA/PSA 比值 < 0.15。

（3）糖类抗原 125（CA-125）：绝经后女性 CA-125 增高到 > 165U/mL。

（4）糖类抗原 CA-199：CA-199 > 370U/mL。

（5）糖类抗原 CA-153：CA-153 > 100U/mL。

（6）鳞状细胞癌相关抗原：SCC > 27ng/mL。

（7）癌胚抗原 CEA：CEA > 50ng/mL。

附录 C 药物对血清中各参数的影响

检验项目	药物效应	药　　物
葡萄糖	增加	烟酸酯、苯妥因、氢化可的松、普萘洛尔、噻嗪类、氯丙嗪、吲哚美辛、左旋多巴
	减少	西咪替丁、氯贝特、达舒平、对乙酰氨基酚、戊烷脒
胆固醇	增加	氯噻酮、氢氯噻嗪、口服避孕药
	减少	维生素 C（长期摄入）
尿酸	增加	乙酰唑胺、布美他尼、氢氯噻嗪、环孢霉素、乙胺丁醇、呋塞米、甲氧氟胺、烟酸酯、吡嗪酰胺
	减少	别嘌呤醇、心得舒、水杨酸、氯贝特、保泰松、阿洛西林
肌酐	增加	阿莫沙平、水杨酸、西咪替丁、考曲替林、环孢霉素、甲氧氟胺、甲氧氟胺嘧啶—磺胺甲异噁唑
钙	增加	他莫昔芬
	减少	锂、普萘洛尔
磷酸盐	增加	普萘洛尔
	减少	抗惊厥剂、西咪替丁
胆红素	增加	对乙酰氨基酚、安吖啶、雄激素、乙酰水杨酸、咪唑嘌呤、卡托普利、卡马西平、卡比马唑、氯丙嗪、红霉素、金盐、氟烷、海洛因、肼屈嗪、异烟肼、酮康唑、巯基嘌呤、甲氨蝶呤、α 甲基多巴、甲睾酮、甲氧奈普酸、硝基呋喃妥英、哌克昔林、青霉胺、保泰松、苯妥英、丙硫氧嘧啶、雷尼替丁、利福平、磺胺甲异噁唑/甲氧氨苄嘧啶、柳氮磺吡啶
AST 和 ALT	增加	对乙酰氨基酚、胺碘酮、水杨酸、卡马西平、双异丙吡胺、苯唑青霉素、酚丁、罂粟碱、青霉胺、哌克昔林、保泰松、苯妥英、雷尼替丁、利福平、甲氧氨啶/磺胺甲噁唑、丙戊酸
GGT	增加	卡马西平、红霉素、口服避孕药、苯唑青霉素、苯妥英
	减少	氯贝特
ALP	增加	安吖啶、卡马西平、双异丙吡胺、红霉素、金盐、异烟肼、酮康唑、巯基嘌呤、甲氨蝶呤、甲氧氟胺、α 甲基多巴、甲基睾丸素、苯唑青霉素、酚丁、罂粟碱、青霉胺、哌克昔林、苯巴比妥、保泰松、苯妥英、扑米酮、丙硫氧嘧啶、雷尼替丁、磺胺甲异噁唑/甲氧氨苄嘧啶、柳氮磺吡啶、丙戊酸
	减少	氯贝特、口服避孕药

附录 D　常用食物嘌呤含量表（mg/100g）

食物	含量	食物	含量	食物	含量
谷薯类		芥菜	12.4	茴香	38
大米	35	芹菜	5	葱	31
糙米	35	青菜叶	17	**水果类**	
薏米	15	菠菜	8	菇娘果	25
燕麦	59	空心菜	22	橘	4
糯米	50	芥蓝菜	19	苹果	1
小米	20	韭菜	25	梨	5
面粉	26	茼蒿菜	15	桃	14
荞麦	34	苦瓜	12	西瓜	6
玉米面	12	黄瓜	11	香蕉	7
白薯	24	冬瓜	1	**蛋奶类**	
土豆	13	南瓜	29	牛奶	1
干鲜豆类及制品		丝瓜	14	奶粉	4
黄豆	218	西葫芦	20	鸡蛋（1个）	1
黑豆	170	茄子	13	皮蛋	1
绿豆	196	菜花	41	鹌鹑蛋	7
红豆	156	蘑菇	50	**肉类**	
蚕豆	307	青椒	6	猪肉	138
豌豆	86	黄豆芽	29	牛肉	105
豆干	94	萝卜	11	羊肉	109
四季豆	23	胡萝卜	17	鸡肉	208
蔬菜类		香椿	40	鸡胗	218
白菜	14	番茄	17	肝	275
卷心菜	12.4	莲藕	10	肾	239

续表

食物	含量	食物	含量	食物	含量
肚	252	鲢鱼	141	葵花籽	27
肠	296	鲅鱼	452	杏仁	45
心	170	河豚	78	栗子	35
胰脏	234	三文鱼	168	花生	85
猪血	40	黄花鱼	165	黑芝麻	43
浓肉汁	160~400	凤尾鱼	263	榛子	76
水产类		鱼丸	63.2	核桃	40
海参	8	甲鱼	110	木耳	38
海蜇皮	9	乌贼	87.9	南瓜子	61
鳝鱼	127	虾	180	蜂蜜	0
鳗鱼	117	牡蛎	242	鸡精	518
鲤鱼	122	鲍鱼	102	酵母粉	335
草鱼	162	**硬果及其他**		茶	1